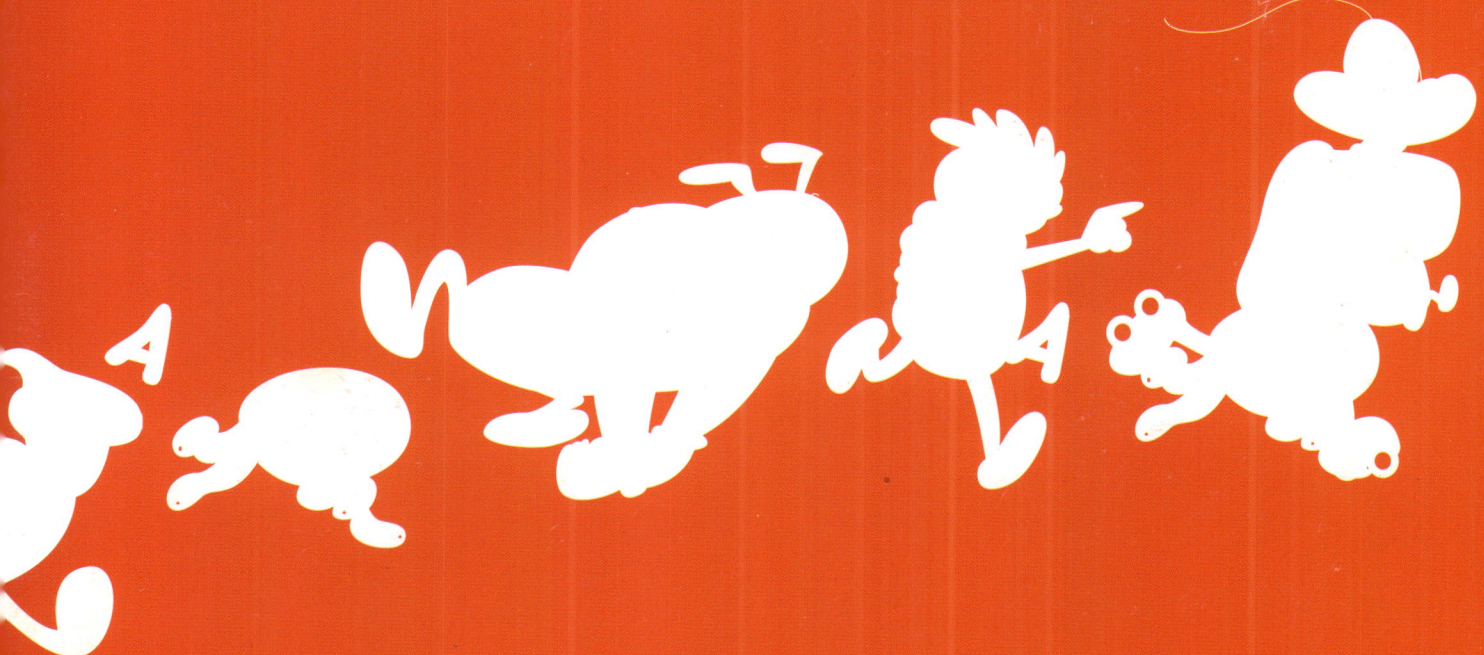

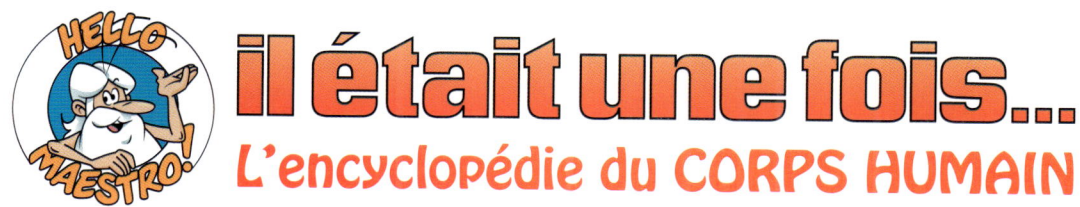

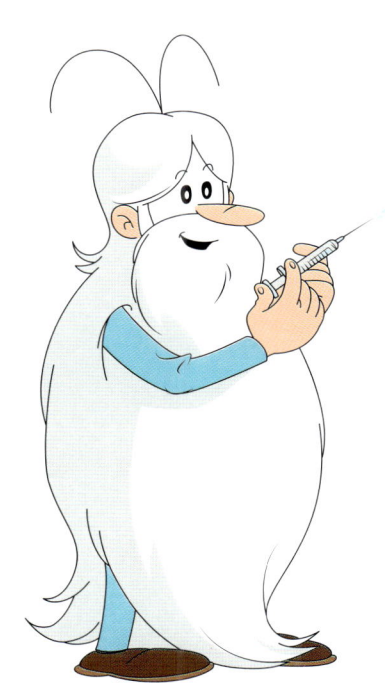

TM & © Procidis

© 2008, Hachette Livre pour l'édition d'origine
© 2014, Hachette Livre pour la présente édition
Hachette Livre – 43, quai de Grenelle, 75905 Paris Cedex 15

© 1989 - 2001, Instituto Geographico de Agostini Spa
© 1985, Procidis, Albert Barillé

Tous droits réservés. Reproduction interdite, même partielle, sous quelque forme et par quelque moyen que ce soit, sans la permission écrite de l'éditeur.

D'après les dessins de Jean Barbaud
Décors : Claude Lambert
Couverture : Maogani

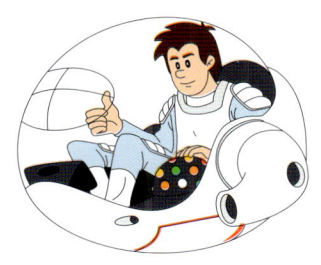

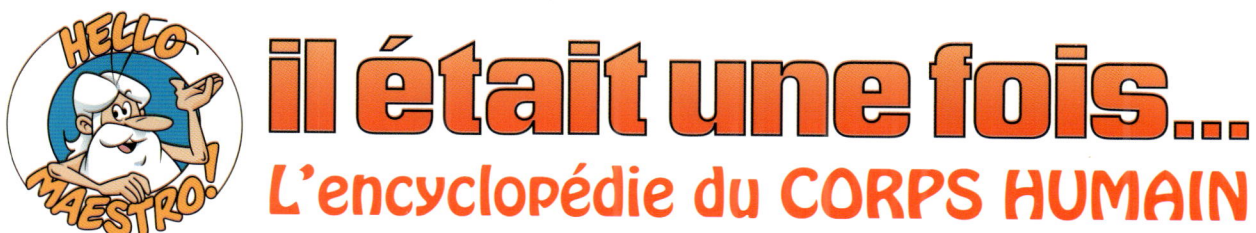

L'encyclopédie du CORPS HUMAIN

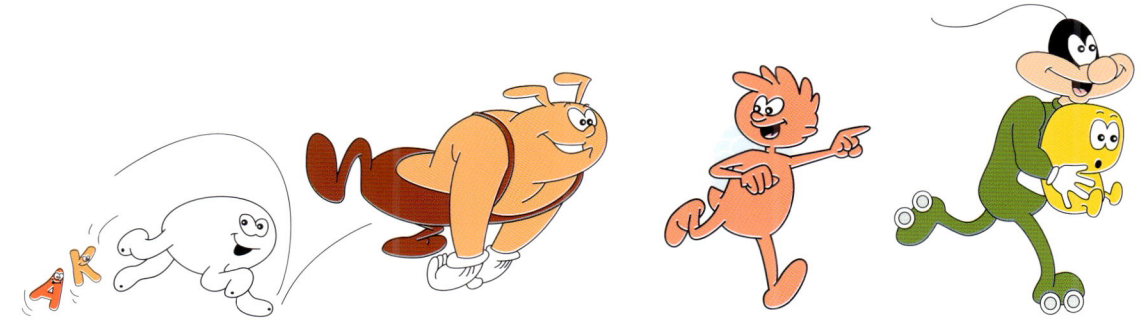

hachette
JEUNESSE

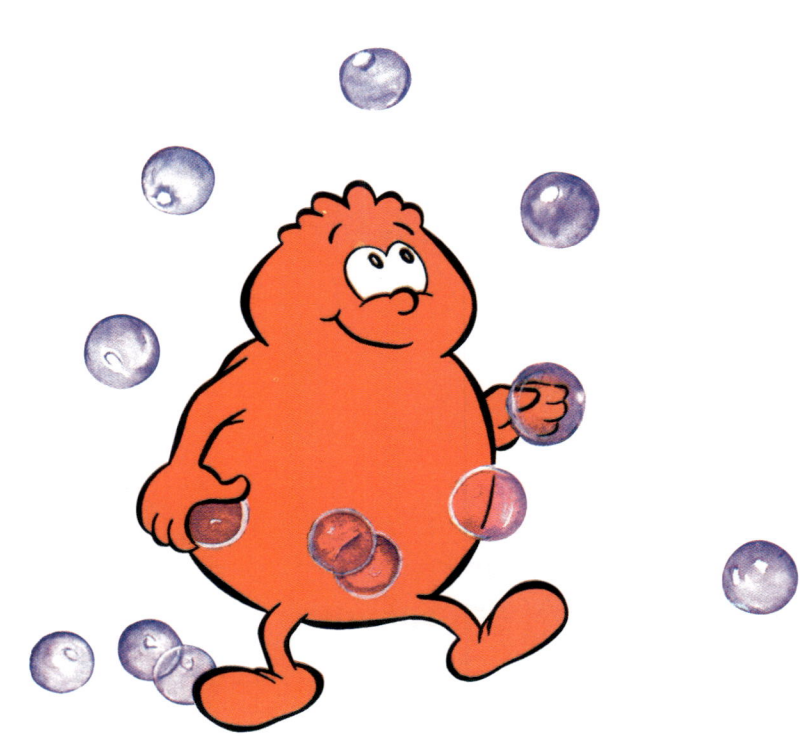

Albert Barillé est l'auteur de cet ouvrage
tiré de son célèbre dessin animé « Il était une fois la vie ».
Avec le personnage de Maestro et ses compagnons,
il nous entraîne dans un voyage fascinant
à l'intérieur du corps humain.
Cet ouvrage divertissant, d'une grande valeur éducative,
réalisé avec une équipe de médecins et de pédagogues,
enseigne aux enfants comment fonctionne leur corps,
comment en prendre soin et prévenir les maladies.

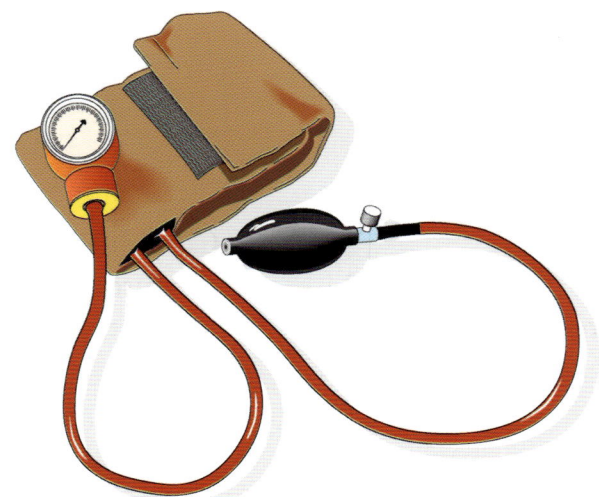

SOMMAIRE

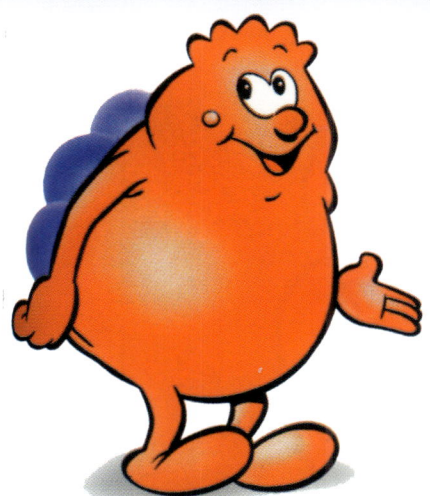

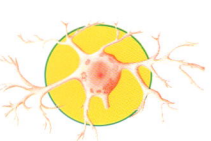

Le système nerveux	14
Le système nerveux central	16
Le cerveau	18
Le cervelet	20
Les neurones	22
Les impulsions nerveuses	24
Actes volontaires et actes réflexes	26
La mémoire	28
Les nerfs crâniens	30
Les phases du sommeil	32

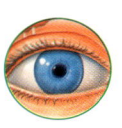

Une sphère pour voir	34
La structure de l'œil	36
Une forme arrondie	38
Le mécanisme de la vue	40
De la rétine au cerveau	42

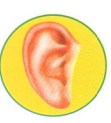

L'oreille	44
Le nerf auditif	46
La perception des sons	48
La trompe d'Eustache	50

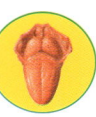

Le goût et l'odorat	52
Distinguer odeurs et saveurs	54
Les fosses nasales	56
Sentir les odeurs	58
Comment fonctionne le nez	60
Savourer les aliments	62
Perte du goût et de l'odorat	64

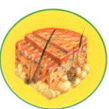

La peau	66
Les couches de la peau	68
Les poils	70
Le toucher	72
La pression et la chaleur	74
La sensibilité	76

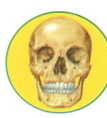

Le squelette	78
Les membres inférieurs	80
Les membres supérieurs	82
La colonne vertébrale	84

SOMMAIRE

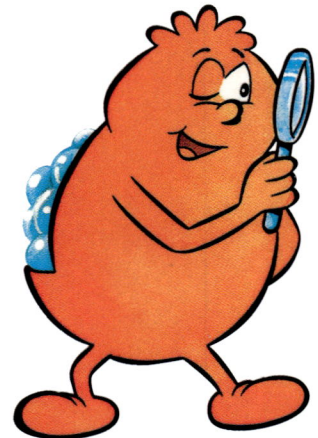

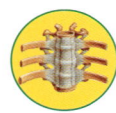

Le tissu osseux	86
Qu'y a-t-il à l'intérieur des os ?	88
Les articulations	90
La formation des os	92
Comment renforcer les os ?	94

Le système musculaire	96
Les types de muscles	98
La forme des muscles	100
Comment fonctionnent les muscles ?	102
La contraction des muscles	104
L'énergie musculaire	106

La digestion	108
L'appareil digestif	110
La cavité buccale	112
Les dents	114
L'estomac	116
Le foie	118
Le pancréas	120
La bile	122

L'intestin	124
Le processus de la digestion	126
La digestion buccale	128
Le parcours des aliments	130
La digestion gastrique	132
L'absorption des aliments	134
Les fonctions du foie	136
La dernière étape	138

Le cœur	140
Les valvules du cœur	142
À quoi sert le cœur	144
Les mouvements du cœur	146
Ausculter le cœur	148

L'appareil circulatoire	150
Veines et artères	152
La circulation capillaire	154
La tension artérielle	156

SOMMAIRE

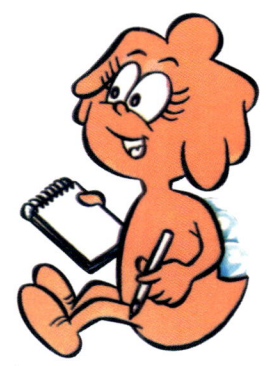

Un liquide précieux	158
À quoi sert le sang ?	160
La composition du sang	162
Les globules rouges	164
Les globules blancs	166
Les plaquettes	168
La formation des érythrocytes	170
Le transport de l'oxygène	172
La formation des plaquettes	174
Le système lymphatique	176
La lymphe	178
Le rôle du système lymphatique	180
La circulation lymphatique	182
La rate	184
L'appareil respiratoire	186
Le trajet de l'air	188
Les poumons	190
Comment respirons-nous	192
La respiration proprement dite	194
La gorge	196

Les reins	198
Le néphron	200
Les glandes surrénales	202
Les voies urinaires	204
La formation de l'urine	206
La composition de l'urine	
	208
L'appareil génital féminin	210
L'appareil génital masculin	212
Les glandes génitales	214
Les spermatozoïdes	216
Le cycle menstruel	218
Un spermatozoïde unique	220
Les chromosomes	222
La vie prénatale	224
De trois mois à la naissance	226
Glossaire	228

LE SYSTÈME NERVEUX

Comment c'est fait

Un habile coordinateur

Le corps humain est formé de systèmes divers et nombreux, qui ont tous une fonction précise. Mais, pour qu'il puisse fonctionner, encore faut-il que ceux-ci soient parfaitement coordonnés et gérés : il suffit qu'un seul soit déréglé pour que toutes les fonctions vitales soient déséquilibrées et que l'organisme tout entier s'en ressente. Cette coordination de toutes les fonctions du corps est précisément le rôle du système nerveux, qui a aussi la tâche de nous mettre en relation avec notre environnement. En effet, il reçoit des messages de l'extérieur, élabore les réponses et envoie des ordres pour que les muscles agissent convenablement en un mouvement précis. Pense à toutes ces choses que tu fais par un effort de volonté : par exemple, tu ne peux effectuer un saut que si tu as décidé de sauter ! Pourquoi ? Parce que ton cerveau est le siège de ta

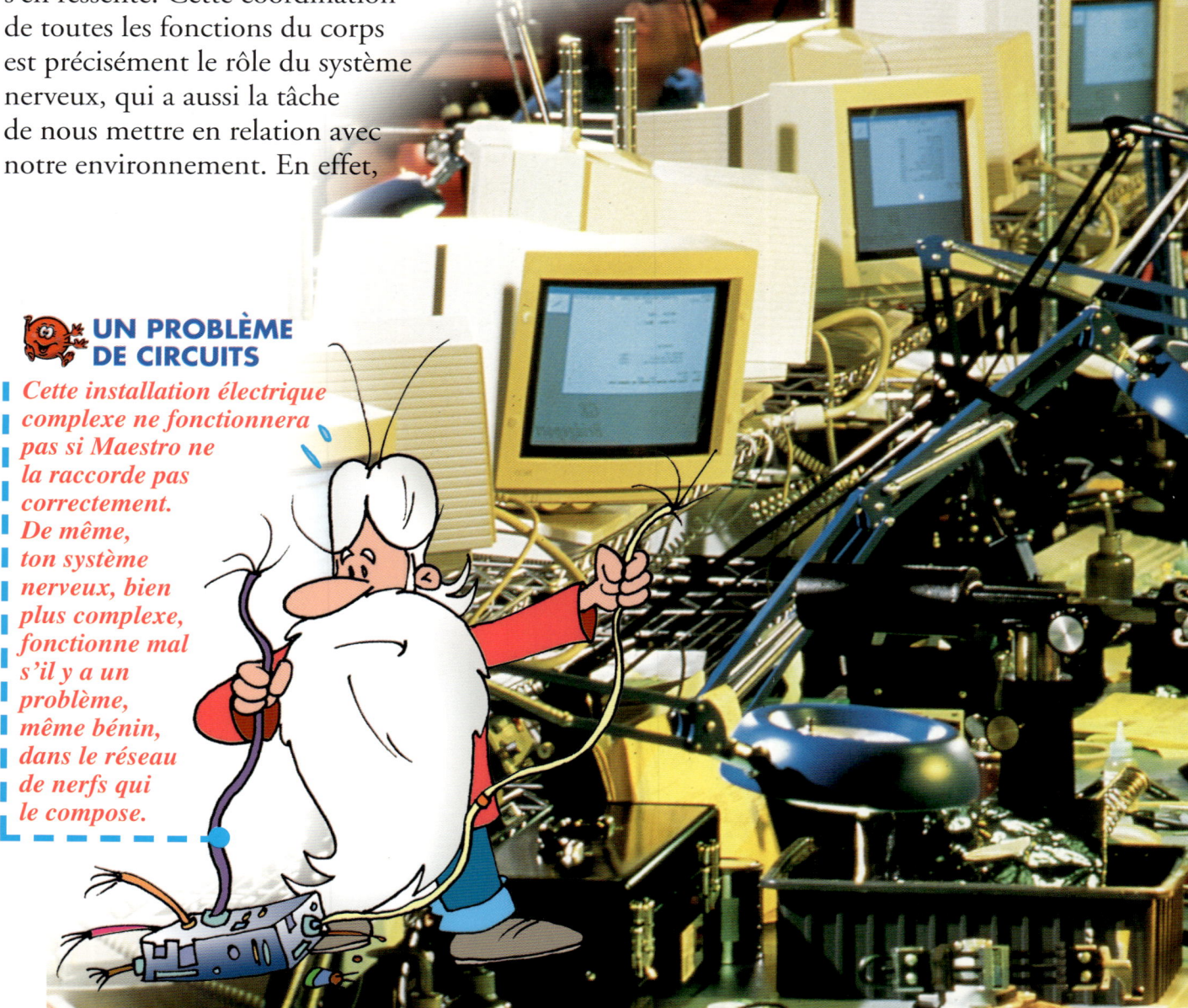

UN PROBLÈME DE CIRCUITS

Cette installation électrique complexe ne fonctionnera pas si Maestro ne la raccorde pas correctement. De même, ton système nerveux, bien plus complexe, fonctionne mal s'il y a un problème, même bénin, dans le réseau de nerfs qui le compose.

14

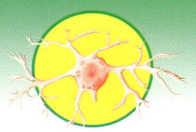

volonté, et il faut qu'il donne l'ordre de « sauter » aux muscles. On peut donc en conclure que le système nerveux a deux types de fonction : réguler les actes involontaires et gouverner aussi les actions volontaires.

LA COORDINATION EST ESSENTIELLE !

Le système nerveux travaille comme une chaîne de montage. Tout doit fonctionner en harmonie, sous la direction d'un ordinateur central : le cerveau.

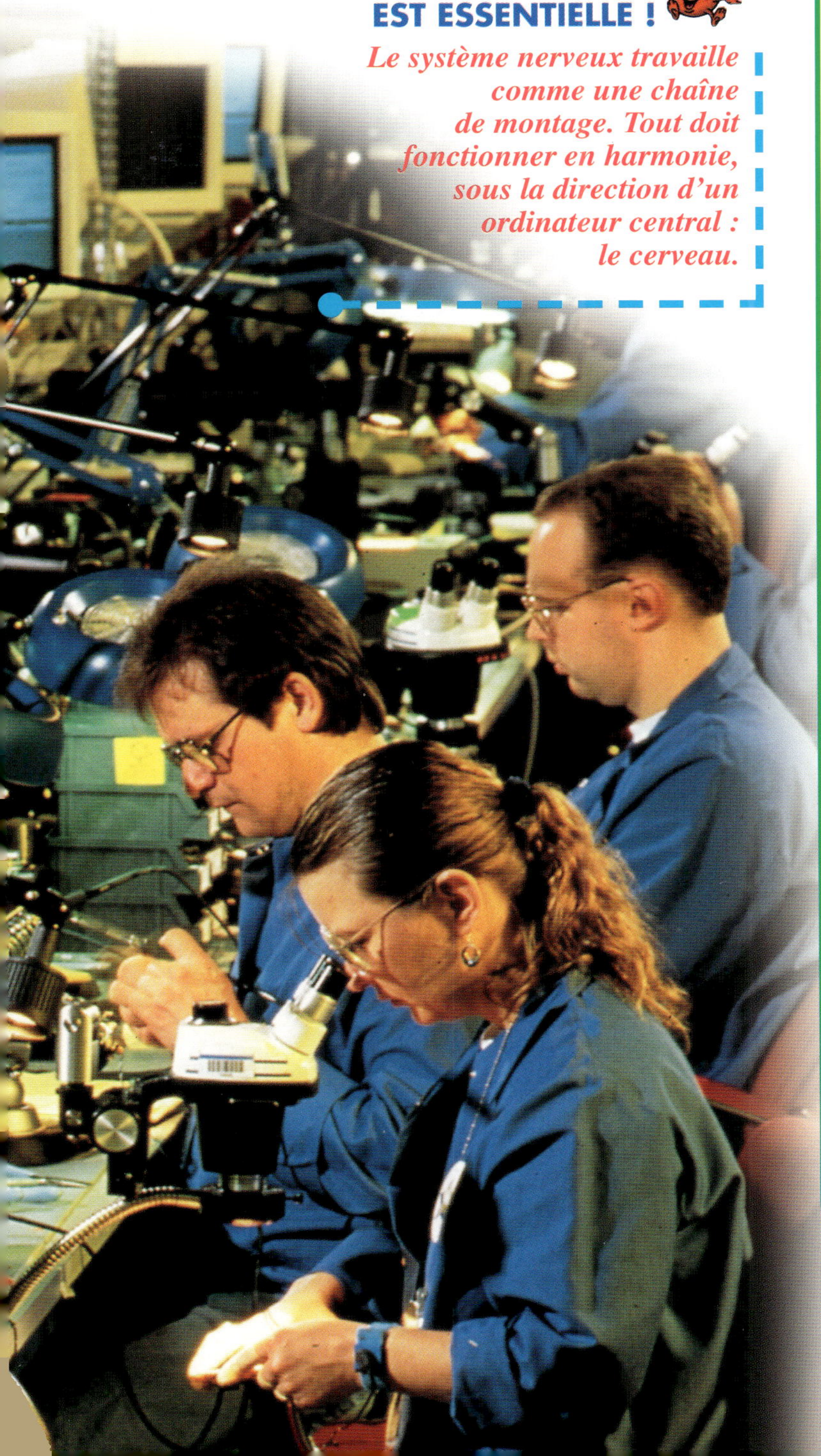

Le système nerveux périphérique

Le système nerveux peut être comparé aux câbles d'une installation électrique. Le réseau de nerfs qui le compose est très complexe et va du cerveau à la moelle épinière et à toutes les parties du corps. Les nerfs du système nerveux périphérique transmettent des messages dans les deux sens, du cerveau vers les organes et les muscles et vice versa. D'autres sont réunis sur une grande partie de leur parcours, formant ce que l'on appelle les **plexus**. Parmi eux, les plus importants par leurs dimensions sont le plexus brachial (situé dans la zone des bras), le plexus lombaire (qui concerne la partie inférieure du dos) et le plexus sacro-coccygien (qui se trouve à la hauteur du sacrum).

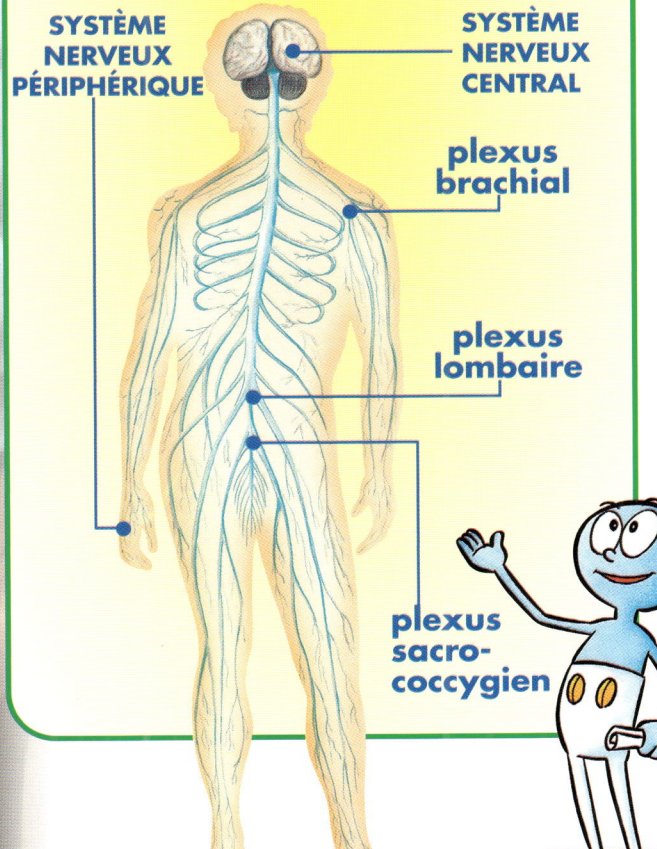

SYSTÈME NERVEUX PÉRIPHÉRIQUE — SYSTÈME NERVEUX CENTRAL — plexus brachial — plexus lombaire — plexus sacro-coccygien

LE SYSTÈME NERVEUX CENTRAL

Comment c'est fait

L'encéphale et la moelle épinière

Le système nerveux est constitué de deux systèmes qui travaillent en parallèle : le système nerveux central (SNC) et le système périphérique. Les organes principaux du système nerveux sont l'encéphale et la moelle épinière.

• **L'encéphale** est constitué de trois organes : le cerveau, le cervelet et le tronc cérébral. Le cerveau est le plus gros des trois (il représente les 4/5e de l'encéphale) et il est divisé en deux parties égales, les hémisphères cérébraux. Il présente un aspect très irrégulier. Le cervelet se trouve au-dessous du cerveau, dans la partie postérieure de la tête. Il pèse dix fois moins que le cerveau et il est lui-même divisé en deux hémisphères, reliés par le vermis. Le tronc cérébral est le plus petit des organes de l'encéphale et il constitue une sorte de liaison entre l'encéphale et la moelle épinière ; il occupe la partie inférieure du crâne. Il est composé d'une substance blanche à l'extérieur et grise à l'intérieur, à l'inverse du cerveau et du cervelet.

• **La moelle épinière** est un cordon de fibres nerveuses qui part du tronc cérébral et qui court à l'intérieur de la colonne vertébrale.

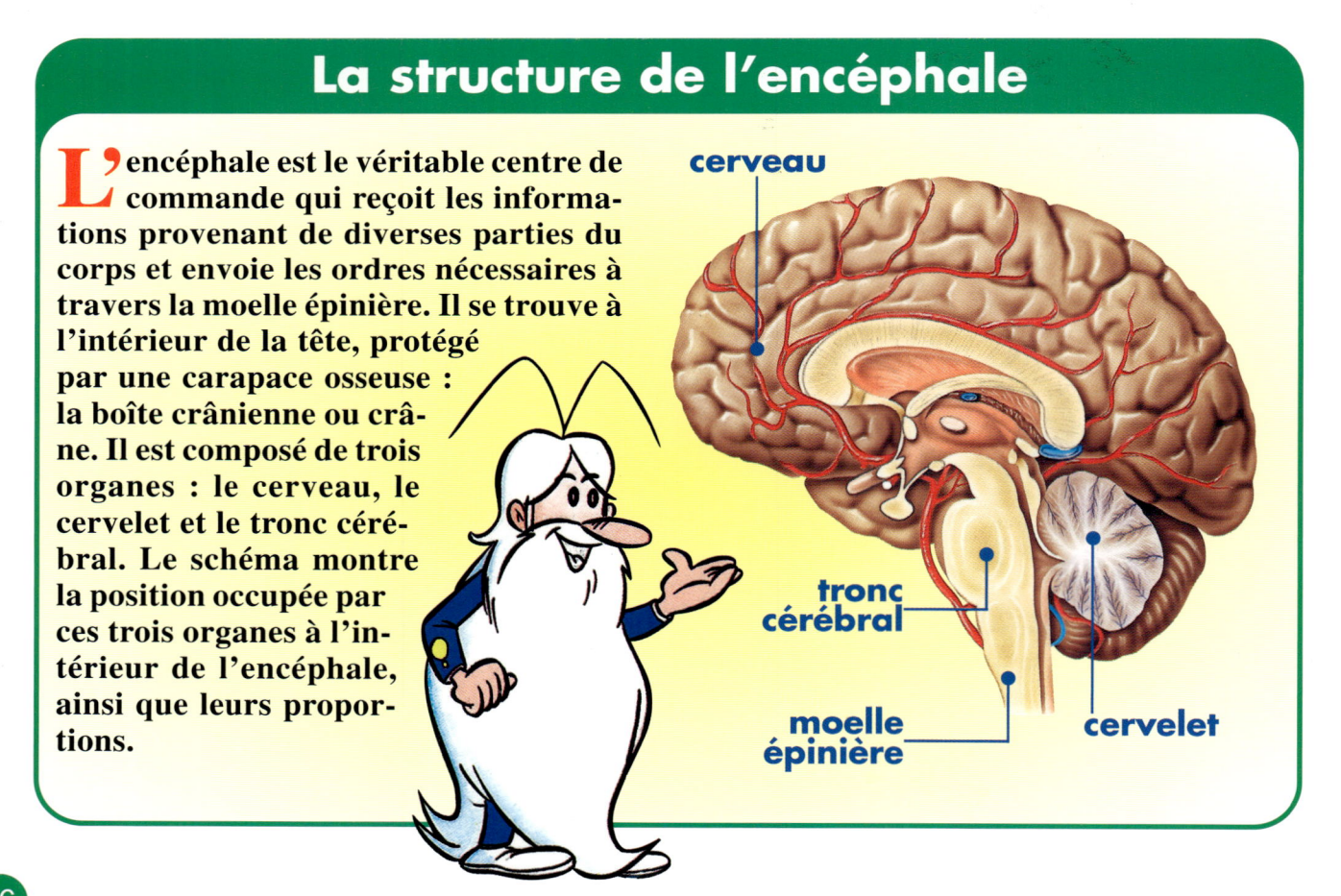

La structure de l'encéphale

L'encéphale est le véritable centre de commande qui reçoit les informations provenant de diverses parties du corps et envoie les ordres nécessaires à travers la moelle épinière. Il se trouve à l'intérieur de la tête, protégé par une carapace osseuse : la boîte crânienne ou crâne. Il est composé de trois organes : le cerveau, le cervelet et le tronc cérébral. Le schéma montre la position occupée par ces trois organes à l'intérieur de l'encéphale, ainsi que leurs proportions.

- cerveau
- tronc cérébral
- moelle épinière
- cervelet

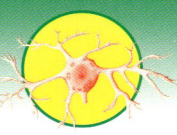

Les embranchements de la moelle épinière

La moelle épinière passe à l'intérieur de la colonne vertébrale ; entre deux vertèbres partent deux nerfs spinaux, un vers la droite et un vers la gauche. Ce schéma montre une section transversale de la moelle : on remarque que la matière grise interne a la forme d'un H et que chaque nerf spinal comporte une *racine* antérieure (ventrale) et une racine postérieure (dorsale). Il y a 31 paires de nerfs spinaux, comptant 100 000 fibres nerveuses, passant par les espaces intervertébraux pour se distribuer dans tout l'organisme.

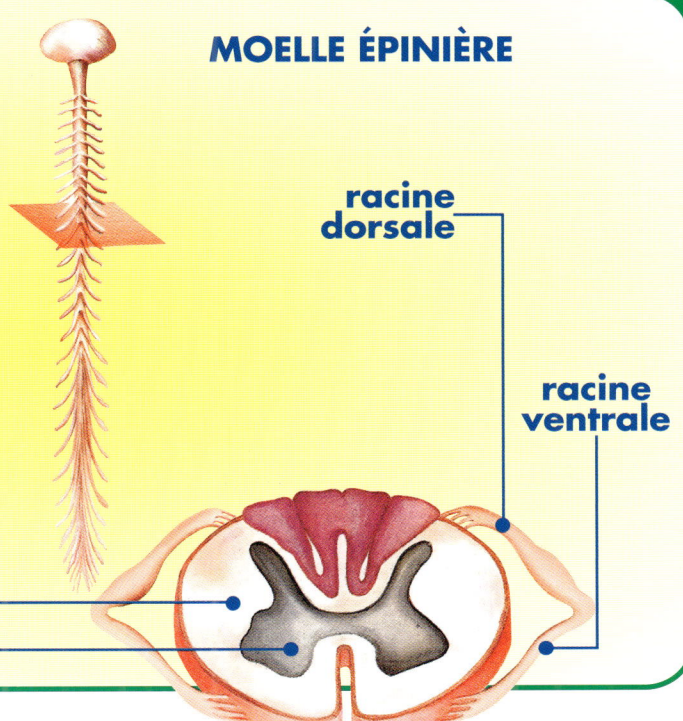

Un long cordon

Comme la boîte crânienne forme une carapace osseuse pour l'encéphale, la colonne vertébrale, formée de nombreux petits os, les vertèbres, protège la moelle épinière. Celle-ci a l'aspect d'un cordon de 1 cm de diamètre et de 50 cm de long, qui part du tronc cérébral et parcourt toute la colonne. Dans l'espace compris entre deux vertèbres, le cordon se ramifie soit à droite soit à gauche, donnant naissance aux nerfs spinaux qui vont souvent par paire. Comme le tronc cérébral, la moelle épinière est blanche à l'extérieur et grise à l'intérieur.

UN CANAL OSSEUX

Avec sa règle, Maestro montre le parcours de la colonne vertébrale qui part de la nuque et se termine au coccyx. Cette structure sert à maintenir le corps mais elle forme aussi, à l'intérieur, un long canal où passe la moelle épinière.

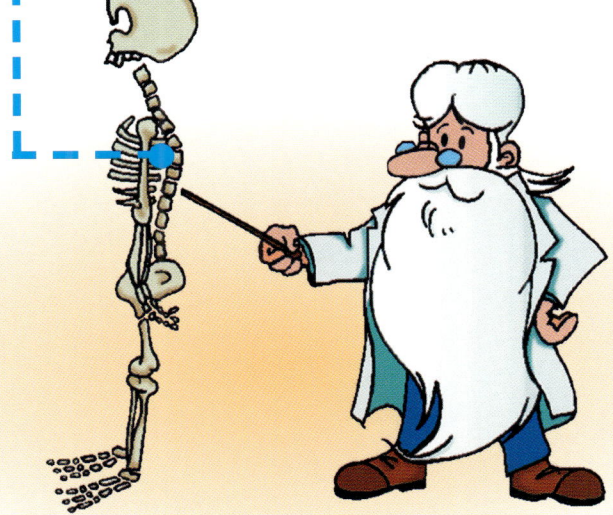

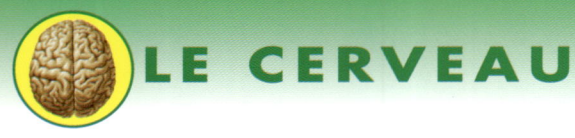

LE CERVEAU

Comment c'est fait

Volumineux et plissé

L'intérieur de la boîte crânienne est le centre de commande de tout l'organisme : c'est le siège de l'encéphale qui pèse 1 300 g et dont le cerveau constitue la partie la plus volumineuse. Ce dernier se compose d'un nombre très important de neurones, les cellules du système nerveux : elles sont estimées à 14 milliards, mises bout à bout elles couvriraient la distance de la Terre à la Lune ! Le cerveau a un aspect irrégulier, avec de multiples plis, appelés circonvolutions, et cannelures que l'on nomme sillons pour les plus petites et scissures pour les plus grandes. La scissure hémisphérique divise le cerveau en deux parties symétriques, les hémisphères droit et gauche. Ces derniers sont à leur tour divisés par d'autres scissures, formant ainsi quatre parties, ou lobes, qui prennent le nom de l'os qui les protège : ce sont donc les lobes frontal, temporal, pariétal et occipital.

Le cerveau comprend deux couches : l'écorce cérébrale, ou substance grise (cortex), est un revêtement souple formé en grande partie de neurones qui réceptionnent les sensations et transmettent les ordres ; la substance blanche, qui constitue le reste du tissu cérébral, est faite de ce que l'on appelle les dendrites, les prolongements des cellules nerveuses.

DE LA TERRE À LA LUNE

Imagine tous les neurones du cerveau mis bout à bout : ils relieraient la Terre à la Lune !

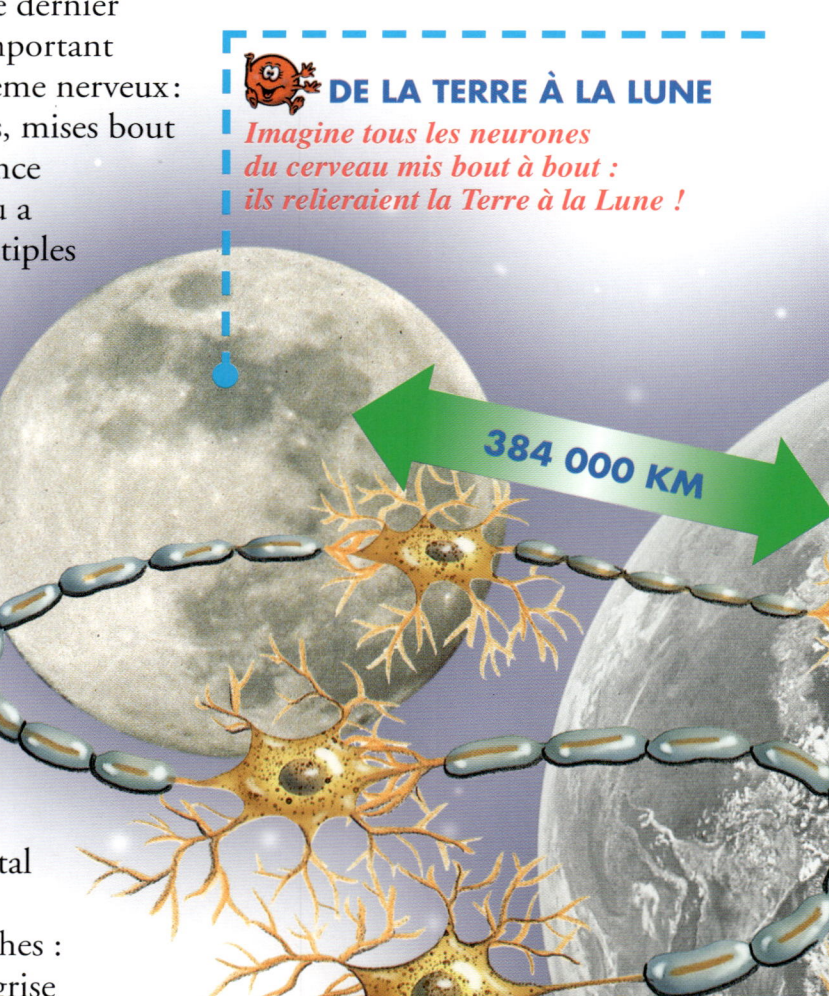

384 000 KM

18

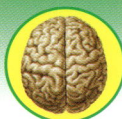
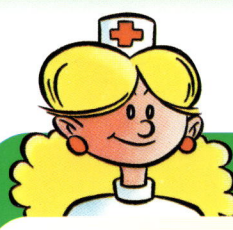

La structure du cerveau

Le cerveau est divisé en deux hémisphères, chacun étant à son tour composé de quatre lobes. Les parties responsables du contrôle de nombreuses fonctions essentielles du corps sont situées en profondeur. Le corps calleux raccorde les deux moitiés ; formé d'un faisceau de fibres nerveuses et situé dans la région interne du cerveau, il assure la connexion du fonctionnement des hémisphères droit et gauche.

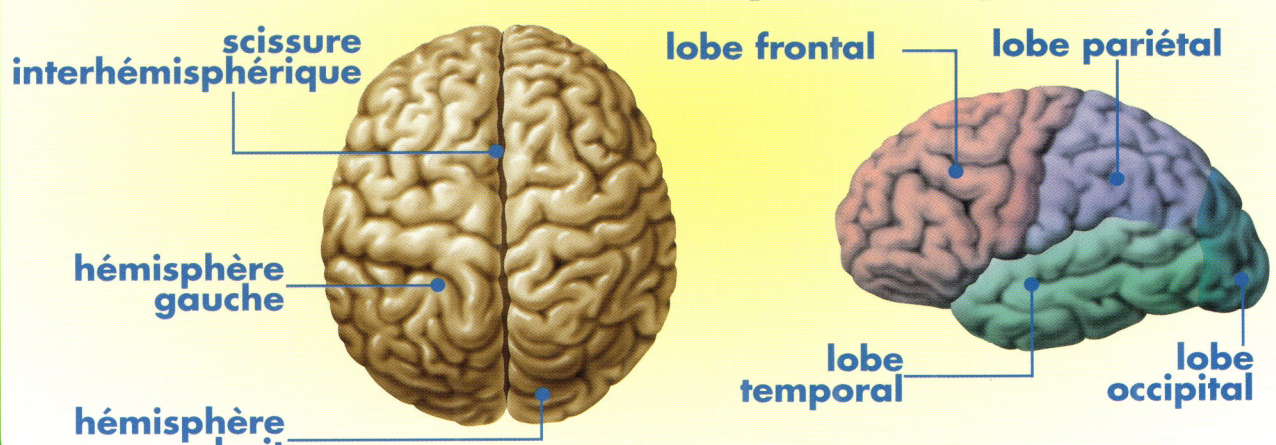

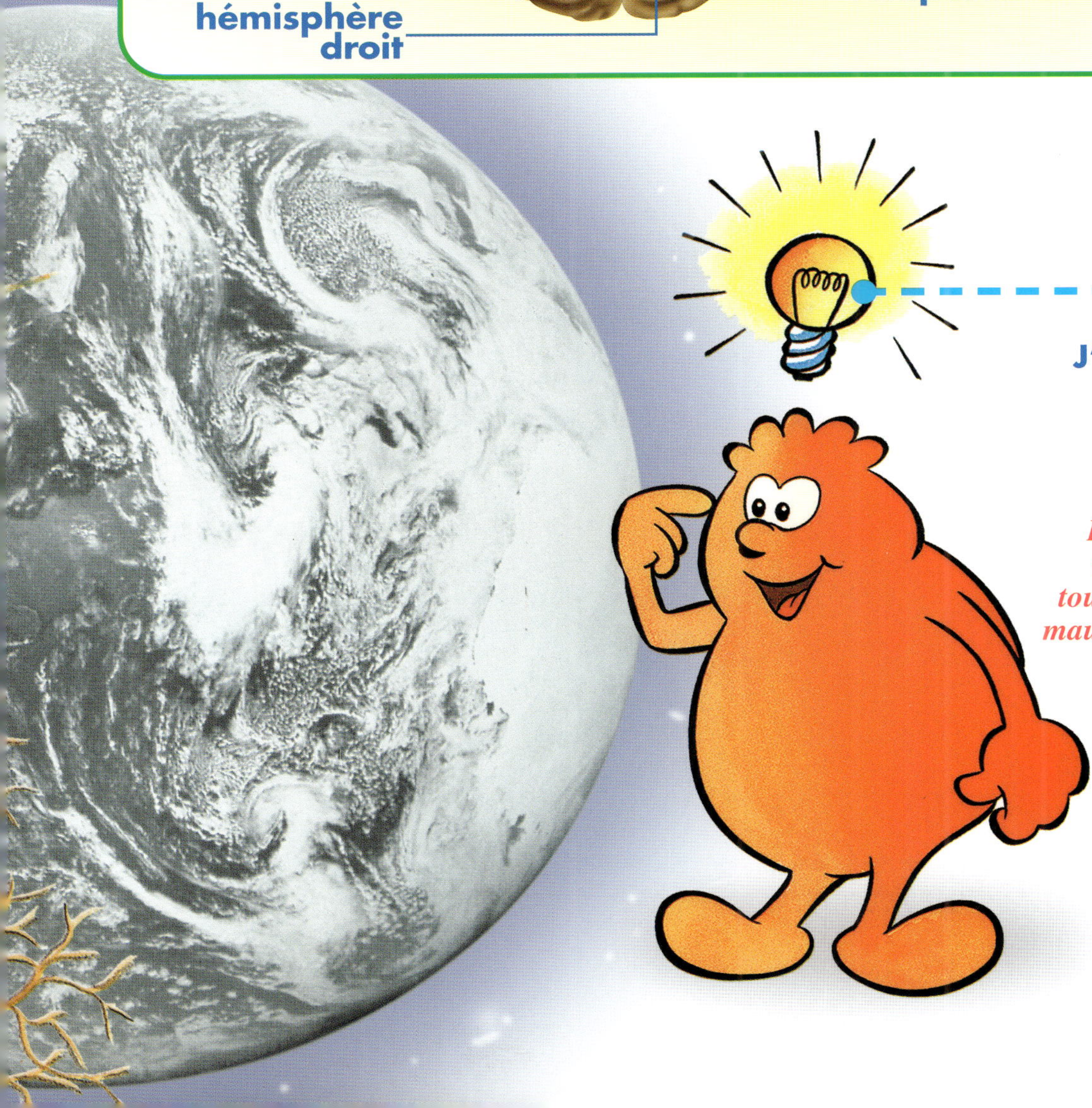

J'AI UNE IDÉE !

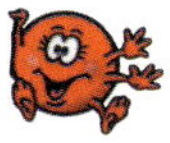

Hémo vient d'avoir un éclair de génie et il porte la main à sa tempe pour l'indiquer. Il désigne ainsi la partie du corps où s'élaborent toutes les idées, bonnes ou mauvaises. On fait un geste très proche, mais en tournant la main, pour signifier que quelqu'un est un peu fou.

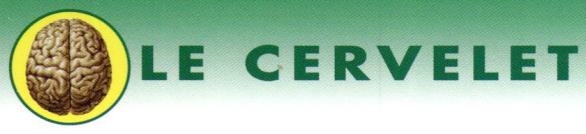

LE CERVELET

Comment c'est fait

Les assistants du cerveau

Le cervelet pèse près de dix fois moins que le cerveau ; il est situé dans la zone postérieure et inférieure du crâne, sous la région occipitale du cerveau. Il se développe rapidement et a déjà sa grosseur définitive chez un enfant de deux ans. Quant au pont de Varole (ou protubérance annulaire), il se trouve devant le cervelet et constitue le « lieu de passage » de nombreuses terminaisons nerveuses. Il agit comme station de transmission pour ces dernières, qui viennent de tout le corps et vont à l'encéphale, et aussi pour les terminaisons motrices qui envoient les ordres du cerveau et du cervelet vers la moelle épinière.

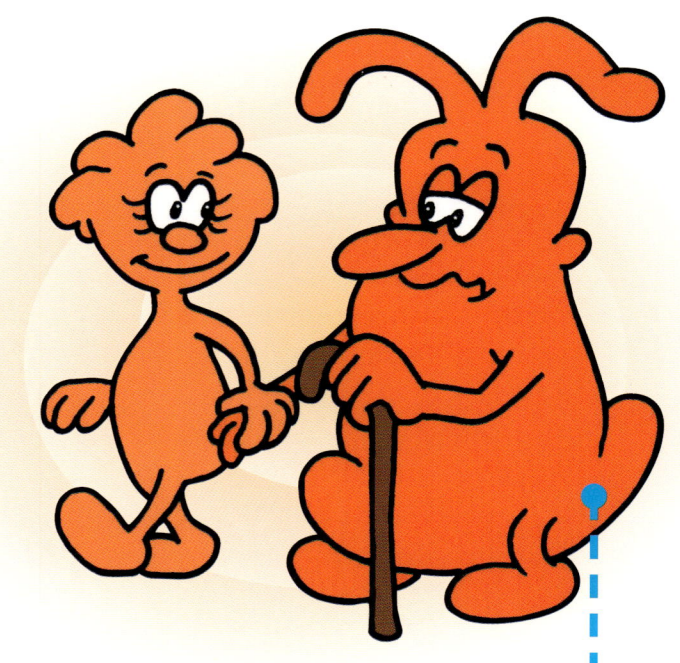

MAIN DANS LA MAIN
Globine et Globus se donnent la main pour traverser ; de même, le cervelet est en parfaite coordination avec le cerveau et l'aide à faire exécuter ses ordres.

Un travail de coordination

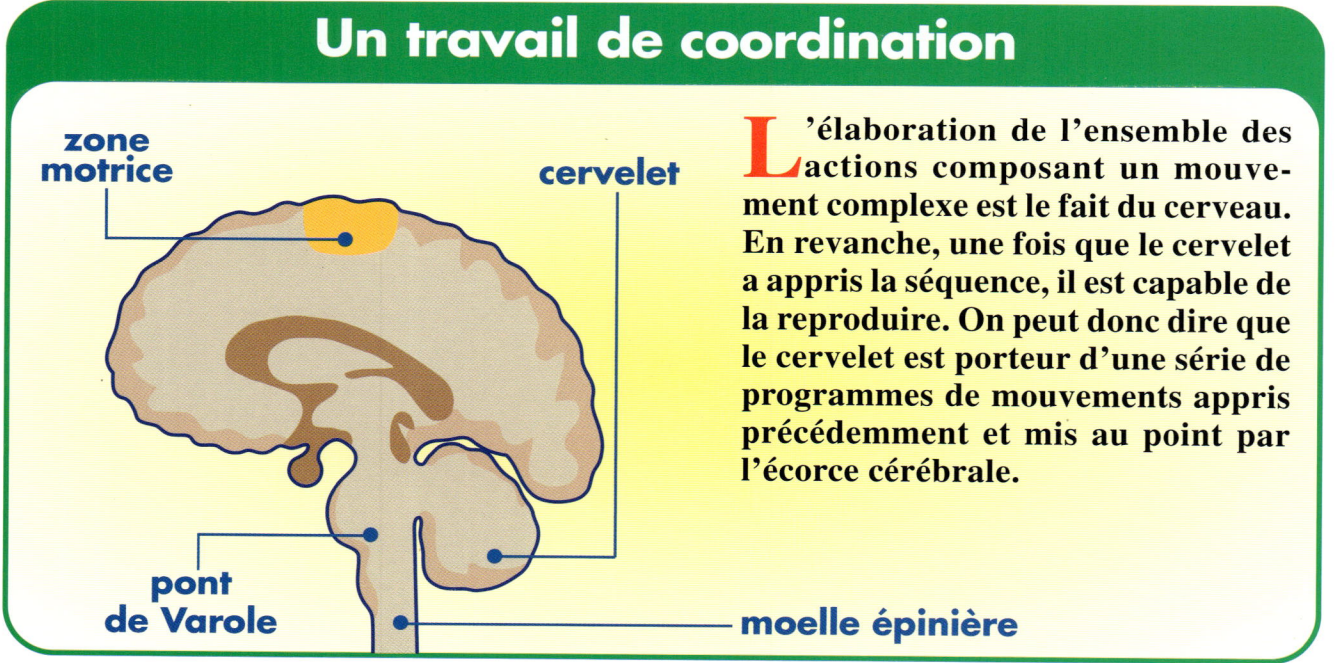

L'élaboration de l'ensemble des actions composant un mouvement complexe est le fait du cerveau. En revanche, une fois que le cervelet a appris la séquence, il est capable de la reproduire. On peut donc dire que le cervelet est porteur d'une série de programmes de mouvements appris précédemment et mis au point par l'écorce cérébrale.

L'anatomie du cerveau

L'ENCÉPHALE

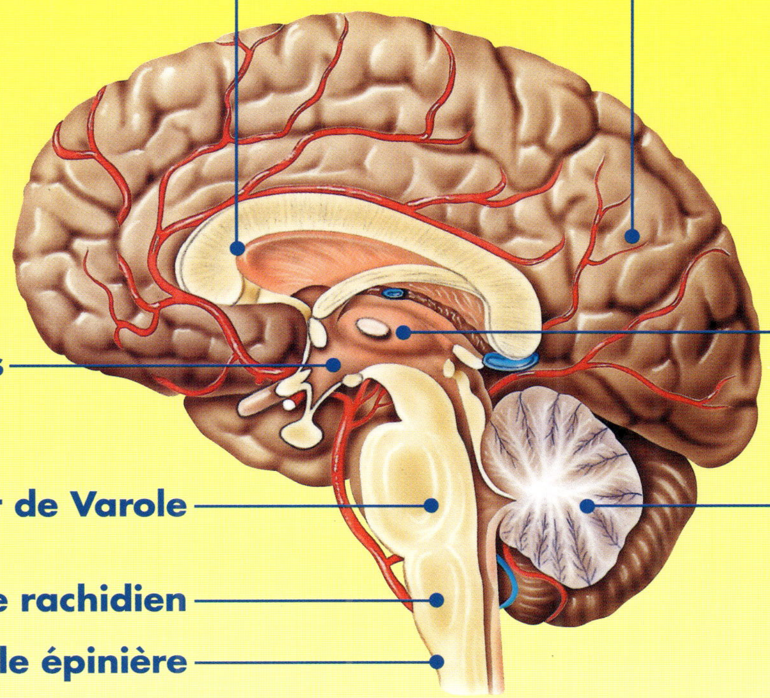

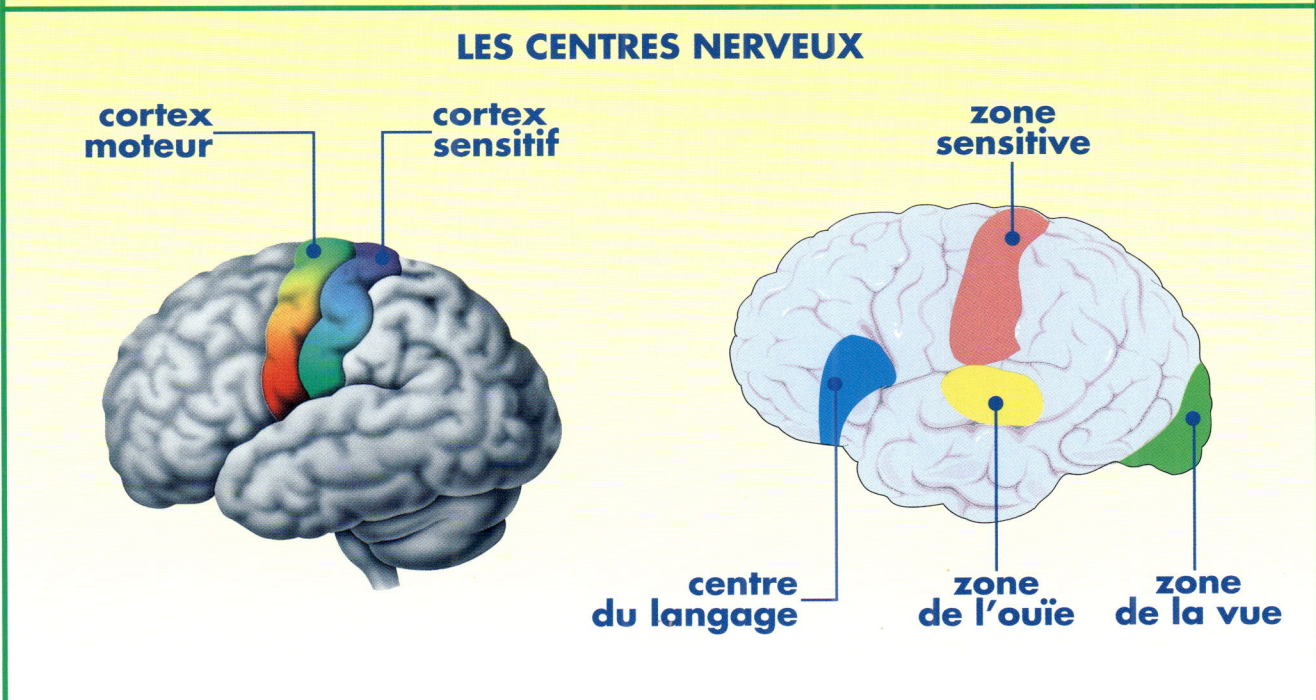

- corps calleux
- cerveau
- thalamus
- hypothalamus
- pont de Varole
- cervelet
- bulbe rachidien
- moelle épinière

LES CENTRES NERVEUX

- cortex moteur
- cortex sensitif
- zone sensitive
- centre du langage
- zone de l'ouïe
- zone de la vue

Mon premier atlas d'anatomie

LES NEURONES

Comment c'est fait

De quoi sont faits les nerfs ?

Pour comprendre comment fonctionne ton système nerveux, tu dois en connaître la structure. Comme le reste du corps, il est formé de cellules ; il s'agit de cellules très spéciales, que l'on appelle neurones et qui présentent un aspect curieux : leurs nombreux prolongements leur donnent l'aspect d'une étoile filante. Le neurone se compose de trois parties :
• un corps central où se trouve le noyau ;
• des ramifications assez courtes, les dendrites.
• une ramification, différente des autres et plus longue, partant du corps et qui porte le nom d'axone.

- noyau du neurone
- dendrite
- corps du neurone
- axone

PANNE DE NEURONES !

Les neurones ne se multiplient pas, quand ils meurent ils ne sont pas remplacés. C'est pour cela que l'on a tendance à perdre la mémoire en vieillissant.

CELLULES SPÉCIALISÉES

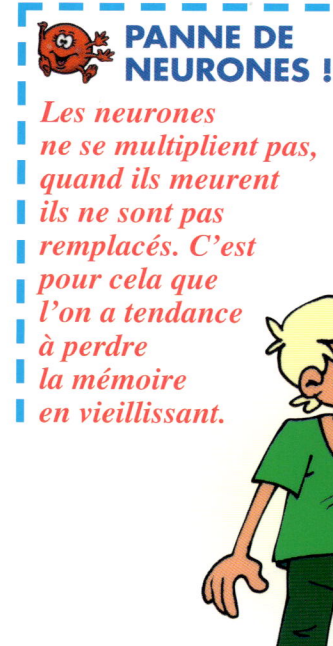

Des milliers et des milliers de neurones, cellules spécialisées, forment le système nerveux et transmettent les ordres du grand ordinateur central, le cerveau.

L'anatomie du système nerveux

LE SYSTÈME NERVEUX PÉRIPHÉRIQUE

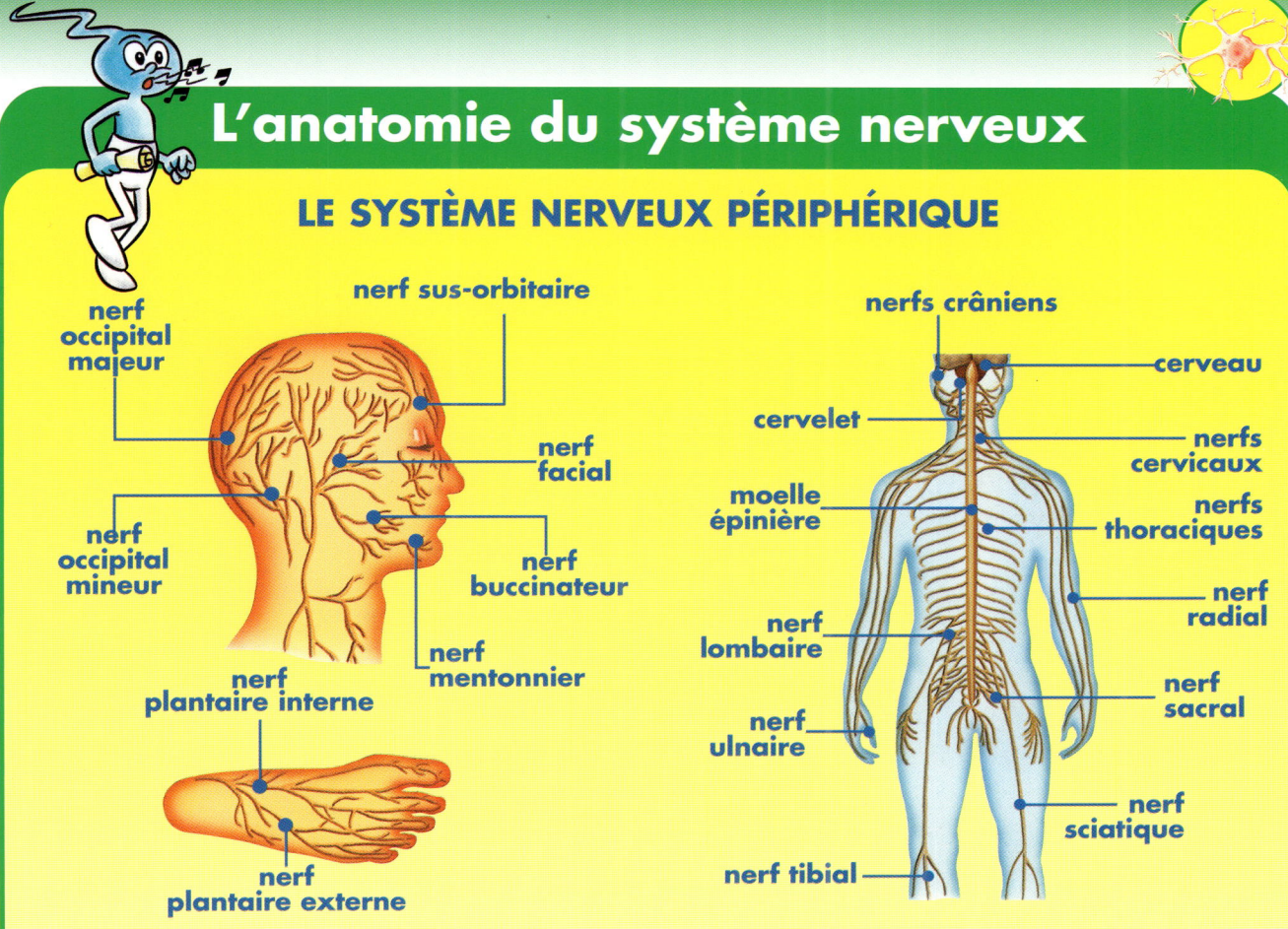

- nerf occipital majeur
- nerf sus-orbitaire
- nerf facial
- nerf occipital mineur
- nerf buccinateur
- nerf mentonnier
- nerf plantaire interne
- nerf plantaire externe
- nerfs crâniens
- cerveau
- cervelet
- nerfs cervicaux
- moelle épinière
- nerfs thoraciques
- nerf lombaire
- nerf radial
- nerf ulnaire
- nerf sacral
- nerf sciatique
- nerf tibial

ORGANES INTERNES CONTRÔLANT LE SYSTÈME NERVEUX

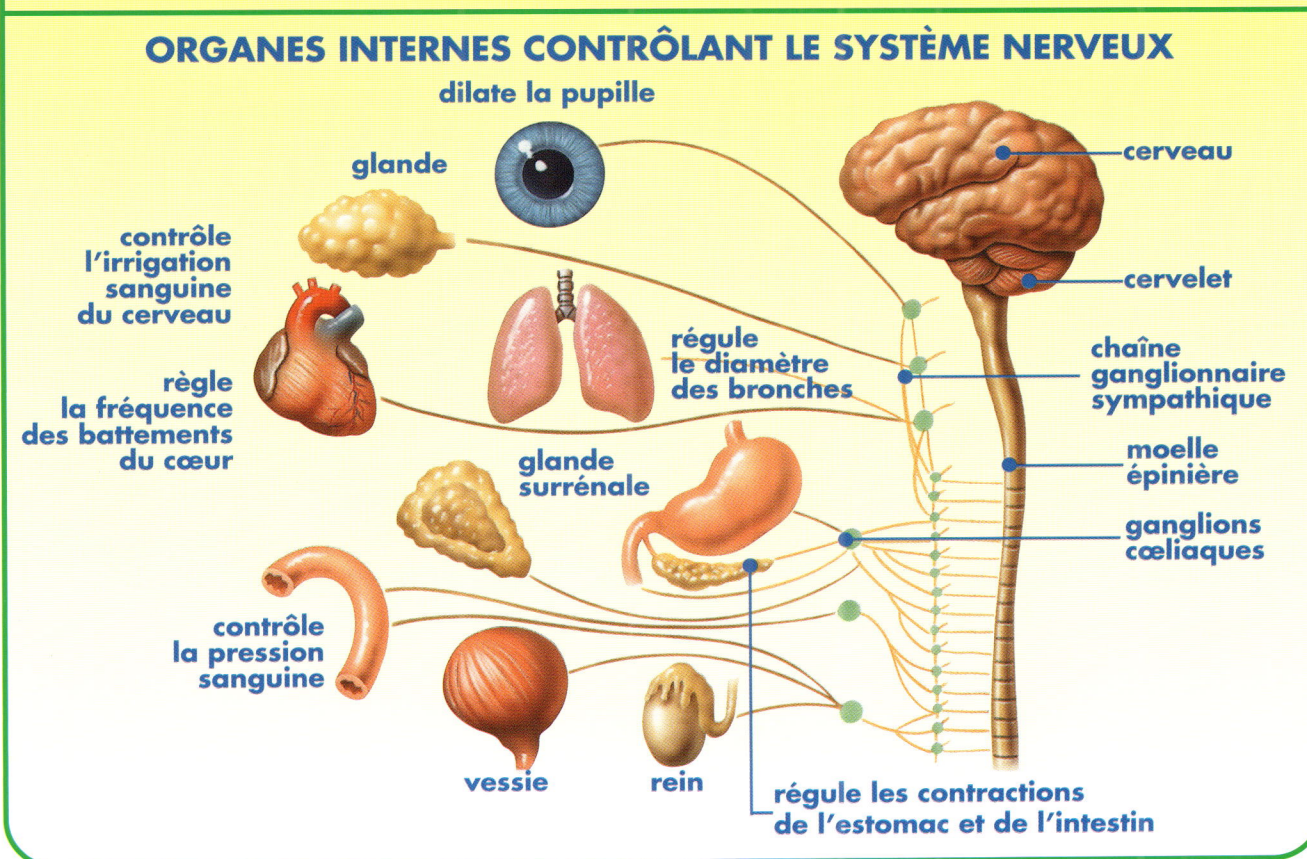

- dilate la pupille
- glande
- contrôle l'irrigation sanguine du cerveau
- règle la fréquence des battements du cœur
- régule le diamètre des bronches
- glande surrénale
- contrôle la pression sanguine
- vessie
- rein
- régule les contractions de l'estomac et de l'intestin
- cerveau
- cervelet
- chaîne ganglionnaire sympathique
- moelle épinière
- ganglions cœliaques

Mon premier atlas d'anatomie

LES IMPULSIONS NERVEUSES

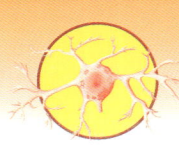

Comment ça fonctionne

Comment font les neurones ?

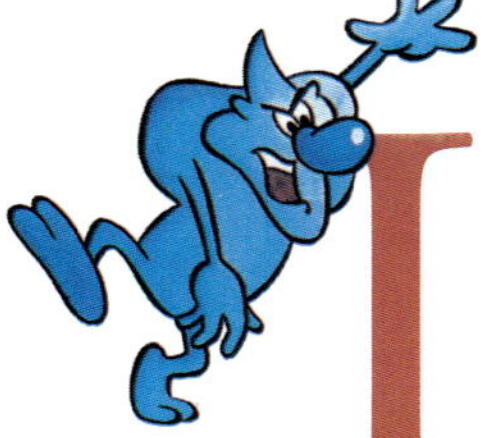

Les neurones sont à même d'apporter les informations au cerveau et de transmettre des ordres aux muscles parce qu'ils sont traversés par un courant nerveux, similaire à un courant électrique. Imagine que tu participes à une partie de basket. Comment les données sur la position du ballon arrivent-elles au cerveau ? En fait, l'image du ballon se forme sur la rétine et les stimuli lumineux se transforment en stimuli nerveux qui, transportés par les nerfs optiques, arrivent au cerveau où ils sont convertis en sensation visuelle. À ce moment, le cerveau, qui est le centre nerveux principal, décide comment agir : par ses circuits complexes, il génère un nouveau courant nerveux qui arrive aux muscles appelés à agir pour attraper le ballon.

UN TRAVAIL D'ÉQUIPE

Si les neurones ne collaboraient pas étroitement entre eux, les ordres du cerveau ne pourraient jamais être exécutés. C'est grâce à leur parfaite coordination que tu réussis à prendre le ballon et à marquer un panier.

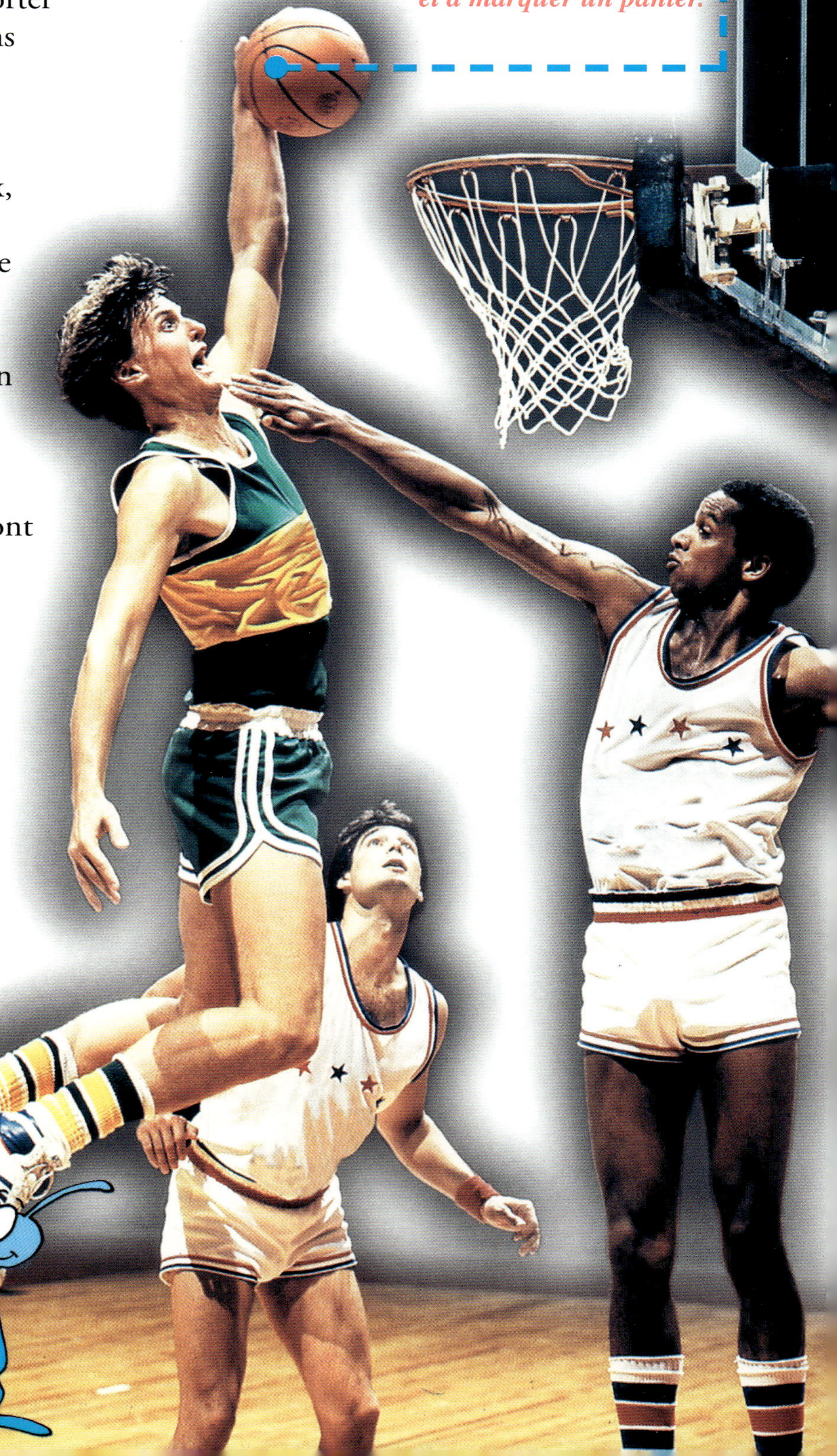

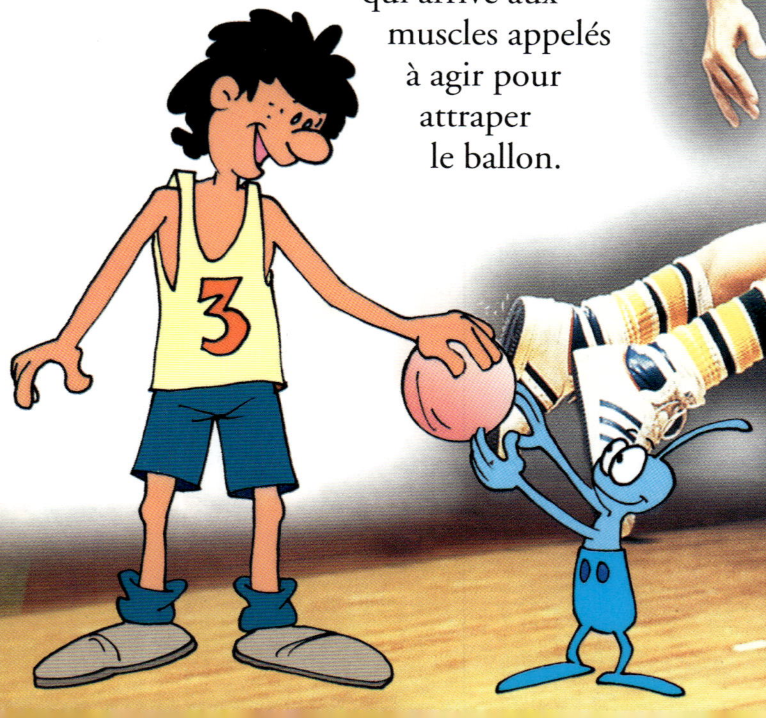

Les stimuli douloureux

Une grande partie de l'activité du système nerveux se déroule automatiquement, sans aucune intervention de la volonté. Dans ce cas, le signal nerveux capté par les récepteurs sensoriels (de la peau ou des organes des sens) arrive à la moelle épinière, qui envoie ensuite la réponse. Ce mécanisme se nomme réflexe, et il se produit, par exemple, quand tu te brûles ou quand tu te piques. Tu réagis au danger avec une grande rapidité pour cette raison.

CE N'EST PAS UN RÉFLEXE

Ce garçon s'écarte vivement pour ne pas être assommé par le pot. Toutefois, il ne s'agit pas d'un acte réflexe car, malgré la rapidité de l'action, sa conscience est intervenue : il a « vu » le péril et il l'a évité.

Les réflexes

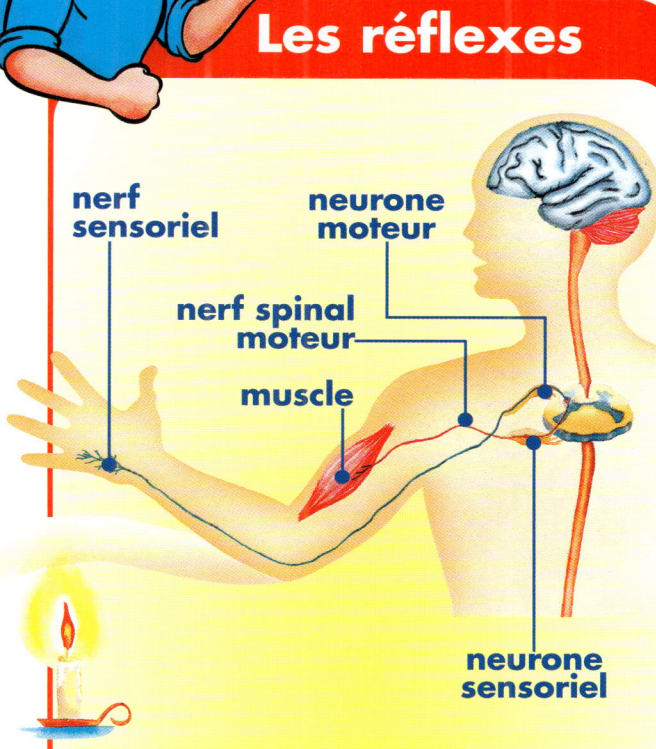

Les circuits de neurones qui partent de la moelle épinière sont nettement plus simples que ceux qui sont connectés aux centres nerveux supérieurs, cerveau ou cervelet. Plus élémentaires, ces circuits sont responsables des actes nerveux les plus simples comme, par exemple, éloigner la main du feu : ce sont les actes réflexes. Ceux-ci ne sont donc pas commandés, mais ils sont accomplis par instinct et ils ne font appel qu'à un nombre limité de muscles.

25

ACTES VOLONTAIRES ET RÉFLEXES

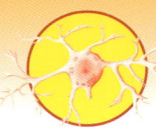

Comment ça fonctionne

Chaque centre nerveux a un rôle précis

Le système nerveux permet d'accomplir aussi bien les actes volontaires que les actes réflexes. Pour qu'il y ait acte volontaire, il faut qu'il y ait intervention des neurones du cerveau, alors que ce n'est pas nécessaire pour un acte réflexe. Le cerveau accomplit, entre autres, trois fonctions différentes :

• il reçoit les signaux arrivant des organes des sens et les traduit en sensations visuelles, auditives, olfactives, etc.
• il envoie aux muscles des impulsions motrices qui se transforment en mouvements volontaires : courir, marcher, gesticuler, etc.

TRAITEMENT DE DONNÉES

En un temps extrêmement rapide (millièmes de seconde), les données reçues par les centres nerveux sont élaborées, cataloguées, archivées et reçoivent des réponses adaptées. C'est le cerveau qui assure la coordination générale : il dirige tout l'organisme et il est le siège des actes volontaires.

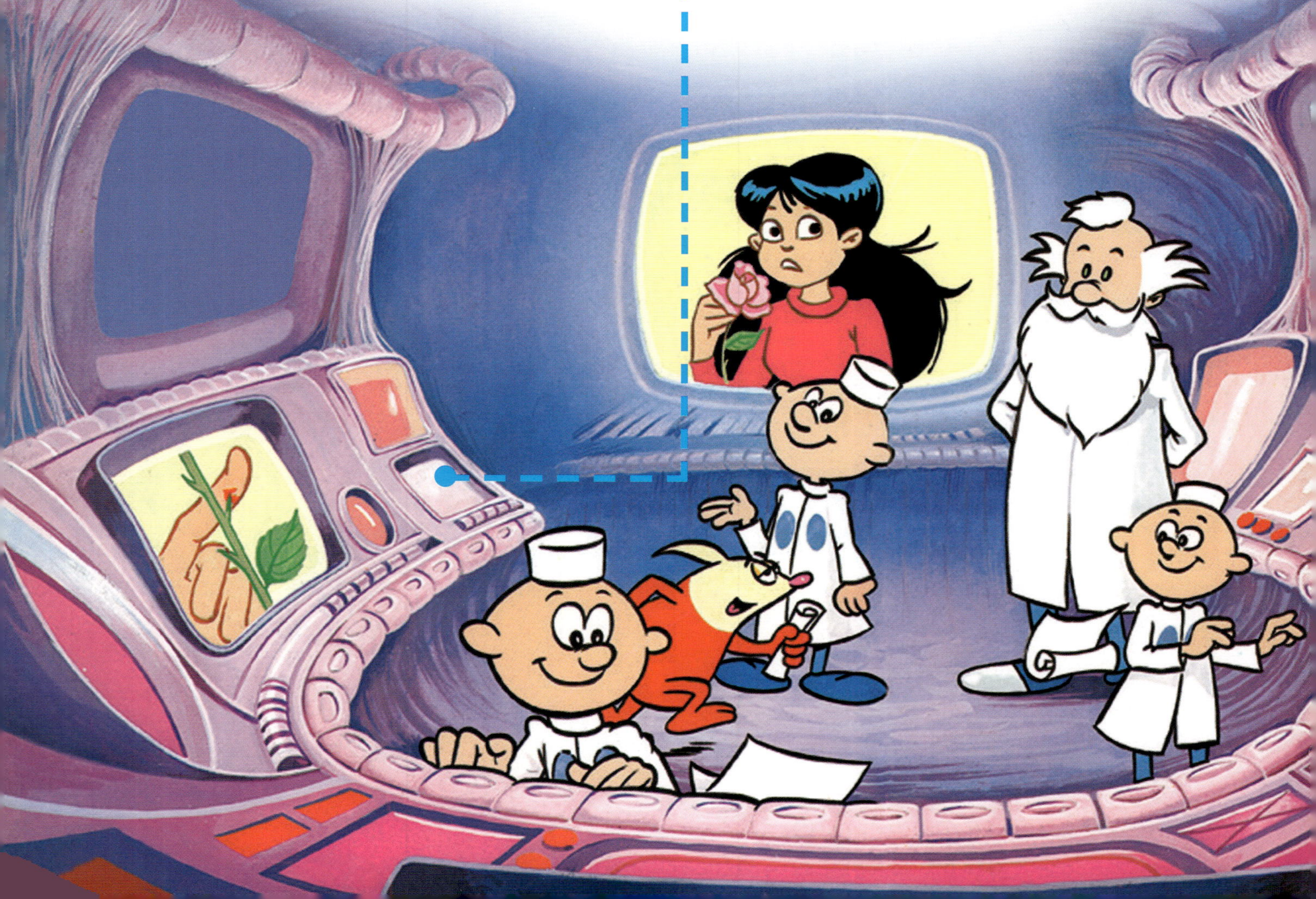

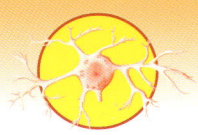

• il est le siège de l'intelligence qui permet de se souvenir, de raisonner, d'éprouver des émotions comme la peur, la joie ou la colère.
Le cervelet, en revanche, a pour rôle le maintien du corps en équilibre et la coordination des mouvements : ainsi, un animal ayant subi l'ablation du cervelet pourrait encore courir mais le ferait comme s'il était ivre.
Pour sa part, le tronc cérébral génère des actes involontaires comme la respiration, les battements du cœur et la digestion. C'est donc un organe essentiel du corps et sa lésion entraîne la mort par paralysie des fonctions vitales.
Enfin, la moelle épinière effectue la transmission entre le cerveau et les nerfs qui partent de la colonne vertébrale. Elle est en outre responsable de certains réflexes locomoteurs simples.

La matière grise

Chaque nerf spinal prend naissance dans la matière grise de la moelle épinière, à deux cornes (la barre du H) : une antérieure, ou ventrale, et une postérieure, ou dorsale. La corne ventrale est prolongée par la racine antérieure du nerf, par laquelle passent les impulsions motrices. La corne dorsale forme la racine postérieure du nerf par où circulent les stimuli sensoriels arrivant à la moelle.

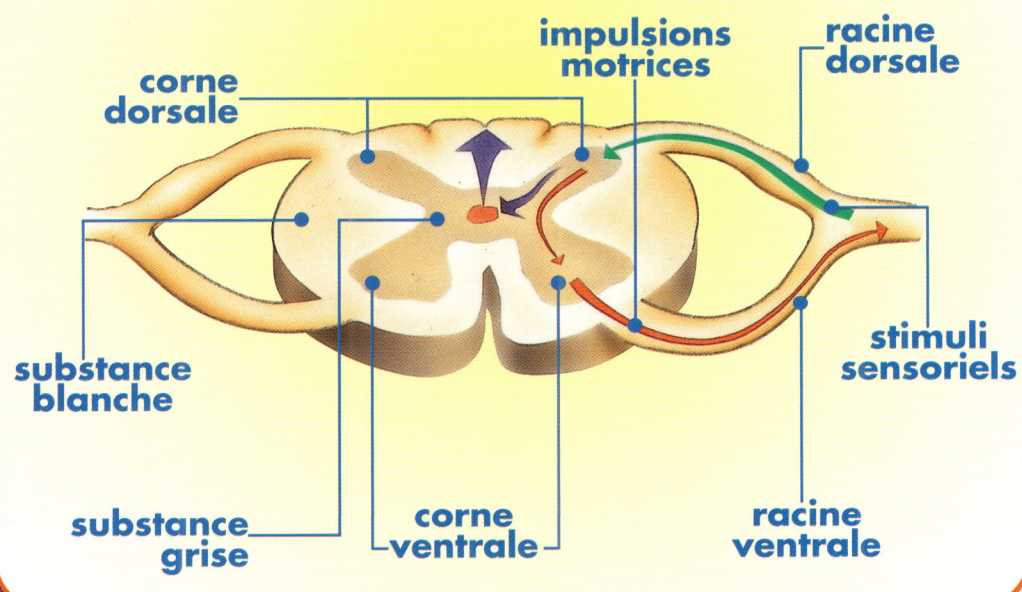

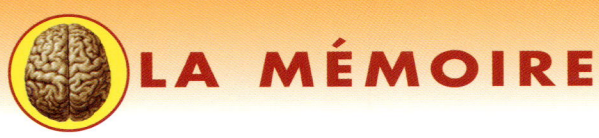 LA MÉMOIRE

Comment ça fonctionne

Une faculté précieuse

La mémoire est la capacité d'emmagasiner, de conserver et de réactualiser des informations. Ta mémoire comporte deux niveaux, l'un pour les données récentes et l'autre pour les données anciennes. Ces dernières sont stockées pendant un laps de temps très long. Ainsi, chaque fois que tu respires une odeur, que tu goûtes un aliment, que tu vois un objet ou entends une phrase, ton cerveau est capable de savoir s'il s'agit d'une sensation que tu as déjà éprouvée, ou d'une expérience nouvelle.

La mémoire des faits récents s'évanouit rapidement, surtout chez les personnes âgées touchées par l'artériosclérose, due à une irrigation sanguine insuffisante. C'est ce qui explique qu'elles sont capables de se souvenir de faits survenus dans leur enfance, alors qu'elles oublient ce qui s'est passé la veille.

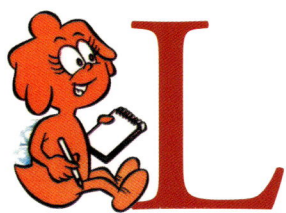

LES SOUVENIRS

Toutes les expériences et les idées que tu as emmagasinées dans ton cerveau constituent tes souvenirs. C'est ainsi que Teigneux se souvient que Nabot lui a fait un sale coup. Comme il est rancunier, il se promet de le lui faire payer.

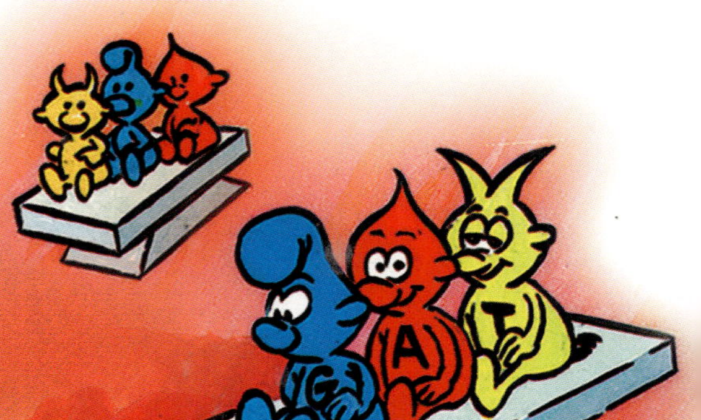

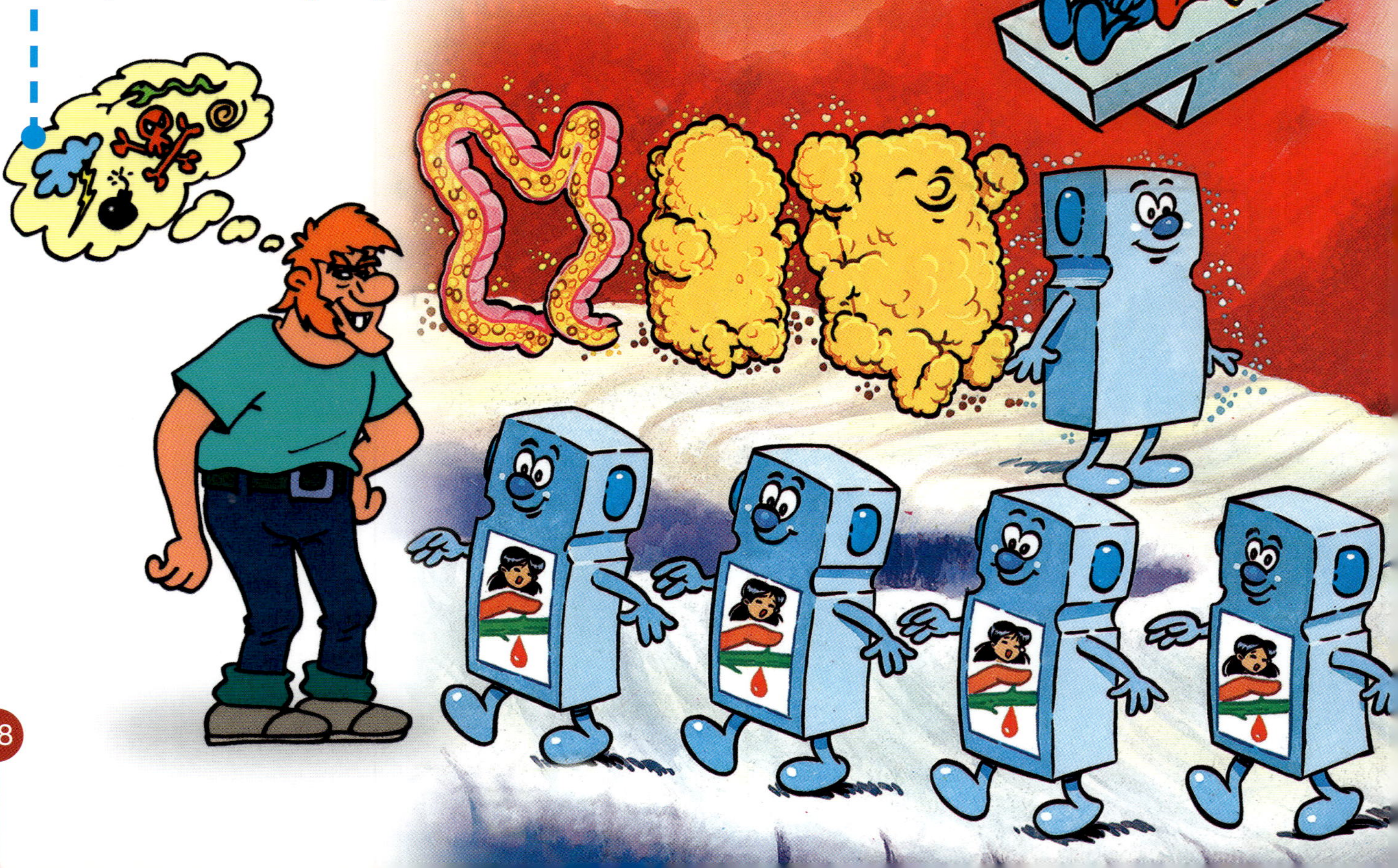

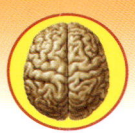

LES DEUX HÉMISPHÈRES

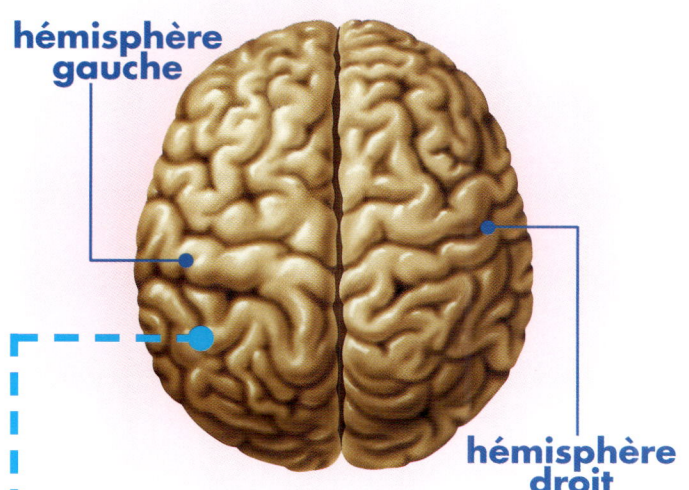

hémisphère gauche

hémisphère droit

🔴 DEUX PARTIES POUR PENSER ET AGIR

Le cerveau est divisé en deux parties, les hémisphères. Les nerfs se croisant, la moitié droite contrôle la partie gauche du corps, alors que la moitié gauche contrôle la partie droite du corps.

Les deux parties du cerveau

Le cerveau est donc divisé en deux parties : les hémisphères droit et gauche. Le premier contrôle la partie gauche du corps et le second la droite. Cette inversion est due au fait que les nerfs se croisent en entrant et en sortant du cerveau. Chaque hémisphère comprend des zones bien spécialisées, c'est-à-dire des zones qui contrôlent chacune une fonction précise : élaboration de la vue, de l'odorat, compréhension du langage, mémoire... Ton cerveau est donc une sorte d'ordinateur extrêmement perfectionné et complexe, capable de déterminer, par exemple, si une boisson est parfumée, si elle contient du lait, si tu l'as déjà goûtée...
Cette performance est possible grâce aux 14 milliards de neurones qui te permettent de sentir, de penser, d'agir et, en fin de compte, de vivre de manière consciente.

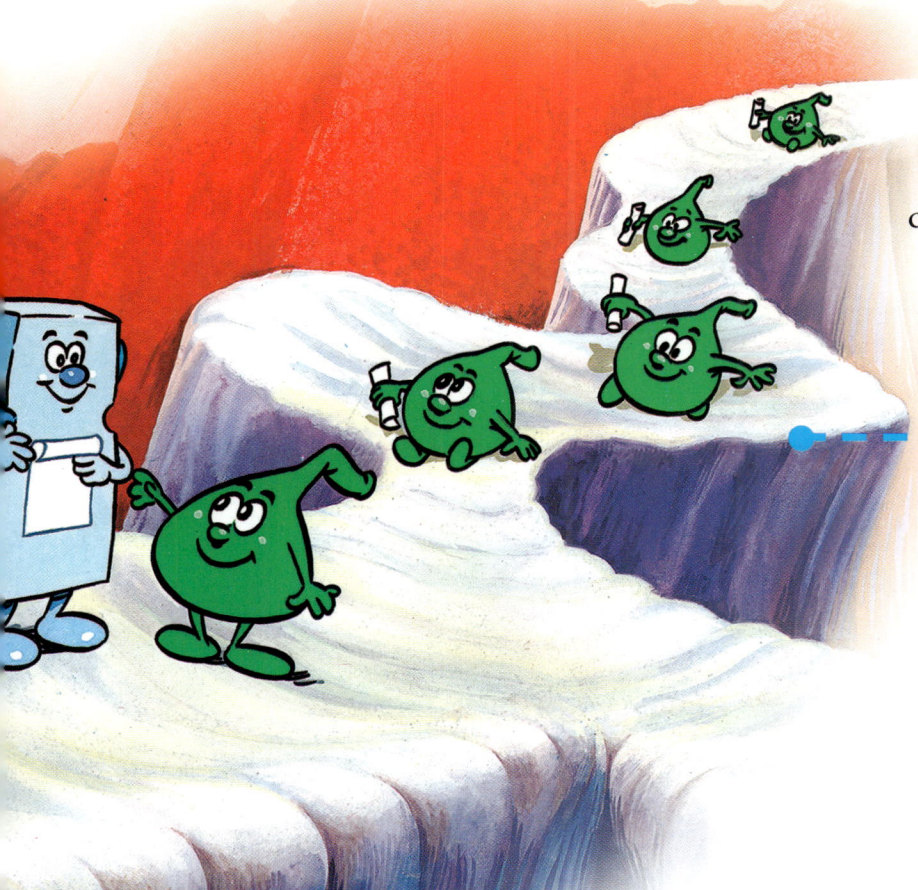

LE MAGASIN DE LA MÉMOIRE 🔴

Ce fabuleux entrepôt contient des milliers d'images et d'idées, mais aussi des goûts, des parfums, des sons... Ces données te permettent de t'orienter dans le présent en le confrontant au passé.

29

LES NERFS CRÂNIENS

Comment ça fonctionne

Douze paires de nerfs pour tout contrôler

T'es-tu déjà demandé comment tu arrivais à tenir en équilibre sur des patins – à glace ou à roulettes ? Grâce à tes muscles, bien sûr, mais surtout à ton cerveau et, dans ce cas précis, à la paire de nerfs auditifs qui relie les oreilles au cerveau et qui te permet non seulement d'entendre, mais aussi d'avoir le sens de l'équilibre. Outre celle-ci, le cerveau dispose également de onze autres paires de nerfs appelés les nerfs crâniens. On identifie chacune des douze paires par un chiffre romain lié à l'ordre selon lequel elles sortent de l'encéphale. Ces nerfs crâniens

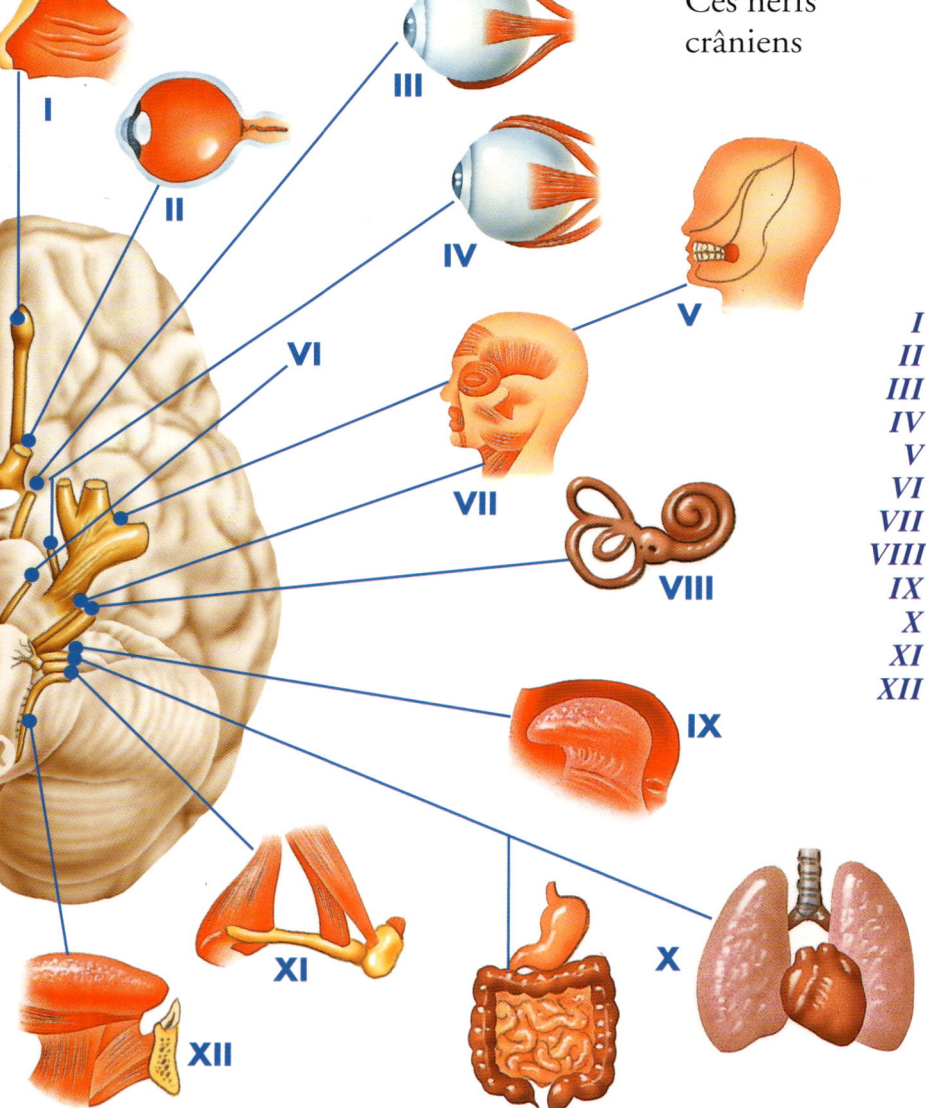

- I olfactif
- II optique
- III oculomoteur commun
- IV pathétique
- V trijumeau
- VI oculomoteur externe
- VII facial
- VIII auditif
- IX glosso-pharyngien
- X pneumogastrique
- XI spinal
- XII grand hypoglosse

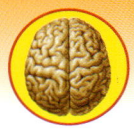

permettent notamment de regarder les objets autour de nous, de bouger les yeux dans toutes les directions ou de déglutir, mais aussi d'interpréter et de classer les sensations provenant de la langue. Ils contrôlent en outre les mouvements de certains organes. Chaque paire de nerfs a une fonction précise. Ainsi, la première, portant le numéro I, correspond aux nerfs olfactifs et porte au cerveau les sensations provenant du nez ; la seconde (II), les nerfs optiques, transmet les stimuli de la rétine ; la troisième (III), les oculomoteurs, contrôle les mouvements des yeux.

Les nerfs hypoglosses forment la douzième paire et dirigent les mouvements des muscles de la langue, permettant de mastiquer et de déglutir.

La protection de l'encéphale

L'encéphale est doté de diverses protections. Il est bien entendu protégé par les os durs du crâne. Au-dessous se trouvent trois membranes, ou méninges. La plus interne est la pie-mère, très souple et riche en vaisseaux sanguins. L'arachnoïde est un tissu intermédiaire ; entre elle et la pie-mère se trouve le liquide céphalo-rachidien. Enfin, la membrane externe est la dure-mère, fibreuse et résistante, qui adhère à la boîte crânienne.

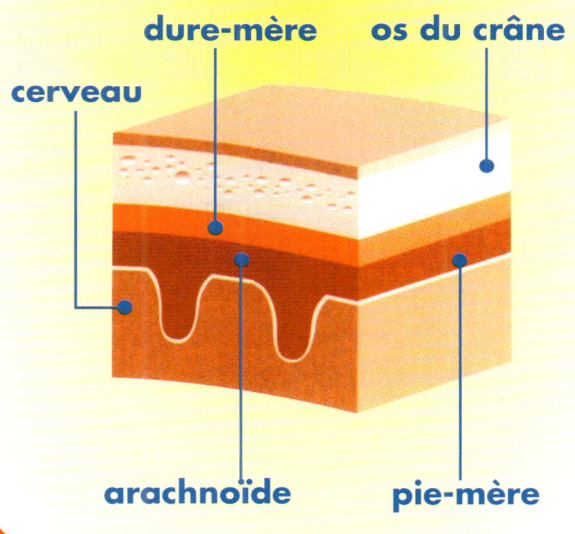

L'ÉQUILIBRE
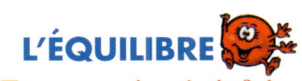

Tu peux réussir à faire des mouvements en équilibre sur une poutre si tu t'entraînes... Mais cette prouesse n'est possible, en fait, que grâce aux nerfs auditifs, au cerveau et au cervelet.

31

LES PHASES DU SOMMEIL

L'intensité du sommeil

Il est nécessaire de consacrer une partie de la journée au sommeil pour se reposer et récupérer son énergie afin d'être en forme. Pendant le sommeil, le cerveau demeure actif, mais pas de la même manière que durant la veille. L'électroencéphalogramme permet d'observer l'activité cérébrale au cours de cette période : la personne répète quatre ou même cinq fois un cycle dont la durée moyenne est légèrement supérieure à une heure. Il est formé de quatre stades, présentant des caractéristiques bien spécifiques, qui constituent le sommeil lent, suivis d'une phase de sommeil paradoxal, appelé aussi REM (de l'anglais *rapid eyes mouvements*), ou MOR (mouvements oculaires rapides), au cours de laquelle se forment les rêves. D'une durée de 5 à 20 minutes, elle s'allonge peu à peu au cours de la nuit, atteignant son maximum vers le matin.

Une phase de sommeil paradoxal peut intervenir après un seul cycle de sommeil lent, c'est-à-dire après 60 à 120 minutes de sommeil. La majeure partie de la nuit du dormeur est consacrée au sommeil lent, qui représente environ 80% du total, alors que le sommeil paradoxal ne compte que pour 20%.

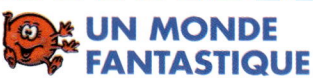 **UN MONDE FANTASTIQUE**

Le monde des songes est plein de surprises et tu peux très bien te retrouver en plein océan, à la poursuite d'un dauphin. Les rêves se forment essentiellement durant la phase du sommeil paradoxal.

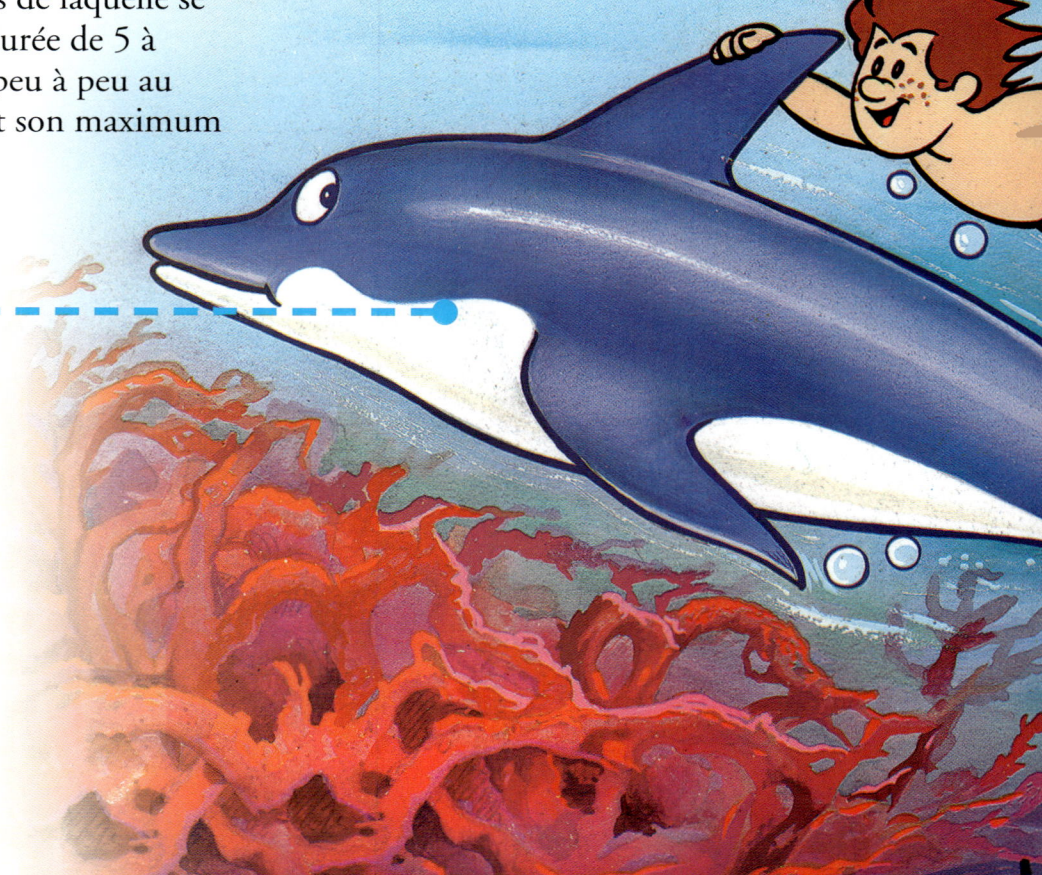

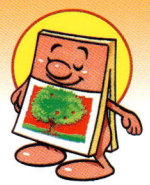

Le diagramme du sommeil

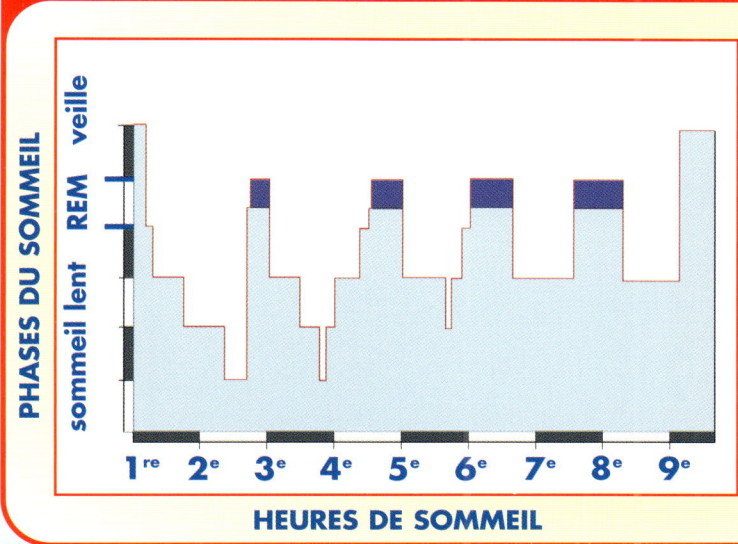

Si on effectue un électroencéphalogramme durant le sommeil, on obtient un graphique comme celui-ci, qui met en évidence des cycles de 60 à 120 minutes. Chacun commence par une période de sommeil lent, divisée en quatre stades et de profondeur croissante, suivie par une phase de sommeil paradoxal, durant laquelle la personne rêve. La courbe de l'électroencéphalogramme se rapproche alors de la veille.

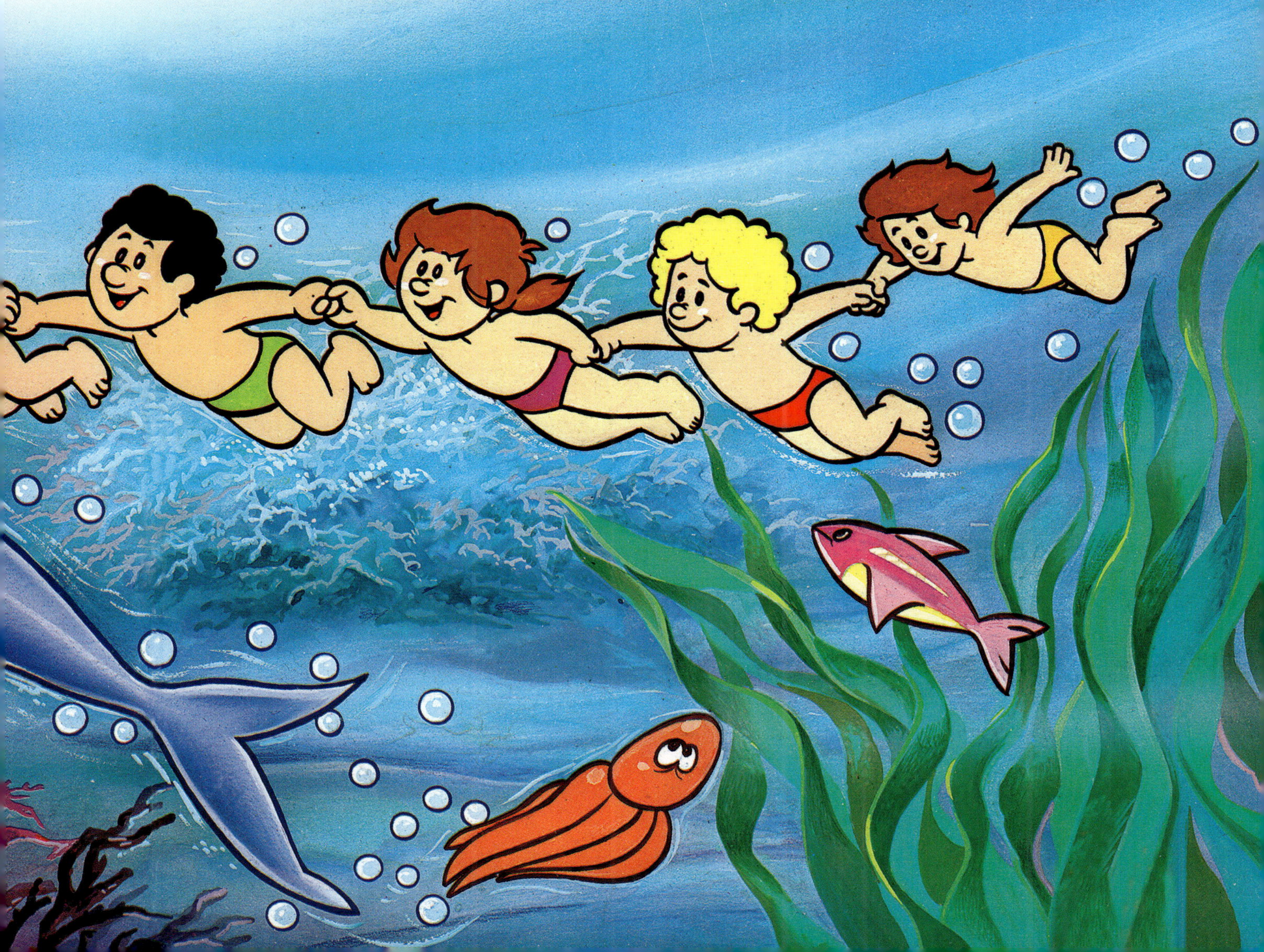

UNE SPHÈRE POUR VOIR

Comment c'est fait

À quoi sert l'œil ?

Il est l'organe de la vue, l'instrument qui te permet de voir tout ce qui t'entoure. Les yeux se trouvent dans les orbites, parfaitement protégés par les os de la tête, par les paupières, les cils et les sourcils. Les yeux sont jumeaux, ce qui te donne un large champ de vision : les images perçues par chacun d'eux parviennent au cerveau qui les fond en une image unique. Pour que tu vois des objets, ceux-ci doivent obligatoirement être éclairés : la lumière vient alors frapper la rétine, la membrane la plus interne de l'œil, qui la transforme en influx nerveux. Le cerveau interprète ensuite les signaux reçus. La partie la plus importante de l'œil est le globe oculaire ; c'est le véritable organe de la vision. Plusieurs muscles le fixent aux os du crâne et lui permettent de tourner

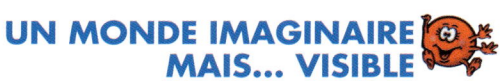

UN MONDE IMAGINAIRE MAIS... VISIBLE

Tes yeux voient certes beaucoup de choses mais ils t'introduisent aussi dans un monde différent, imaginaire et merveilleux, celui des contes, des romans et des aventures que t'ouvre la lecture.

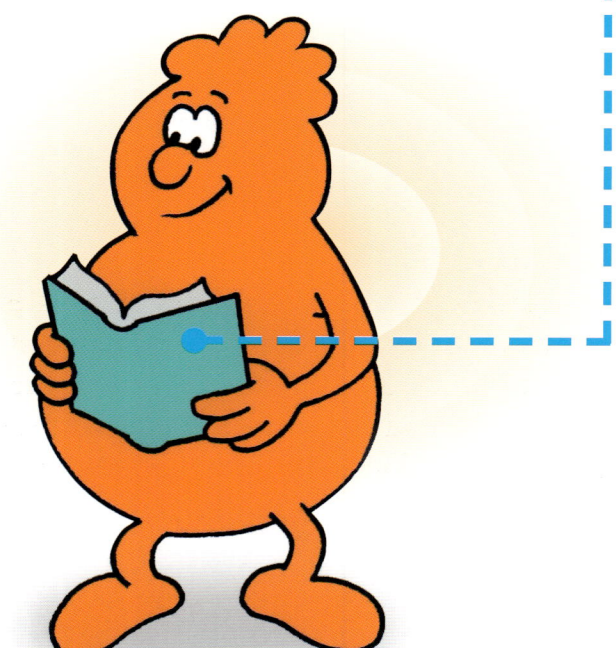

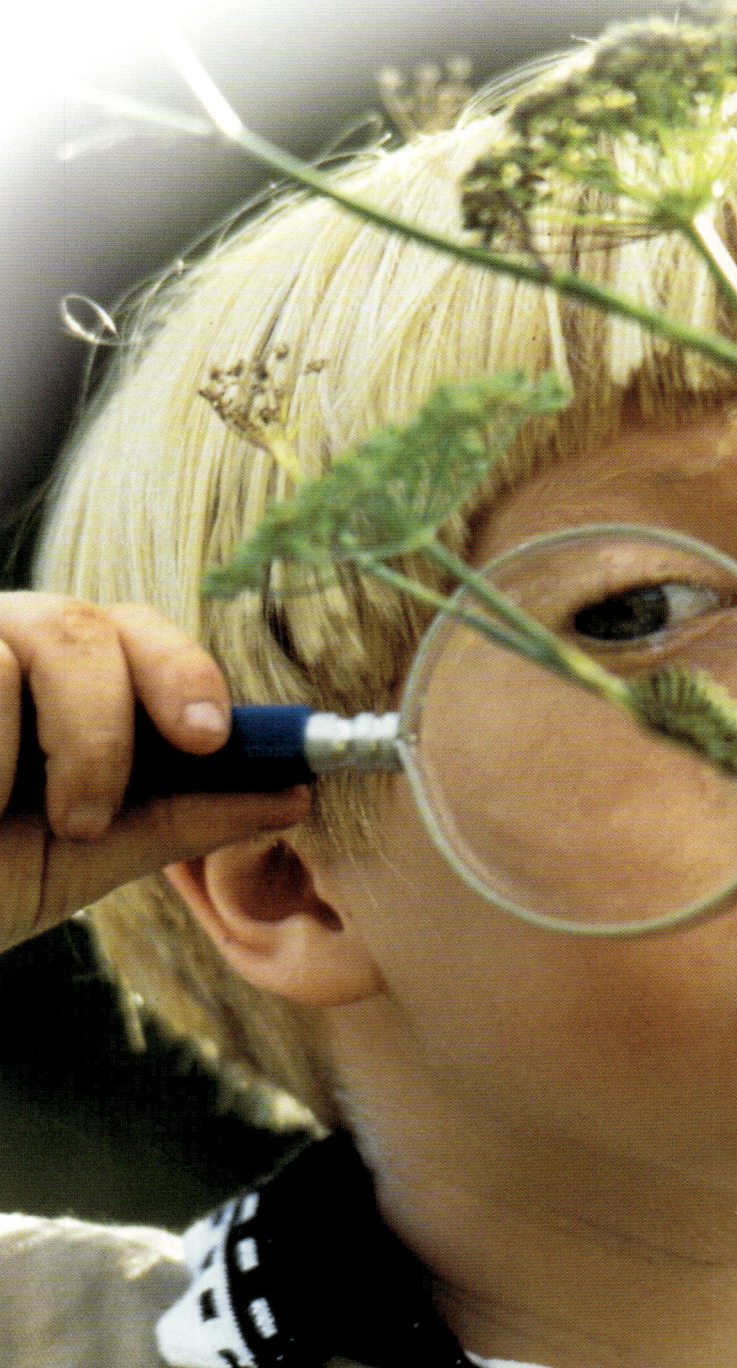

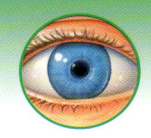
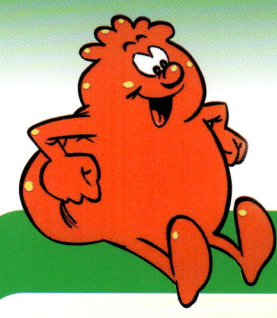

La protection de l'œil

Les yeux sont des organes dotés de divers systèmes de protection naturelle. Les glandes lacrymales sont situées dans l'angle supérieur externe de chaque œil et sécrètent un liquide destiné à le maintenir humide. En outre, les larmes renferment une substance qui empêche les infections bactériennes.

Les paupières protègent contre les agressions de la poussière et d'autres particules en suspension dans l'air. Les cils, sur les bords externes des paupières, sont deux rangées de poils ; ils s'interpénètrent quand l'œil se ferme, ce qui constitue une protection efficace. Quant aux sourcils, constitués d'un arc de poils, ils abritent l'œil des gouttes de sueur du front.

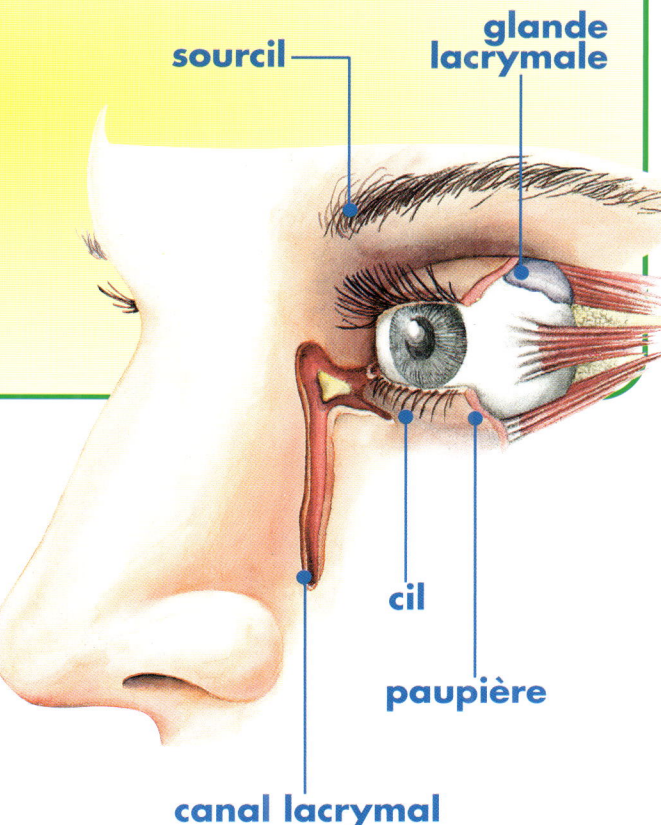

UN ORGANE TRÈS DÉLICAT

Observe un œil à travers une loupe : sous les paupières et les cils se trouve le globe oculaire, l'organe de la vision proprement dit, humidifié par un liquide sécrété par les glandes lacrymales.

dans toutes les directions, alors que le liquide sécrété par les glandes lacrymales le maintient humide. Le globe oculaire est fragile : il faut donc le traiter avec soin, ne pas l'exposer au soleil ou au vent. N'oublie pas, tes yeux doivent te servir toute ta vie !

LA STRUCTURE DE L'ŒIL

Comment c'est fait

Un récepteur d'images

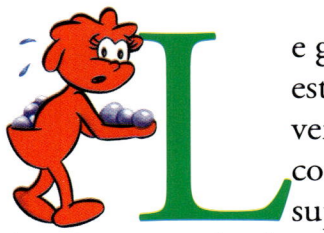

Le globe oculaire est formé, de l'extérieur vers l'intérieur, de trois couches de tissus superposés : la sclérotique, la choroïde et la rétine. Chacune a des propriétés et des fonctions propres :

• **La sclérotique** est la couche la plus grosse ; elle atteint 1 mm d'épaisseur. Cette membrane externe est en partie revêtue d'une pellicule transparente, la conjonctive, qui se prolonge sur la face interne de la paupière. Vers l'extérieur de l'œil, la sclérotique forme une sorte de bosse et devient transparente, ce qui permet à la lumière de pénétrer : elle prend alors le nom de cornée.

• **La choroïde** est située sous la sclérotique. C'est une membrane souple et de couleur foncée. Dans sa partie antérieure, elle constitue l'iris, en forme de

UNE RARE PERFECTION

L'œil humain est une machine d'une rare perfection et très sensible, et c'est d'ailleurs pourquoi il est fragile et délicat. Toutefois, il est moins performant que celui de certains animaux, capables de voir plus loin et même, comme le chat ou le hibou, de voir la nuit.

UN POUVOIR DÉSINFECTANT

Si tu as déjà épluché des oignons, tu sais qu'ils font pleurer parce qu'ils contiennent une substance irritante pour les yeux. Les larmes ont aussi une fonction désinfectante et coulent pour laver le globe oculaire.

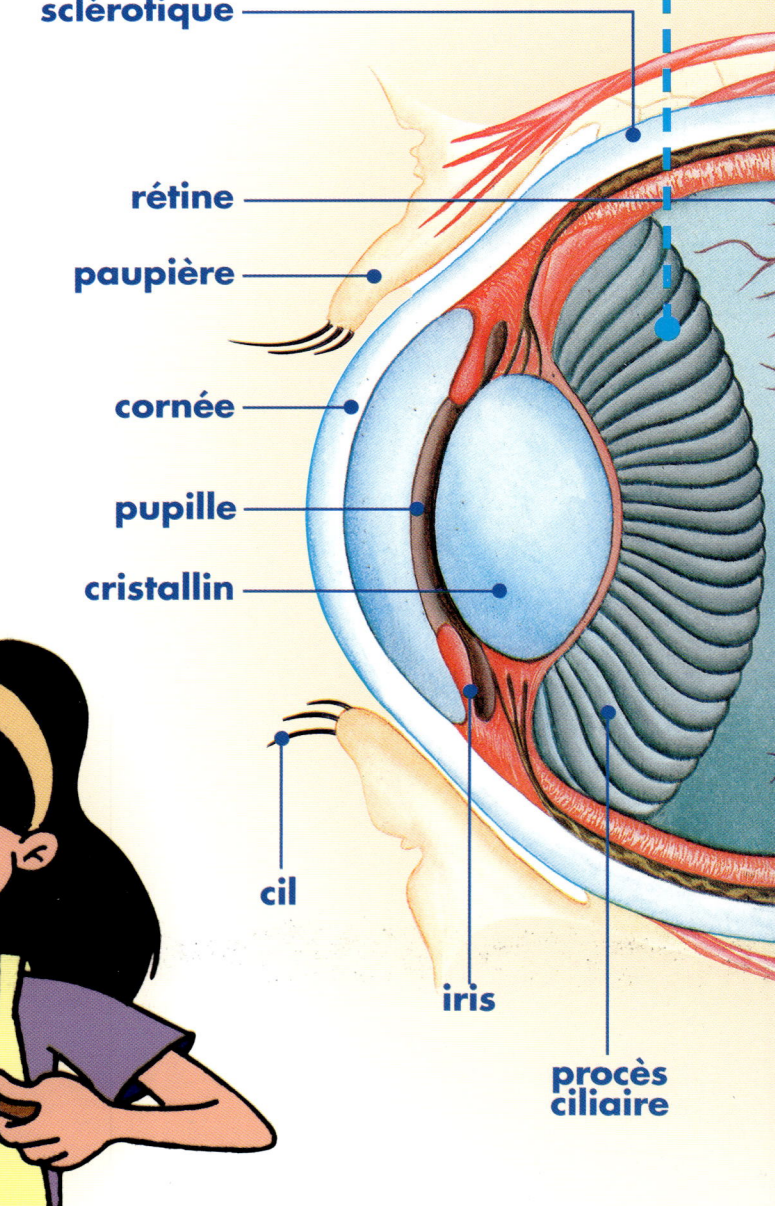

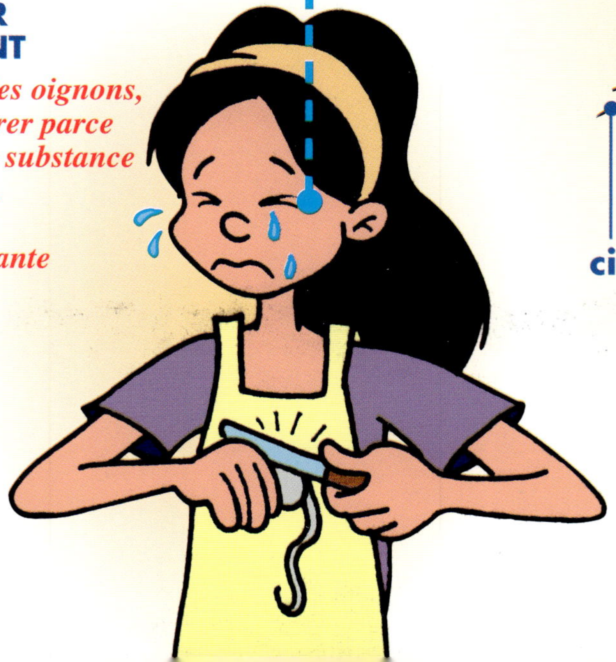

sclérotique
rétine
paupière
cornée
pupille
cristallin
cil
iris
procès ciliaire

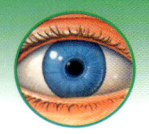

couronne, qui présente une petite fenêtre, la pupille. C'est par ce trou que la lumière pénètre à l'intérieur de l'œil.

• **La rétine**, collée contre la choroïde, est la membrane la plus interne de l'œil. Elle comprend les cellules nerveuses spécialisées, qui captent les stimuli lumineux. À partir de la rétine, et plus précisément de la papille optique, toutes les terminaisons nerveuses se réunissent pour former le nerf optique. Sur la rétine se trouve la tache jaune, région très sensible sur laquelle se forment les images.

La rétine

La rétine est formée de trois couches ; sur la plus externe se trouvent les photorécepteurs, c'est-à-dire les cellules sensibles à la lumière ; on les appelle les cônes et les bâtonnets parce qu'elles ont ces deux formes bien distinctes.

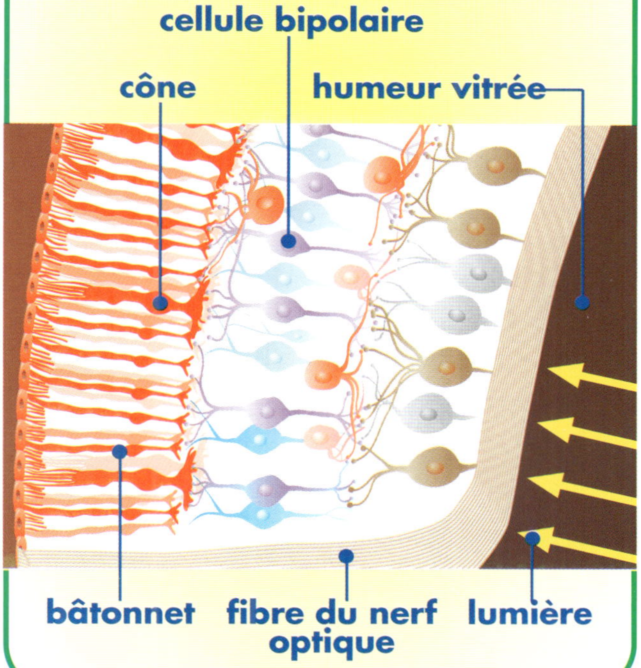

cellule bipolaire
cône
humeur vitrée
bâtonnet
fibre du nerf optique
lumière

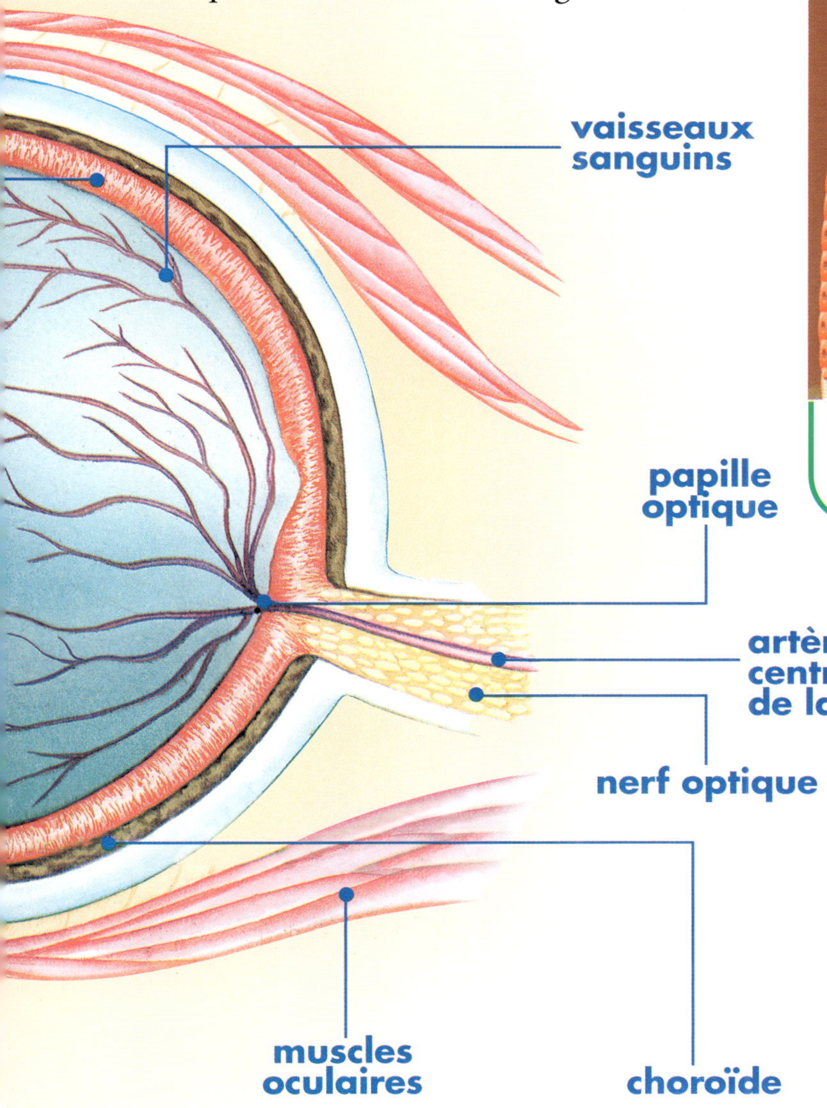

vaisseaux sanguins
papille optique
artère et veine centrales de la rétine
nerf optique
muscles oculaires
choroïde

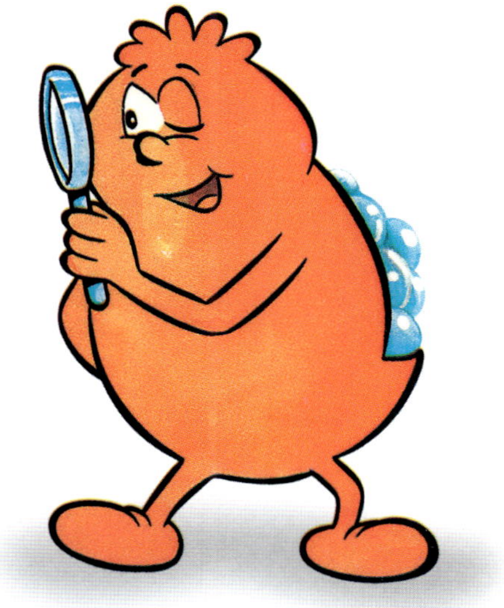

UNE FORME ARRONDIE

Comment c'est fait

Une sphère pleine de liquide

Si tu touches ton œil, tu as l'impression d'une boule à la fois ferme, souple et résistante. Le globe oculaire a cette consistance parce qu'il est plein de liquides transparents : les humeurs. Il s'agit essentiellement de l'humeur vitrée (ou vitré), épaisse et gélatineuse, qui remplit la partie centrale. Dans la région antérieure se trouve l'humeur aqueuse, nettement plus liquide. Ces deux substances sont séparées par une petite lentille biconvexe, élastique et transparente, le cristallin. Situé derrière la pupille, ce dernier est maintenu par de très nombreux petits filaments qui le suspendent à la choroïde. C'est cette petite lentille qui, en variant sa courbure, effectue la mise au point des images sur la rétine.

Les humeurs

Les liquides internes à l'œil, qui lui confèrent sa forme arrondie caractéristique, sont appelés humeurs. Entre la cornée et le cristallin se trouve l'humeur aqueuse, liquide clair et incolore, parfaitement transparent. Derrière le cristallin, l'humeur vitrée est plus dense et gélatineuse.

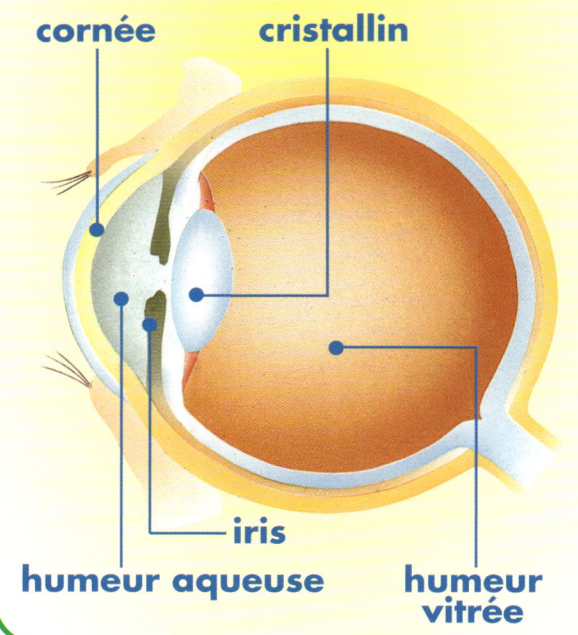

cornée — cristallin — iris — humeur aqueuse — humeur vitrée

METS AU POINT !

Quand tu regardes avec des jumelles et afin que l'image soit nette, tu dois faire la mise au point, en fonction de la distance de l'objet que tu vises. Le cristallin de l'œil humain effectue cette opération automatiquement, en modifiant la courbure de ses faces antérieure et postérieure.

38

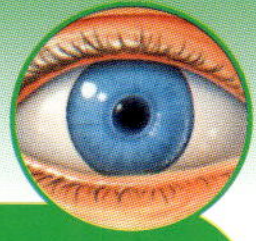

L'anatomie de l'œil

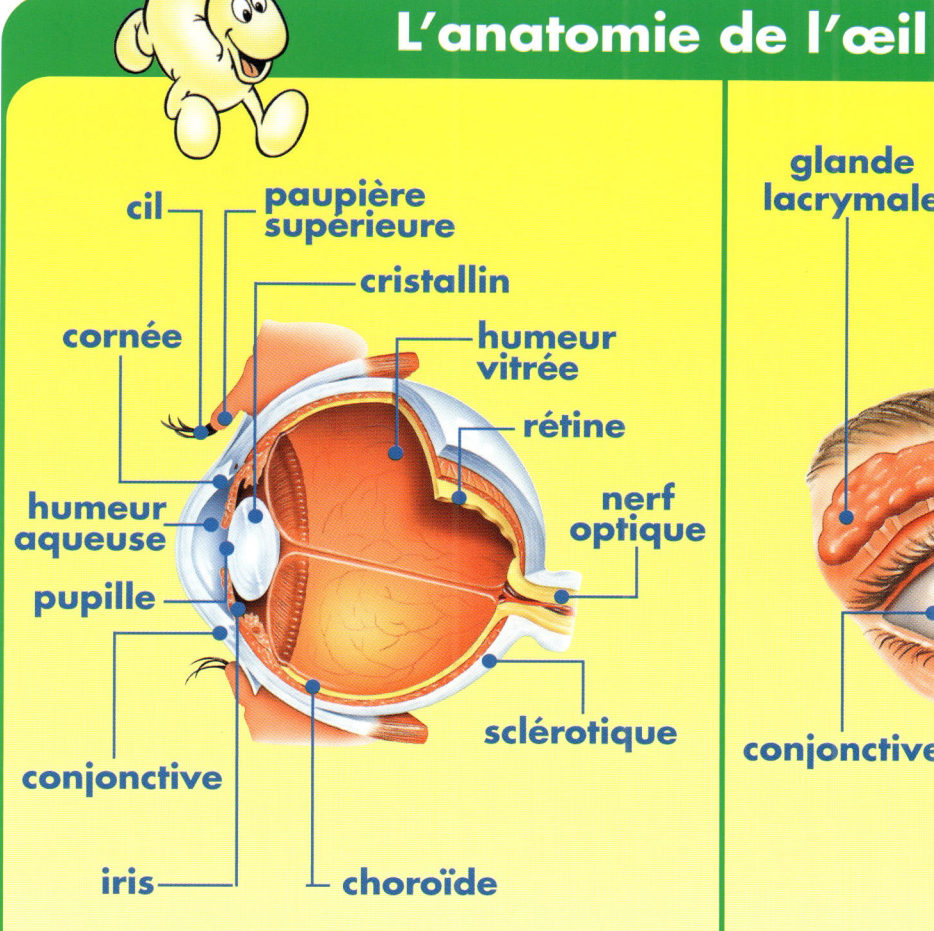

- cil
- paupière supérieure
- cristallin
- cornée
- humeur vitrée
- rétine
- humeur aqueuse
- nerf optique
- pupille
- sclérotique
- conjonctive
- iris
- choroïde

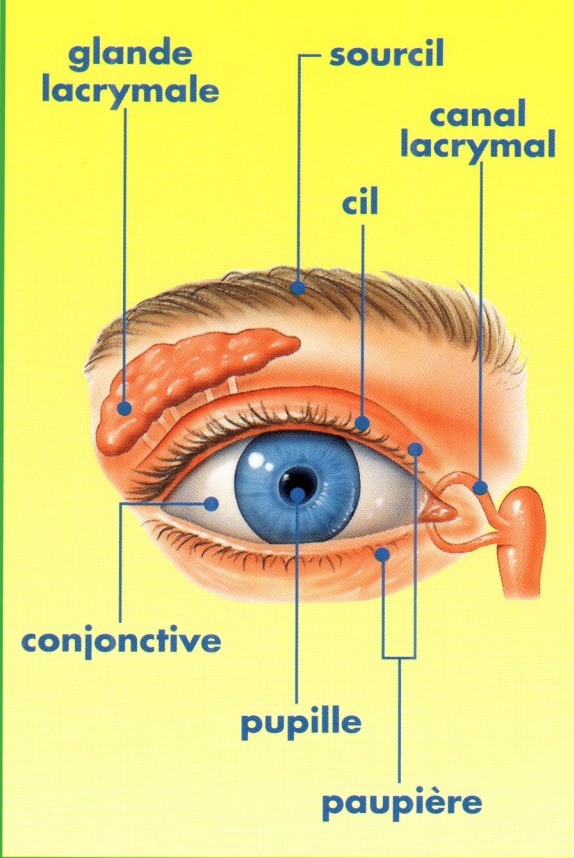

- glande lacrymale
- sourcil
- canal lacrymal
- cil
- conjonctive
- pupille
- paupière

LES MUSCLES DE L'ŒIL

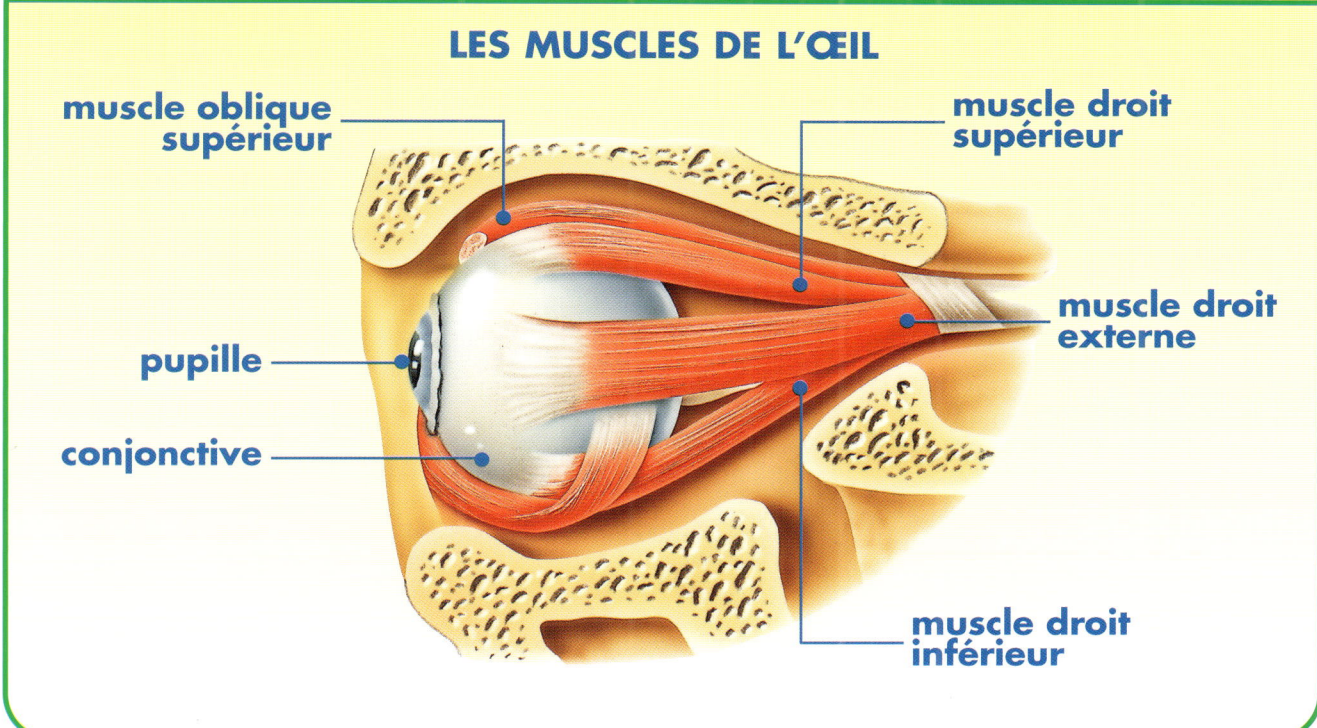

- muscle oblique supérieur
- muscle droit supérieur
- muscle droit externe
- pupille
- conjonctive
- muscle droit inférieur

Mon premier atlas d'anatomie

LE MÉCANISME DE LA VUE

Comment ça fonctionne

Le parcours de la lumière

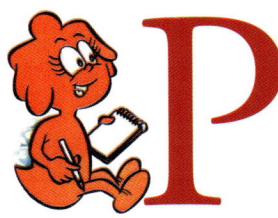

Pour voir un objet, il est indispensable qu'il soit éclairé par la lumière, qu'il va refléter jusqu'à ton œil : c'est ainsi que l'image pourra se former sur ta rétine. Mais pour que cette image soit parfaite, le cristallin doit prendre la forme adéquate, aplatie ou arrondie, selon la distance qui le sépare de l'objet. En fait, lorsque ce dernier est à plus de 60 cm de l'œil, le cristallin ne change pas de forme ; en revanche, quand la distance est inférieure, il devient <mark>convexe</mark>. On dit qu'il accommode. Toutefois, si la distance est inférieure à 12 cm, les faces du cristallin arrivent à leur limite de courbure : l'image devient alors floue. Après avoir traversé le cristallin, la lumière frappe la rétine où se trouvent les bâtonnets et les cônes qui permettent de distinguer les différentes couleurs et l'intensité de la lumière. Ces cellules transmettent des signaux jusqu'aux lobes occipitaux du cerveau. En effet,

VÉRIFICATION DES IMAGES

Le cerveau, comme un ordinateur, confronte les formes et les couleurs des images qu'il reçoit aux sensations de même type emmagasinées dans sa mémoire. Il identifie ainsi les objets. Pour que tu reconnaisses ce papillon, ton cerveau confronte l'animal avec les images de papillons conservées dans ses archives.

Les cônes et les bâtonnets

La rétine d'un œil comprend cent millions de bâtonnets et cinq millions de cônes. Ces derniers, incolores et en partie jaunâtres, distinguent les couleurs. Les bâtonnets, rougeâtres, perçoivent les variations d'intensité de la lumière. Cônes et bâtonnets sont reliés au nerf optique par les cellules bipolaires.

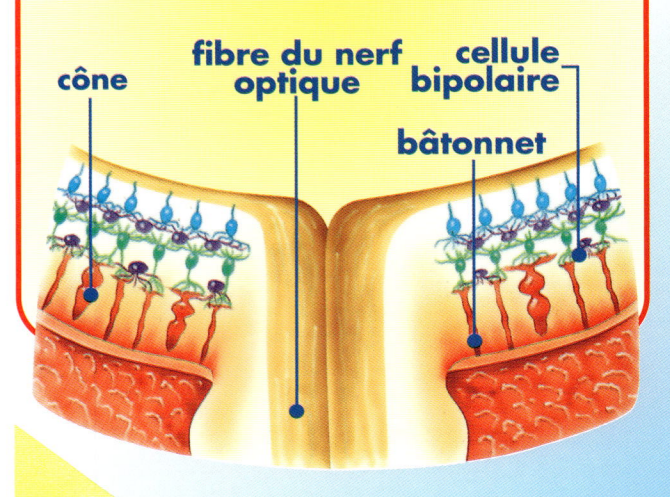

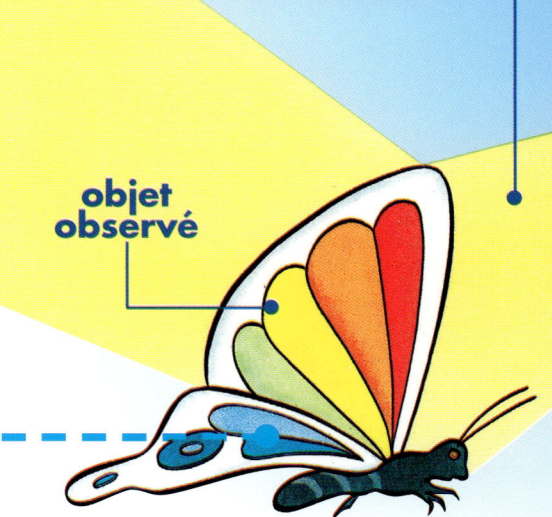

cône — fibre du nerf optique — cellule bipolaire — bâtonnet

lumière réfléchie

objet observé

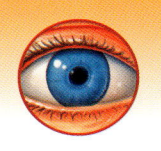

les bâtonnets et les cônes ont la capacité de transformer l'énergie des rayons lumineux en impulsions nerveuses, grâce aux pigments sensibles qu'elles renferment, la rhodopsine et l'iodopsine. Ceux-ci transforment l'énergie lumineuse en énergie chimique, produisant des stimuli nerveux qui, transmis au cerveau, vont provoquer la sensation visuelle. C'est un mécanisme complexe et si tu penses à tout le processus qui se déroule pour que tu voies un objet, tu regarderas le monde... avec d'autres yeux !

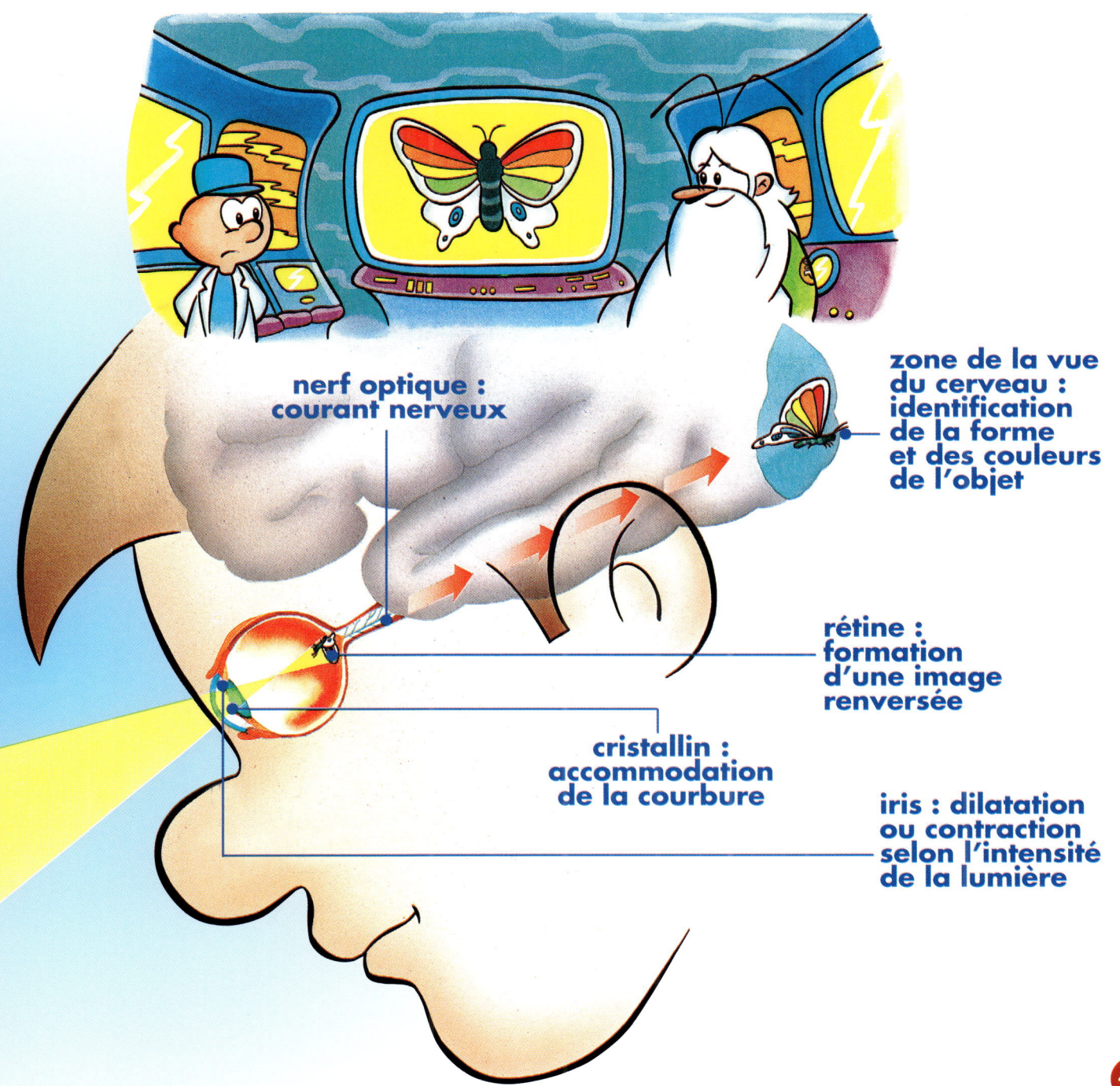

nerf optique : courant nerveux

zone de la vue du cerveau : identification de la forme et des couleurs de l'objet

rétine : formation d'une image renversée

cristallin : accommodation de la courbure

iris : dilatation ou contraction selon l'intensité de la lumière

DE LA RÉTINE AU CERVEAU

Comment ça fonctionne

Cônes et bâtonnets

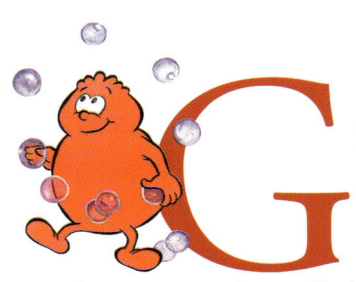

Grâce à l'action des <mark>milieux transparents</mark> (les liquides internes à l'œil), l'image de l'objet se forme sur la rétine et les cellules photosensibles reçoivent un stimulus lumineux déterminé qui, transformé en courant nerveux, arrive jusqu'à la région occipitale du cerveau, où se produit la sensation visuelle. Aussi, une lésion de cette partie des hémisphères cérébraux peut-elle causer la cécité partielle ou totale. Le courant nerveux est généré par l'action des cellules de la rétine. Les terminaisons de ces cellules nerveuses jouent un rôle essentiel, en particulier celles que l'on appelle les cônes et les bâtonnets, étant donné leur forme. Les premières distinguent les couleurs, les secondes les ombres et les lumières. Il faut toutefois une lumière assez intense pour que les cônes fassent leur travail : c'est pour cela que la nuit tout paraît gris. En revanche, les bâtonnets permettent de voir des formes dans la pénombre.

MESSAGE EXPRESS

Les messagers de ton système nerveux collectent sur la rétine les données concernant la lumière et les couleurs, et les transfèrent à grande vitesse jusqu'à la région du cerveau où habitent les neurones capables de les interpréter.

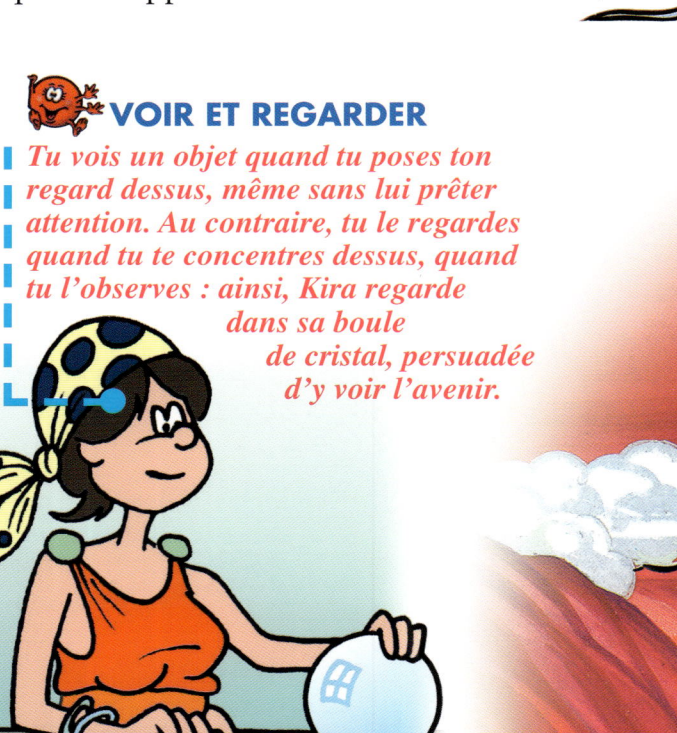

VOIR ET REGARDER

Tu vois un objet quand tu poses ton regard dessus, même sans lui prêter attention. Au contraire, tu le regardes quand tu te concentres dessus, quand tu l'observes : ainsi, Kira regarde dans sa boule de cristal, persuadée d'y voir l'avenir.

Les yeux des animaux

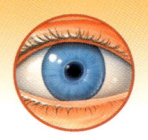

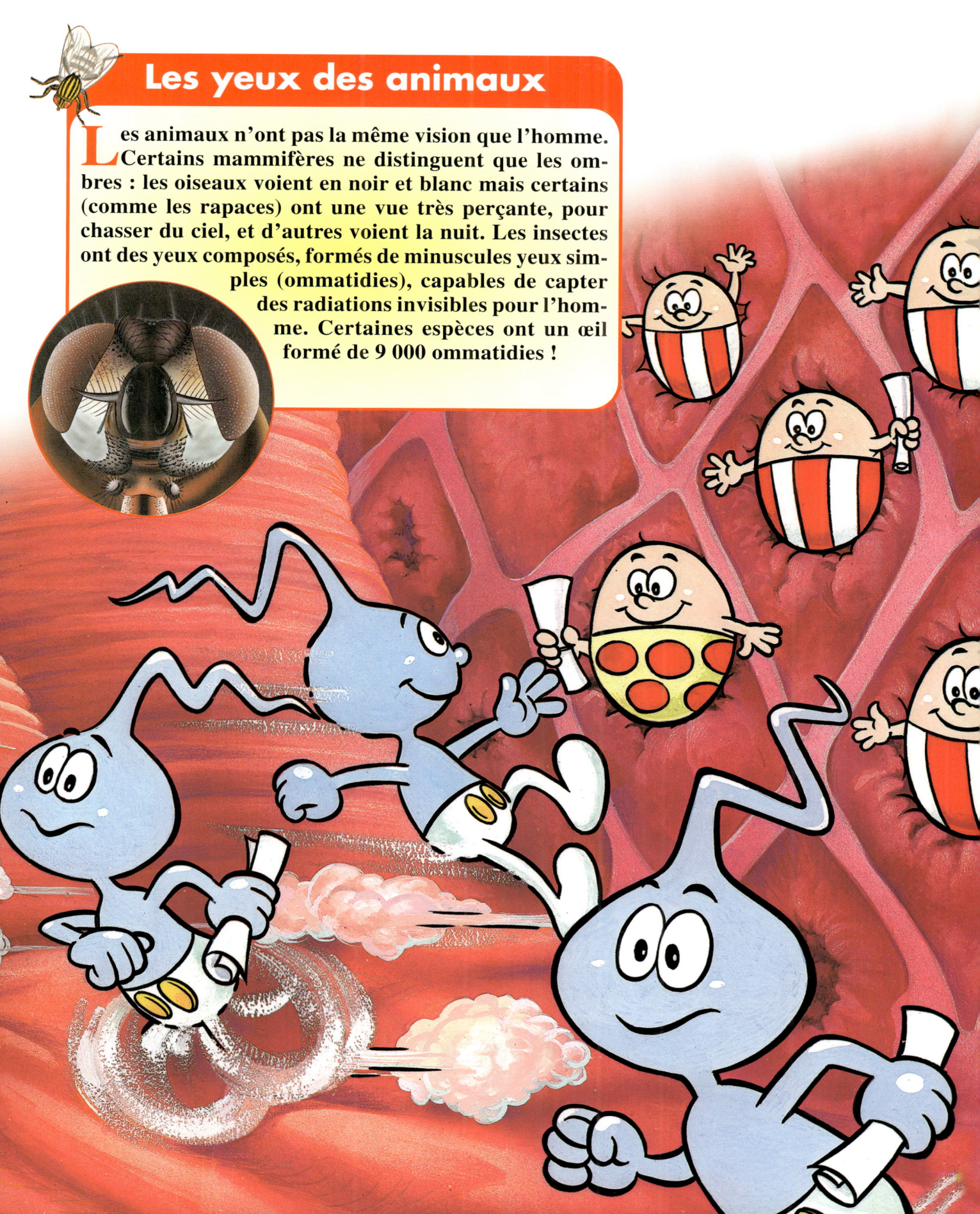

Les animaux n'ont pas la même vision que l'homme. Certains mammifères ne distinguent que les ombres : les oiseaux voient en noir et blanc mais certains (comme les rapaces) ont une vue très perçante, pour chasser du ciel, et d'autres voient la nuit. Les insectes ont des yeux composés, formés de minuscules yeux simples (ommatidies), capables de capter des radiations invisibles pour l'homme. Certaines espèces ont un œil formé de 9 000 ommatidies !

L'OREILLE

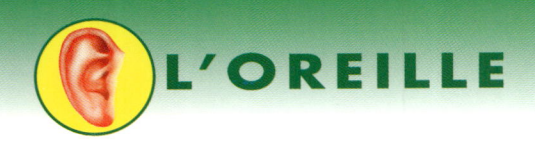

Comment c'est fait

De l'extérieur à l'intérieur

Les oreilles sont les organes de la perception des sons. Placées sur les côtés de la tête, elles sont ouvertes dans l'épaisseur de l'os temporal ; elles renferment une structure interne qui permet le processus auditif. Une oreille est constituée de trois parties : l'oreille externe, moyenne et interne.

• **L'oreille externe** est la partie visible de l'organe de l'audition ; elle est formée d'un cartilage recouvert de peau, présentant des plis et des sillons. Du pavillon part le conduit auditif externe qui se termine par la membrane tympanique, ou tympan. Sur les parois de ce conduit se trouvent des glandes qui contribuent à la formation du cérumen, substance cireuse jaunâtre, qui a une fonction protectrice.

• **L'oreille moyenne** se trouve dans la cavité de l'os temporal du crâne et elle communique avec le pharynx par la trompe d'Eustache. Le tympan est relié à toute une chaîne d'osselets, articulés entre eux, qui ont pour fonction de transmettre les vibrations captées par cette membrane : il s'agit du marteau, de l'enclume et de l'étrier. À l'extrémité de l'oreille moyenne se trouvent la fenêtre ovale et la fenêtre

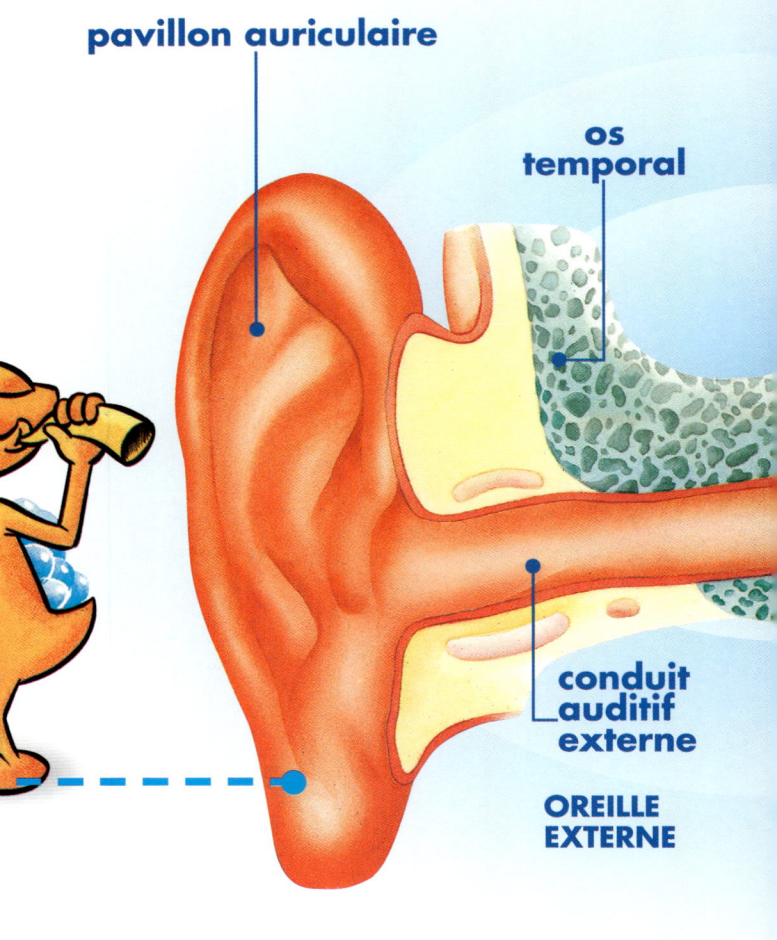

> **ORGANES DÉLICATS**
> *Les oreilles sont le siège du sens de l'ouïe et sont des organes fragiles. Nabot ne se rend pas compte qu'en écoutant la musique à plein volume, il risque de les endommager.*

> **LE PAVILLON ET LE RESTE**
> *Quand tu évoques l'oreille, tu penses sans doute uniquement à la partie externe, c'est-à-dire au pavillon. En réalité, il s'agit d'un organe d'une grande complexité, doté de mécanismes très délicats, qui te permet non seulement d'entendre mais aussi de te maintenir en équilibre.*

pavillon auriculaire
os temporal
conduit auditif externe
OREILLE EXTERNE

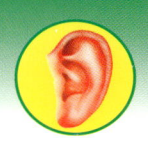

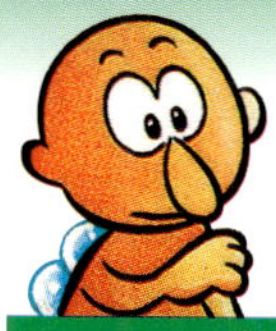

ronde, qui forment la communication avec l'oreille interne.

• **L'oreille interne** comprend une structure membraneuse, remplie d'un liquide appelé endolymphe, qui constitue la partie la plus délicate de l'oreille : le labyrinthe membraneux. Celui-ci est formé du vestibule, de forme arrondie et, en contact avec l'étrier, des canaux semi-circulaires (trois petits tubes en forme de C) et du limaçon, ou cochlée, conduit unique enroulé sur lui-même, qui a l'aspect de l'animal dont il porte le nom.
De l'oreille interne partent trois fibres nerveuses qui s'unissent pour constituer le nerf vestibulo-cochléaire. Celui-ci transmet au cerveau des sensations auditives mais également d'autres sensations, qui concernent le sens de l'équilibre.

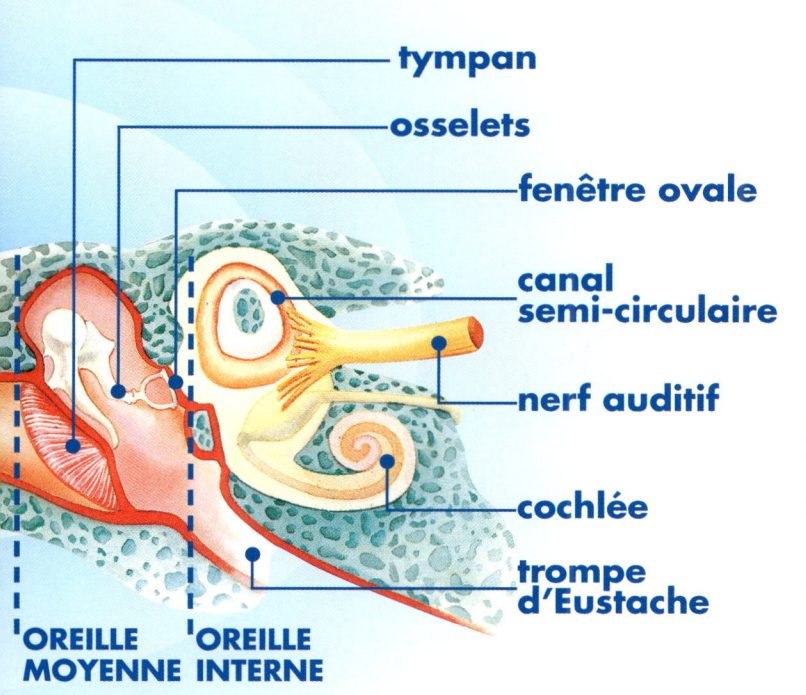

LES TROIS PARTIES DE L'OREILLE

OREILLE EXTERNE
- cartilage
- entrée du conduit auditif
- lobe

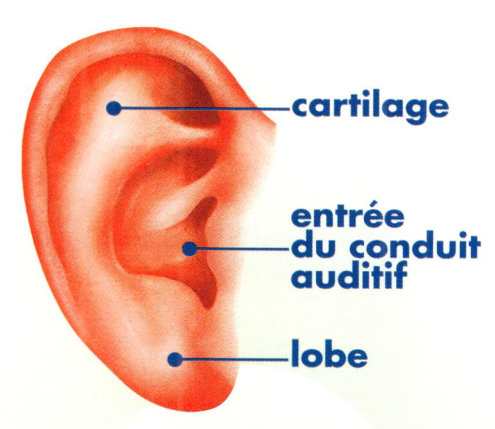

OSSELETS DE L'OREILLE MOYENNE
- enclume
- tête de l'étrier
- marteau
- étrier

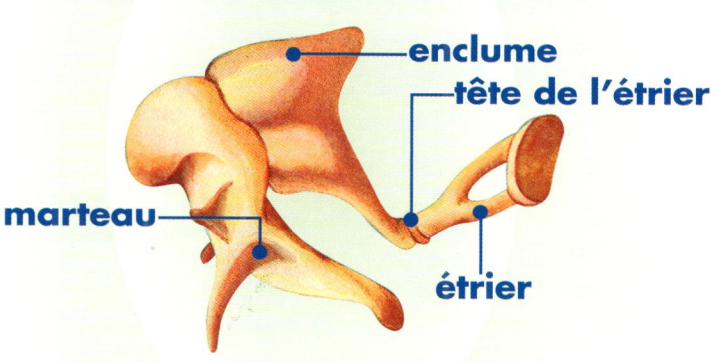

OREILLE INTERNE (labyrinthe membraneux)
- supérieur
- latéral
- vestibule
- cochlée
- postérieur
- fenêtre ronde
- CANAUX SEMI-CIRCULAIRES

- tympan
- osselets
- fenêtre ovale
- canal semi-circulaire
- nerf auditif
- cochlée
- trompe d'Eustache

OREILLE MOYENNE | OREILLE INTERNE

45

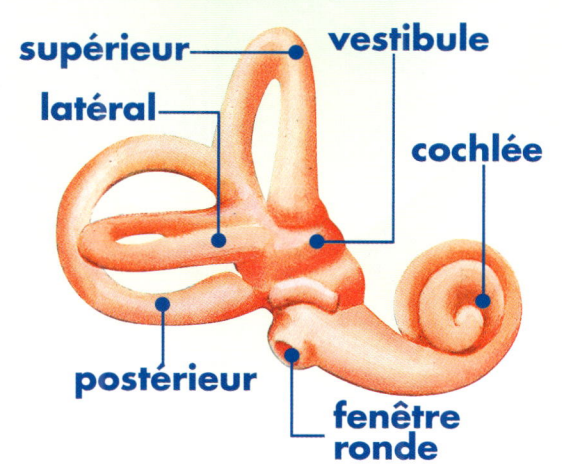

LE NERF AUDITIF

Comment c'est fait

Les récepteurs du son

Le nerf auditif est formé de diverses fibres nerveuses qui innervent l'organe de Corti. Parmi elles se trouvent des cellules ciliées, extrêmement sensibles, qui constituent les véritables récepteurs des sons. Elles captent les vibrations transmises par l'air à la membrane tympanique, à la chaîne des osselets, à la membrane de la fenêtre ovale et, enfin, au liquide contenu dans le canal en spirale de la cochlée, dans l'oreille interne. Ces vibrations, transformées en signaux électriques, atteignent le cerveau qui se charge de les décoder et de reconnaître leur nature : langage, bruit, musique, etc.

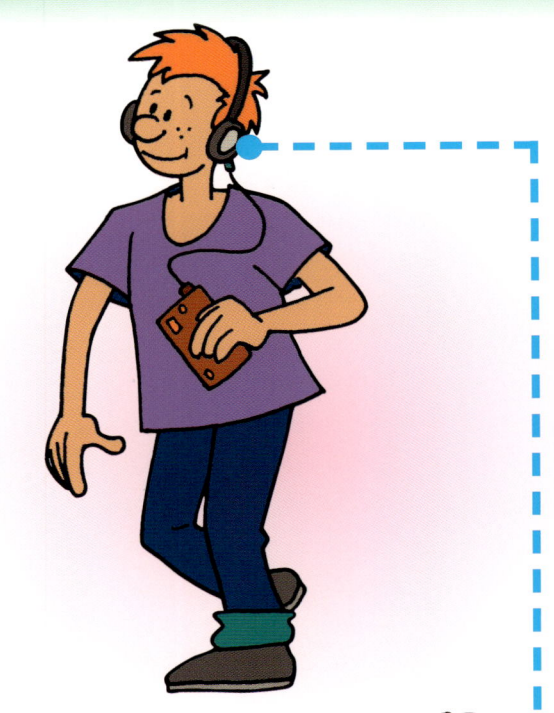

UNE ÎLE... SONORE

Pierrot adore la musique et se promène avec des écouteurs sur les oreilles. Mais s'il pousse le son trop fort, il court le risque d'endommager ses oreilles internes.

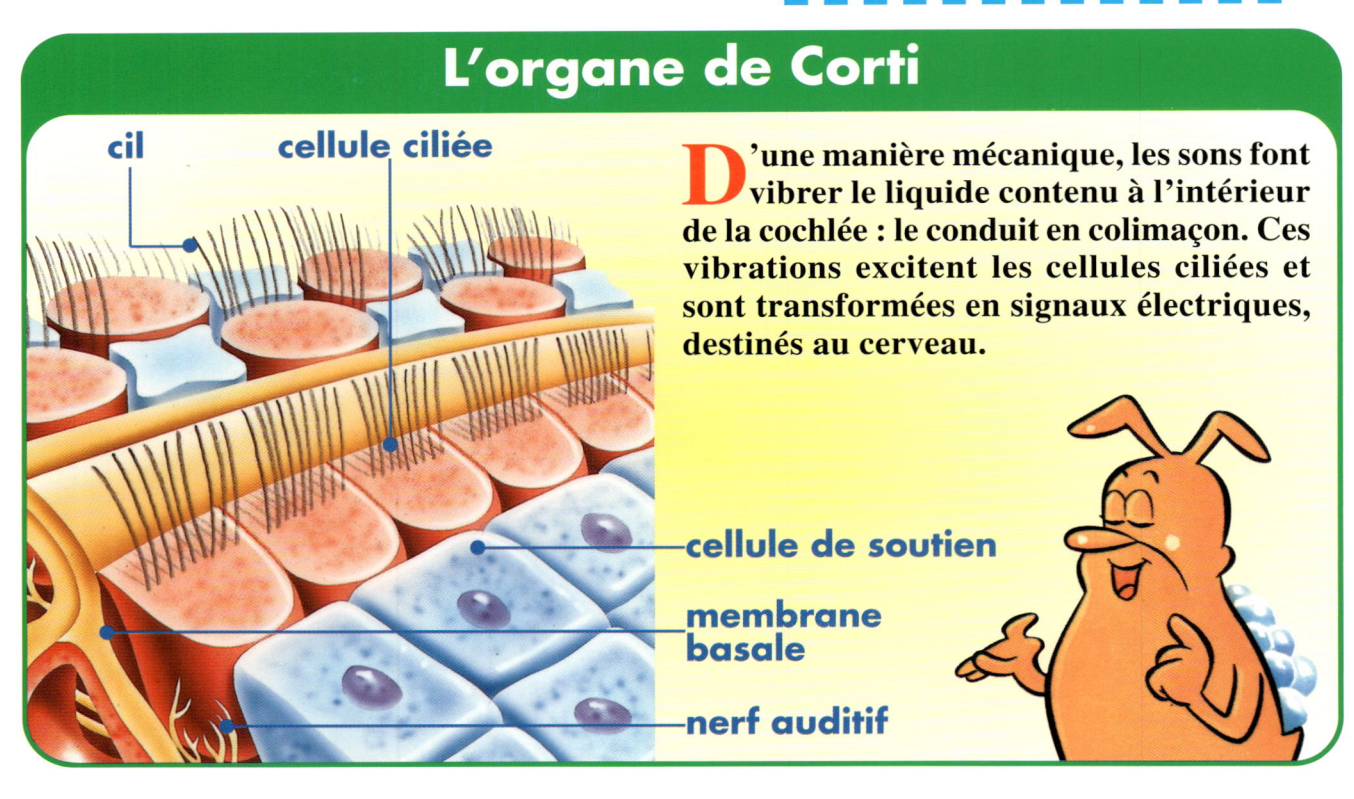

L'organe de Corti

- cil
- cellule ciliée
- cellule de soutien
- membrane basale
- nerf auditif

D'une manière mécanique, les sons font vibrer le liquide contenu à l'intérieur de la cochlée : le conduit en colimaçon. Ces vibrations excitent les cellules ciliées et sont transformées en signaux électriques, destinés au cerveau.

L'anatomie de l'oreille

VUE EN COUPE DE L'OREILLE

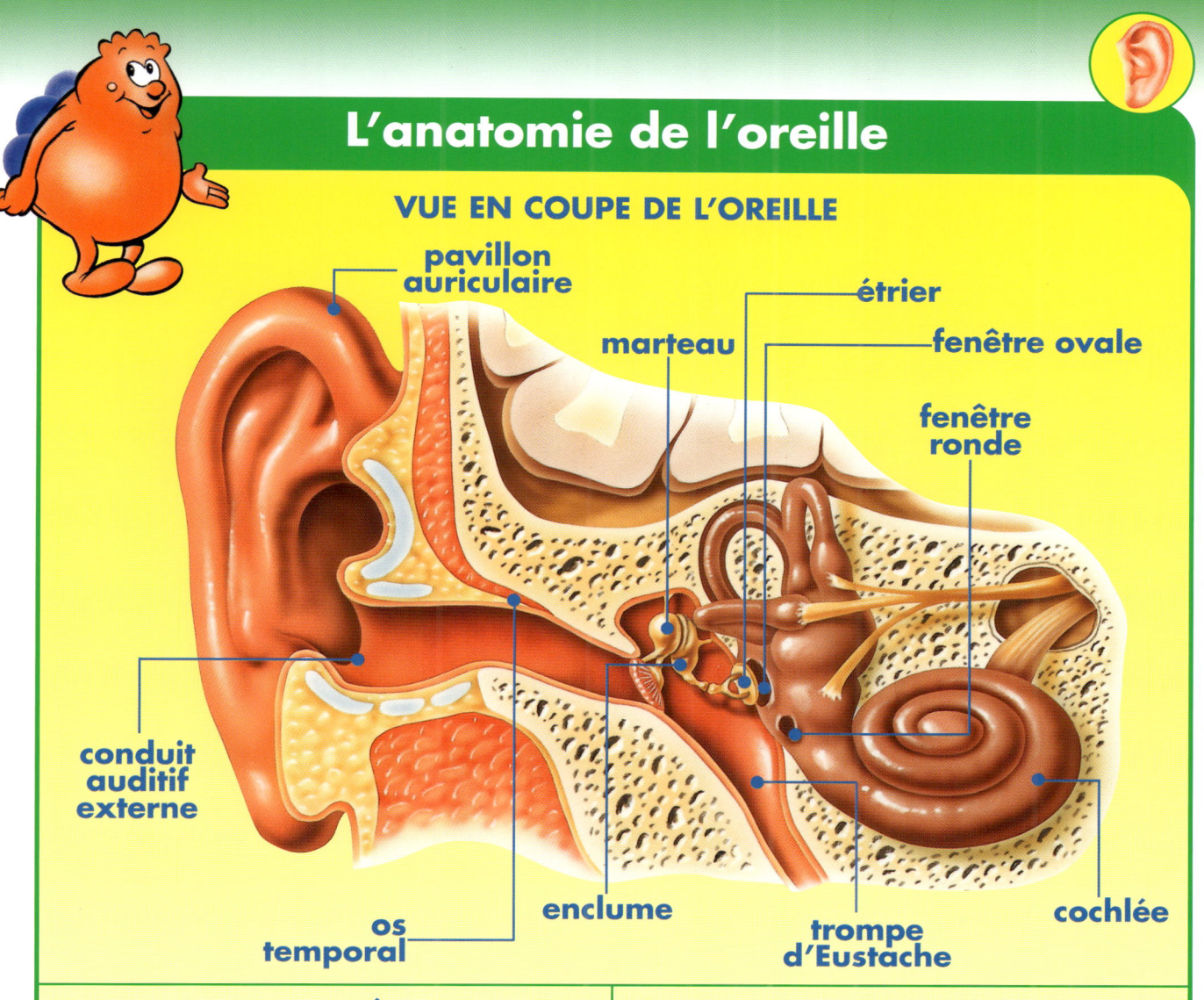

- pavillon auriculaire
- marteau
- étrier
- fenêtre ovale
- fenêtre ronde
- conduit auditif externe
- os temporal
- enclume
- trompe d'Eustache
- cochlée

L'ORGANE DE L'ÉQUILIBRE

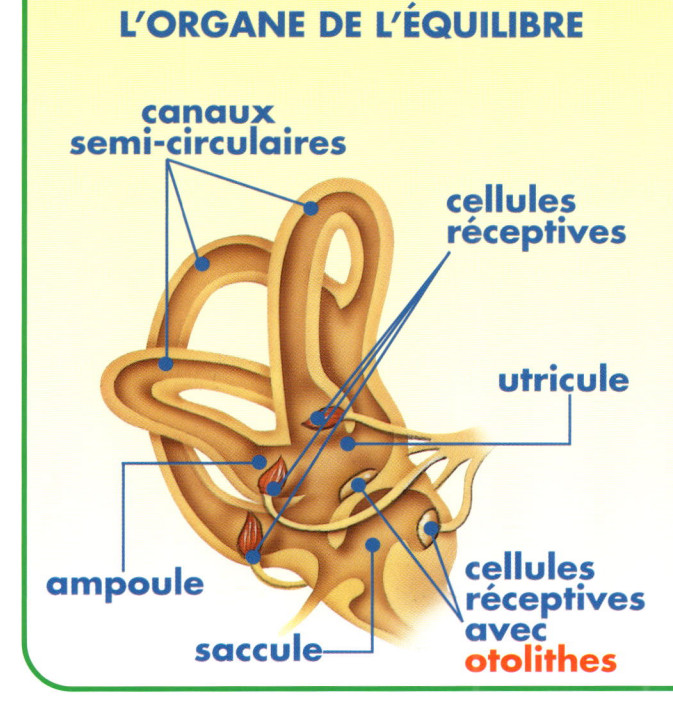

- canaux semi-circulaires
- cellules réceptives
- utricule
- ampoule
- saccule
- cellules réceptives avec **otolithes**

CELLULE SENSORIELLE (crête)

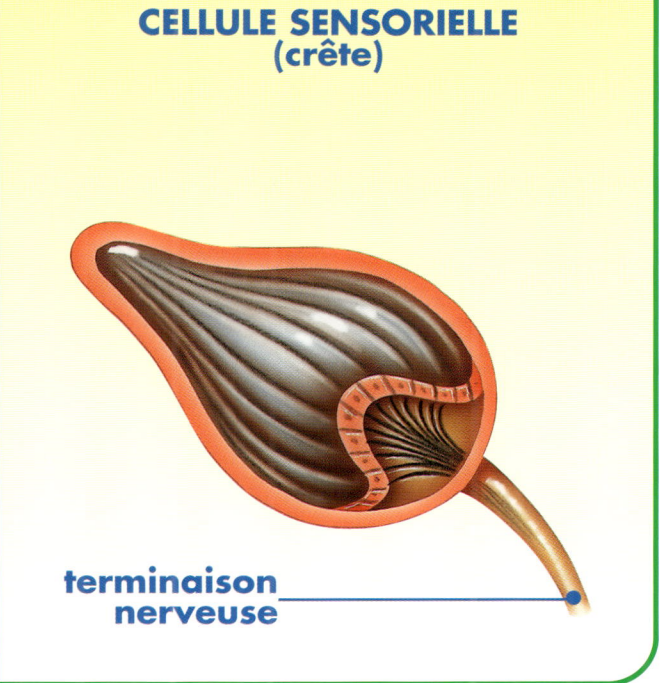

- terminaison nerveuse

Mon premier atlas d'anatomie

LA PERCEPTION DES SONS

Comment ça fonctionne

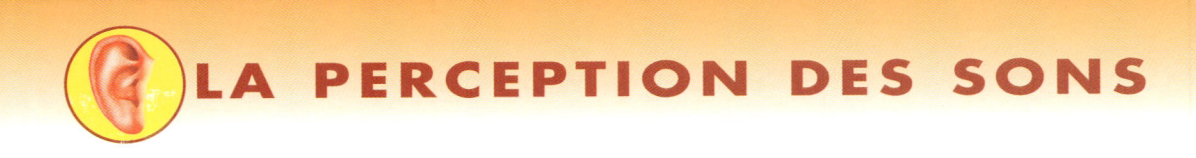

Le parcours du son

On pourrait penser que la partie externe de l'oreille ne sert pas à grand-chose. Ce n'est pas exactement le cas. Le pavillon auditif n'est certes pas indispensable pour entendre mais, par sa forme, il permet de mieux capter les vibrations de l'air : il constitue donc la première étape de ce que nous pouvons appeler le parcours du son. Les ondes sonores pénètrent ensuite dans le conduit auditif externe et viennent finalement buter contre le tympan, qu'elles font vibrer. La chaîne d'osselets prolonge les vibrations jusqu'à la fenêtre ovale qui, à son tour, les transmet à l'endolymphe, c'est-à-dire au liquide contenu dans la cochlée du labyrinthe membraneux de l'oreille interne. C'est alors que sont stimulées les cellules nerveuses réceptrices qui se trouvent dans la cochlée. Ces cellules forment un ensemble complexe, appelé organe de Corti, composé de rangées de cellules disposées à l'intérieur du conduit de la cochlée. L'organe appuie sur une membrane gélatineuse dite membrana tectoria, reliée aux neurones formant le nerf auditif. C'est ainsi que les impulsions nerveuses parviennent jusqu'au cerveau.

LES ONDES SONORES

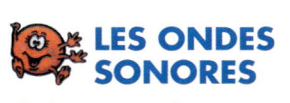

Sais-tu que le son arrive à tes oreilles à travers les ondes sonores qui se propagent dans l'air ? Ensuite, c'est le nerf auditif qui porte les impulsions nerveuses jusqu'au cerveau.

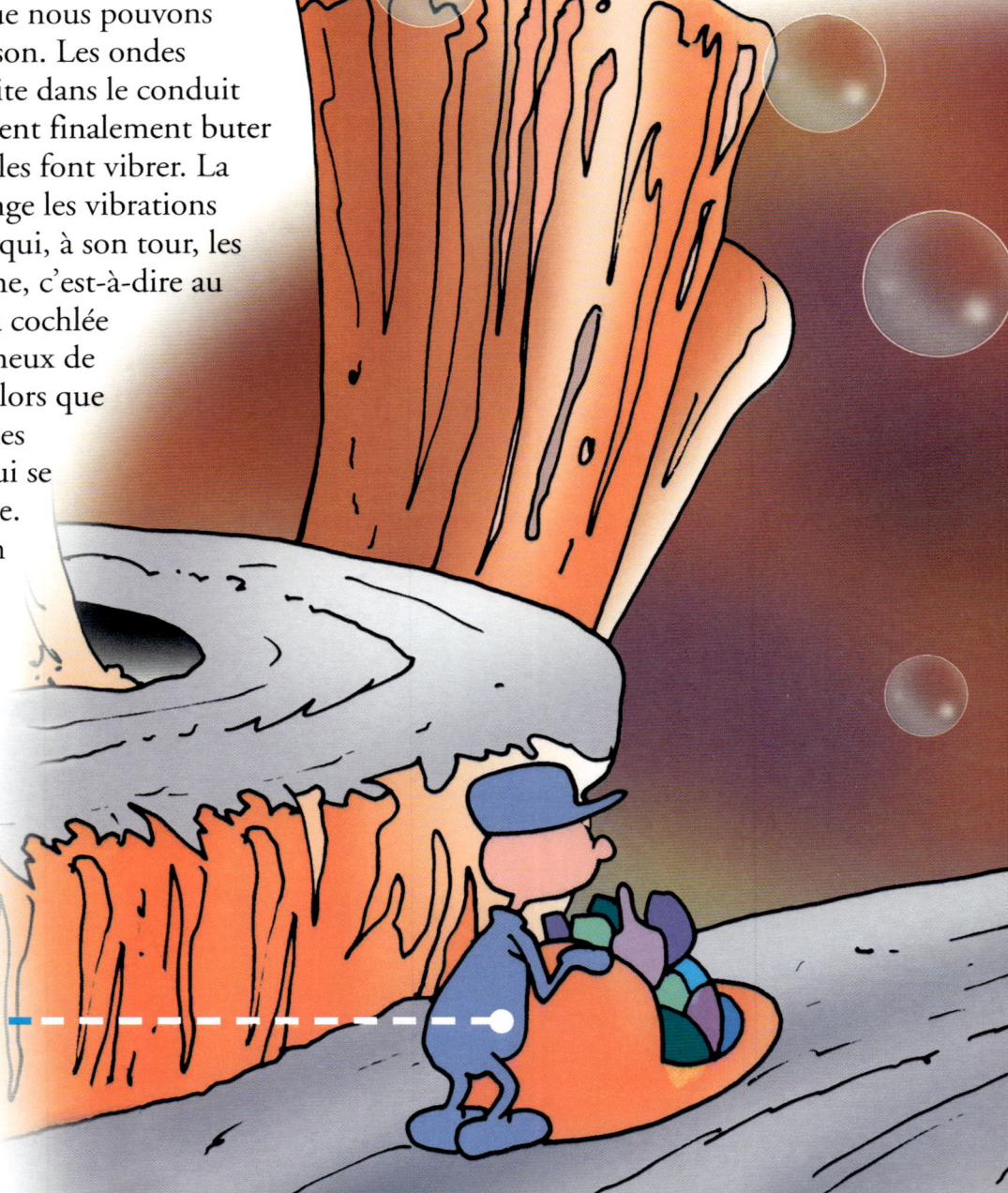

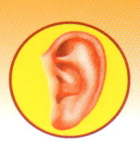

COMMENT VOYAGENT LES ONDES SONORES

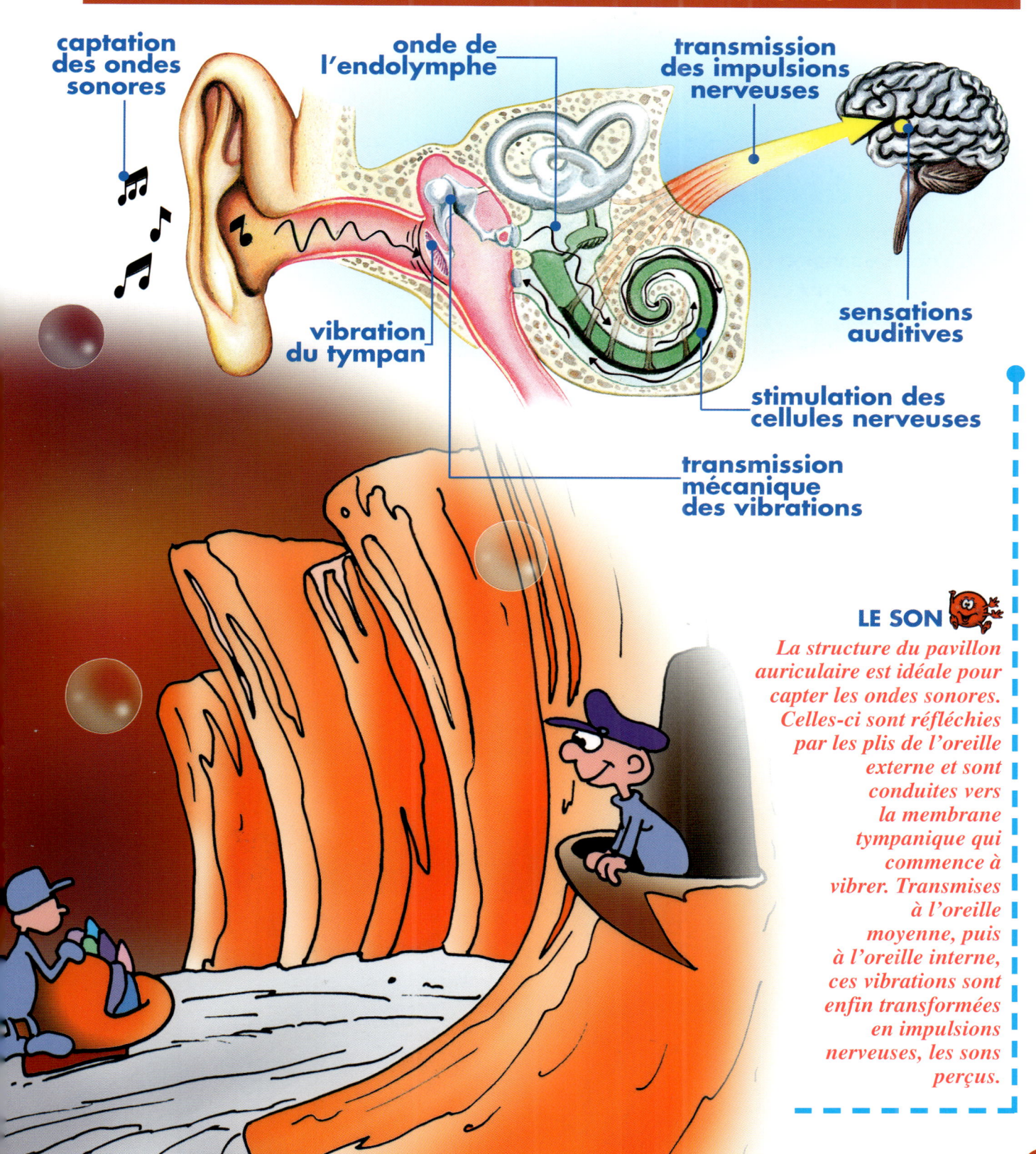

- captation des ondes sonores
- vibration du tympan
- onde de l'endolymphe
- transmission mécanique des vibrations
- stimulation des cellules nerveuses
- transmission des impulsions nerveuses
- sensations auditives

LE SON

La structure du pavillon auriculaire est idéale pour capter les ondes sonores. Celles-ci sont réfléchies par les plis de l'oreille externe et sont conduites vers la membrane tympanique qui commence à vibrer. Transmises à l'oreille moyenne, puis à l'oreille interne, ces vibrations sont enfin transformées en impulsions nerveuses, les sons perçus.

49

LA TROMPE D'EUSTACHE

Comment ça fonctionne

La pression de l'oreille moyenne

La trompe d'Eustache est un conduit très étroit qui met en communication l'oreille moyenne et le pharynx. Elle a pour fonction la régulation de la pression interne de l'oreille moyenne : elle maintient, au sein de cette cavité, la même pression qu'à l'extérieur. Le tympan est ainsi soumis à une pression identique des deux côtés et ne court donc pas le risque de se rompre sous l'effet d'une tension excessive. Côté pharynx, l'extrémité de la trompe d'Eustache est en général fermée ; elle ne s'ouvre qu'au moment de la déglutition ou d'un bâillement. Ainsi, quand tu sens que tes oreilles sont bouchées, il te suffit d'avaler un peu de salive ou de bâiller pour résoudre le problème. Ce faisant, tu ouvres la valve du conduit qui régule la pression de l'oreille moyenne.

PRESSION INTERNE ET PRESSION EXTERNE

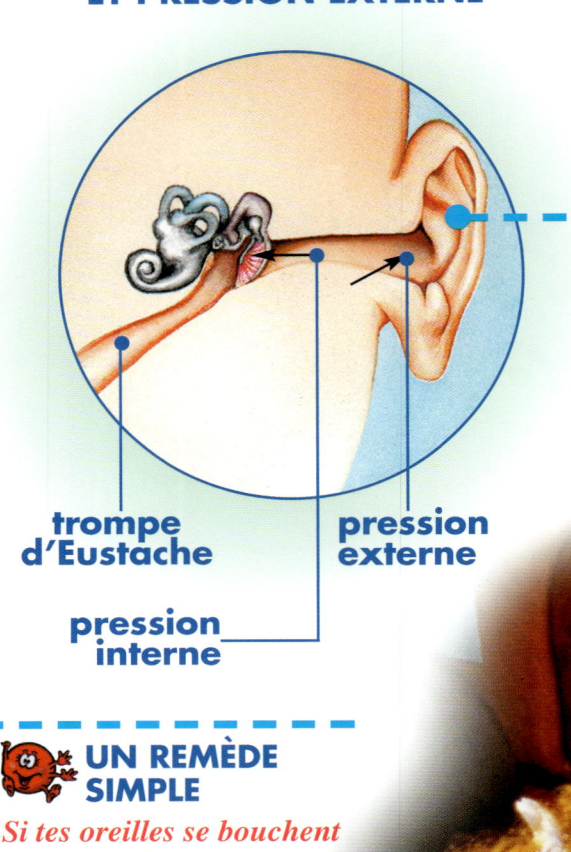

trompe d'Eustache
pression externe
pression interne

UN REMÈDE SIMPLE

Si tes oreilles se bouchent à la suite d'un changement d'altitude, comme cela arrive souvent en avion, force-toi à bâiller ou à déglutir : elles se déboucheront rapidement.

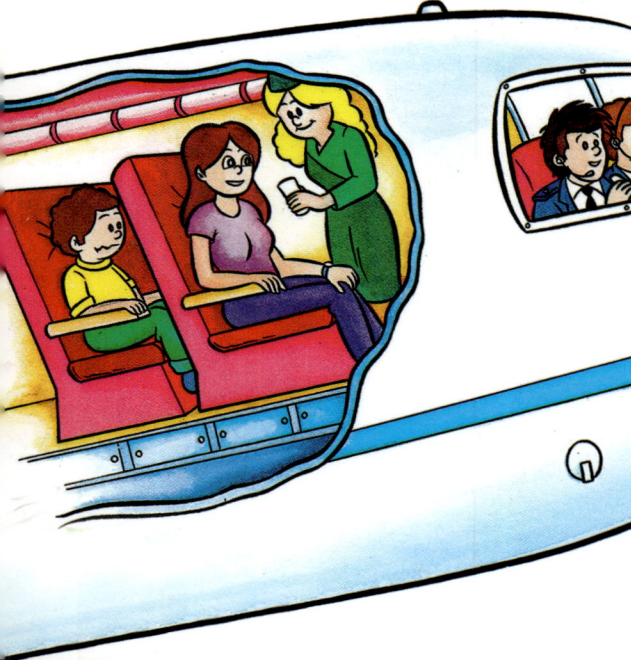

SOS DU TYMPAN

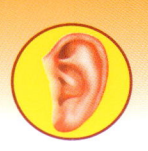

Si la pression sur la face externe du tympan est plus forte que sur la face interne, la trompe d'Eustache s'ouvre pour rétablir une pression égale des deux côtés de cette membrane.

Le barotraumatisme

Quand il y a un fort déséquilibre de pression entre l'oreille moyenne et l'oreille externe, on parle de barotraumatisme : le tympan peut se déchirer lorsqu'il est poussé brusquement vers l'intérieur si la pression extérieure est la plus forte, ou vers l'extérieur dans le cas contraire. Le barotraumatisme touche les plongeurs en eau profonde ou les aviateurs.

DÉBOUCHE-TOI LES OREILLES !

Expire au maximum, la bouche fermée et tout en te bouchant le nez entre pouce et index. C'est un bon moyen, en avion, pour maintenir la pression interne au même niveau que la pression externe.

LE GOÛT ET L'ODORAT

Comment c'est fait

La langue, siège du goût

Située à l'intérieur de la bouche, la langue est en général de couleur rose et se montre extrêmement mobile, grâce aux nombreux muscles dont elle est formée. Elle assure de multiples fonctions : elle déplace les aliments dans toutes les directions et elle contribue à la production des sons. Mais la langue est avant tout l'organe du goût, c'est-à-dire du sens qui permet de distinguer la saveur des substances liquides et solides qui sont introduites dans la bouche.

LA LANGUE

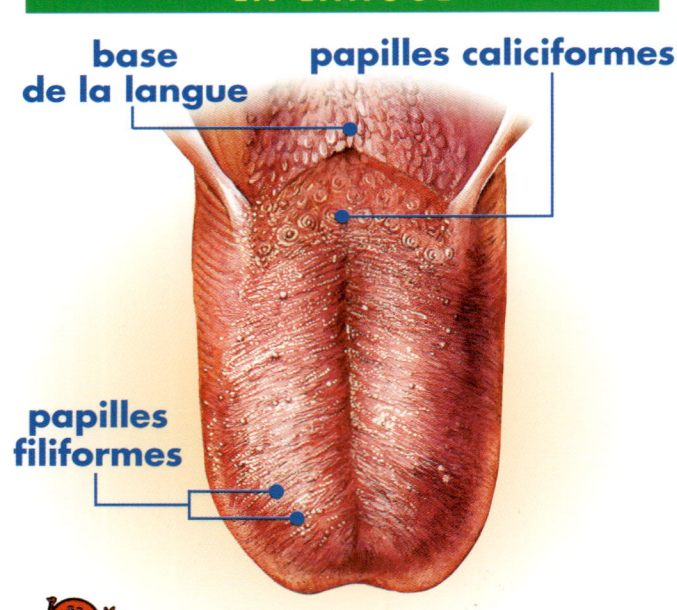

- base de la langue
- papilles caliciformes
- papilles filiformes

LES CELLULES SENSITIVES DU GOÛT

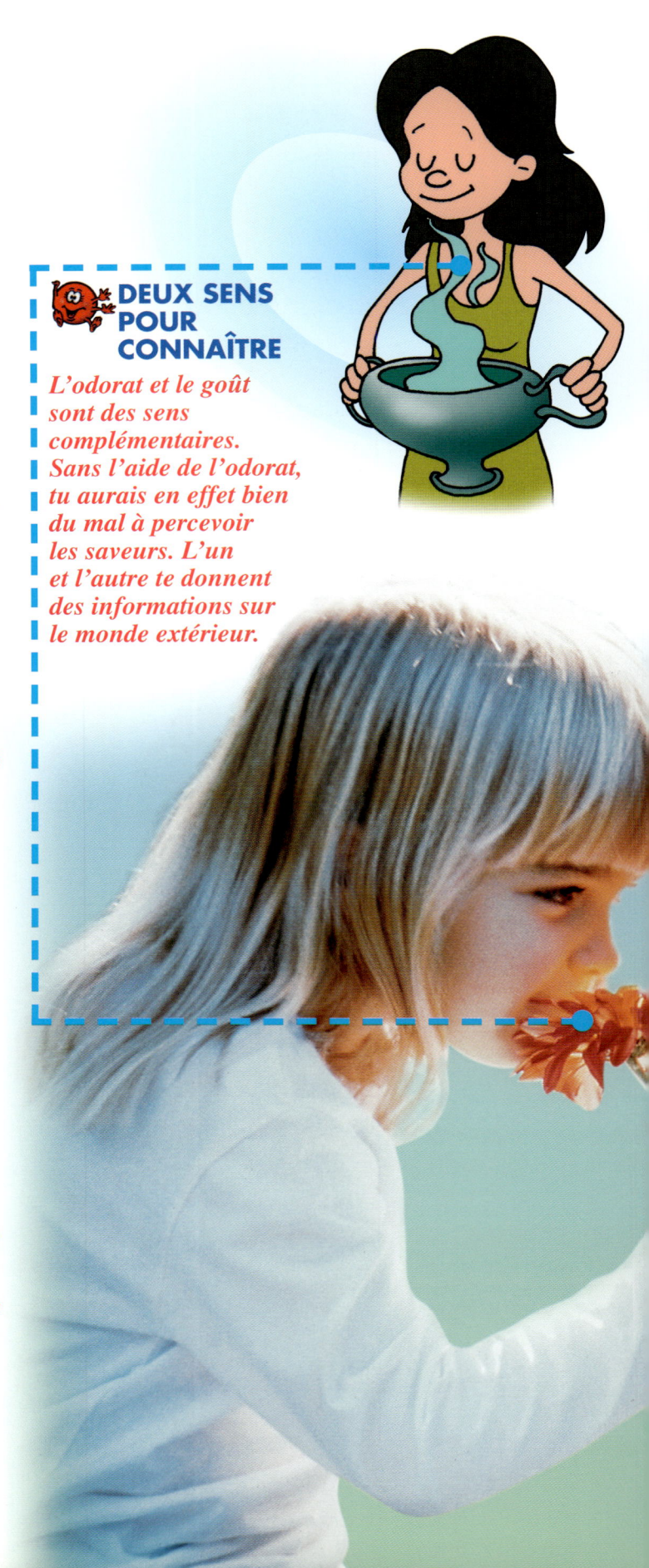

Sur la langue se trouvent les papilles qui permettent de reconnaître les saveurs et la taille des aliments. Un contact avec de la nourriture très chaude ou très froide leur fait perdre de leur sensibilité.

DEUX SENS POUR CONNAÎTRE

L'odorat et le goût sont des sens complémentaires. Sans l'aide de l'odorat, tu aurais en effet bien du mal à percevoir les saveurs. L'un et l'autre te donnent des informations sur le monde extérieur.

52

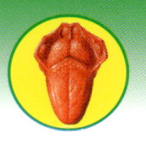

Le nez, siège de l'odorat

Le sens de l'odorat est celui qui te permet de percevoir la présence de substances à l'état gazeux ou celles qui diffusent des vapeurs dans l'atmosphère. Chez l'être humain, ce sens est assez peu développé si on le compare à celui de certains animaux. En moyenne, nous sommes capables de distinguer environ 4 000 odeurs, mais certaines personnes entraînées peuvent en reconnaître 10 000. L'organe de l'odorat est le nez, cette protubérance carnée qui, comme tu le sais, fait saillie sur le visage. La partie interne du nez est revêtue d'une muqueuse divisée en deux parties :

• **La zone inférieure**, dite muqueuse respiratoire, doit sa couleur rougeâtre à la présence de nombreux vaisseaux sanguins. Elle réchauffe l'air pour qu'il n'arrive pas trop froid au larynx.

• **La zone supérieure**, dite muqueuse olfactive, contient de nombreuses terminaisons nerveuses venant des bulbes olfactifs, qui permettent de percevoir beaucoup d'odeurs.

LA CAVITÉ NASALE

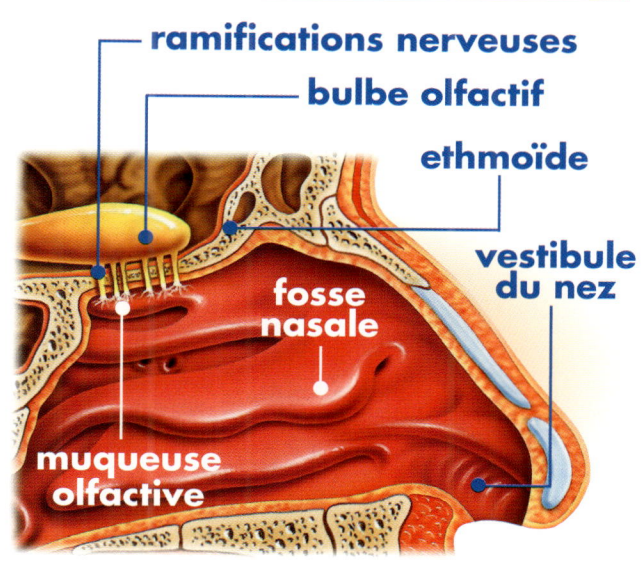

- ramifications nerveuses
- bulbe olfactif
- ethmoïde
- vestibule du nez
- fosse nasale
- muqueuse olfactive

LE SENS DE L'ODORAT

Pour qu'une substance soit perçue par l'odorat, il faut qu'elle soit volatile, c'est-à-dire qu'elle émette des vapeurs qui pénètrent dans les fosses nasales.

DISTINGUER ODEURS ET SAVEURS

Comment c'est fait

Les cellules olfactives

La muqueuse olfactive occupe une zone d'environ 2 cm de chaque fosse nasale. Cette partie comprend diverses couches de cellules :

- **Cellules de soutien** : comme leur nom l'indique, elles servent à soutenir les autres cellules voisines.
- **Cellules olfactives** : ce sont de véritables neurones dont les ramifications, les dendrites donnent chacune naissance à 6 à 8 poils olfactifs, sensibles à la majorité des vapeurs.
- **Les cellules basales** : elles sont similaires aux cellules de soutien mais sont situées plus profondément. Entre les cellules olfactives et les cellules basales se trouvent les glandes olfactives qui sécrètent les liquides maintenant propre et humide le revêtement olfactif.

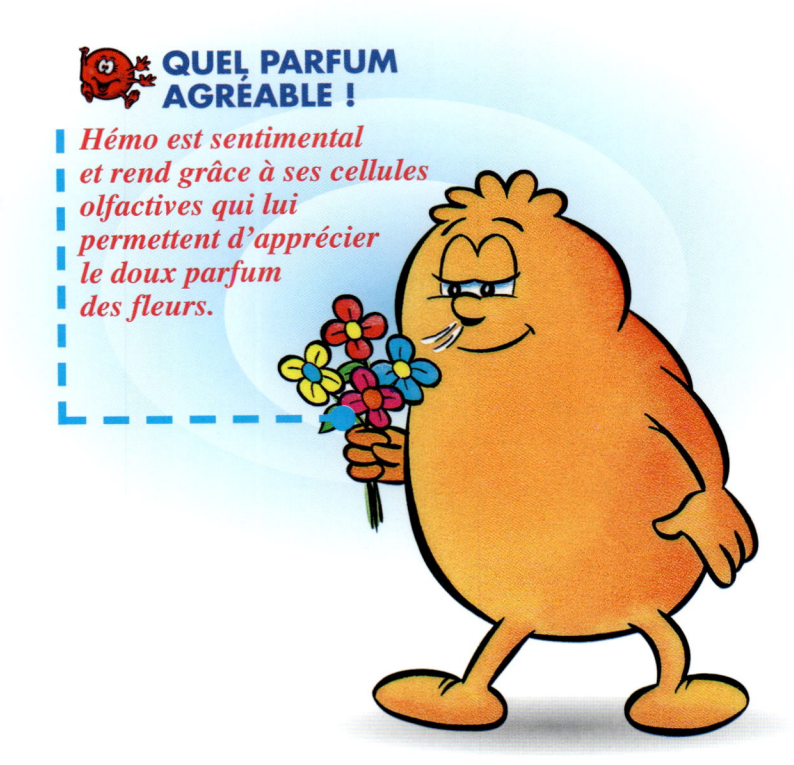

QUEL PARFUM AGRÉABLE !

Hémo est sentimental et rend grâce à ses cellules olfactives qui lui permettent d'apprécier le doux parfum des fleurs.

COMMENT LES ODEURS ARRIVENT AU CERVEAU

Les stimuli provenant des cellules olfactives arrivent au cerveau par les nerfs olfactifs ; ceux-ci passent par les trous qui se trouvent dans la lame criblée de l'os ethmoïdal du crâne.

LA MUQUEUSE OLFACTIVE NASALE

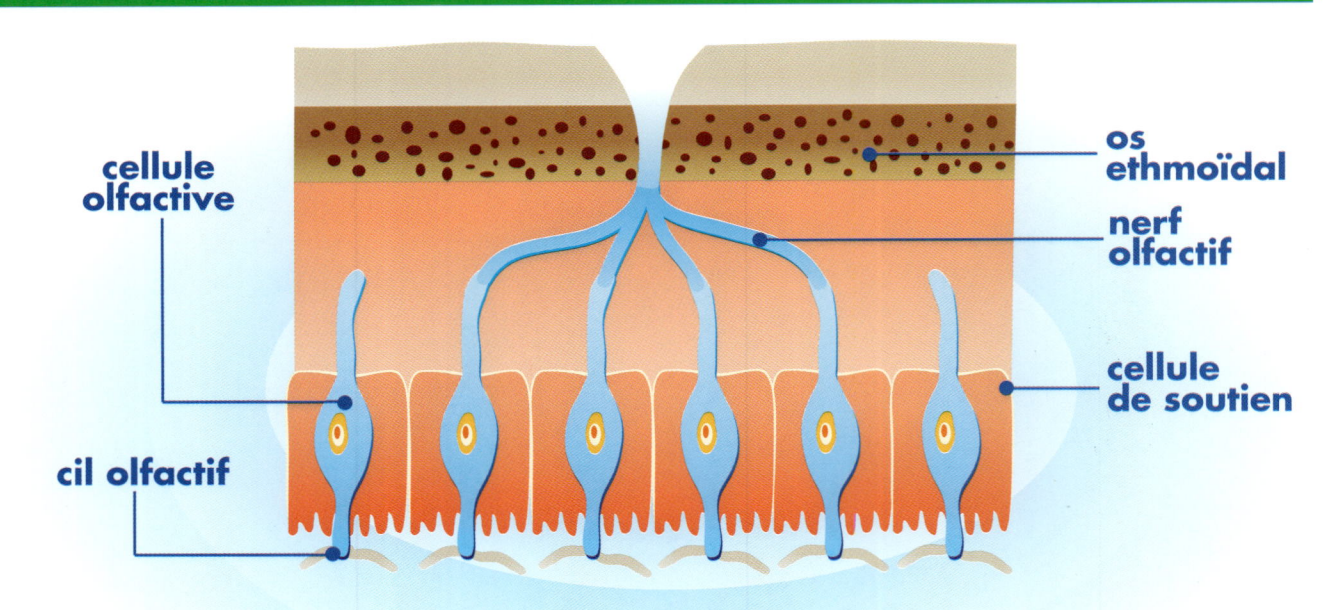

- cellule olfactive
- cil olfactif
- os ethmoïdal
- nerf olfactif
- cellule de soutien

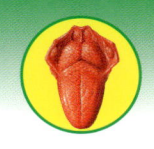

COMMENT LES SAVEURS ARRIVENT AU CERVEAU

Quand tu manges, une très petite quantité de nourriture, mélangée à de la salive, pénètre dans les pores qui se trouvent à la base de la papille gustative : elle stimule le neurone de la base de la papille, qui informe le cerveau.

LA PAPILLE GUSTATIVE

cellule de soutien — pore gustatif

Les papilles

La surface de la langue comporte de nombreux petits renflements formés de cellules destinées à identifier les saveurs : ce sont les papilles gustatives. D'autres papilles, les filiformes, sont dites tactiles parce qu'elles perçoivent au contraire la taille des aliments, même les plus petits. Selon leur forme, les papilles se divisent en :

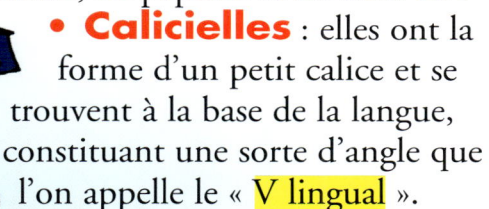

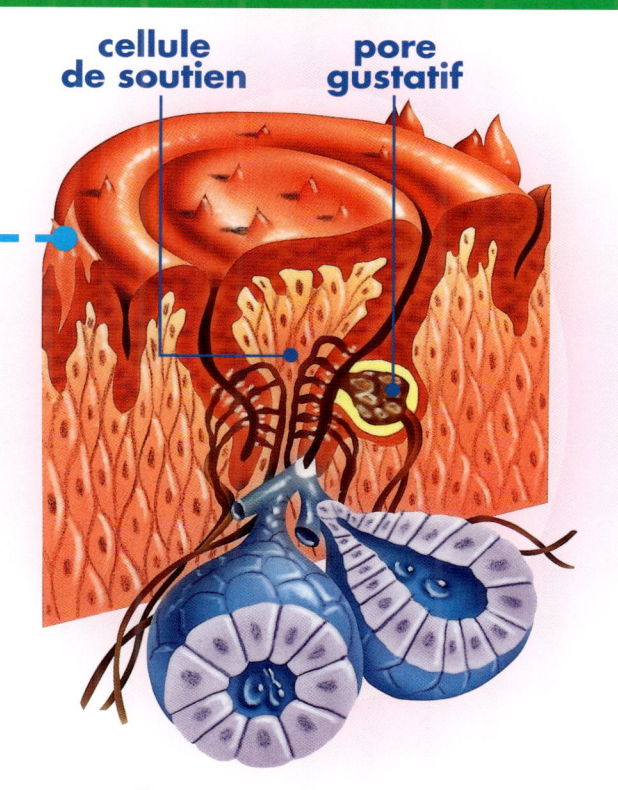

• **Calicielles** : elles ont la forme d'un petit calice et se trouvent à la base de la langue, constituant une sorte d'angle que l'on appelle le « V lingual ».

• **Fongiformes** : semblables à de petites éponges, elles sont situées sur les bords de la langue et près de son extrémité.

• **Foliées** : elles paraissent garnies de feuilles minuscules.

• **Filiformes** : elles ont la forme d'un fil. Ces deux derniers types de papilles sont situés dans la zone de la langue appelée « corps ». Les aliments trop chauds ou trop froids et les produits caustiques ingérés par erreur causent une perte de la sensibilité des papilles gustatives.

CONSERVER UN GOÛT FIN

Les personnes en bonne santé distinguent les saveurs agréables des déplaisantes grâce au sens du goût. En revanche, chez ceux qui abusent de l'alcool, les terminaisons nerveuses des papilles sont souvent endommagées.

LES FOSSES NASALES

Comment c'est fait

Comment communiquent-elles ?

L'intérieur des fosses nasales est relié aux oreilles, au pharynx et aux yeux par le biais d'une série de conduits et d'ouvertures. Avec l'oreille, la communication est assurée par les trompes d'Eustache. Deux conduits, situés dans la partie postérieure des fosses, sont reliés au pharynx, alors que les canaux lacrymaux font la liaison avec les yeux. Les larmes, qui maintiennent propre et humide la surface des yeux, sont produites par des glandes qui se trouvent à l'angle externe de l'œil. De là, elles vont se déposer à l'angle interne et passent dans les fosses nasales par le canal lacrymal.

DES PARTIES COMMUNICANTES

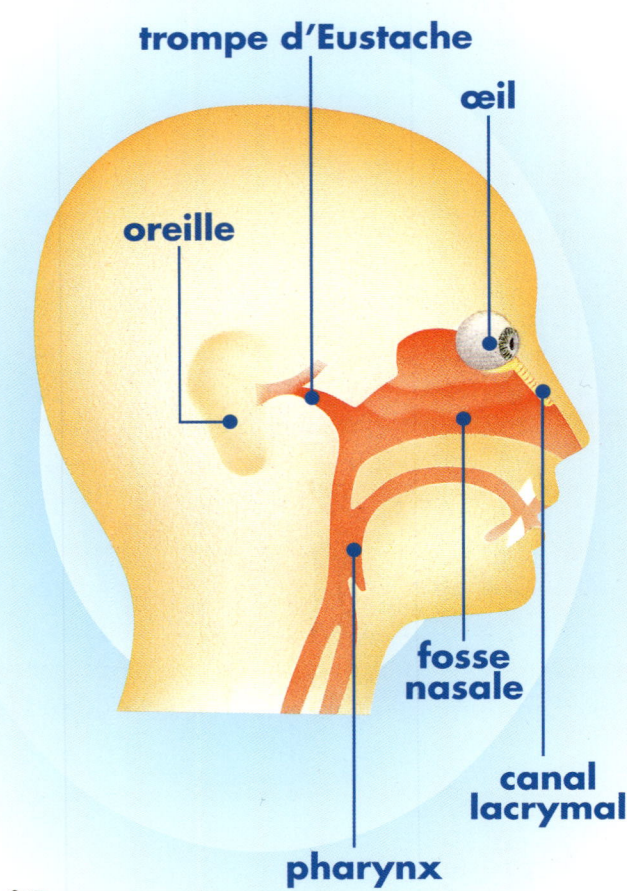

- trompe d'Eustache
- œil
- oreille
- fosse nasale
- canal lacrymal
- pharynx

UN VRAI LABYRINTHE !

L'intérieur de la bouche est un labyrinthe compliqué mais organisé, où se trouvent des voies diverses qui mettent en communication la gorge, le nez, l'oreille et l'œil.

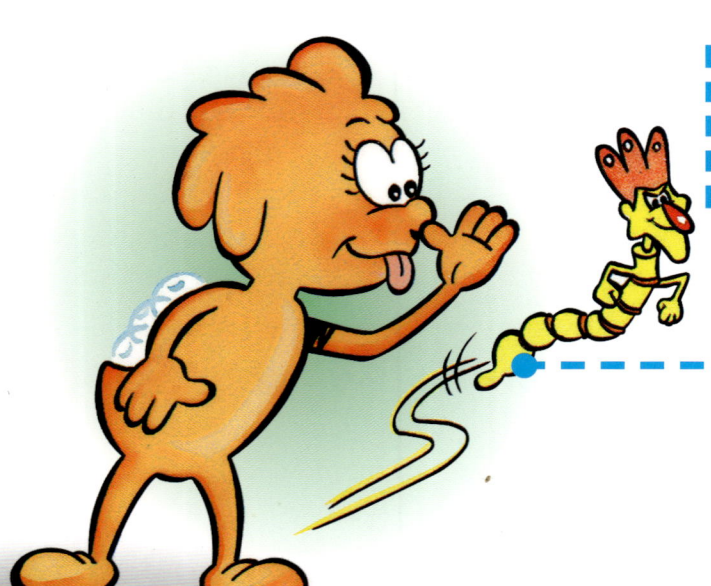

UN SYSTÈME DE DÉFENSE

Nos sens sont les gardiens aguerris du corps. Grâce au goût et à l'odorat, Globine est avertie à temps de la présence de micro-organismes qui pourraient être à l'origine d'une maladie.

La langue et le nez

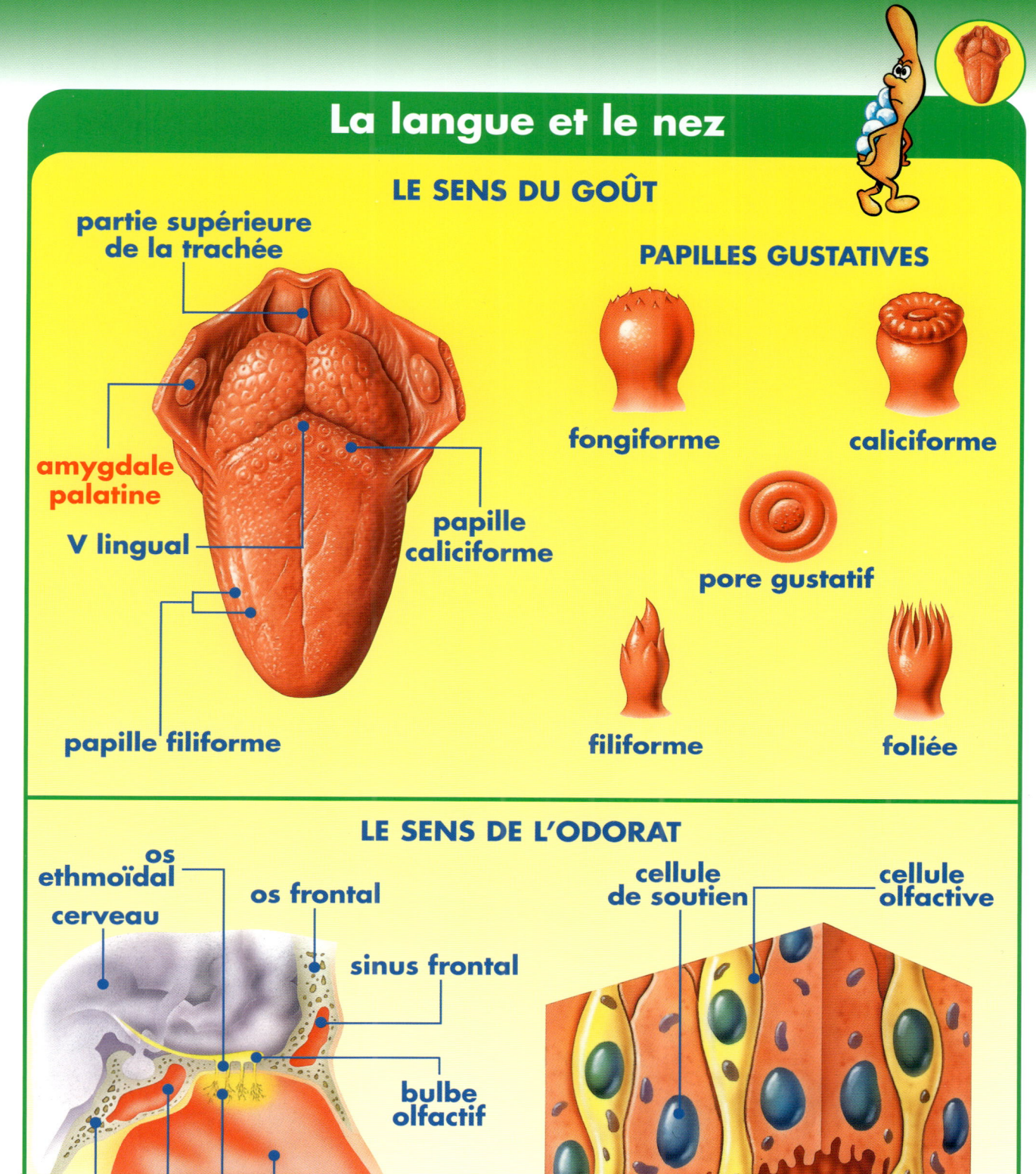

LE SENS DU GOÛT

- partie supérieure de la trachée
- amygdale palatine
- V lingual
- papille caliciforme
- papille filiforme

PAPILLES GUSTATIVES

- fongiforme
- caliciforme
- pore gustatif
- filiforme
- foliée

LE SENS DE L'ODORAT

- os ethmoïdal
- cerveau
- os frontal
- sinus frontal
- bulbe olfactif
- fosse nasale
- cellule olfactive
- os sphénoïde
- sinus sphénoïdal

- cellule de soutien
- cellule olfactive
- microvillosité
- cils olfactifs

Mon premier atlas d'anatomie

57

SENTIR LES ODEURS

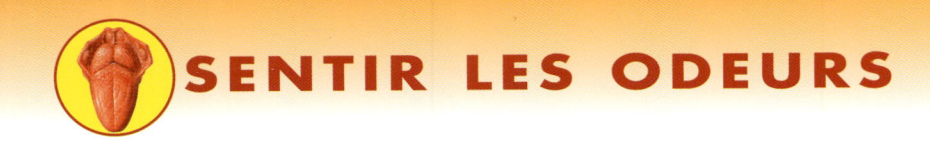

Comment ça fonctionne

À quoi sert le nez ?

Le nez, subdivisé en deux fosses séparées par la cloison nasale, est un organe extrêmement sensible. C'est bien sûr une des voies suivies par l'air pour pénétrer jusqu'aux poumons, mais il est aussi capable de reconnaître des milliers d'odeurs différentes et de détecter les particules, souvent minuscules, qui peuvent y entrer. Lorsque tu respires par le nez, l'air arrive directement dans ta gorge et seulement une très petite partie atteint tes cellules olfactives. Aussi, tu dois respirer plus fort pour mieux percevoir une odeur : si tu inspires davantage d'air, un plus grand volume de vapeur passe sur tes cellules et la sensation olfactive en est par conséquent plus vive. De tous les organes, celui de l'odorat est capable de percevoir le plus grand nombre de sensations : une personne entraînée distingue près de 10 000 odeurs !

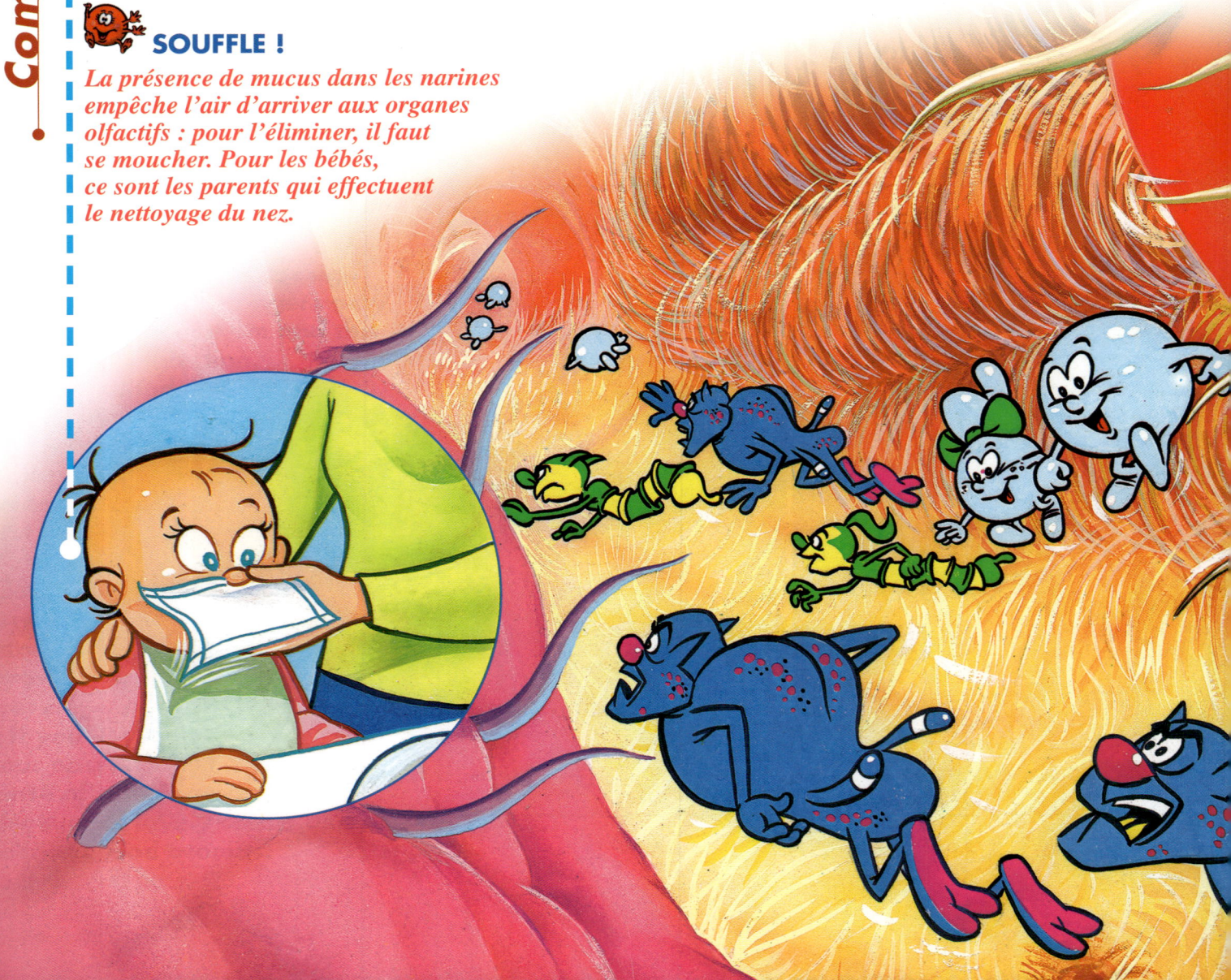

SOUFFLE !

La présence de mucus dans les narines empêche l'air d'arriver aux organes olfactifs : pour l'éliminer, il faut se moucher. Pour les bébés, ce sont les parents qui effectuent le nettoyage du nez.

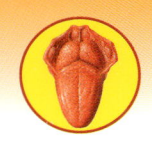

HALTE AUX MICROBES

Chaque jour, des milliers de microbes et de particules solides cherchent à pénétrer dans ton organisme par le nez ! Heureusement, ils sont stoppés par les sécrétions et les poils qui tapissent l'intérieur des narines.

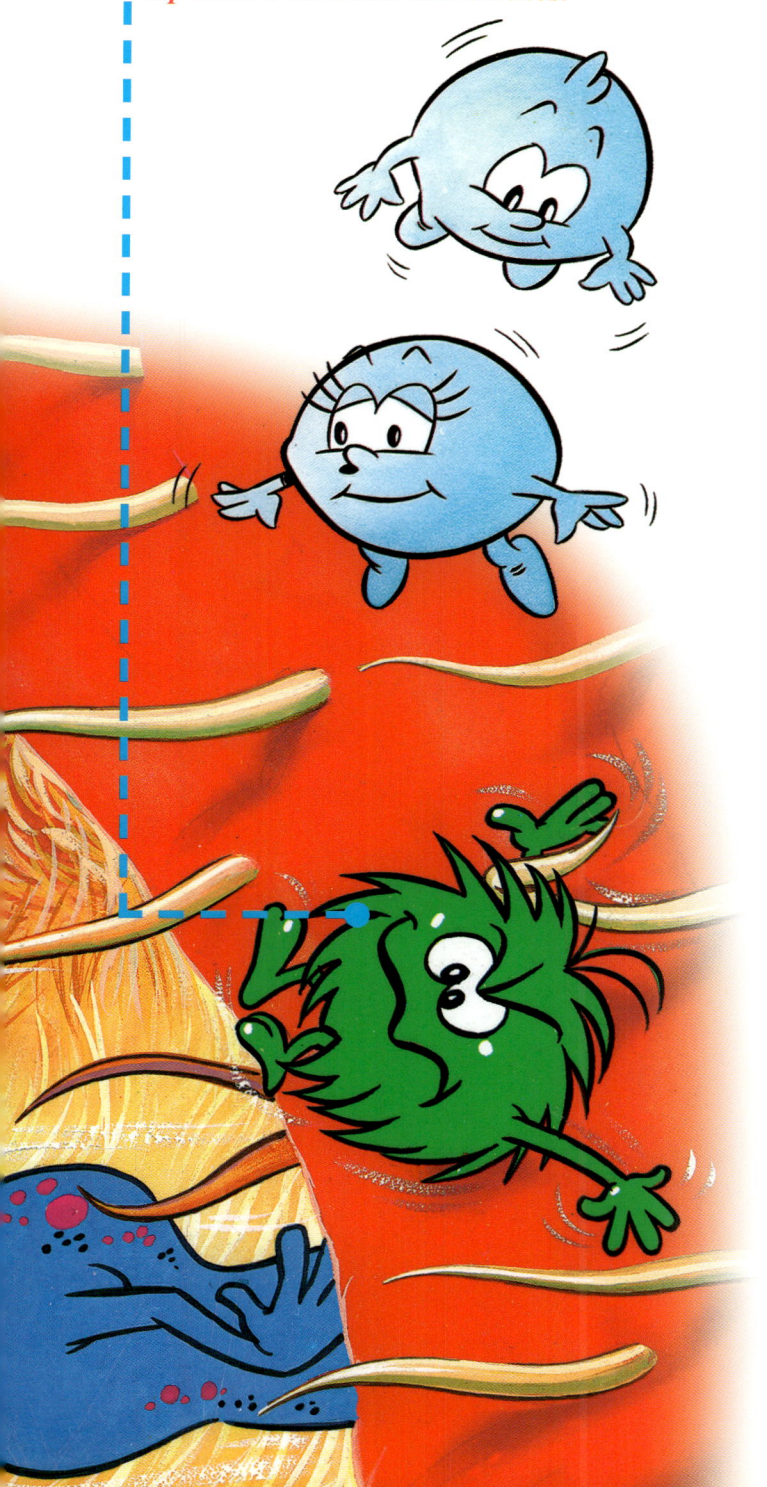

INSPIRATION NORMALE

muqueuse olfactive

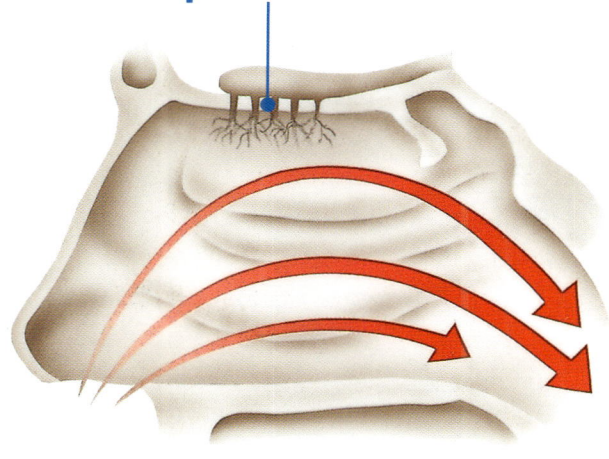

INSPIRATION PROFONDE

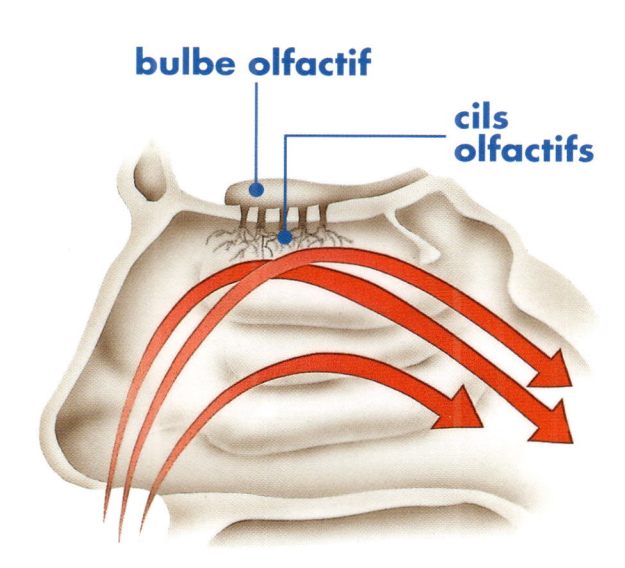

bulbe olfactif

cils olfactifs

L'ODORAT ET LES ODEURS

L'olfaction a lieu pendant l'inspiration, alors que les fosses nasales ne sont pas obstruées. Quand tu cherches à mieux percevoir une odeur, tu dois prendre une inspiration plus profonde.

COMMENT FONCTIONNE LE NEZ

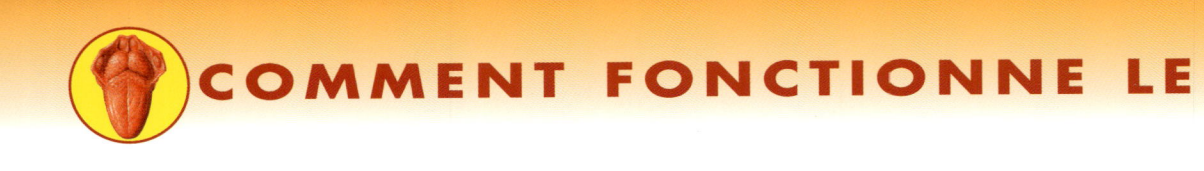

Comment ça fonctionne

Les vapeurs olfactives

Pour qu'une substance provoque une sensation olfactive, il faut que ses vapeurs soient dissoutes par le mucus nasal. La sensation olfactive se déclenche quand une vapeur (ou un gaz) déterminée touche la muqueuse et vient au contact du mucus sécrété par ses glandes, dans lequel elle se dissout. Ce mucus chargé de vapeur, en contact avec les poils des cellules olfactives, en stimule les terminaisons nerveuses, générant une impulsion nerveuse dont le courant parvient au cerveau, qui l'interprète comme odeur.

COMMENT DISTINGUES-TU UNE ODEUR ?

Grâce à l'olfaction, ton cerveau est capable de reconnaître que tu es en présence d'un appétissant morceau de fromage, sans que tu aies besoin de le voir. Il suffit que des vapeurs de cet aliment atteignent tes cellules olfactives. Celles-ci envoient l'information au cerveau qui se charge de l'interpréter et d'identifier un fromage.

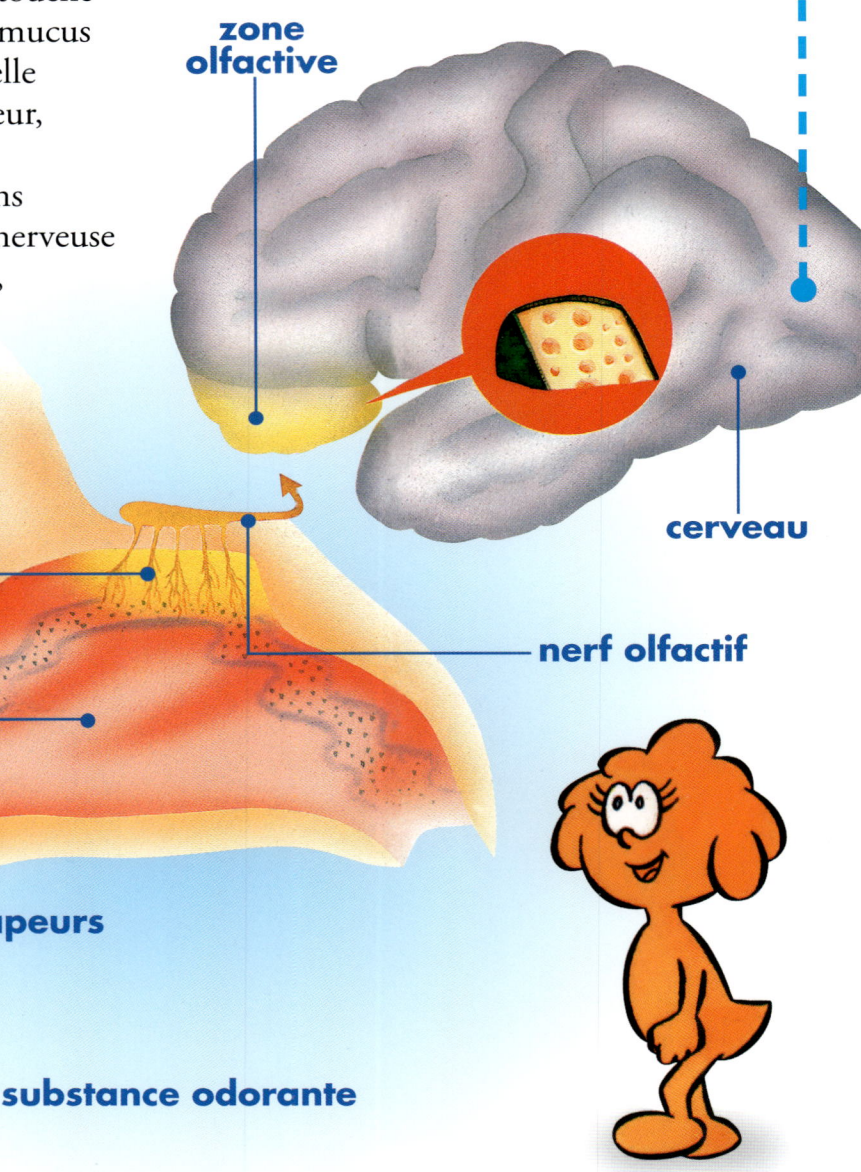

- zone olfactive
- cerveau
- muqueuse olfactive
- nerf olfactif
- fosse nasale
- vapeurs
- substance odorante

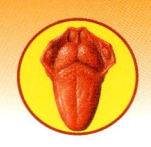

La vie d'une cellule olfactive

Sais-tu que les cellules réceptrices de l'odorat ne vivent qu'un mois ? En outre, elles ne sont aptes à détecter les odeurs que durant une petite partie de leur vie : en effet, avant de parvenir à maturité, elles agissent uniquement comme cellules de soutien. Mais ne t'inquiète pas : les nouvelles cellules nécessaires à l'olfaction sont produites sans interruption.

Le mucus

Le mucus, sécrété par les parois des fosses nasales, s'imprègne aussi de toutes les impuretés contenues dans l'air qu'il est chargé de filtrer. C'est là l'une de ses fonctions : purifier l'air que nous inspirons pour maintenir intacte notre capacité olfactive. Toutefois, l'odorat est beaucoup moins développé chez l'homme que chez beaucoup d'animaux, notamment le chien, dont la survie dépend directement de ce sens.

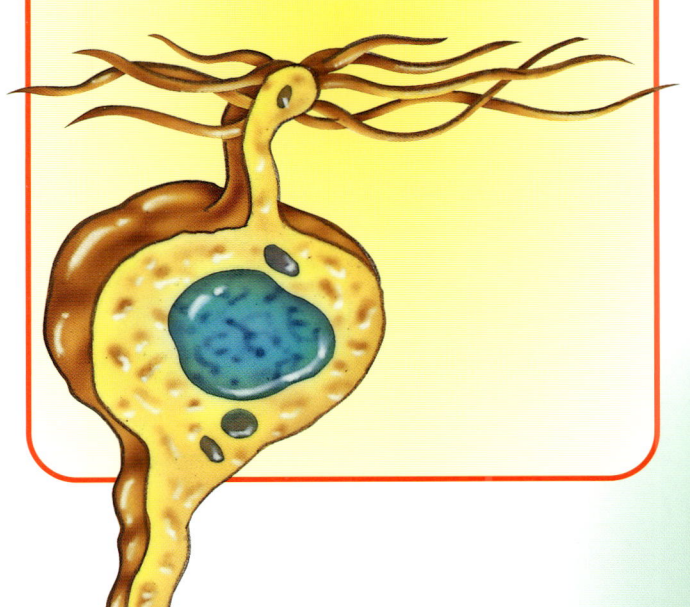

UN NEZ DÉGAGÉ

C'est peut-être la première fois que tu vois Teigneux faire quelque chose de bien ! Il faut en effet te dégager le nez dès que tes narines sont encombrées par un excès de mucus. Autrement, celui-ci accumule dans les fosses nasales une grande quantité de particules que tu pourrais finir par ingérer.

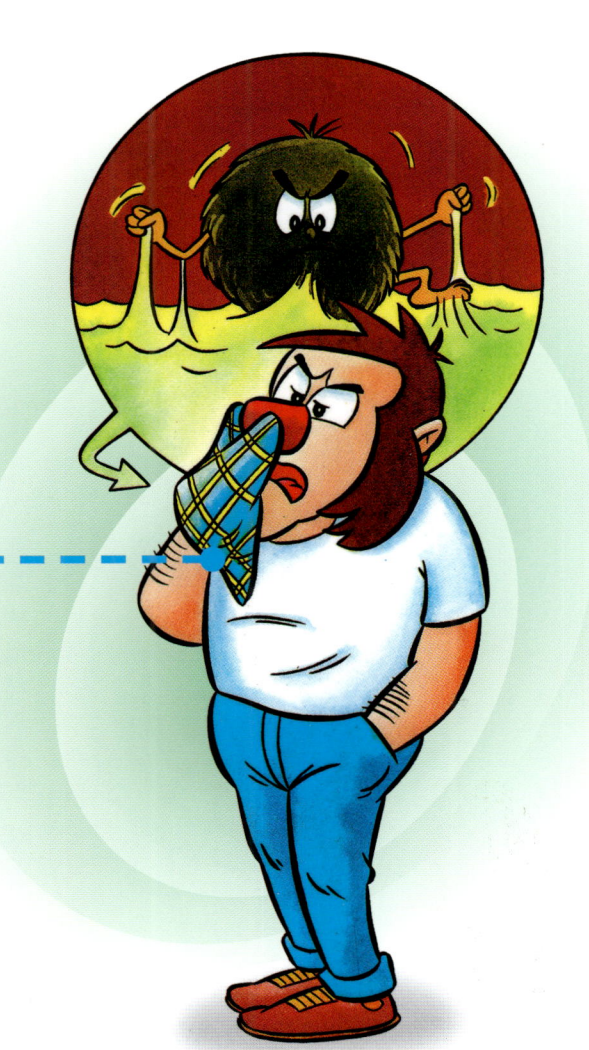

SAVOURER LES ALIMENTS

Comment ça fonctionne

Comment fonctionne le goût

Sur la langue se trouvent près de 10 000 papilles gustatives, formées de cellules spécialisées dans la perception d'une des quatre saveurs de base : salée, sucrée, amère et acide. La saveur spécifique d'une substance ou d'un aliment est une combinaison des quatre saveurs de base, en proportions variables. Chacune des quatre saveurs est perçue par une portion spécifique de la langue : les papilles gustatives de la pointe sont sensibles au sucré, alors que celles qui identifient le salé sont sur les côtés, un peu en arrière. Dans la zone périphérique du corps de la langue se trouvent les papilles de la saveur acide, alors que celles de l'arrière de la langue, du voile du palais et des côtés de la gorge perçoivent les goûts amers, les plus intenses. À l'intérieur des papilles gustatives arrivent les terminaisons nerveuses qui captent les stimuli et les transmettent au cerveau. Celui-ci peut alors les interpréter.

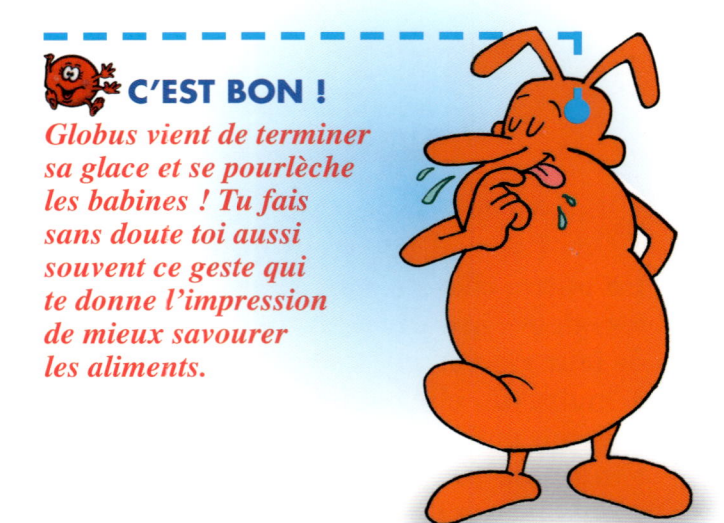

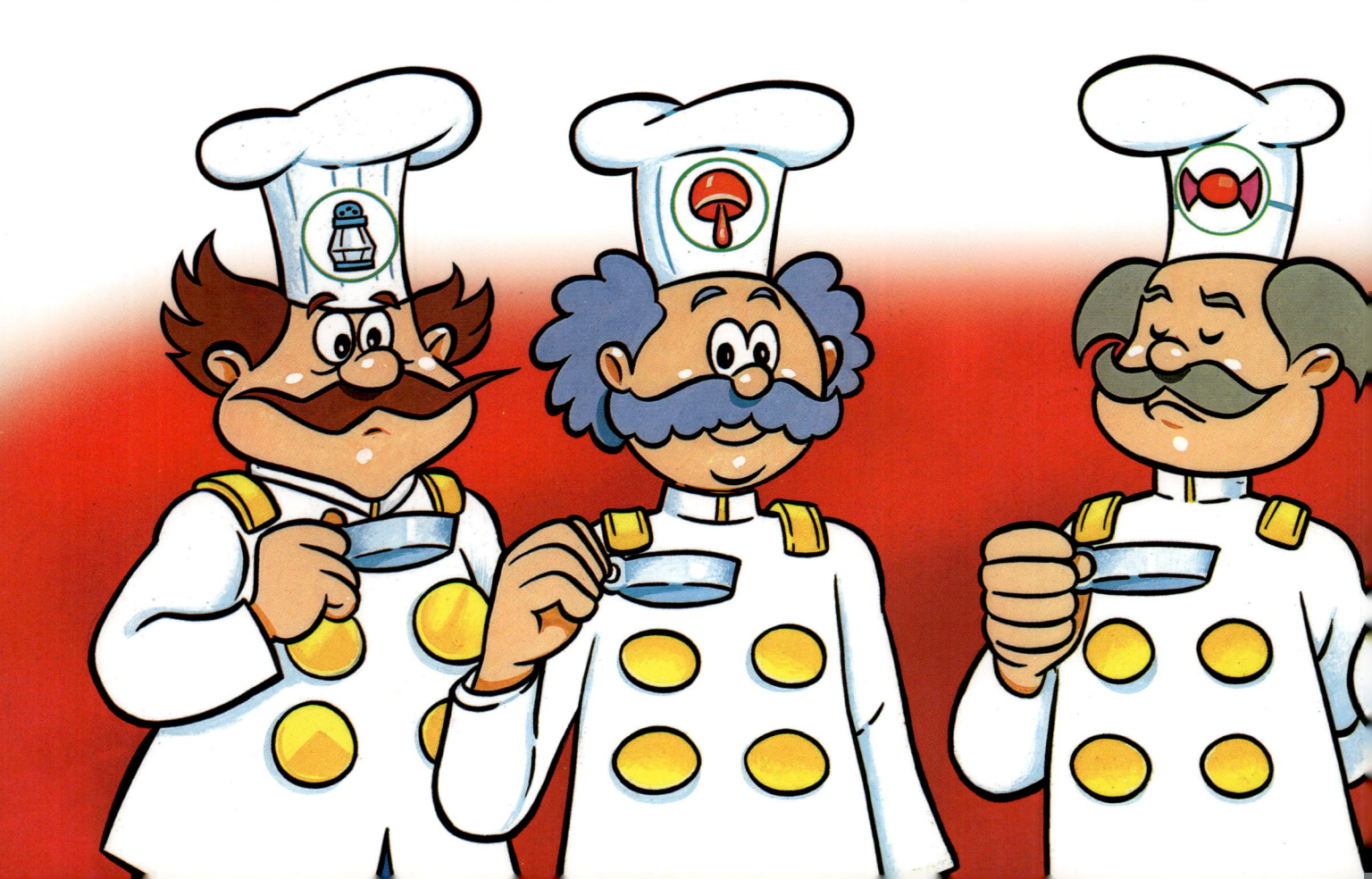

C'EST BON !

Globus vient de terminer sa glace et se pourlèche les babines ! Tu fais sans doute toi aussi souvent ce geste qui te donne l'impression de mieux savourer les aliments.

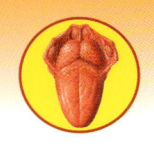

LES ZONES DES SAVEURS

sucré

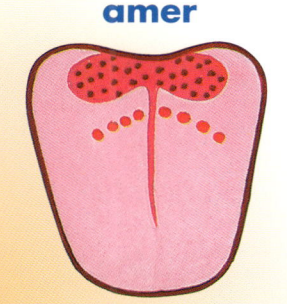

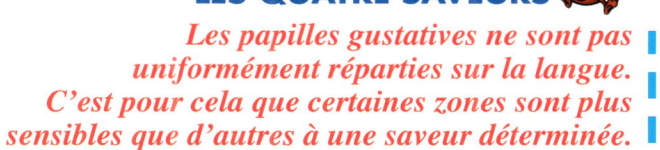

amer

acide

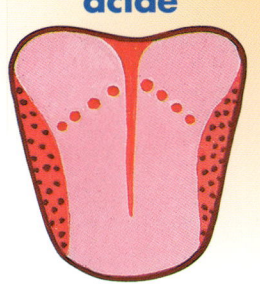

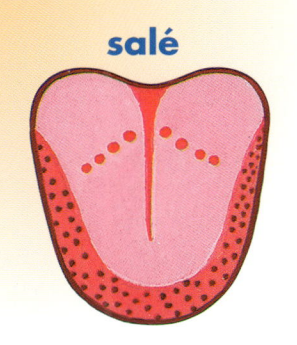

salé

LES QUATRE SAVEURS

Les papilles gustatives ne sont pas uniformément réparties sur la langue. C'est pour cela que certaines zones sont plus sensibles que d'autres à une saveur déterminée.

Éduquer le goût

Si tu manges à toute vitesse et en pensant à autre chose, tu n'as aucune chance d'apprécier le goût des aliments. Tu risques, en revanche, que ton sens du goût s'atrophie et ne soit plus capable d'identifier une très petite quantité de nourriture. Pour mieux le comprendre, et aussi pour t'exercer, essaie ce petit jeu amusant (tu peux même faire des concours). Coupe en petits morceaux quelques fruits : pomme, banane, poire, cerise, melon... Les yeux bandés, goûte-les un par un et essaie de les identifier. Tu vas constater que ce n'est pas si facile !

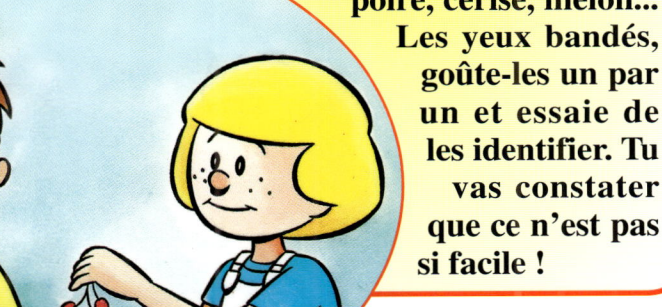

À CHACUN SA SAVEUR

Les papilles gustatives sont comme les goûteurs professionnels, mais chacune est bien spécialisée : salé, sucré, amer, acide.

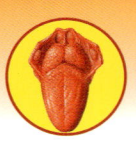

PERTE DU GOÛT ET DE L'ODORAT

Comment ça fonctionne

Les rhumes

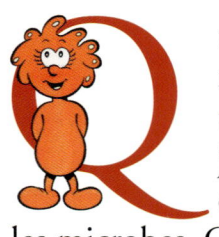

Quand tu es enrhumé, tes membranes nasales sécrètent un mucus <mark>visqueux</mark> et jaunâtre : c'est une réaction de ton organisme contre les microbes. Cependant, cette sécrétion bloque la narine et empêche l'arrivée de l'air sur les organes olfactifs : cela se répercute donc sur l'odorat et sur le goût. En effet, le goût des aliments dépend non seulement des saveurs reconnues par la langue, mais aussi des arômes perçus par le nez. Si celui-ci est bouché, tu perds non seulement l'odorat, mais aussi le goût. En outre, si tu es exposé longtemps à la fumée ou à des odeurs fortes, ton odorat s'affaiblit. C'est pourquoi tu dois essayer de respirer un air pur.

TON NEZ EST BOUCHÉ

Le rhume est une maladie fréquente qui sévit surtout l'hiver. Elle est causée par plus de 200 virus des plus variés.

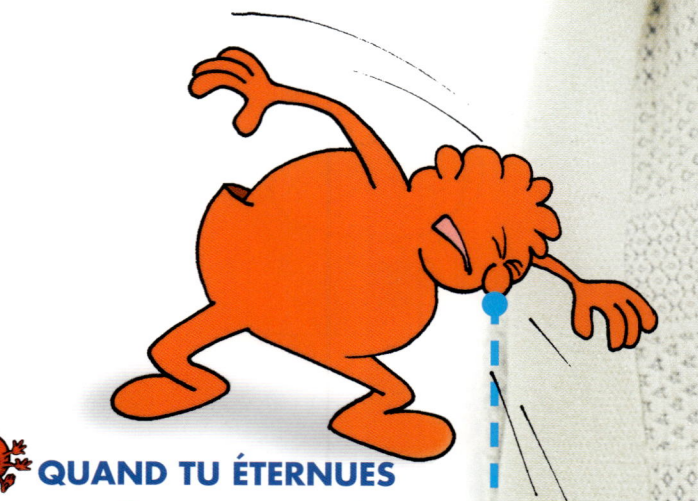

QUAND TU ÉTERNUES

Hémo a un rhume et ne sent plus les odeurs. En outre, il a perdu aussi le sens du goût et ne fait plus guère la différence entre les aliments qu'il mange.

64

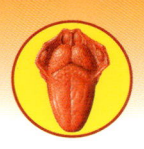

Les sinus du visage

Les sinus sont des cavités ouvertes dans les os du visage ; ils sont tapissés de muqueuses et communiquent avec les fosses nasales. Il y en a deux dans les os maxillaires, deux dans l'os ethmoïde, deux dans les os frontaux et d'autres dans l'os sphénoïde. L'inflammation, ou le blocage des sinus, provoquée par une infection, s'appelle une sinusite, maladie qui déclenche des maux de tête, l'obstruction nasale, l'altération de la voix et, souvent, la fièvre.

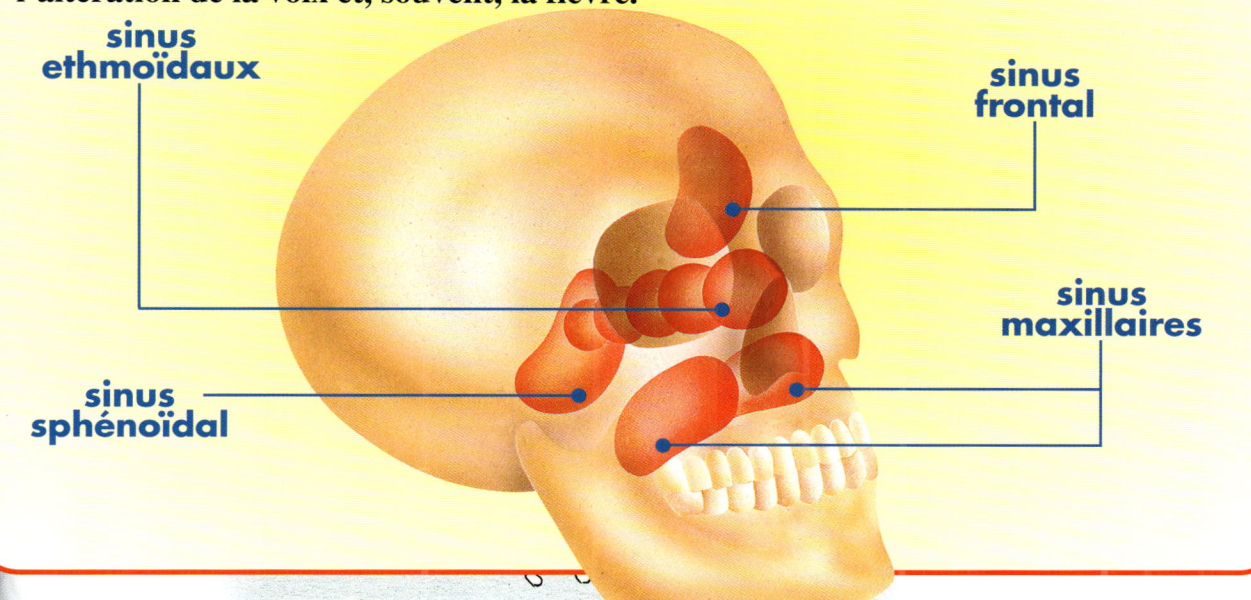

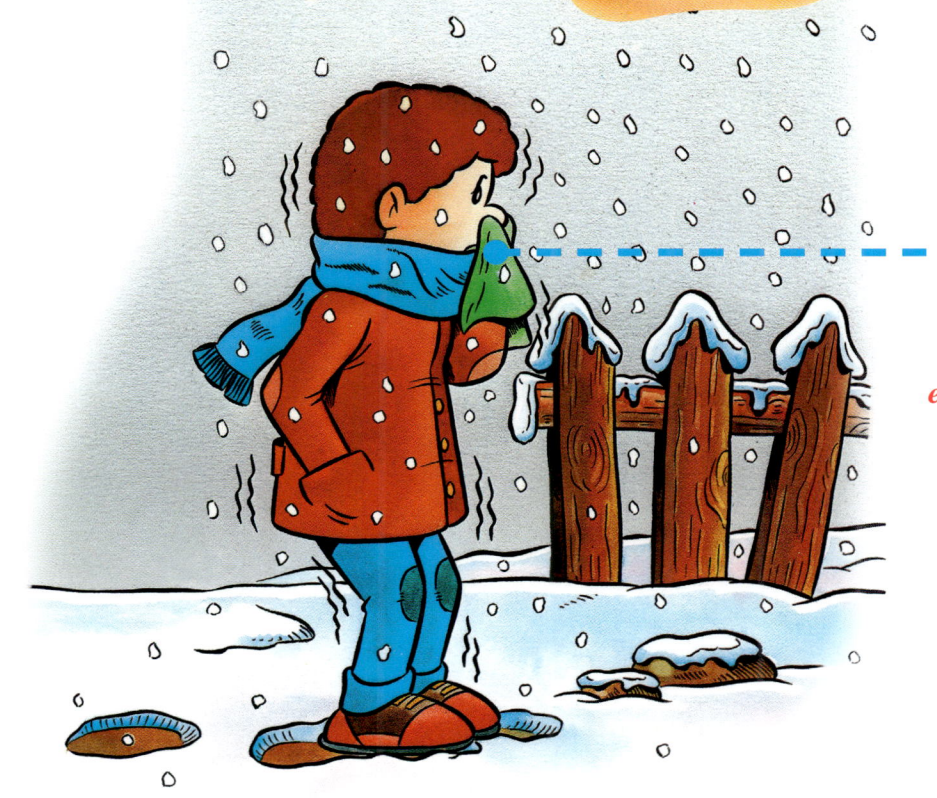

- sinus ethmoïdaux
- sinus frontal
- sinus maxillaires
- sinus sphénoïdal

UNE GÊNE PÉNIBLE

Si tu as le nez bouché et les yeux larmoyants, tu te sens mal en point et tu es obligé de te moucher toutes les deux minutes. Heureusement, le rhume ne dure en général pas très longtemps.

LA PEAU

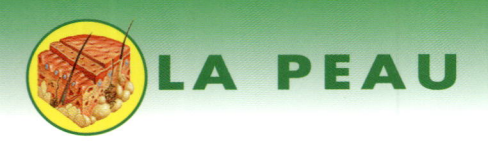

Comment c'est fait

À quoi sert la peau ?

La peau n'est pas seulement l'enveloppe qui recouvre la totalité du corps, mais c'est aussi un organe important qui a de multiples fonctions. Elle sert en effet à :
- **protéger** l'organisme des agressions du milieu : froid, chaleur, vent, air excessivement humide ou sec, etc. ;
- **éviter les infections** des organes internes du corps humain, dressant une barrière de protection infranchissable ;
- **maintenir** constante la température du corps ;
- **empêcher** que les rayons ultraviolets du soleil n'endommagent l'organisme ;
- **permettre** la sensibilité tactile grâce à laquelle nous sommes à même de connaître les objets qui nous entourent.

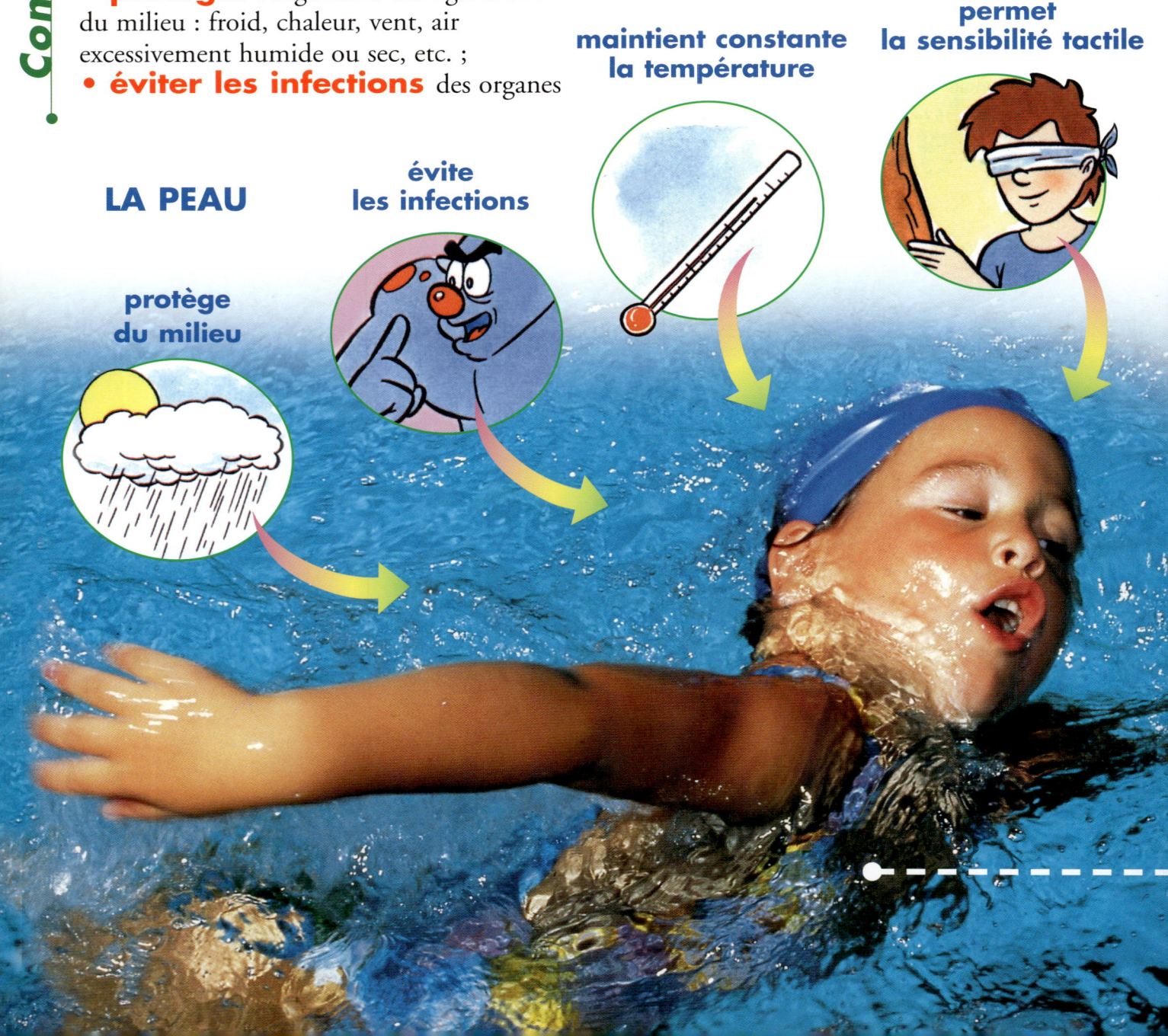

LA PEAU

protège du milieu

évite les infections

maintient constante la température

permet la sensibilité tactile

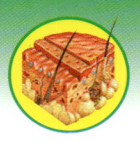

Les empreintes digitales

Les plis et les sillons de la peau sont particulièrement marqués sur les mains et sur le bout des doigts où ils forment les empreintes digitales, uniques et caractéristiques de chacun. Elles demeurent inaltérables et constantes durant toute la vie et constituent une preuve certaine de notre identité.

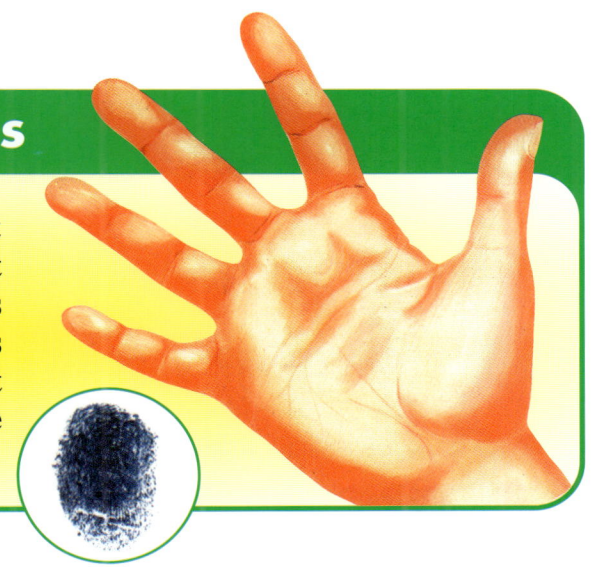

LA COMBINAISON DU SOUS-MARINIER

As-tu déjà remarqué que la combinaison des hommes-grenouilles a la même fonction protectrice que la peau ?

UNE PROTECTION PRÉCIEUSE

Le corps est entièrement revêtu de peau qui le protège comme l'emballage protège un paquet.

Un organe élastique

La peau est l'organe le plus étendu du corps et elle le recouvre complètement. Elle est naturellement flexible et élastique, permettant tous les types de mouvements, et elle présente en surface de nombreux plis et sillons. C'est ainsi que le bout des doigts, chez chacun de nous, est marqué de lignes extrêmement fines, les empreintes digitales, dont le dessin est spécifique à chaque individu. L'épaisseur moyenne de la peau est de près de 1,5 mm mais, dans certaines zones, par exemple sur les paupières, elle se réduit à seulement 0,5 mm, alors qu'elle atteint jusqu'à 6 mm sur les talons, pour compenser l'usure à laquelle elle est soumise dans cette partie du corps.
La peau est formée de deux couches bien distinctes :
- l'épiderme, externe
- le derme, interne.

LES COUCHES DE LA PEAU

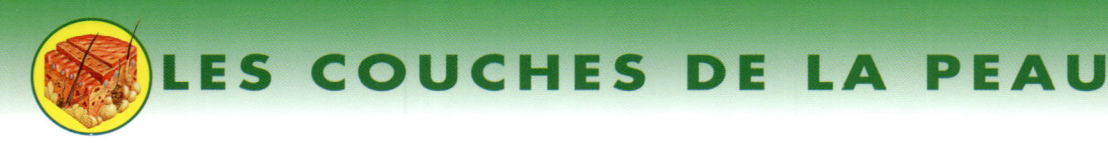

Comment c'est fait

L'épiderme, en contact avec l'air

L'épiderme est la partie la plus superficielle de la peau. Il se compose de deux couches, formées de cellules épithéliales. La plus externe est la couche cornée et elle est formée de cellules remplies de kératine qui, peu à peu, se détachent et tombent. Au-dessous se trouve la couche de Malpighi, ou muqueuse, composée de près de 12 niveaux de cellules épithéliales qui se multiplient constamment afin de remplacer celles qui meurent et se détachent. Elle doit son nom à Marcello Malpighi, médecin italien du XVIIe siècle qui, le premier, a appliqué le microscope à l'étude des tissus animaux et végétaux. L'épiderme est revêtu des sécrétions grasses des glandes sébacées et est humidifié par la sueur produite par les glandes sudoripares.

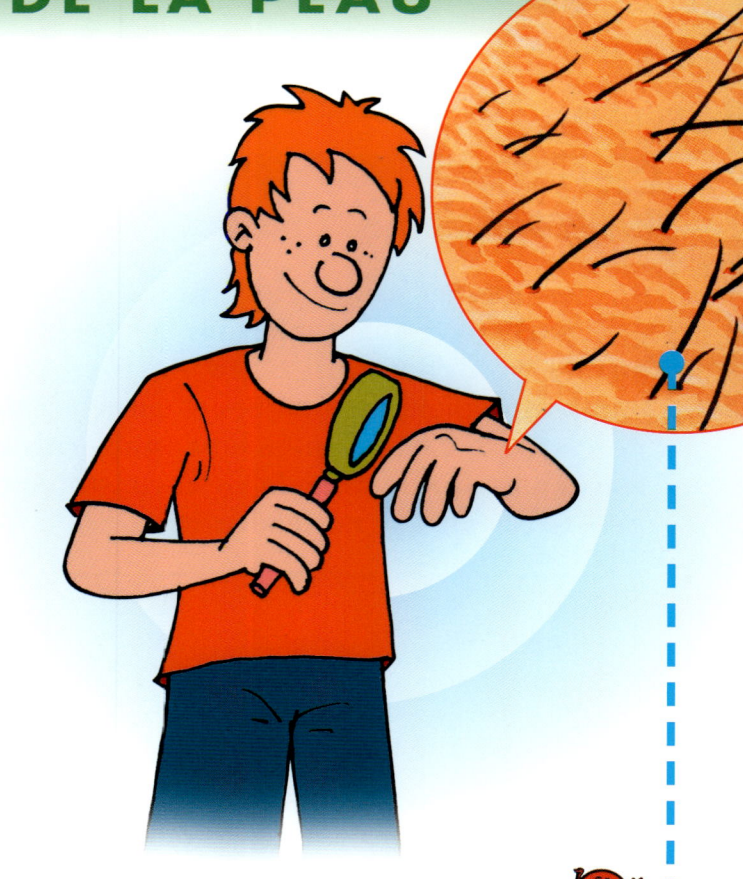

LA COUCHE CORNÉE

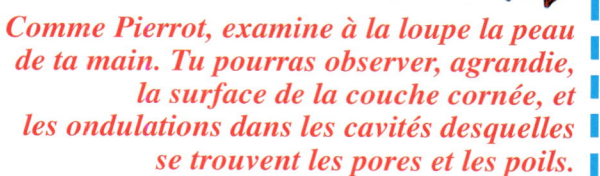

Comme Pierrot, examine à la loupe la peau de ta main. Tu pourras observer, agrandie, la surface de la couche cornée, et les ondulations dans les cavités desquelles se trouvent les pores et les poils.

La sueur

La sueur est composée d'eau (presque à 99%) et de sels minéraux (moins de 1%) qui lui donnent cette saveur salée si particulière que tu as sans doute expérimentée. Lorsque la chaleur ambiante augmente, les glandes sudoripares entrent en action à la manière de minuscules pompes pour sécréter toute la sueur produite. C'est ainsi qu'elles régulent la température interne du corps. Il arrive aussi que l'on sue pour une toute autre cause que la chaleur, par exemple, en cas de peur et d'anxiété.

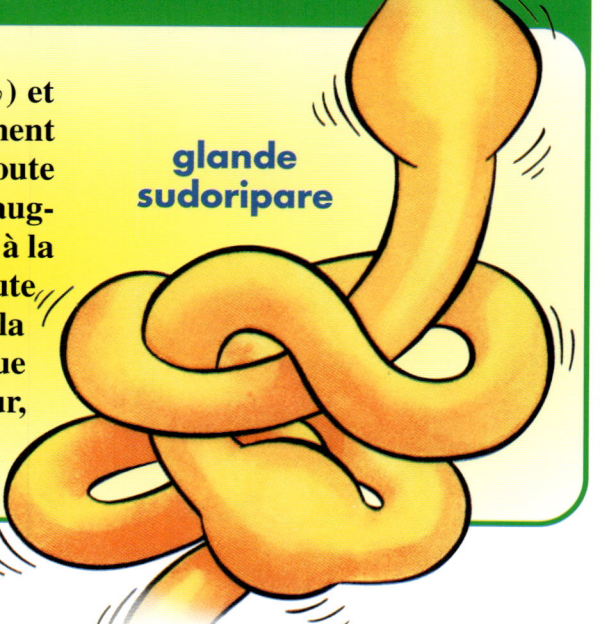

glande sudoripare

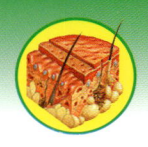

Le derme, la couche interne

Le derme est la couche interne de la peau ; il est situé sous l'épiderme et forme le ==tissu conjonctif== qui donne à la peau résistance et élasticité. La base du derme est blanche et riche en graisse, et forme ce que l'on appelle le ==pannicule adipeux==, particulièrement développé chez certains animaux, les isolant contre le froid. Les seuls vaisseaux sanguins de la peau se trouvent dans le derme et, visibles par transparence, donnent sa coloration rosée à la peau. Le derme comprend en outre les extrémités des terminaisons nerveuses (corpuscules tactiles) qui sont à l'origine du sens du toucher. Cette couche intègre également les racines des poils, à la base desquelles sont insérées des fibres musculaires qui, lorsqu'elles se contractent fortement, donnent ce que l'on appelle la « chair de poule ».

COMMENT EST FAIT LE DERME

Le derme comprend les glandes sudoripares, responsables de la sueur, les terminaisons nerveuses grâce auxquelles nous avons des sensations tactiles et les corpuscules de Vater-Pacini qui nous permettent de percevoir les variations de pression sur la peau.

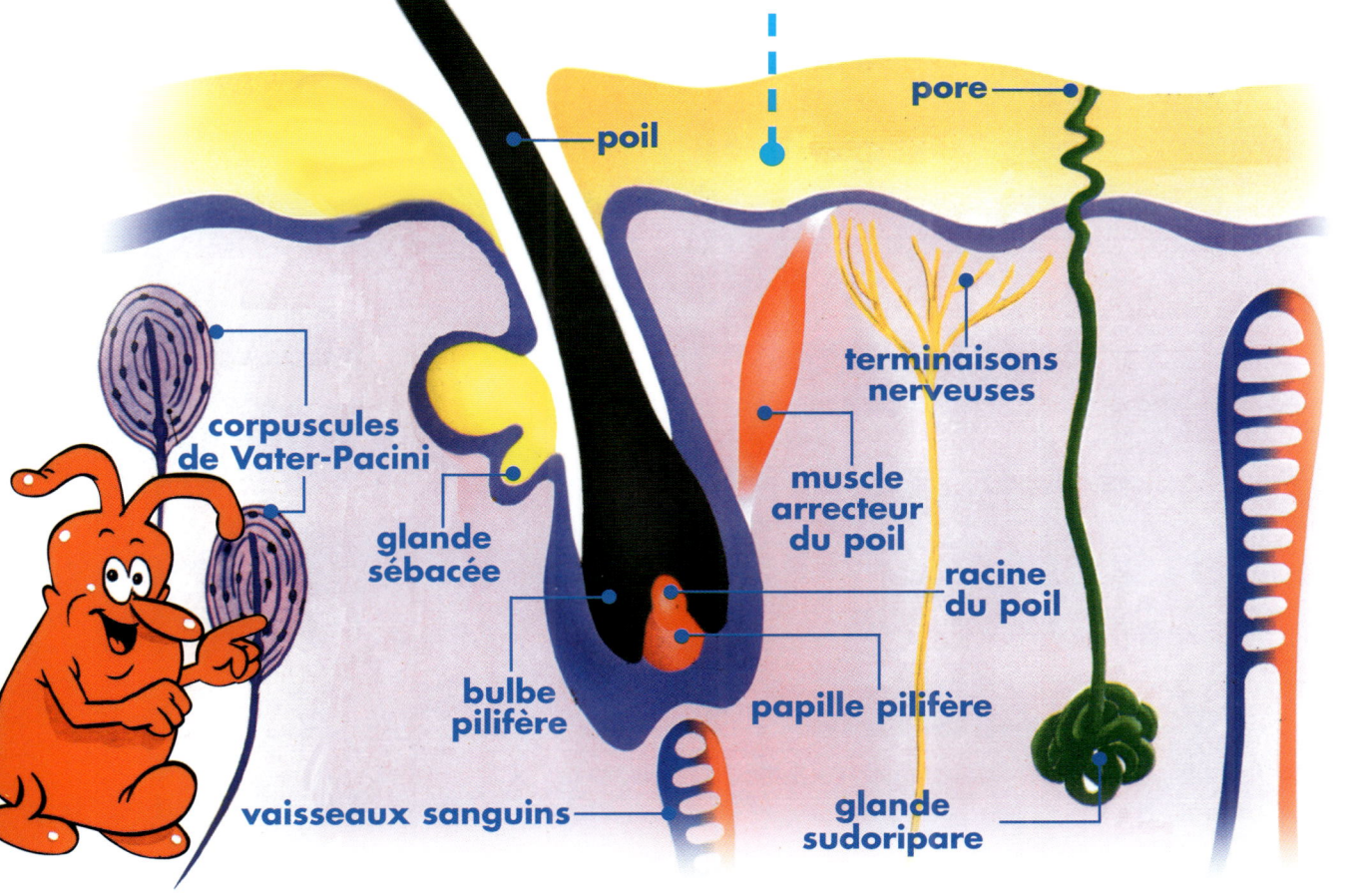

- pore
- poil
- terminaisons nerveuses
- corpuscules de Vater-Pacini
- muscle arrecteur du poil
- glande sébacée
- racine du poil
- bulbe pilifère
- papille pilifère
- vaisseaux sanguins
- glande sudoripare

69

LES POILS

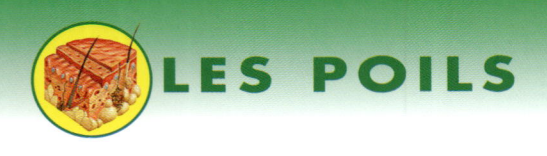

Comment c'est fait

Un produit de la peau

Un poil est constitué de deux parties, l'une interne, appelée la racine, et l'autre externe, la tige. La racine, plus large à la base, se trouve dans un petit sac du derme nommé ==follicule pileux==. As-tu déjà remarqué que tu as mal quand tu tires sur un cheveu, mais que tu ne sens rien si tu le coupes ? Cela signifie que c'est à sa base que le cheveu est vivant. Les vaisseaux sanguins qui irriguent le derme ne baignent en effet que les cellules du poil qui se trouvent près de la racine. Les autres sont durcies et ne transmettent aucune sensation, même quand on tranche le cheveu. En revanche, quand on l'arrache, les cellules vivantes de la racine sont atteintes et causent une douleur. Ainsi, tu le constates, une structure cellulaire en apparence simple comme celle d'un poil ou d'un cheveu cache une réalité plus complexe.

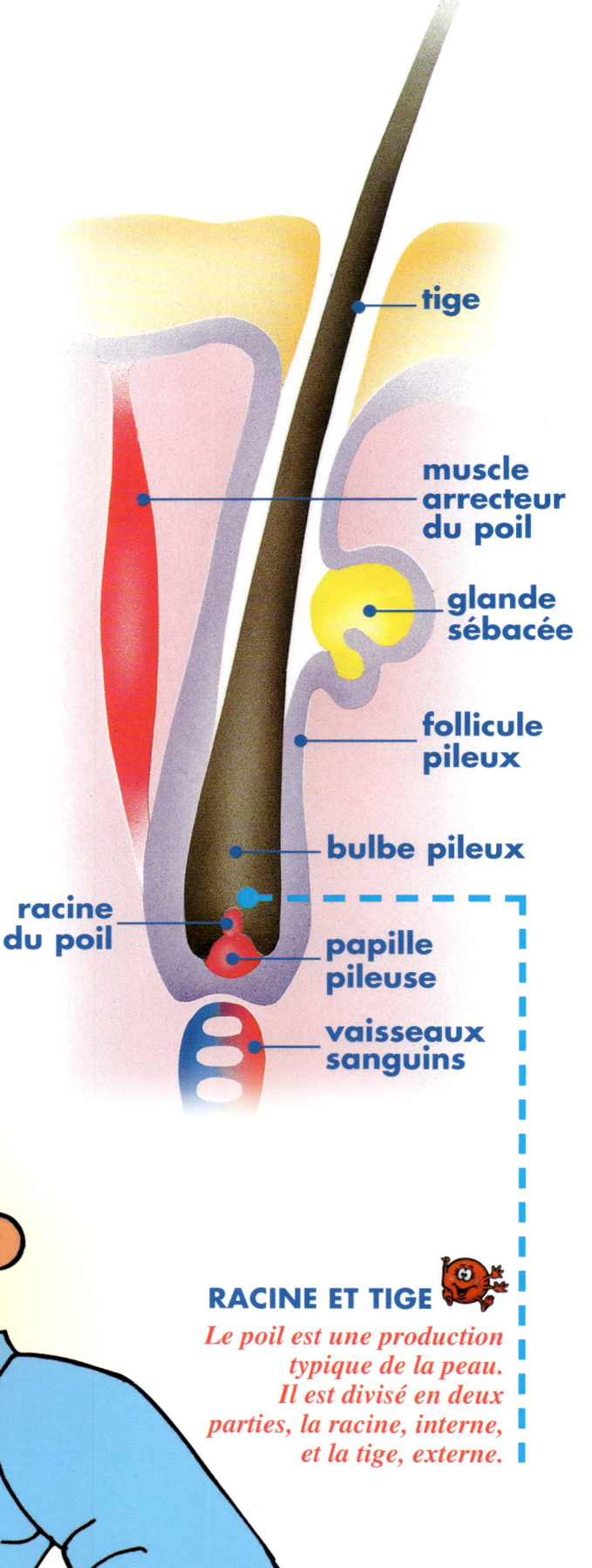

- tige
- muscle arrecteur du poil
- glande sébacée
- follicule pileux
- bulbe pileux
- racine du poil
- papille pileuse
- vaisseaux sanguins

LES POILS CROISSENT ET TOMBENT

Notre ami porte une belle et longue barbe bien fournie alors qu'il a perdu tous ses cheveux. Ce phénomène est assez fréquent chez les hommes d'un certain âge.

RACINE ET TIGE

Le poil est une production typique de la peau. Il est divisé en deux parties, la racine, interne, et la tige, externe.

L'anatomie de la peau

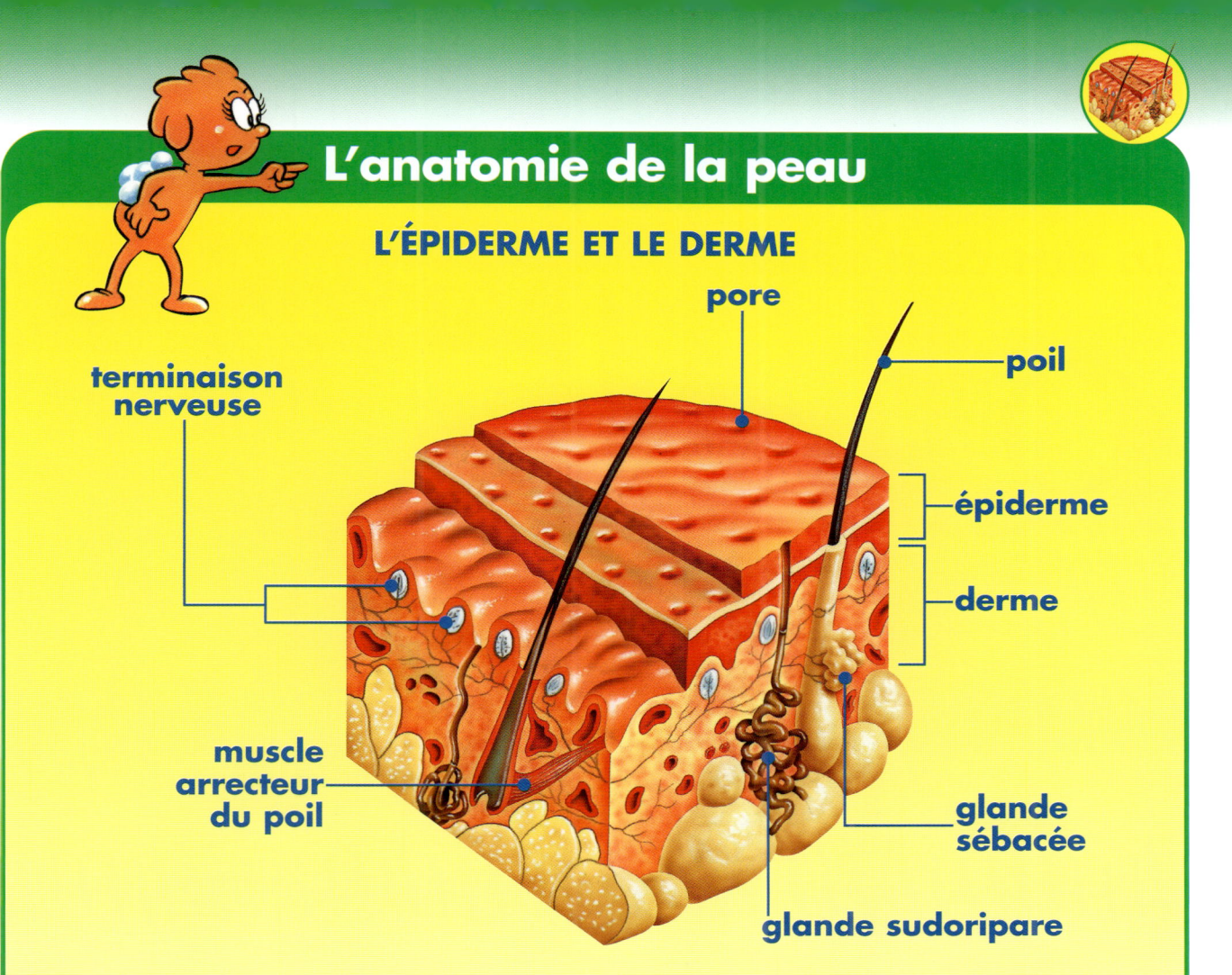

L'ÉPIDERME ET LE DERME

- pore
- poil
- terminaison nerveuse
- épiderme
- derme
- muscle arrecteur du poil
- glande sébacée
- glande sudoripare

LES CORPUSCULES DE LA PEAU

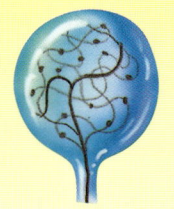

CORPUSCULE DE KRAUSE
récepteur du froid

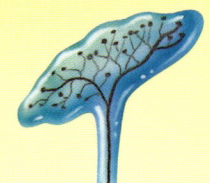

CORPUSCULE DE RUFFINI
récepteur de la chaleur

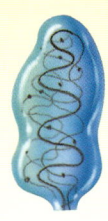

CORPUSCULE DE MEISSNER
récepteur du toucher

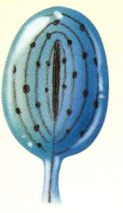

CORPUSCULE DE VATER-PACINI
récepteur de la pression

LE TOUCHER

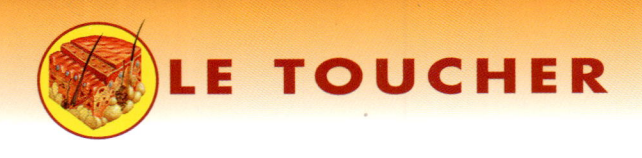

Comment ça fonctionne

Un des cinq sens

Quand tu touches un objet avec un doigt, les terminaisons nerveuses superficielles adressent un message à ton cerveau. C'est ce processus qui te permet de percevoir la diversité du milieu dans lequel tu évolues. La peau, en effet, est en contact avec l'extérieur et les nombreux récepteurs dont elle est truffée te transmettent toutes sortes de sensations qui te renseignent avec précision sur le monde extérieur et te donnent la possibilité de le connaître. C'est ce que l'on appelle le « sens du toucher », par lequel nous avons la capacité de reconnaître et d'identifier un objet simplement en le touchant, même les yeux fermés ou dans l'obscurité. Ce sens est lié à certaines terminaisons nerveuses du derme et, en particulier :
• aux terminaisons nerveuses sensibles au contact, capables de réagir au plus léger des frôlements. Quand un objet effleure la peau, les poils agissent comme des leviers pour exciter les terminaisons sensibles adjacentes ;
• aux « corpuscules du toucher » qui se trouvent contenus dans une capsule et qui sont sensibles à la pression, à la température, etc.

Qu'y a-t-il dans 1 cm² de peau ?

Cette surface minuscule contient : 1 000 vaisseaux sanguins qui irriguent la superficie ; de 20 à 200 poils (selon la zone) ; de 10 à 25 récepteurs de changement de pression ; 150 glandes sudoripares qui régulent la chaleur ; 200 terminaisons nerveuses réceptrices de la douleur ; 4 000 nerfs qui informent le cerveau sur la zone considérée ; 100 glandes sébacées, 2 récepteurs de chaleur et 13 de froid, nous informant des changements de température.

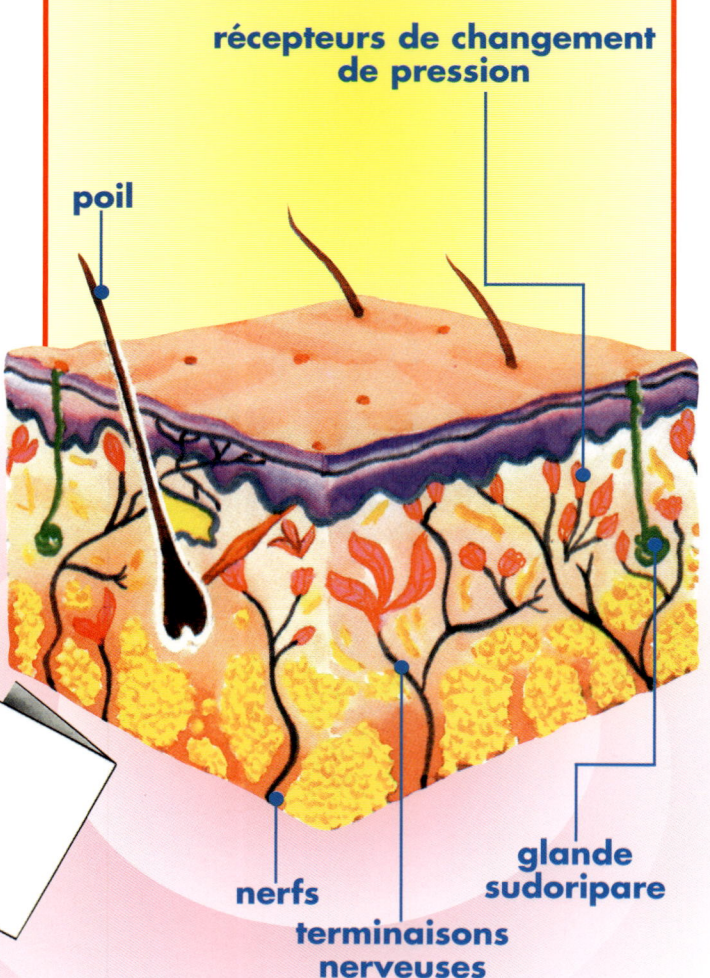

récepteurs de changement de pression

poil

nerfs

terminaisons nerveuses

glande sudoripare

QU'EST-CE QUE JE TOUCHE ?

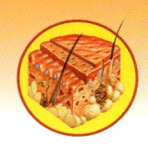

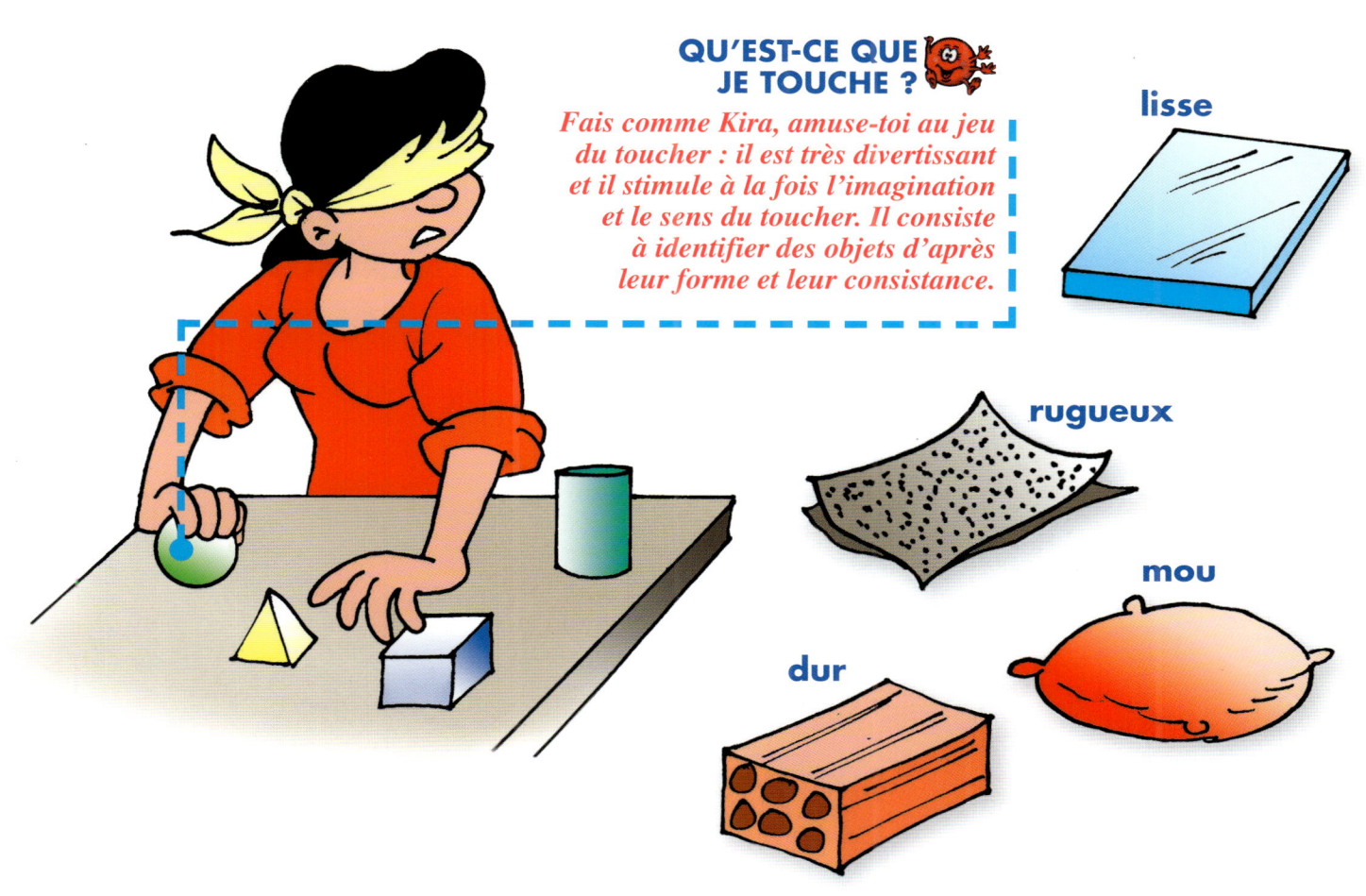

Fais comme Kira, amuse-toi au jeu du toucher : il est très divertissant et il stimule à la fois l'imagination et le sens du toucher. Il consiste à identifier des objets d'après leur forme et leur consistance.

lisse

rugueux

mou

dur

Des sensations variées

Notre cerveau emmagasine des informations lui permettant de reconnaître la consistance des objets. C'est ainsi que tu es capable, le plus souvent, d'identifier ce que tu tiens en main sans avoir besoin de le regarder. Les données enregistrées par les terminaisons nerveuses cutanées sont envoyées au cerveau par l'intermédiaire du système nerveux, pour y être élaborées. Si tu touches une surface lisse, tu peux penser qu'il s'agit de verre ou de métal. Si elle est rugueuse, ce peut être du papier de verre ou de l'écorce d'arbre. Si elle est molle, tu supposeras qu'il s'agit d'un coussin ou d'un morceau de mousse ou, si elle est dure, d'une brique ou d'une pierre, etc.

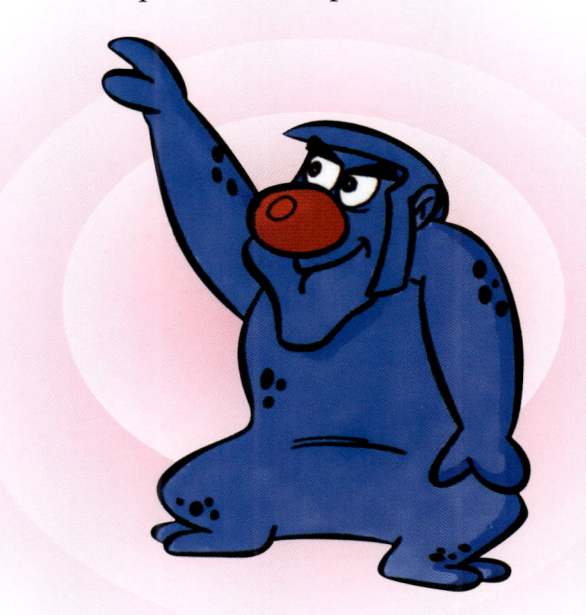

LA PRESSION ET LA CHALEUR

Comment ça fonctionne

Une force externe

Les corpuscules découverts et étudiés par les médecins Abraham Vater et Filipo Pacini ont pour rôle d'informer le cerveau de la pression exercée sur la peau. Situés dans la partie la plus profonde du derme, ils ne sont pas très nombreux. Pour qu'ils réagissent, il faut que la pression subie par la peau soit plus forte dans un endroit donné que sur le reste de sa superficie. La peau s'adapte lentement à la pression externe ; c'est ainsi qu'après avoir enlevé des chaussures trop étroites, tu continues à sentir tes pieds oppressés. En outre, les corpuscules de Pacini et d'autres récepteurs (appelés ==propriocepteurs==), localisés dans les articulations, les ligaments, les muscles et les tendons, envoient des informations qui servent à contrôler le rythme des mouvements et la tension musculaire, et à nous orienter dans l'espace.

• Le chaud et le froid

D'autres récepteurs sont sensibles au chaud et au froid : les corpuscules de Krause (chauds) et de Ruffini (froids). Ils se trouvent dans le derme mais les premiers sont plus nombreux que les seconds, ce qui explique que les gens soient plus sensibles au froid qu'à la chaleur.

UN MONDE AU MICROSCOPE

Globus montre à Globina les merveilles de ce monde microscopique qu'est la peau, ainsi que les corpuscules qui permettent d'avoir des sensations de froid, de chaud et de pression.

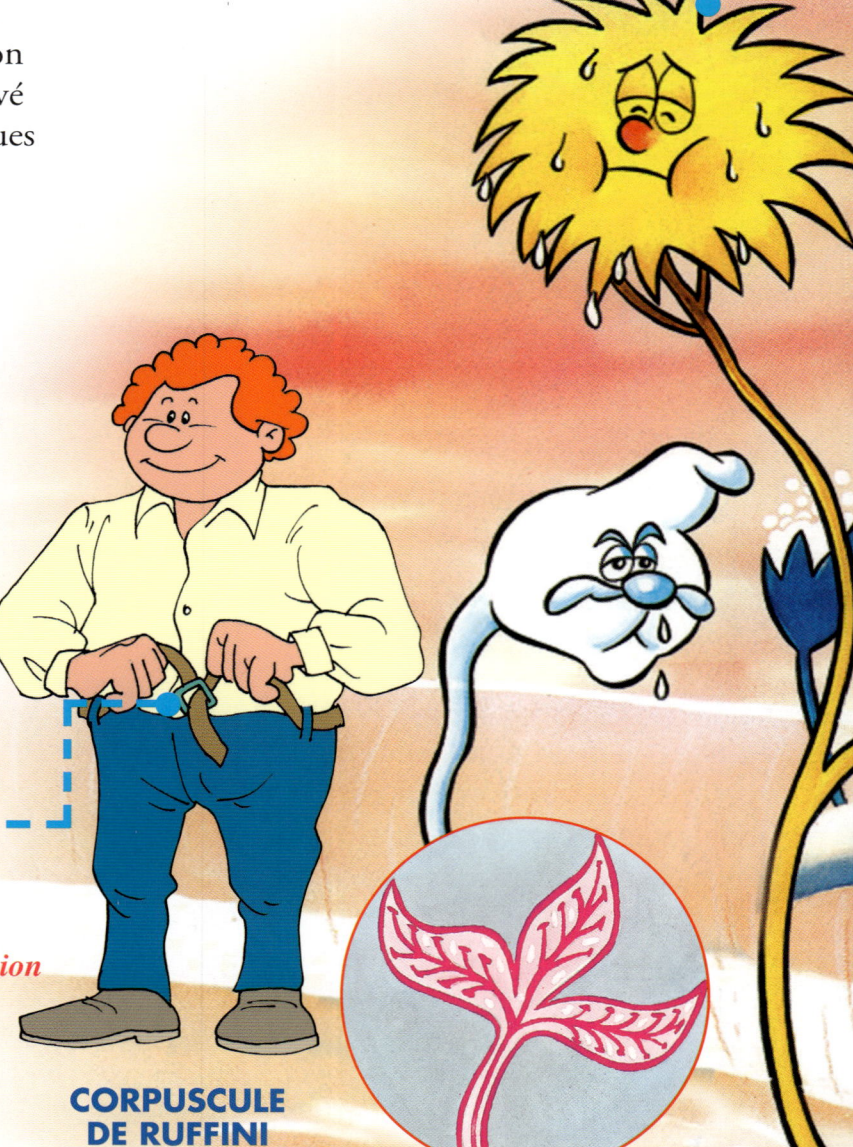

QUEL SOULAGEMENT !

Notre ami a beaucoup trop mangé et sa ceinture le serre. Ce sentiment d'oppression est une sensation tactile transmise par les corpuscules de Vater-Pacini.

CORPUSCULE DE RUFFINI

74

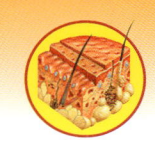

Les corpuscules de Vater-Pacini

Le corps humain compte près de 640 000 récepteurs sensoriels capables de percevoir le froid, le chaud, la pression et la douleur. Les corpuscules de Vater-Pacini sont grands (ils peuvent atteindre 4 mm), nombreux et localisés dans la couche la plus profonde du derme. Ils sont sensibles à la pression et aux déformations auxquelles la peau est soumise.

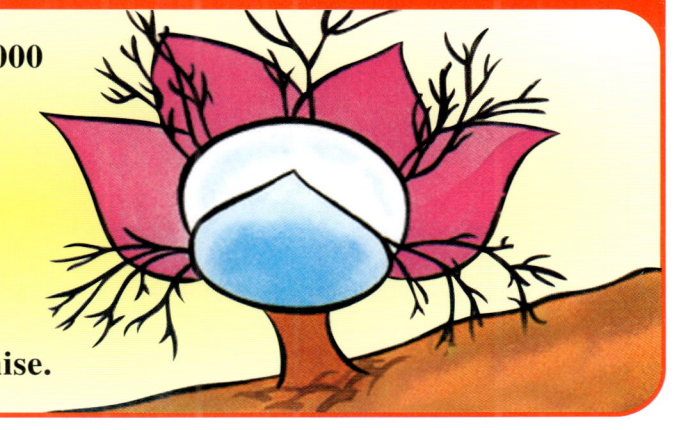

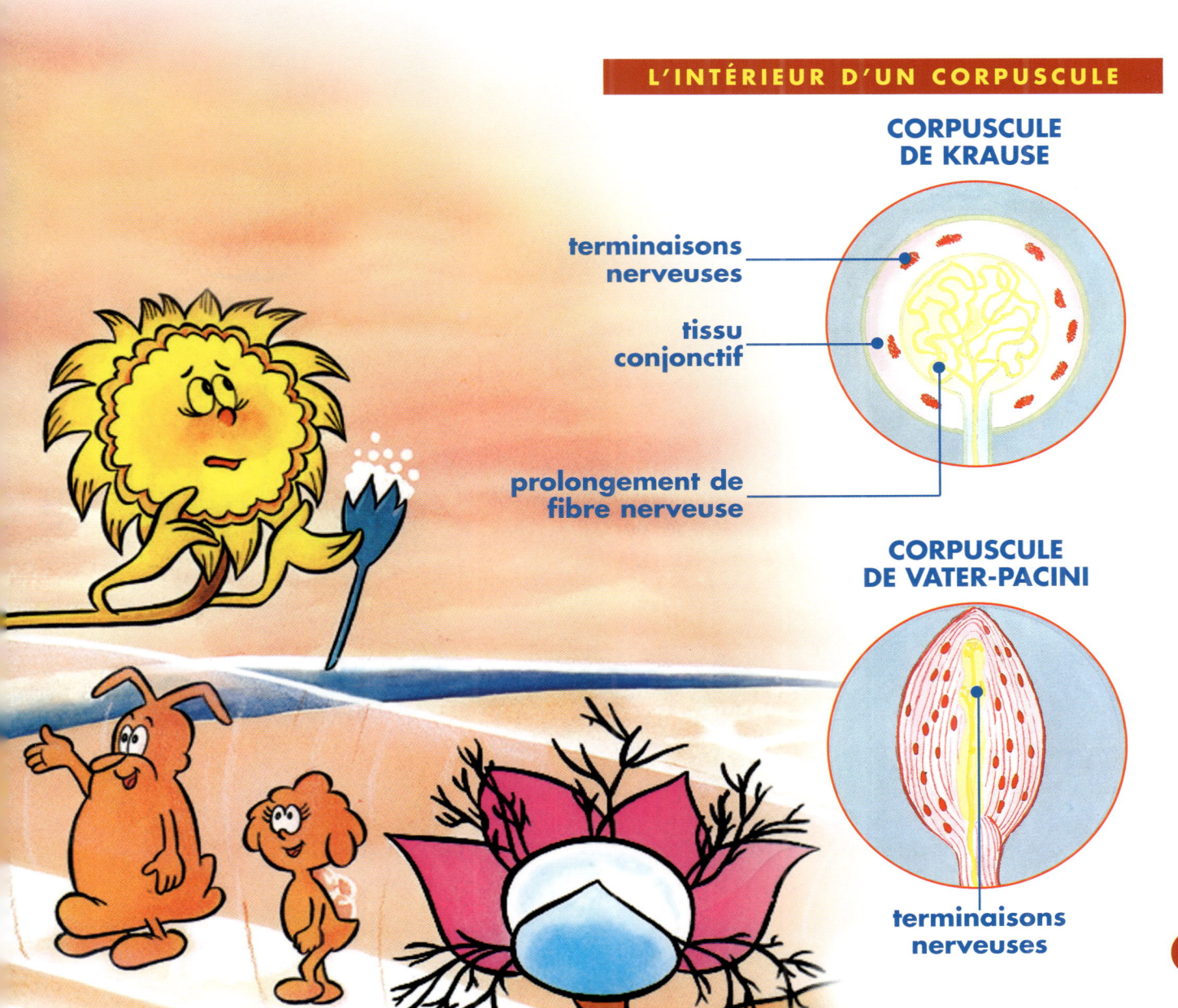

L'INTÉRIEUR D'UN CORPUSCULE

CORPUSCULE DE KRAUSE

- terminaisons nerveuses
- tissu conjonctif
- prolongement de fibre nerveuse

CORPUSCULE DE VATER-PACINI

- terminaisons nerveuses

Comment ça fonctionne

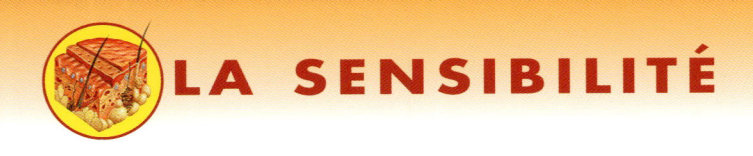

LA SENSIBILITÉ

Une perception bien spécifique

Le sens du toucher nous permet de savoir de quelle nature est la surface des objets, grâce aux informations que les terminaisons nerveuses et les corpuscules tactiles envoient au cerveau. Sur ce plan, deux parties du corps se montrent particulièrement sensibles : la pointe de la langue et le bout des doigts. Ces deux zones doivent cette caractéristique au nombre important de corpuscules de Meissner qu'elles renferment, en l'occurrence entre 100 et 200 au cm^2. C'est ce qui nous permet de reconnaître un objet sans le regarder ou de chercher quelque chose à tâtons dans l'obscurité. Ce sont aussi ces corpuscules qui donnent aux aveugles la possibilité de lire, grâce à l'alphabet Braille, formé de points en relief correspondant aux lettres et aux chiffres qu'ils identifient du bout des doigts.

TOURNÉE D'INSPECTION

Pierrot et Kira font une tournée à travers une zone du derme afin de s'assurer que les corpuscules de Meissner de ce secteur sont à même d'informer le cerveau de la nature des objets en contact avec la peau.

LES AVARIES DE LA PEAU

Kira est parvenue jusqu'à l'extrémité d'une des nombreuses ramifications nerveuses qui avertissent le cerveau des « avaries » constatées sur l'épiderme. Ces données sont transmises sous la forme d'une sensation douloureuse.

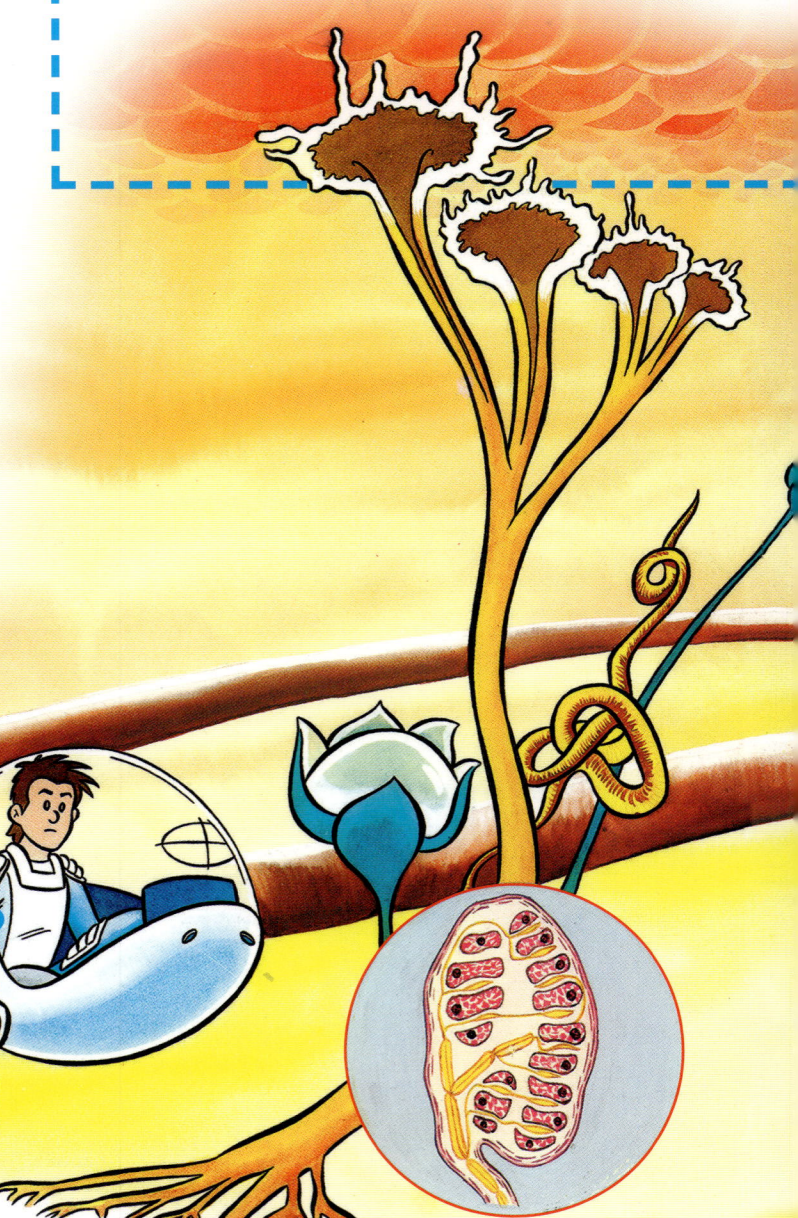

CORPUSCULE DE MEISSNER

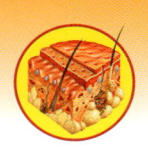

Le corpuscule de Meissner

Les récepteurs du tact sont des terminaisons nerveuses qui peuvent être libres ou logées dans des papilles. Ces dernières, appelées « corpuscules de Meissner », se trouvent dans le derme. Elles sont très abondantes dans les zones les plus sensibles comme le bout des doigts ou de la langue. Ces corpuscules, mesurant 10 micromillimètres, sont très sensibles au contact et réagissent même aux effleurements les plus légers.

CORPUSCULE DE MEISSNER

TERMINAISONS NERVEUSES LIBRES

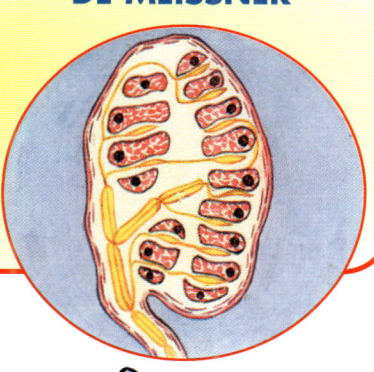

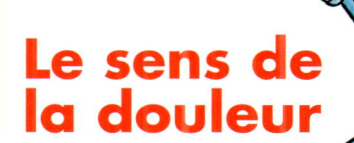

Le sens de la douleur

La sensation de douleur est essentielle pour notre survie : elle nous permet en effet de nous apercevoir de la présence d'un danger, à la suite par exemple d'un coup de griffe ou d'une coupure, et de réagir en conséquence. Cette sensation de douleur est transmise au cerveau par les terminaisons libres dont le nombre varie entre 50 et 200 au cm². À l'instant où nous ressentons la douleur, il se produit une riposte musculaire très rapide qui nous fait nous éloigner de l'objet qui l'a provoquée. Par exemple, si tu te piques à une épingle, tu éloignes immédiatement ton doigt.

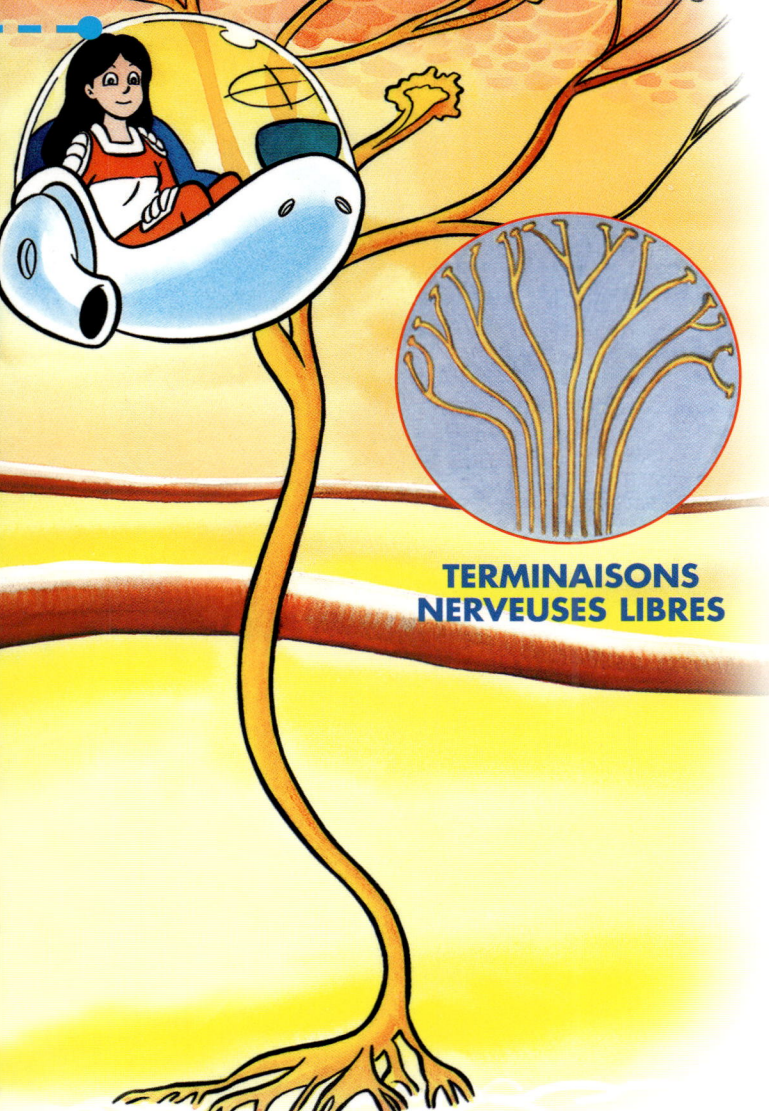

LE SQUELETTE

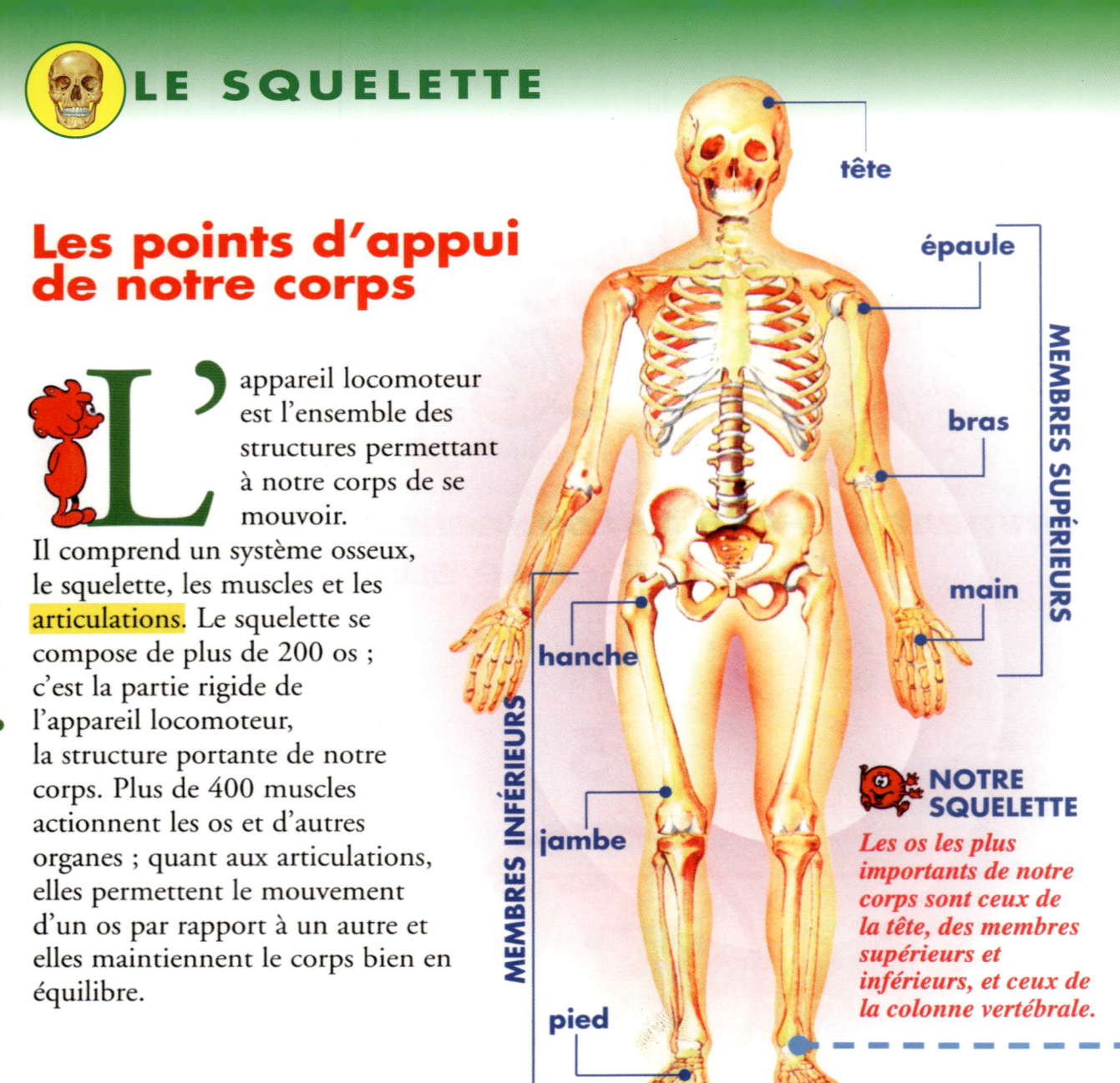

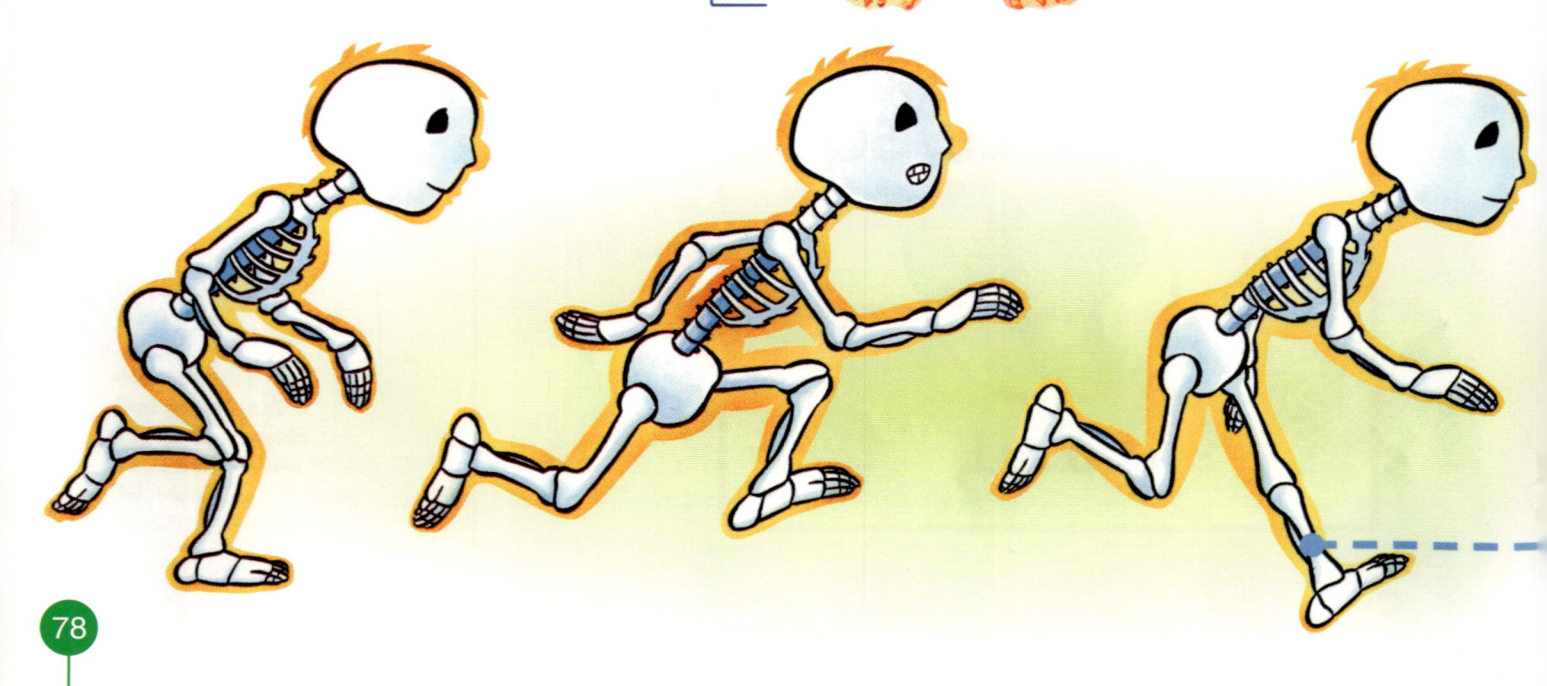

Comment c'est fait

Les points d'appui de notre corps

L'appareil locomoteur est l'ensemble des structures permettant à notre corps de se mouvoir. Il comprend un système osseux, le squelette, les muscles et les articulations. Le squelette se compose de plus de 200 os ; c'est la partie rigide de l'appareil locomoteur, la structure portante de notre corps. Plus de 400 muscles actionnent les os et d'autres organes ; quant aux articulations, elles permettent le mouvement d'un os par rapport à un autre et elles maintiennent le corps bien en équilibre.

tête
épaule
bras
main

MEMBRES SUPÉRIEURS

hanche
jambe
pied

MEMBRES INFÉRIEURS

NOTRE SQUELETTE

Les os les plus importants de notre corps sont ceux de la tête, des membres supérieurs et inférieurs, et ceux de la colonne vertébrale.

78

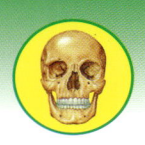

La colonne vertébrale

Dans le dos, il y a une série d'os réunis par des muscles et des ligaments qui constituent la colonne vertébrale. Disposés en arête de poisson, ces os sont le principal soutien de notre corps et servent de support à plusieurs muscles permettant de faire des mouvements importants tels que tourner la tête dans tous les sens. Les muscles postérieurs du tronc permettent de dresser la tête et la colonne et contribuent aux mouvements des épaules. Leur contraction continue garde le corps droit et empêche que le poids des viscères ne le fasse se plier vers l'avant.

VERTÈBRES CERVICALES
RÉGION CERVICALE

VERTÈBRES THORACIQUES
RÉGION THORACIQUE ET DORSALE

VERTÈBRES LOMBAIRES
RÉGION LOMBAIRE

RÉGION PELVIENNE

os sacré

coccyx

UN SYSTÈME DE LEVIER

Si tu pouvais te voir à travers un écran à rayons X alors que tu es en train de courir, tu remarquerais la perfection de ce système de levier que forme ton squelette dont les articulations sont les points de jonction. Ce sont ces leviers qui permettent certains mouvements et pas d'autres.

LES MEMBRES INFÉRIEURS

Comment c'est fait

Les os pour marcher et courir

Hanches, jambes et pieds sont les extrémités inférieures de notre corps ; les articulations entre ces os nous permettent de marcher et de courir. Certains os - les plus résistants de notre organisme tels que le fémur et le tibia - se trouvent justement dans cette partie et supportent le poids de notre corps. Il y a aussi le péroné, la rotule et les os du pied. Voyons maintenant en détail comment sont ces os. Le fémur est l'os le plus long, l'un des plus gros et des plus solides de notre corps ; la rotule est un os court, rond et plutôt plat, en avant de l'articulation du genou ; le tibia, long et résistant, soutient la majeure partie du poids de notre corps et il réunit fémur et os du pied. Enfin, le péroné est un os long lui aussi, mais moins gros et costaud que le tibia.

Les os du pied

Le squelette du pied se compose de 26 os divisés en tarse, métatarse et **phalanges**. Chaque doigt comprend trois phalanges, sauf le gros orteil qui n'en a que deux. L'astragale, réuni au tibia et au péroné par une articulation, sert à distribuer le poids du corps.

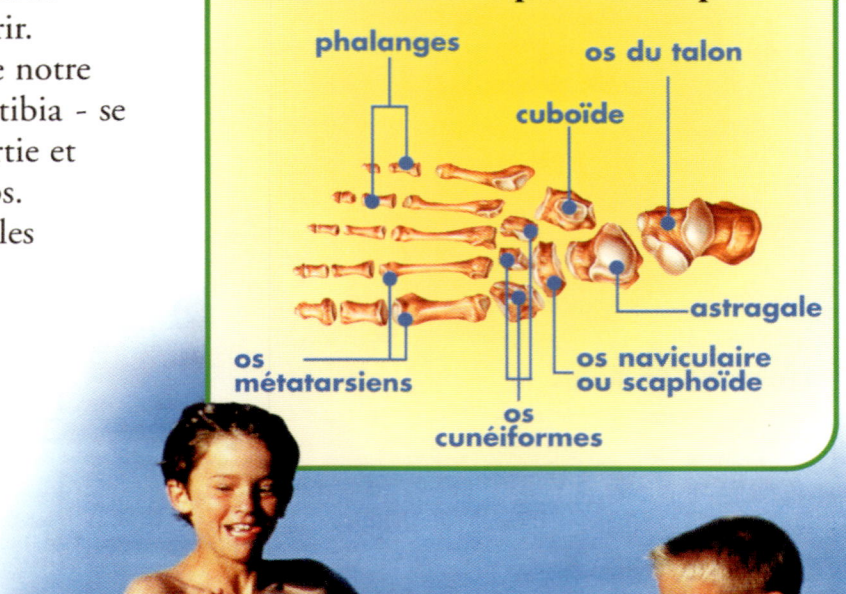

- phalanges
- os du talon
- cuboïde
- astragale
- os métatarsiens
- os cunéiformes
- os naviculaire ou scaphoïde

LA JAMBE

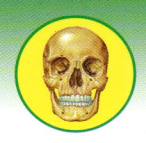

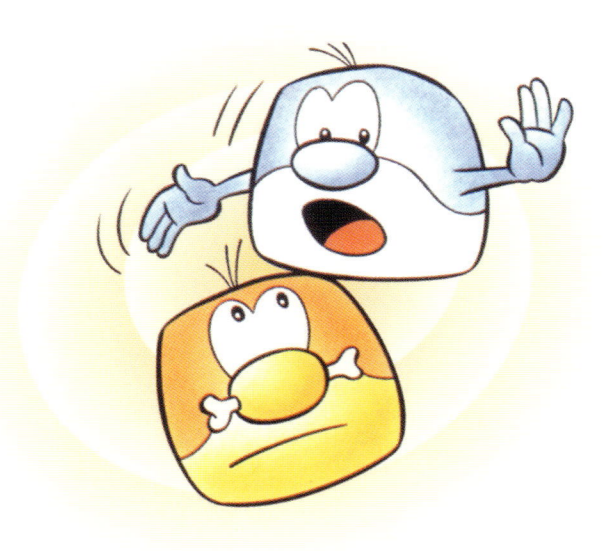

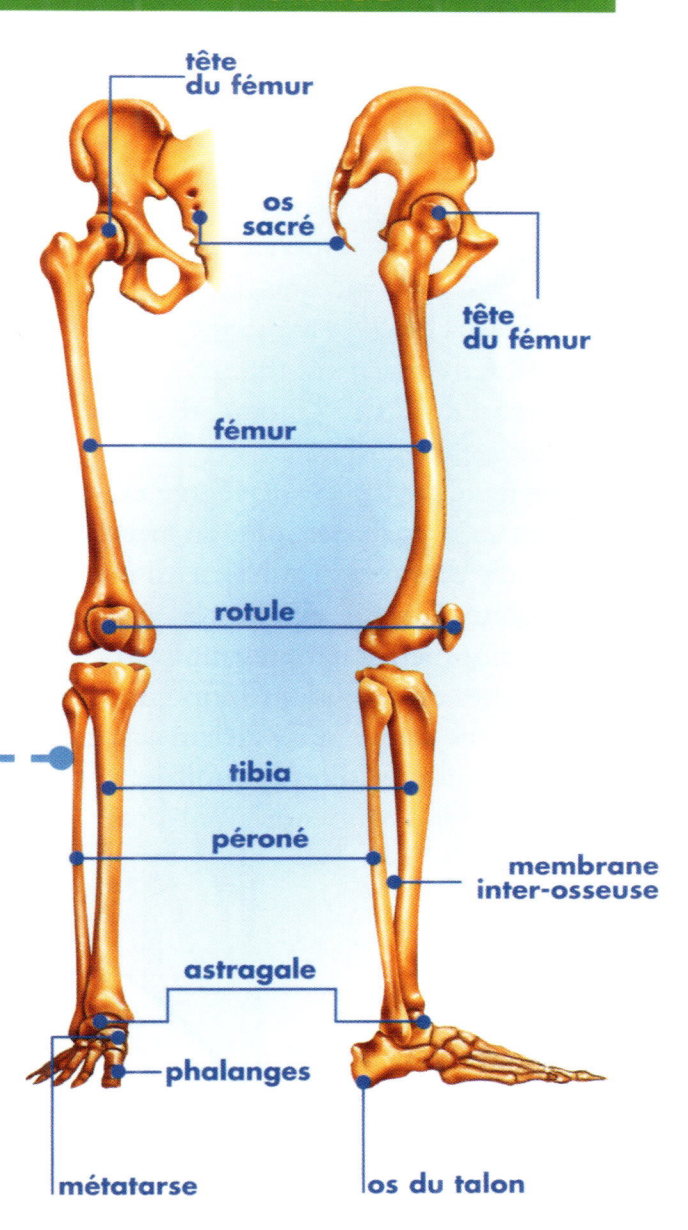

- tête du fémur
- os sacré
- tête du fémur
- fémur
- rotule
- tibia
- péroné
- membrane inter-osseuse
- astragale
- phalanges
- métatarse
- os du talon

DES OS LONGS

Les os les plus longs et résistants de notre corps se trouvent dans les jambes ; ils doivent supporter tout le poids de notre organisme.

NOTRE SOUTIEN

Les os de nos jambes travaillent intensément avec nos muscles quand nous nous promenons ou quand nous courons. Grâce aux articulations de la cheville, du genou et de la hanche, nous pouvons faire un très grand nombre de mouvements.

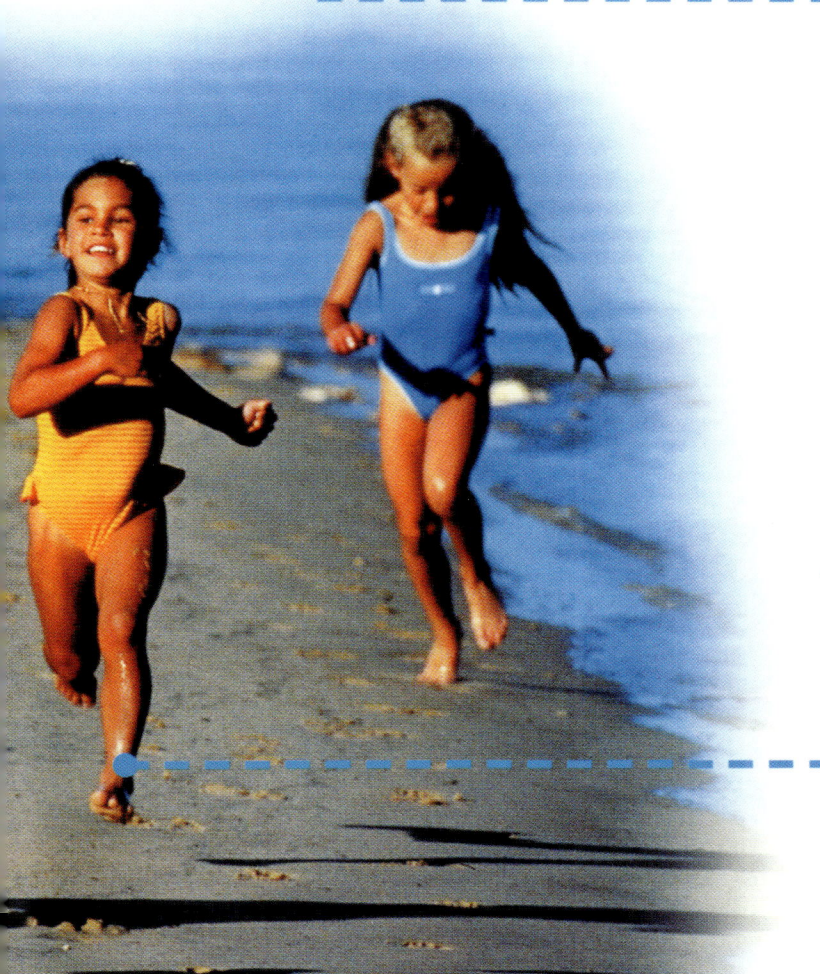

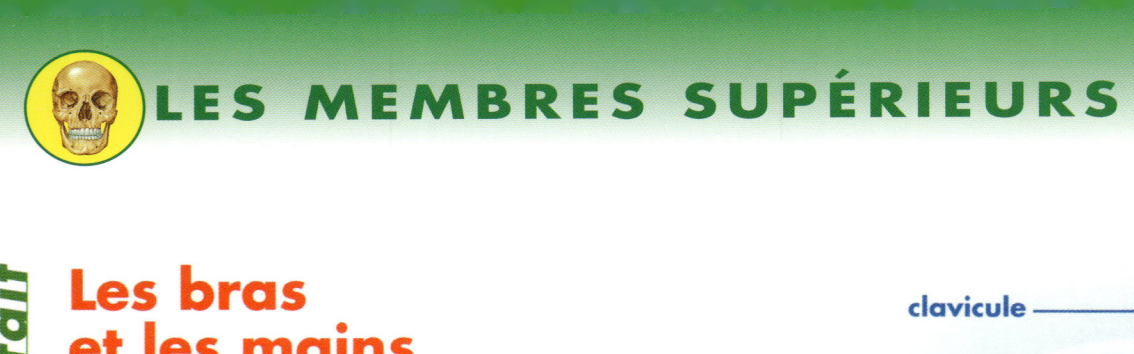

LES MEMBRES SUPÉRIEURS

Comment c'est fait

Les bras et les mains

Quatre parties distinctes forment les extrémités supérieures : l'épaule, le bras, l'avant-bras et la main. Située dans la partie supérieure du thorax, l'épaule comprend deux os : l'omoplate derrière et la clavicule devant.

La clavicule est un «S», avec une extrémité en contact avec le sternum, en avant et au milieu du thorax, et l'autre en contact avec l'omoplate. Chaque extrémité a une articulation permettant les mouvements compliqués de l'épaule. L'humérus est un os long et cylindrique qui s'articule avec l'omoplate, le radius et le cubitus, les deux os qui forment l'avant-bras.

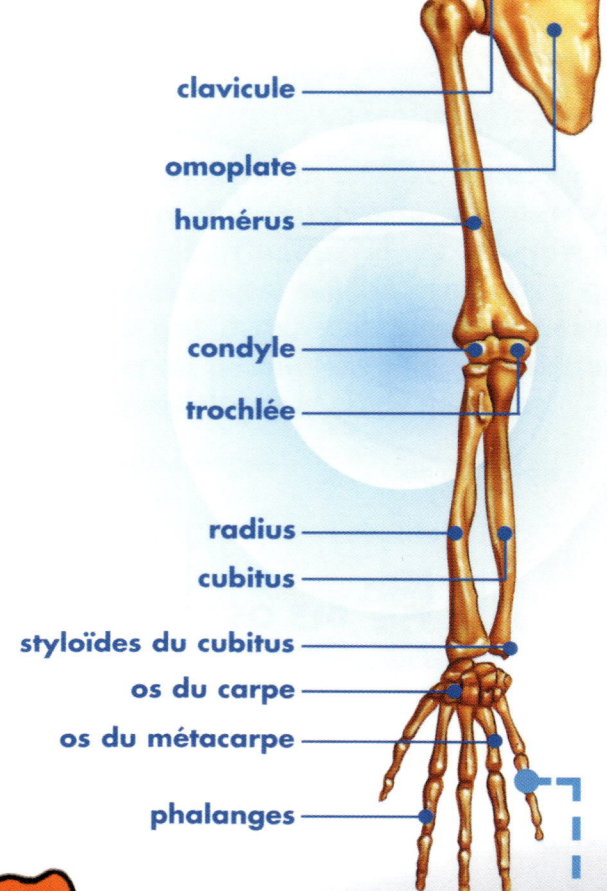

- clavicule
- omoplate
- humérus
- condyle
- trochlée
- radius
- cubitus
- styloïdes du cubitus
- os du carpe
- os du métacarpe
- phalanges

UNE GRANDE DÉCOUVERTE

Grâce aux fouilles des archéologues on a découvert que notre structure osseuse est encore très proche de celle de nos ancêtres, en dépit d'une certaine évolution.

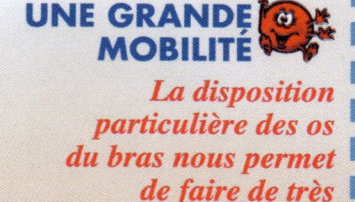

UNE GRANDE MOBILITÉ

La disposition particulière des os du bras nous permet de faire de très nombreux mouvements.

82

Anatomie du squelette

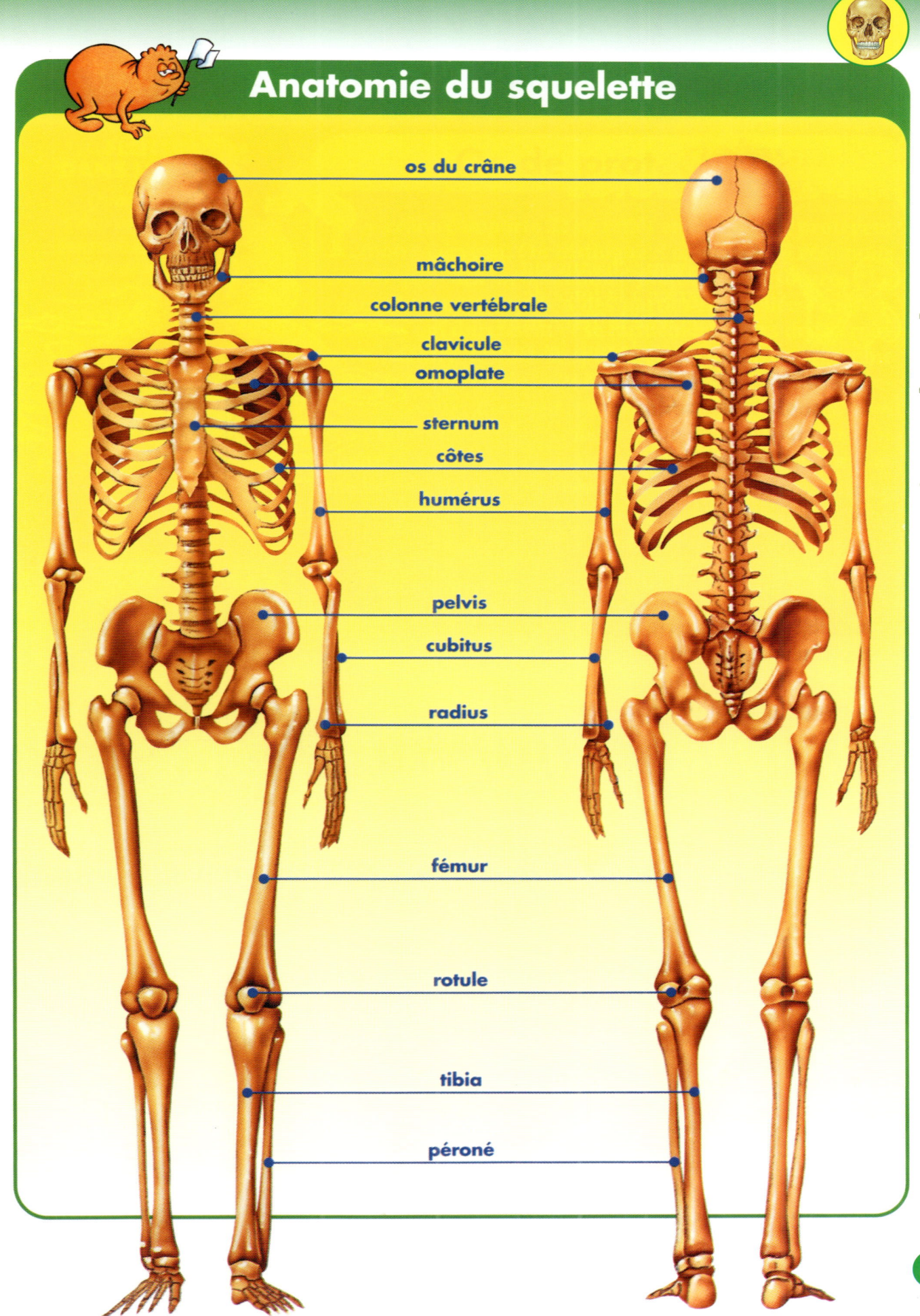

- os du crâne
- mâchoire
- colonne vertébrale
- clavicule
- omoplate
- sternum
- côtes
- humérus
- pelvis
- cubitus
- radius
- fémur
- rotule
- tibia
- péroné

Mon premier atlas d'anatomie

83

LA COLONNE VERTÉBRALE

Comment ça fonctionne

L'axe de notre squelette

Les 33 vertèbres qui composent notre épine dorsale sont les os les plus délicats de notre squelette. Il s'agit d'une série d'articulations semi-mobiles en forme de «S». Les vertèbres sont réunies par deux appendices osseux, l'un en haut et l'autre en bas, et elles sont séparées par une sorte d'amortisseur, le disque intervertébral. Les muscles réunis à la colonne se contractent à l'occasion de n'importe quel mouvement en lui infligeant une pression constante. C'est la raison pour laquelle quand une vertèbre ou un disque intervertébral sont endommagés, on a mal au dos. Pour certains, ces problèmes sont dus à la position debout de l'espèce humaine, quadrupède à l'origine. Toutefois, il semble plus probable que les problèmes vertébraux soient la conséquence de postures incorrectes.

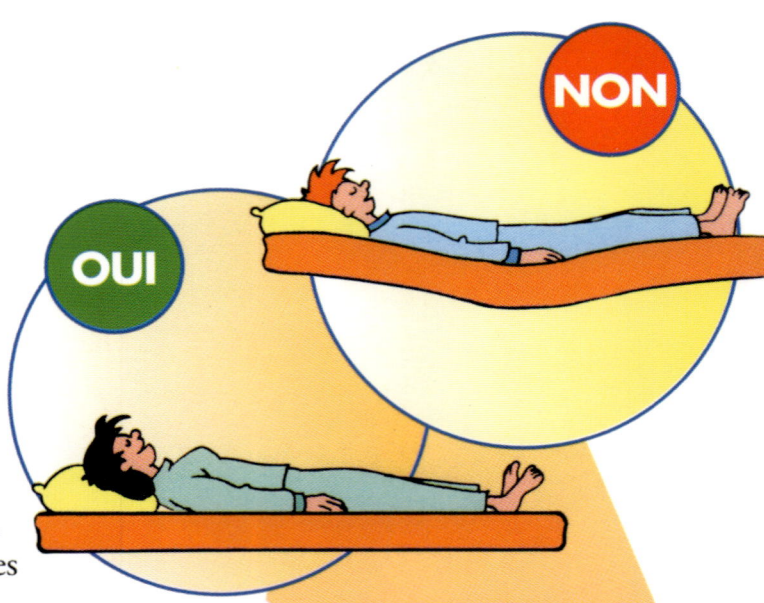

UNE BONNE POSITION

Si on garde une bonne position dans n'importe quelle occasion, on évite les problèmes graves, tels que les déviations de la colonne vertébrale.

Le matelas sur lequel tu dors doit être rigide, tes épaules doivent s'appuyer dessus et il faut que ton oreiller maintienne ton cou en ligne avec la colonne vertébrale.

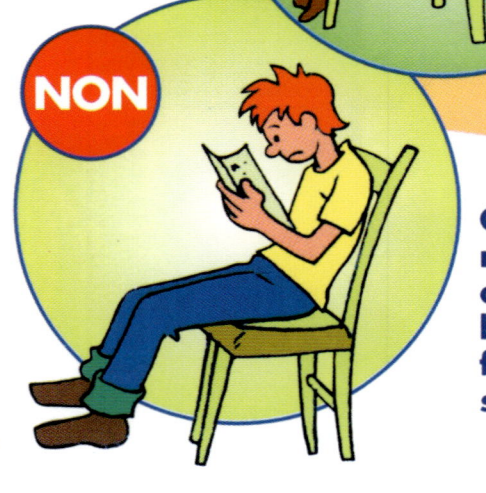

Quand tu es assis, n'oublie pas de garder ton dos bien droit, et tes fesses bien posées sur le siège.

NE PAS PORTER DE POIDS TROP LOURDS

La colonne est une partie très importante de notre corps, il est donc conseillé de ne pas lui imposer des efforts excessifs. Fais donc comme cette maman : évite de porter des choses trop lourdes et passe-les d'un bras à l'autre pour qu'ils travaillent de la même manière.

OUI

NON

Quand tu es debout ou que tu marches, garde tes épaules bien droites.

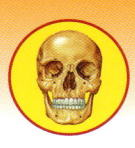

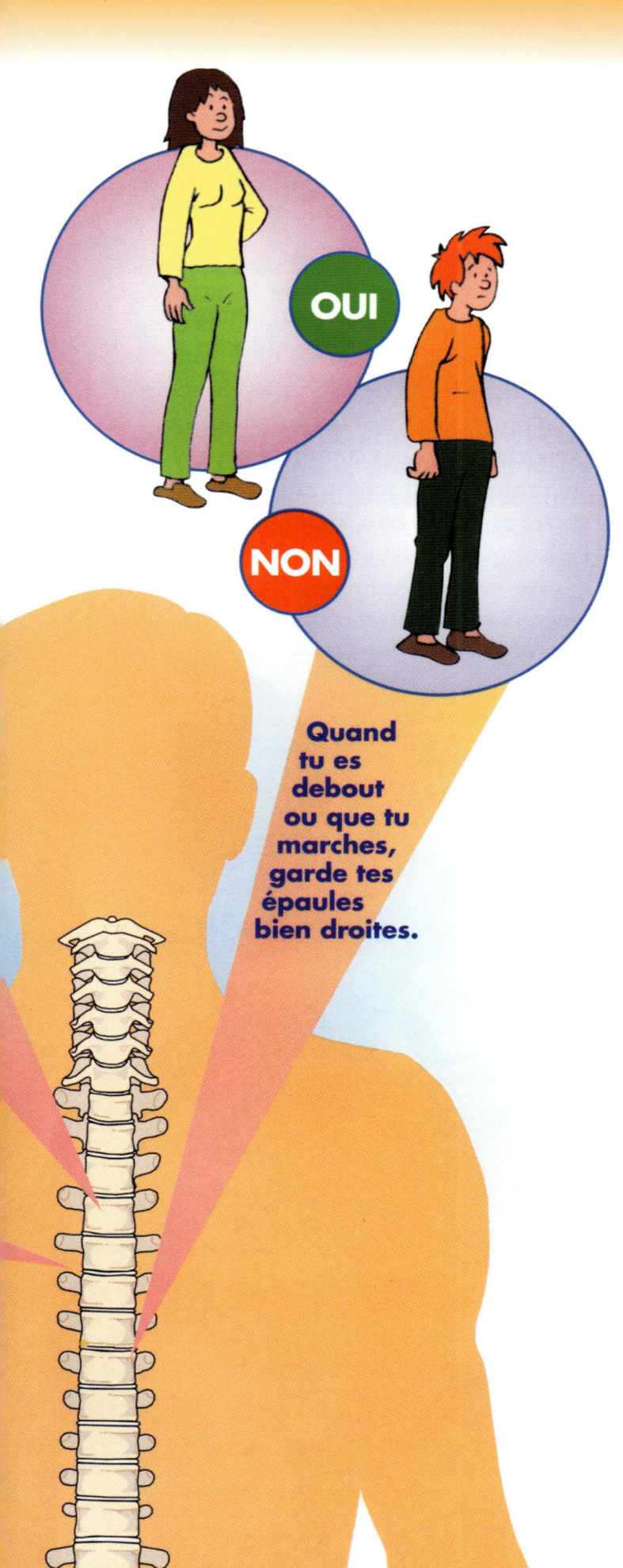

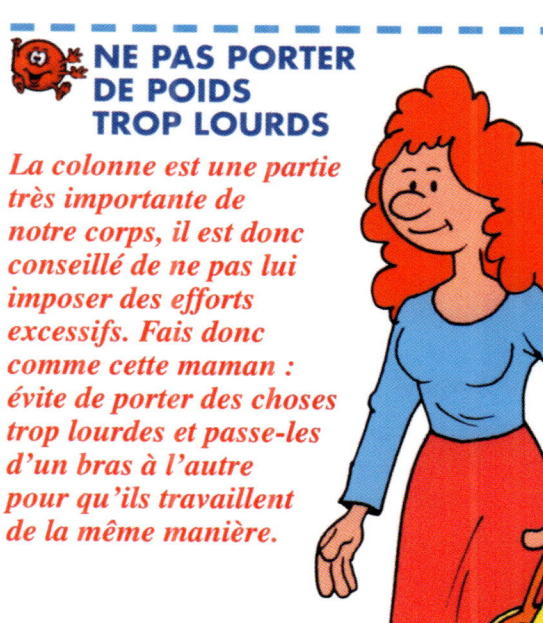

• Le mal de dos

La cause la plus fréquente des douleurs soudaines et intenses du dos est due à des efforts ou des mouvements trop brusques. Ils provoquent la déchirure du disque intervertébral plus ou moins étendue aux ligaments et aux fibres musculaires. Il peut y avoir pincement quand le disque s'affaisse de façon anormale. On éprouve une douleur très forte du fait de la compression, par le disque déplacé, des fibres nerveuses qui passent près des vertèbres.

LE TISSU OSSEUX

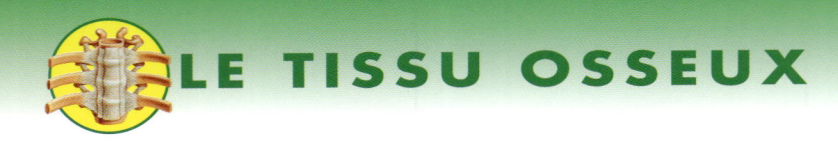

Comment c'est fait

La composition des os

L'os est la partie la plus dure du corps humain comme de celui de tous les vertébrés. Grâce à cette caractéristique, complétée par un processus physico-chimique appelé « fossilisation », la structure du squelette peut se maintenir intacte très longtemps après la mort de l'individu. C'est ce qui explique qu'il soit possible de reconstruire le squelette d'animaux qui, tels les dinosaures, ont vécu il y a des millions d'années. C'est ainsi que les paléontologues, c'est-à-dire les scientifiques qui étudient la préhistoire et les êtres qui l'on peuplée, sont à même de retracer le cours de l'évolution de la vie sur notre planète. Les os sont formés du tissu osseux, composé de cellules particulières appelées ostéocytes, et d'une substance intercellulaire solide qui leur donne leur consistance très dure.
Ce tissu osseux peut être de deux types : spongieux ou compact.

• Le tissu spongieux
C'est celui que l'on trouve dans la tête des os longs, mais également dans les os plats et les os courts. Il porte ce nom parce que sa substance intercellulaire présente des cavités semblables à celles d'une éponge (ou aux alvéoles d'une ruche), avec un sac d'air à l'intérieur. Ces cavités contiennent aussi la moelle rouge, ainsi nommée parce qu'elle produit les cellules du sang.

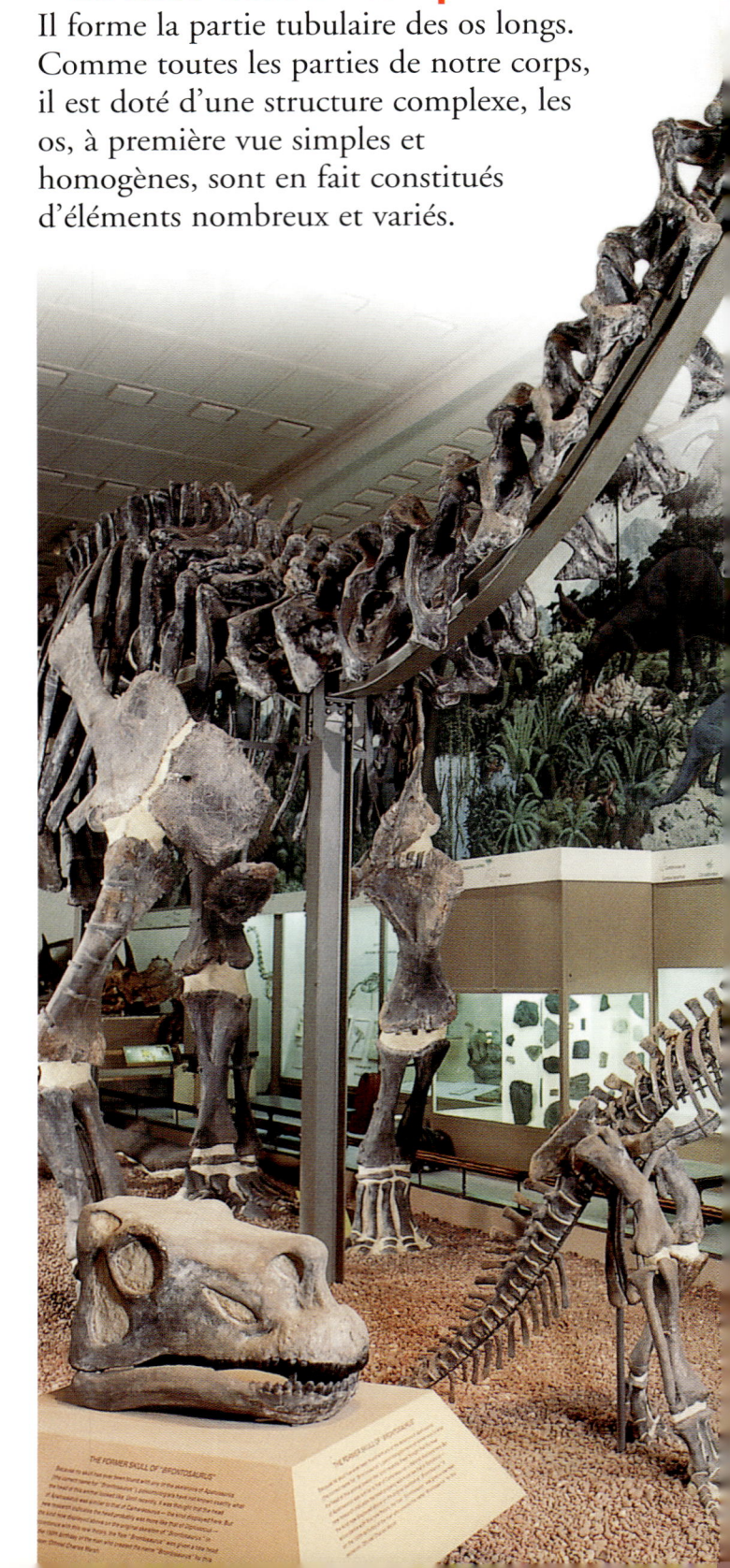

Cette structure de l'os explique sa légèreté, alliée à sa grande solidité.

• Le tissu osseux compact
Il forme la partie tubulaire des os longs. Comme toutes les parties de notre corps, il est doté d'une structure complexe, les os, à première vue simples et homogènes, sont en fait constitués d'éléments nombreux et variés.

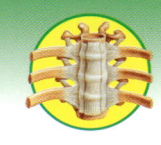

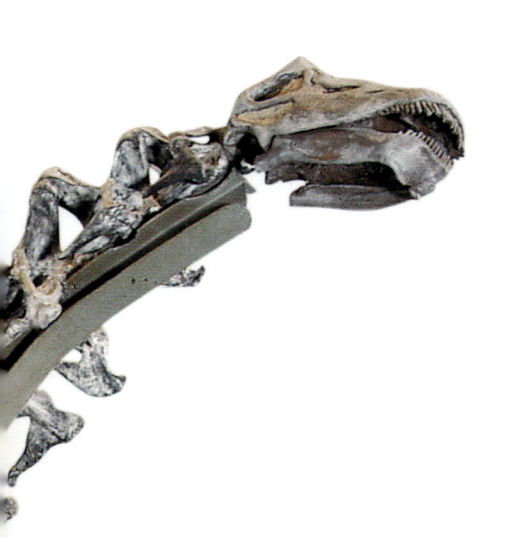

La substance intercellulaire

Formée de strates concentriques, elle présente, dans la partie la plus large de l'os, des petits canaux, les **canaux de Havers**, où passent les vaisseaux sanguins. Les os sont revêtus d'une membrane blanchâtre, le périoste, qui permet leur croissance en épaisseur et qui les recouvre entièrement à l'exception des articulations, tapissées de **cartilage**.

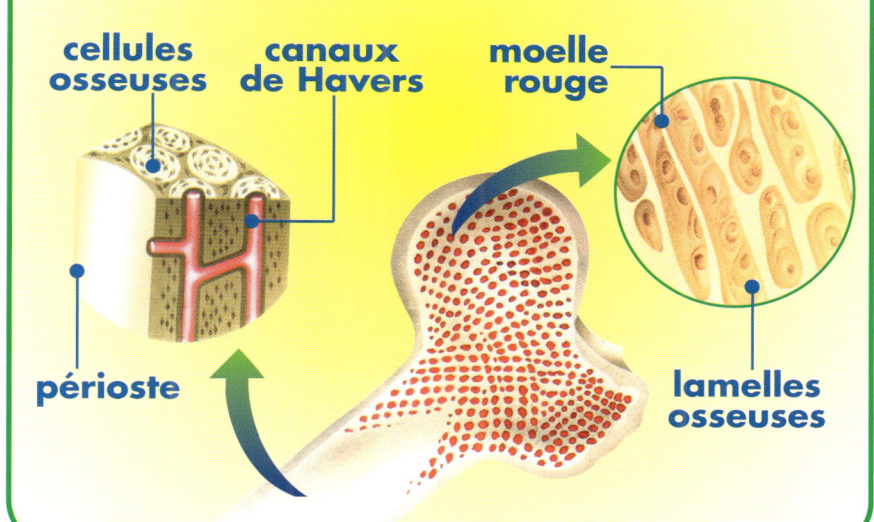

cellules osseuses — canaux de Havers — moelle rouge — périoste — lamelles osseuses

UNE VISITE AU MUSÉE

Les musées d'histoire naturelle ou d'anthropologie présentent des squelettes reconstitués d'animaux préhistoriques qui, grâce à la fossilisation, se sont parfaitement conservés.

LES OS FOSSILES PARLENT

La découverte des os fossilisés et leur étude permettent de suivre les transformations du squelette des vertébrés au cours des âges.

87

QU'Y A-T-IL À L'INTÉRIEUR DES OS ?

Comment c'est fait

L'intérieur des os

En observant un os, on constate qu'il est formé de plusieurs couches. Comme toutes les parties de notre organisme, et bien qu'il ait un aspect homogène, il est doté d'une structure très complexe. De l'extérieur vers l'intérieur, il y a :

• **Le périoste**, membrane dure et résistante qui recouvre l'os entièrement, à l'exception des cartilages des articulations. Il permet l'épaississement de l'os et il le régénère en cas de fracture.

• **Le tissu osseux compact**, qui forme une couche très épaisse.

• **Le tissu osseux spongieux**, avec de nombreuses cavités. Il occupe la zone centrale dans les os courts et plats, et l'intérieur de l'épiphyse dans les os longs.

• **La moelle osseuse rouge** remplit les cavités du tissu spongieux et a, en fait, peu de choses à voir avec l'os proprement dit. Elle se trouve à l'intérieur de celui-ci mais son rôle est de produire des globules rouges et des globules blancs.

• **La moelle osseuse jaune** est une substance grasse qui se substitue graduellement à la moelle rouge à partir de l'adolescence.

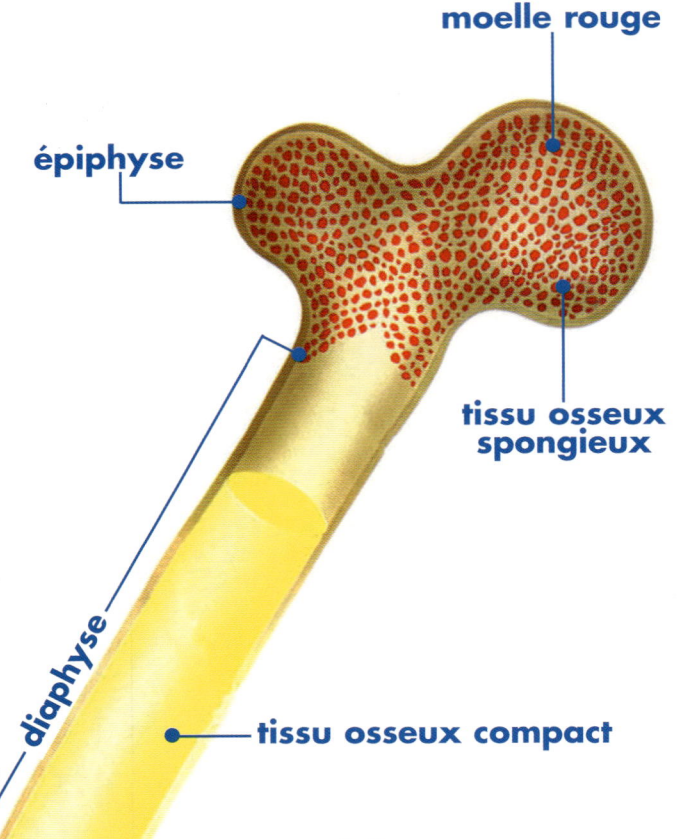

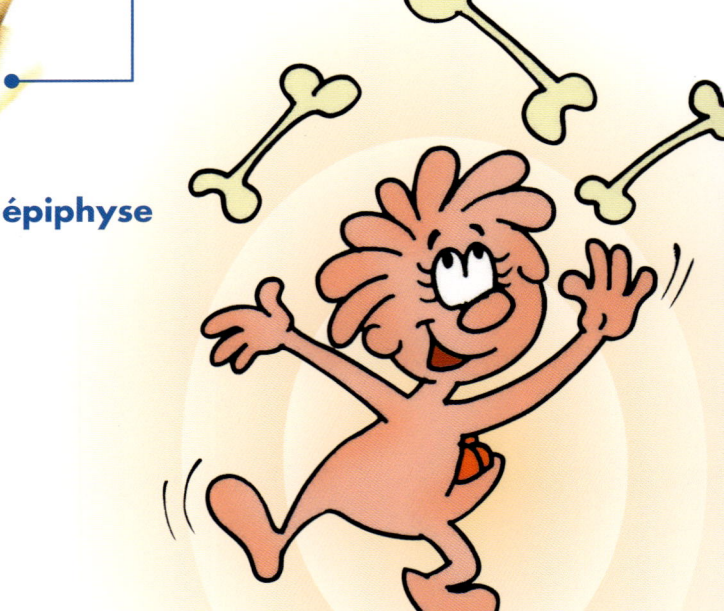

moelle rouge
épiphyse
tissu osseux spongieux
diaphyse
tissu osseux compact
périoste
épiphyse

88

L'anatomie des os

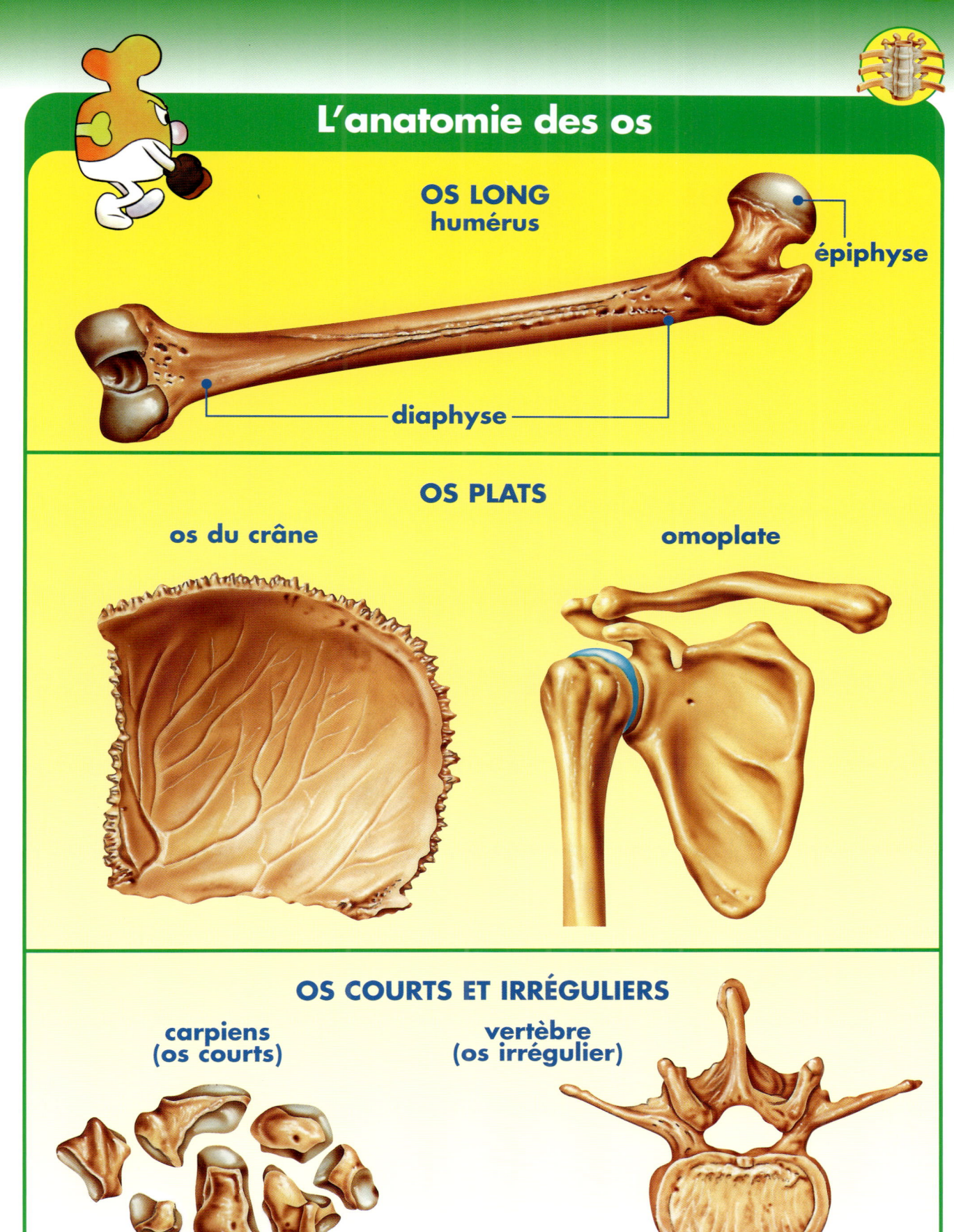

OS LONG
humérus

- épiphyse
- diaphyse

OS PLATS

os du crâne

omoplate

OS COURTS ET IRRÉGULIERS

carpiens (os courts)

vertèbre (os irrégulier)

Mon premier atlas d'anatomie

89

LES ARTICULATIONS

Comment c'est fait

Comment les os sont-ils assemblés ?

Les points d'assemblage des os entre eux sont les articulations. Celles-ci sont revêtues d'un cartilage, c'est-à-dire d'un tissu élastique et résistant qui favorise le frottement. En outre, elles sont protégées par une membrane souple sécrétant un liquide lubrifiant sans lequel notre squelette grincerait au moindre mouvement. Les os sont maintenus assemblés par des fibres de collagène, flexibles et résistantes, les « ligaments ». Les articulations disposent de divers mécanismes qui contrôlent les mouvements des os, les maintenant en contact, évitant à la fois un excès de frottement et tout écartement. Il existe trois types d'articulations, chacune fonctionnant de manière spécifique :

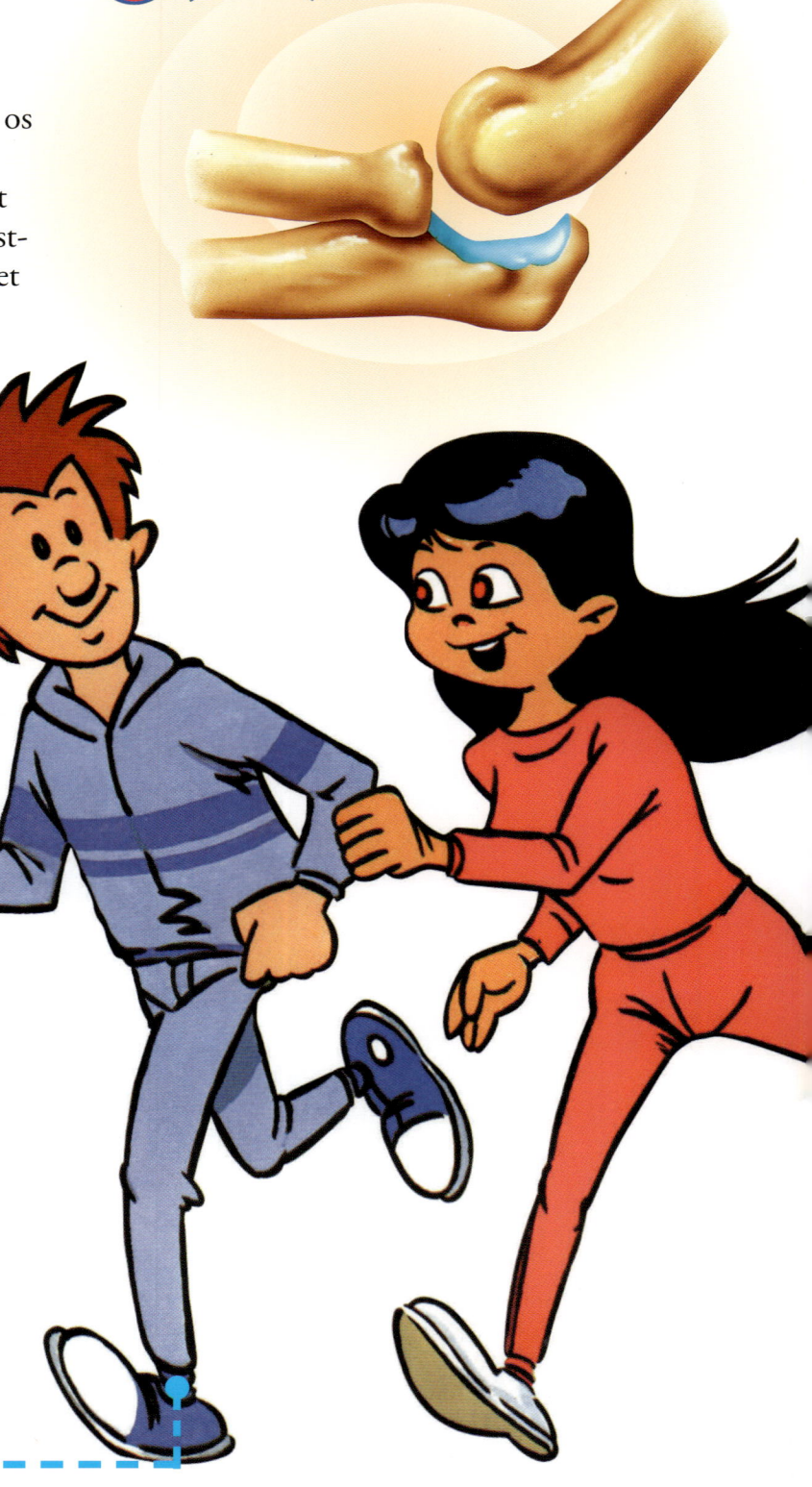

1 Articulation mobile (coude)

PIERROT ET KIRA FONT DU JOGGING

Lorsque nous courons, nous mettons en mouvement de nombreuses articulations. En fait, pour avancer, nous bougeons les genoux, les chevilles et les hanches.

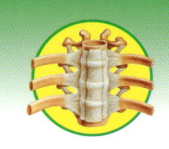

② Articulation immobile (crâne)

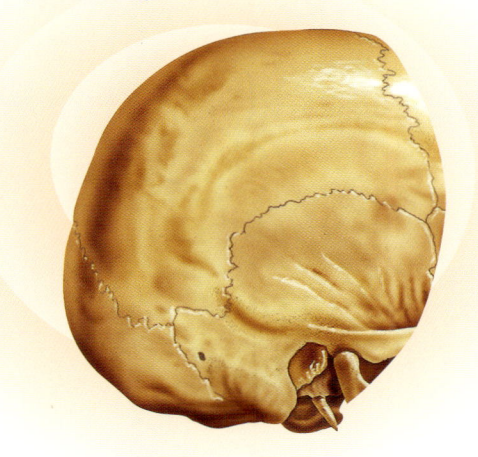

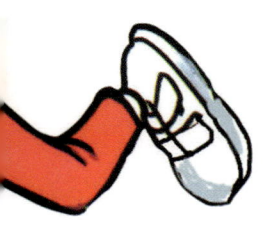

③ Articulation semi-mobile (vertèbre)

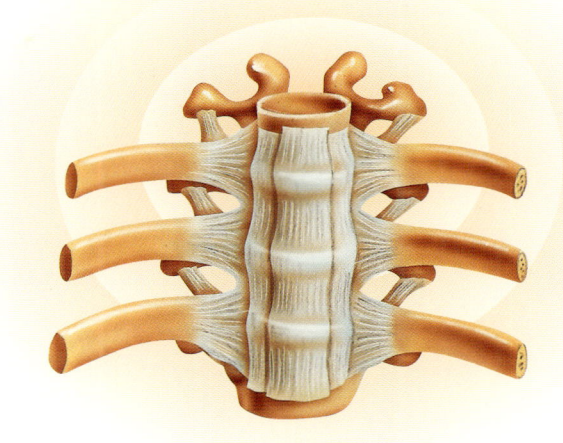

• **L'articulation mobile (1)**, comme celle du coude, du genou ou de la hanche, fait intervenir un os de forme allongé à extrémité sphérique qui s'emboîte parfaitement dans la cavité d'un autre. Ce type d'articulation permettant le mouvement est le plus fréquent.

• **L'articulation immobile (2)**, telle celle du crâne, concerne deux os, réunis par un tissu fibreux ne permettant pas le mouvement, et « encastrés » l'un dans l'autre comme par une fermeture Éclair maintenue fermée.

• **L'articulation semi-mobile (3)**, comme celle des vertèbres, ne permet que des mouvements limités.

LA HANCHE

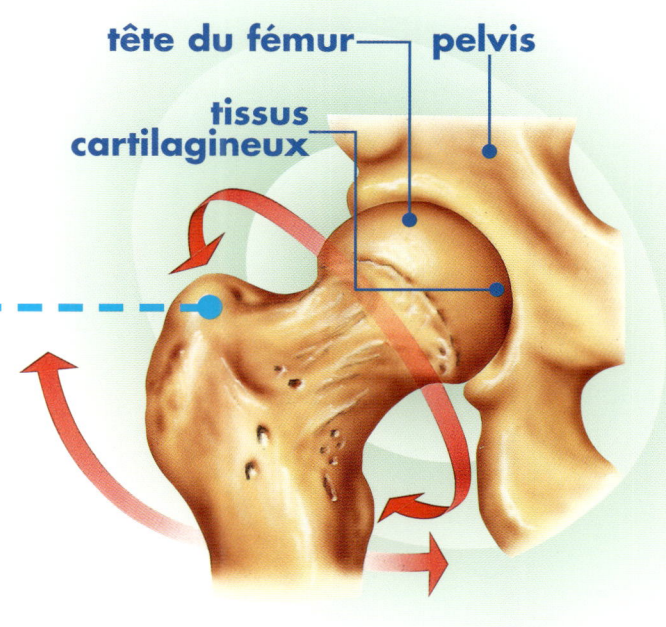

tête du fémur — pelvis
tissus cartilagineux

L'ARTICULATION DU FÉMUR

La tête du fémur, de forme sphérique et lisse, s'insère parfaitement dans la cavité de l'os iliaque du bassin, ou pelvis, qui lui correspond, formant l'articulation de la hanche. C'est ce qui permet les mouvements du fémur dans tous les sens.

LA FORMATION DES OS

Comment ça fonctionne

Le développement des os

Les os commencent à se développer dès les premières semaines de la vie, dans l'utérus maternel, mais ils vont passer par plusieurs phases pour arriver au terme de leur formation.

• **La phase embryonnaire**, dans les mois qui précèdent la naissance : les os ne sont guère qu'une gélatine dense.

• **La phase cartilagineuse** succède à la précédente et caractérise les os de l'enfant au moment de sa naissance : ils sont souples et mous, comme le tissu qui recouvre les articulations de l'adulte, c'est-à-dire le cartilage.

• **La phase osseuse** ou « ossification », est l'étape finale, au cours de laquelle les os acquièrent leur dureté. Le processus part des centres osseux, c'est-à-dire des points où commence le durcissement qui va ensuite s'étendre à l'os tout entier.

En outre, les os vont s'allonger. Les cellules cartilagineuses s'étendent progressivement et se transforment en os : la croissance se fait ainsi jour après jour. Vers l'âge de vingt-cinq ans, nos os ont acquis leur dureté et leurs dimensions définitives. La croissance peut être considérée comme complète.

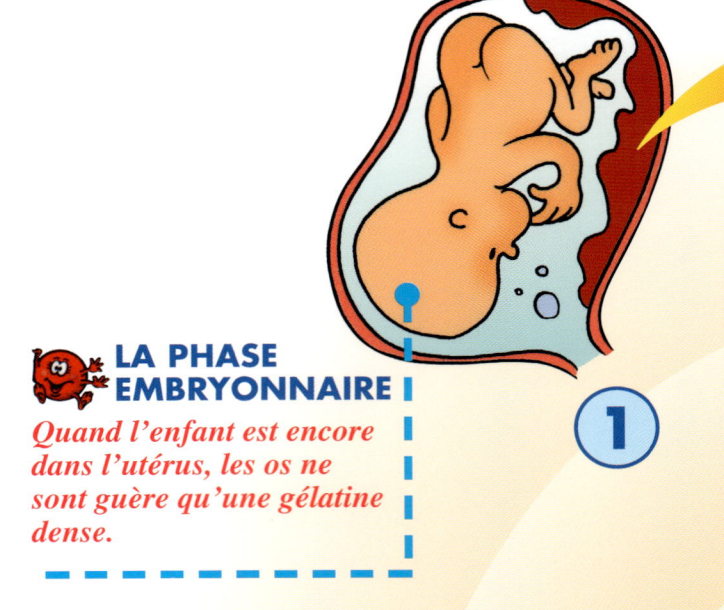

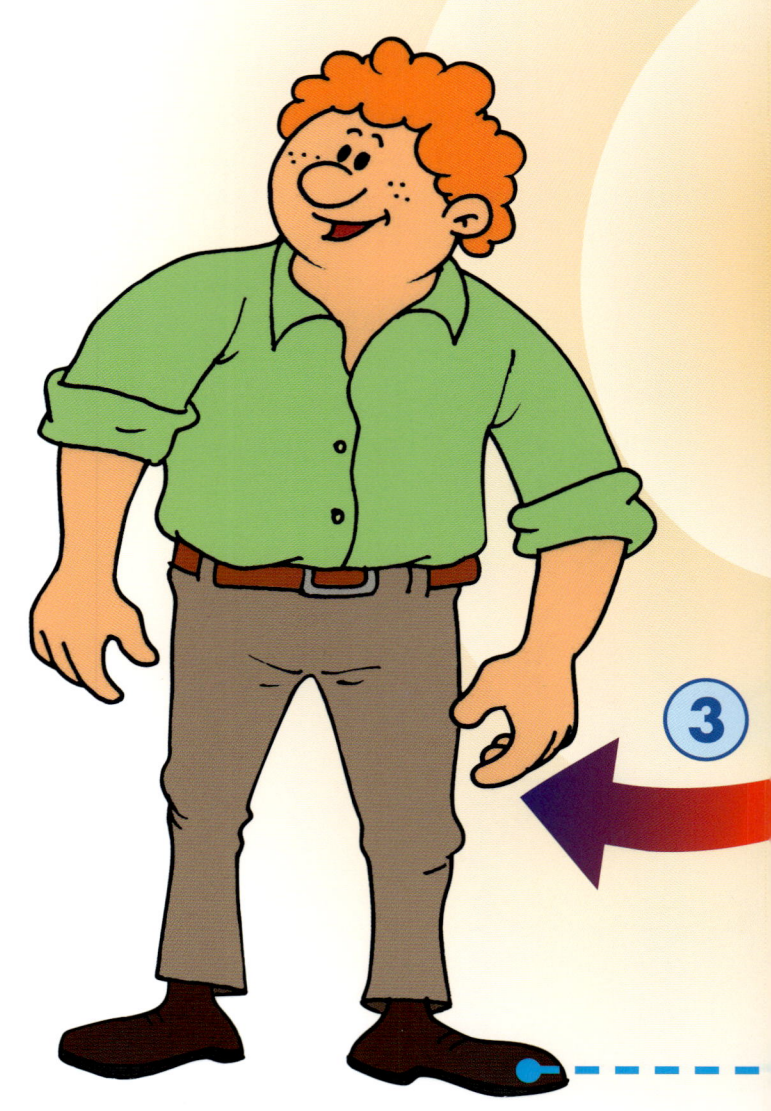

LA PHASE EMBRYONNAIRE
Quand l'enfant est encore dans l'utérus, les os ne sont guère qu'une gélatine dense.

①

③

92

LA PHASE CARTILAGINEUSE

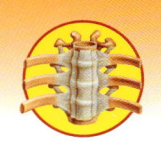

Les os d'un bébé qui vient de naître n'ont pas la dureté de ceux d'un adulte : on dit qu'il sont « en caoutchouc » ! C'est pourquoi les fractures sont rares chez les très jeunes enfants.

La plaque de croissance

Au moment de la naissance, les os ne sont pas encore complètement formés. Au cours de la croissance, ils se calcifient et durcissent, alors que s'allonge la plaque de croissance, cartilage qui se trouve à chaque extrémité et qui s'ossifie en dernier.

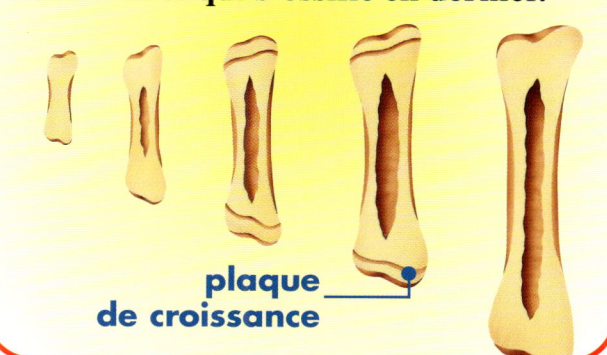

plaque de croissance

LA PHASE OSSEUSE

Les os, désormais durs, s'allongent progressivement grâce au cartilage qui tend à s'étirer. La croissance se poursuit, jour après jour, et arrive à son terme quand le sujet atteint l'âge de vingt-cinq ans environ.

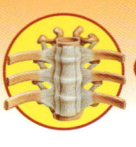

COMMENT RENFORCER LES OS ?

Comment ça fonctionne

Construis ton squelette

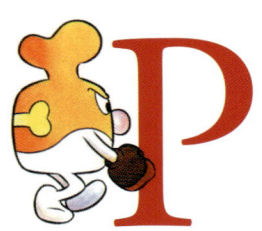

Plus de la moitié de la substance osseuse proprement dite est constituée de sels minéraux, essentiellement de calcium et de phosphore. La croissance et la santé des os dépendent donc étroitement d'une bonne assimilation de ces substances par le tissu osseux, et il est impératif d'absorber une nourriture qui en contient. Les aliments les plus riches en calcium sont le poisson, les coquillages, le lait, le fromage, les légumes secs, les olives, les fruits secs, le chocolat. Pour le phosphore, il faut se tourner vers la viande, le poisson, les crustacés, les œufs, le lait, le fromage, les légumes et les fruits secs. Plusieurs aliments figurent dans les deux listes, tu dois donc les inscrire fréquemment à ton menu pour que ton squelette se développe bien et acquiert la robustesse dont tu as besoin.

• **Renforce tes os**

Ils ont aussi besoin de mouvement. En outre, l'exercice et une nourriture variée, équilibrée et sans excès permettent de contrôler ton poids pour que tes os n'aient pas à supporter une charge excessive.

DES ALIMENTS PRÉCIEUX

Le lait et ses dérivés sont des aliments particulièrement riches en calcium et sont essentiels à la croissance. Tu peux choisir ceux que tu préfères mais il est impératif qu'ils fassent partie de ton alimentation.

800 mg

besoins quotidiens d'un enfant en calcium

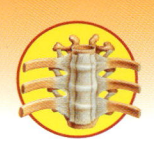

De larges possibilités de mouvement

Les bras sont capables d'une grande diversité de mouvements. L'abduction est l'écartement à angle droit des bras par rapport au tronc, dans la position des ailes d'un avion. L'élévation est la continuité de l'abduction, les bras venant à la verticale et les paumes des mains se faisant face. On appelle rétroversion l'élévation des bras vers l'arrière, et l'antéversion, au contraire, l'élévation vers l'avant.

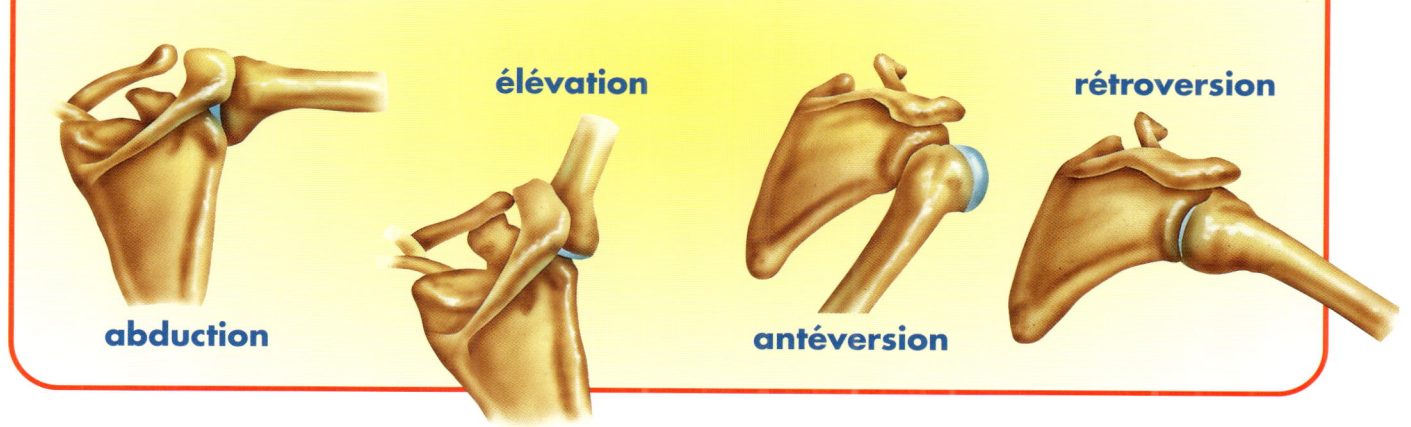

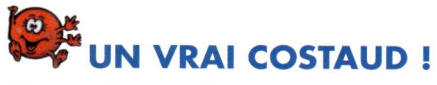

abduction — élévation — antéversion — rétroversion

UN VRAI COSTAUD !

En renforçant la masse musculaire, on facilite les mouvements des articulations, ce qui contribue du même coup à la bonne santé des os.

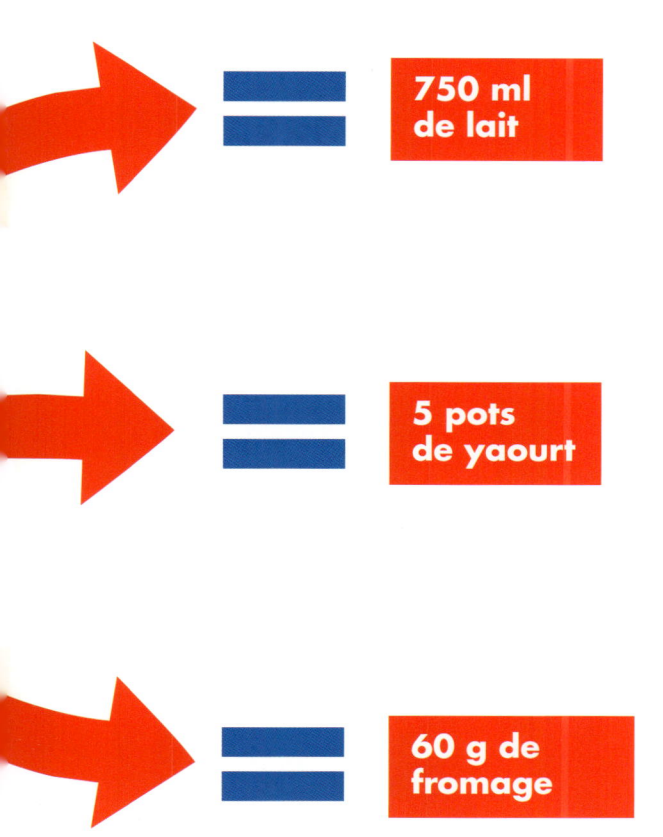

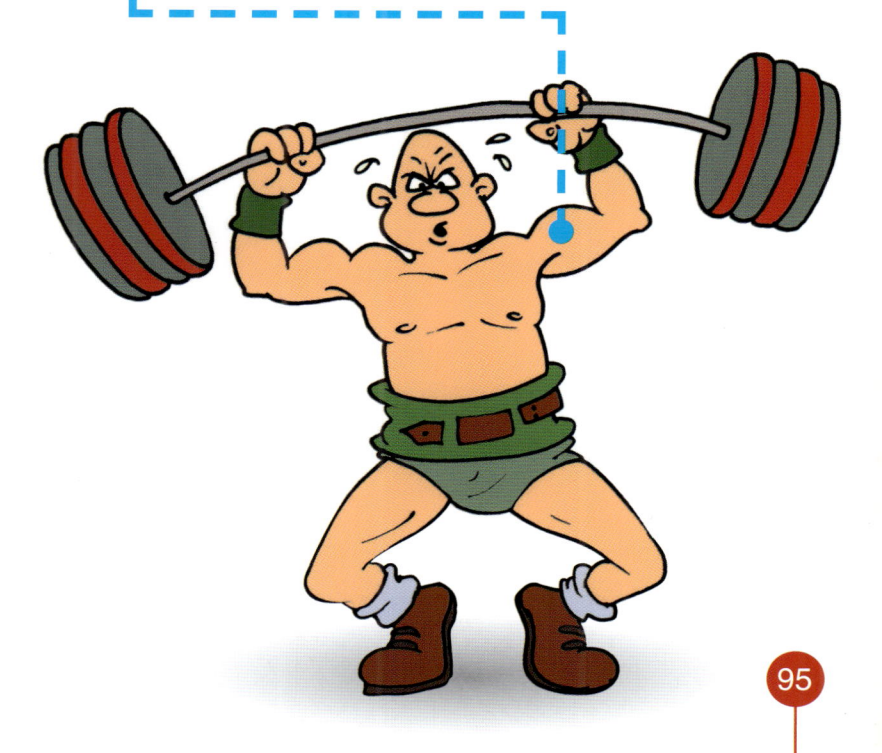

= 750 ml de lait

= 5 pots de yaourt

= 60 g de fromage

LE SYSTÈME MUSCULAIRE

Comment c'est fait

Que sont les muscles ?

Les muscles constituent la partie active de l'appareil locomoteur : ce sont eux qui, recevant des ordres par l'intermédiaire des nerfs, permettent les mouvements. Les muscles, dans leur totalité, représentent près de 40% du poids total du corps, et chacun de nous compte près de 400 muscles différents, dont beaucoup sont petits et peu puissants. Un tel nombre est nécessaire pour que nous puissions accomplir des mouvements divers et coordonnés. Les muscles sont en contact avec les autres éléments du corps : les os (auxquels ils sont liés directement par un tendon), la peau (les muscles du visage, par exemple), les muqueuses (muscles de la langue).

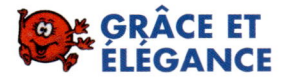

GRÂCE ET ÉLÉGANCE

Les mouvements gracieux de ces petites ballerines sont le résultat de l'action coordonnée de toute une série de muscles, entraînés par des exercices quotidiens.

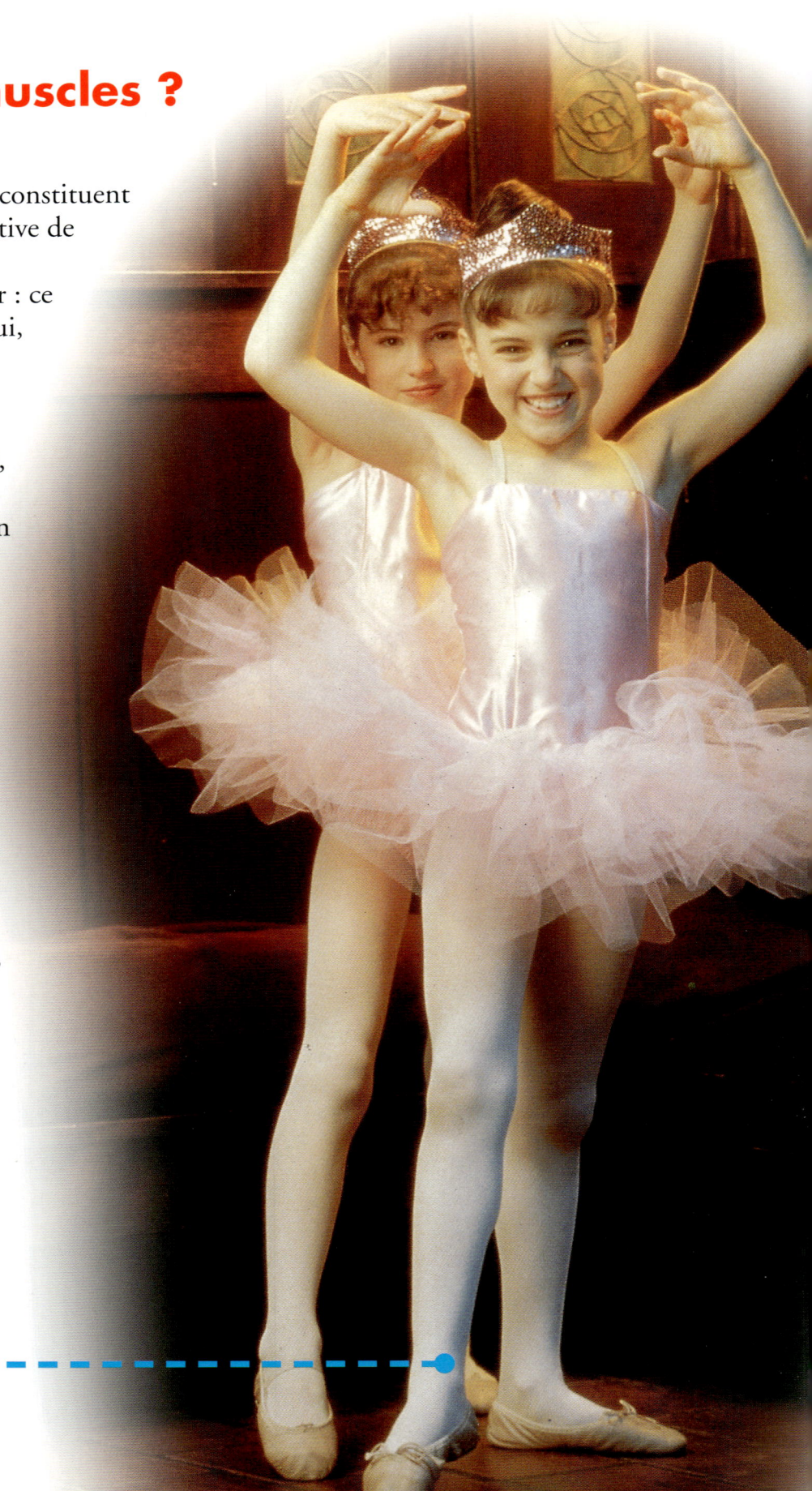

96

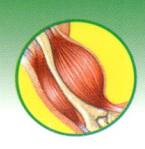

Quelle est la structure des muscles ?

Les muscles sont formés d'un grand nombre de fibres, regroupées en faisceaux primitifs et enveloppées dans une sorte de gaine. À leur tour, ces faisceaux se subdivisent en faisceaux secondaires et tertiaires qui, ensemble, composent la totalité du muscle. La membrane translucide de tissu conjonctif recouvrant ce muscle est appelée **périmysium**. Elle se prolonge aux extrémités pour former les tendons, qui unissent les muscles aux os. Les fibres musculaires sont constituées de cellules capables de se contracter ou de s'allonger, et c'est précisément ce qui produit le mouvement.

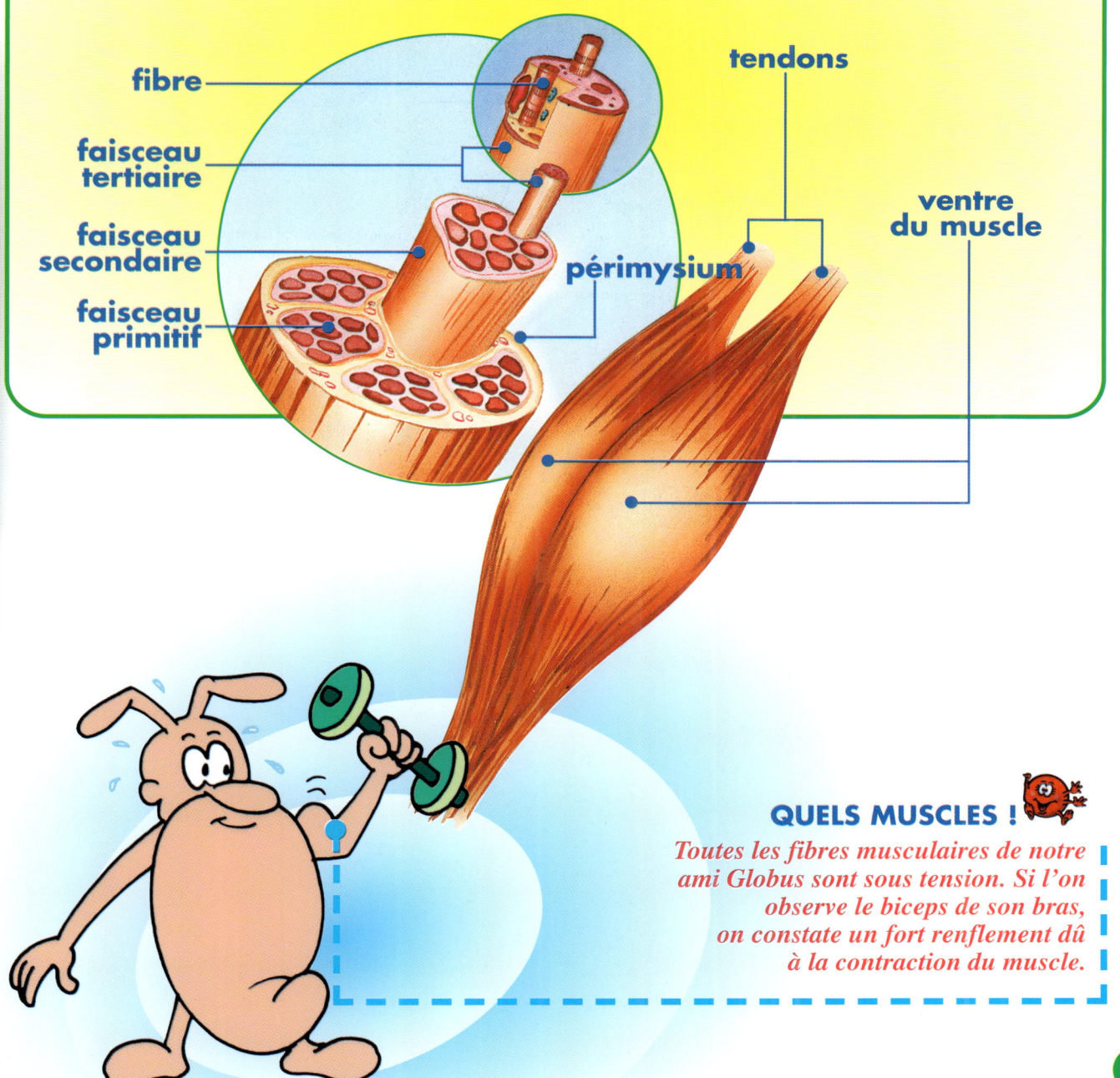

- fibre
- faisceau tertiaire
- faisceau secondaire
- faisceau primitif
- tendons
- périmysium
- ventre du muscle

QUELS MUSCLES !

Toutes les fibres musculaires de notre ami Globus sont sous tension. Si l'on observe le biceps de son bras, on constate un fort renflement dû à la contraction du muscle.

97

LES TYPES DE MUSCLES

Muscles lisses et muscles striés

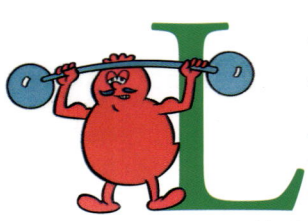

Comment c'est fait

Le corps humain présente deux types de muscles, permettant deux types de mouvement différents.
• **Les muscles striés**, constitués de cellules bien spécifiques, montrent une série de bandes alternativement claires et foncées, qui lui ont valu leur nom. Ces muscles striés sont de couleur rougeâtre, c'est ce que l'on appelle la « chair ». Liés aux os et à la peau, ils n'entrent en action que sur notre ordre et se caractérisent notamment par la rapidité de leur contraction. Les biceps, les triceps et les quadriceps sont des muscles striés.

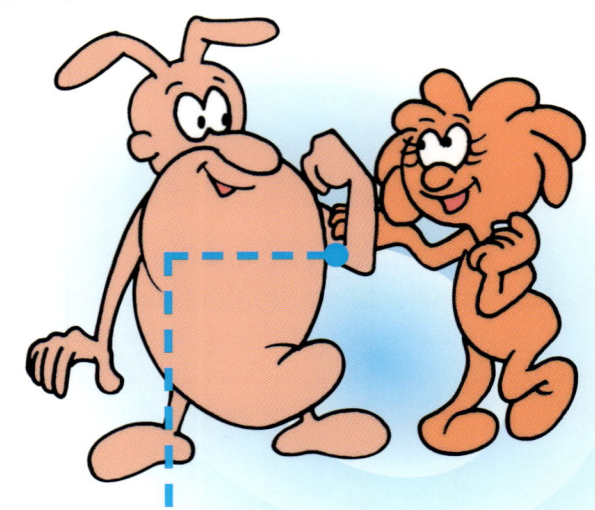

QUELLE FORCE !
Admirative, Globine constate la dureté du biceps de Globus. Celui-ci fait beaucoup de sport et sa musculature est puissante.

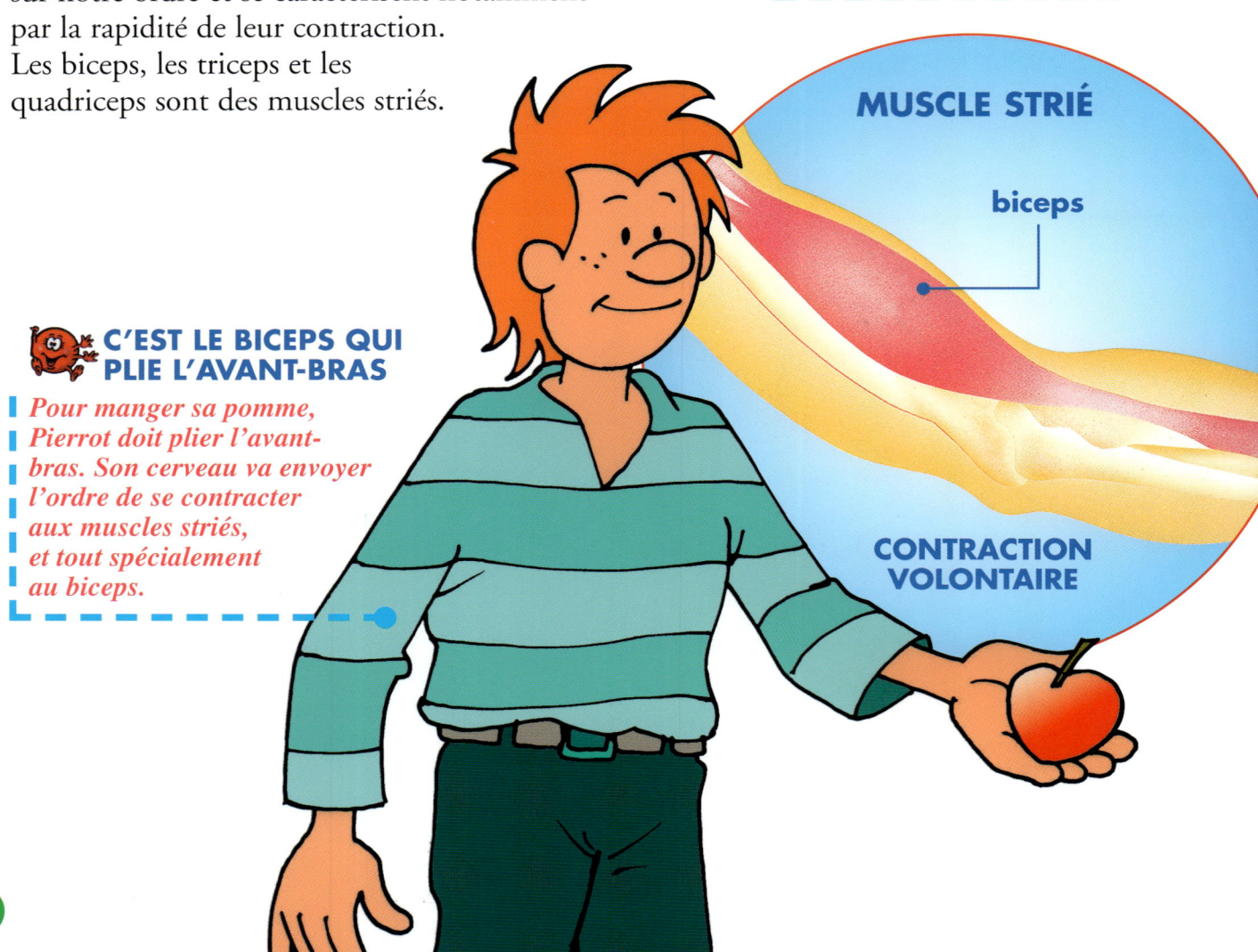

C'EST LE BICEPS QUI PLIE L'AVANT-BRAS
Pour manger sa pomme, Pierrot doit plier l'avant-bras. Son cerveau va envoyer l'ordre de se contracter aux muscles striés, et tout spécialement au biceps.

MUSCLE STRIÉ
biceps

CONTRACTION VOLONTAIRE

98

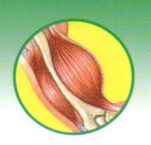

Le muscle au microscope

L'observation d'un muscle au microscope montre l'alternance des cellules musculaires qui le composent. À l'intérieur des **myofibrilles** qui constituent ces cellules, on distingue des bandes claires et sombres, d'épaisseurs inégales. Ces agrandissements montrent clairement la différence de structure entre un muscle lisse et un muscle strié.

muscle strié

muscle lisse

• **Les muscles lisses** présentent une forme en fuseau et sont plus petits que les muscles striés. On ne les rencontre que dans les parois de divers organes, comme l'estomac et la vessie. De couleur rose, ils se contractent et s'allongent automatiquement. Leur contraction est donc inconsciente et involontaire, mais lente aussi. Les parois des vaisseaux sanguins et du tube digestif sont des muscles lisses.

LES MUSCLES DE L'ŒSOPHAGE

Lorsque Kira mange sa pomme, le bol alimentaire (petite quantité de nourriture humectée de salive) descend automatiquement dans l'œsophage grâce à la contraction des muscles lisses des parois. Ce mouvement réflexe des muscles, qui conduit l'aliment vers l'estomac, est appelé péristaltique.

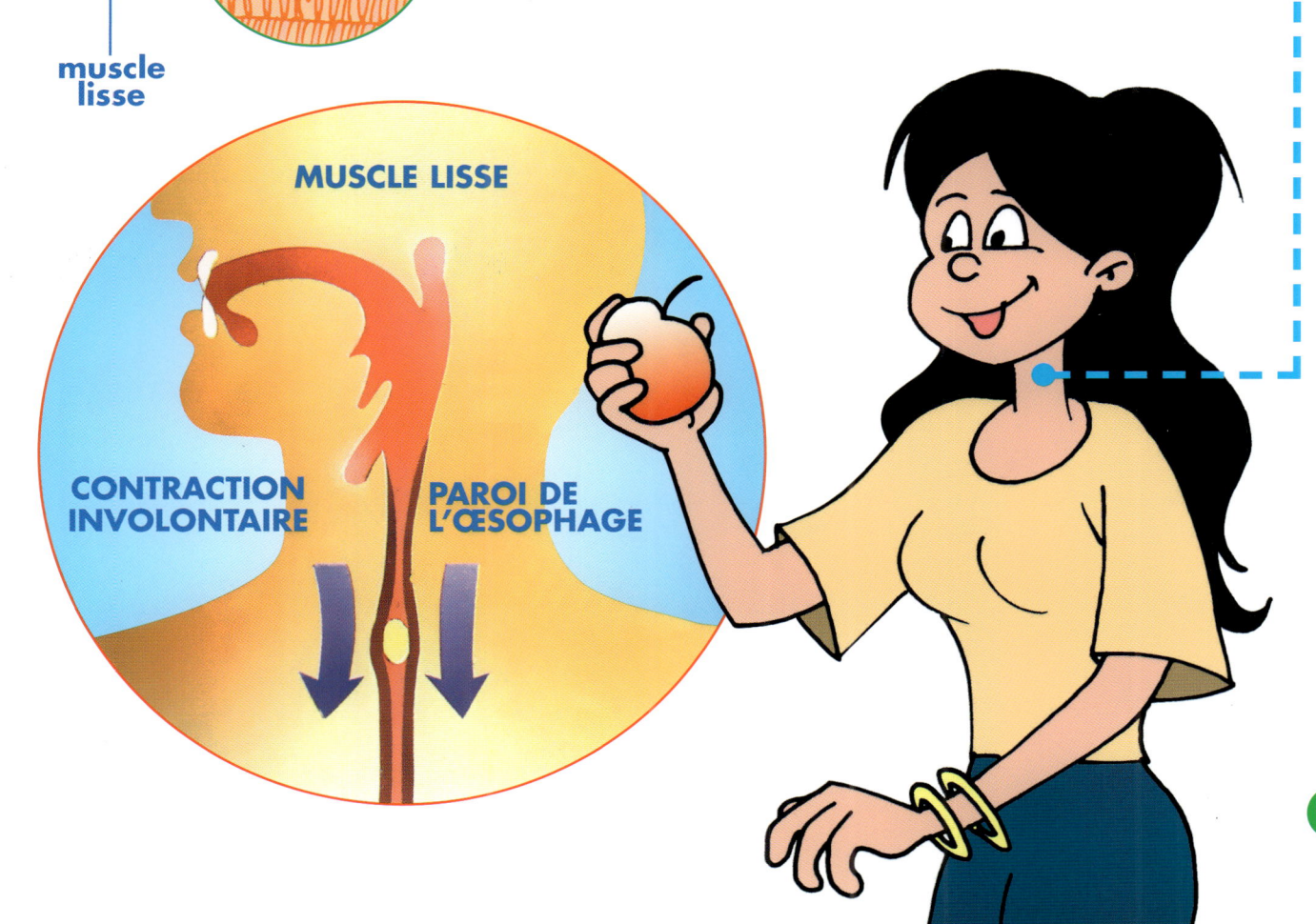

MUSCLE LISSE

CONTRACTION INVOLONTAIRE

PAROI DE L'ŒSOPHAGE

99

LA FORME DES MUSCLES

Comment c'est fait

Une forme particulière pour chaque fonction

Les muscles ont des formes multiples. En fait, chacun des 400 muscles du corps humain présente une forme bien spécifique, adaptée à la fonction qu'il remplit. Et, en classant les muscles selon leur forme et fonction, on définit cinq catégories.

• **Fusiformes** (en forme de fuseau), renflés dans leur partie centrale et fins à l'extrémité, ces muscles sont généralement divisés en deux ou trois parties, ou ventres. Les biceps et les triceps sont fusiformes.

• **Plats et larges**, comme ceux du front et le grand droit abdominal, dans l'abdomen.

• **En éventail**, comme le muscle temporal et les pectoraux.

• **Orbiculaires** (en forme de boutonnière), comme les muscles entourant l'œil ou la bouche.

• **Annulaires**, comme ceux qui ferment les tubes et que l'on appelle « sphincters » ; par exemple, les muscles qui obturent la sortie de la vessie ou l'orifice anal.

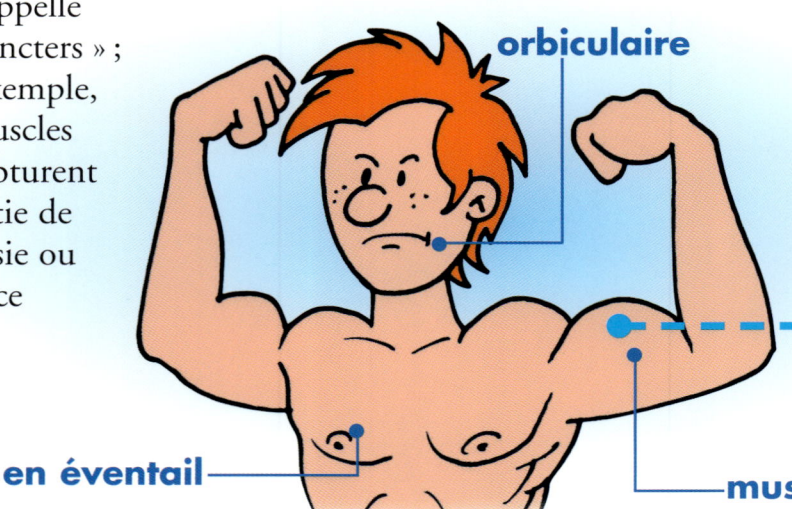

DIVERS TYPES DE MUSCLES

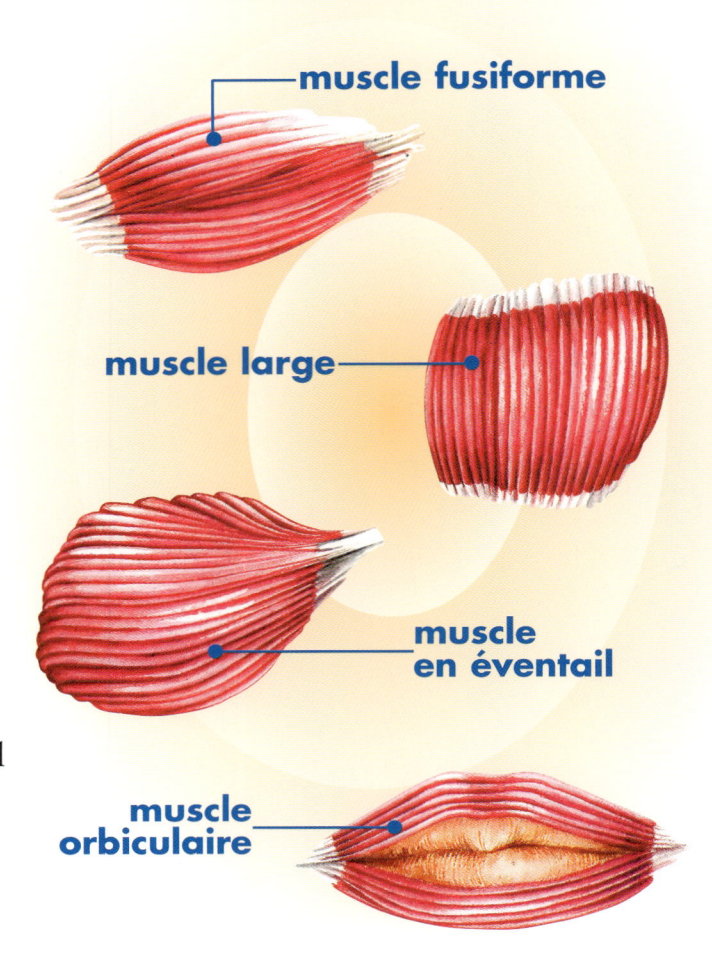

- muscle fusiforme
- muscle large
- muscle en éventail
- muscle orbiculaire

- orbiculaire
- en éventail
- muscle fusiforme

DIVERSES FORMES

En bandant ses muscles, Pierrot constate la diversité de leurs formes et expérimente leur force.

100

L'anatomie du système musculaire

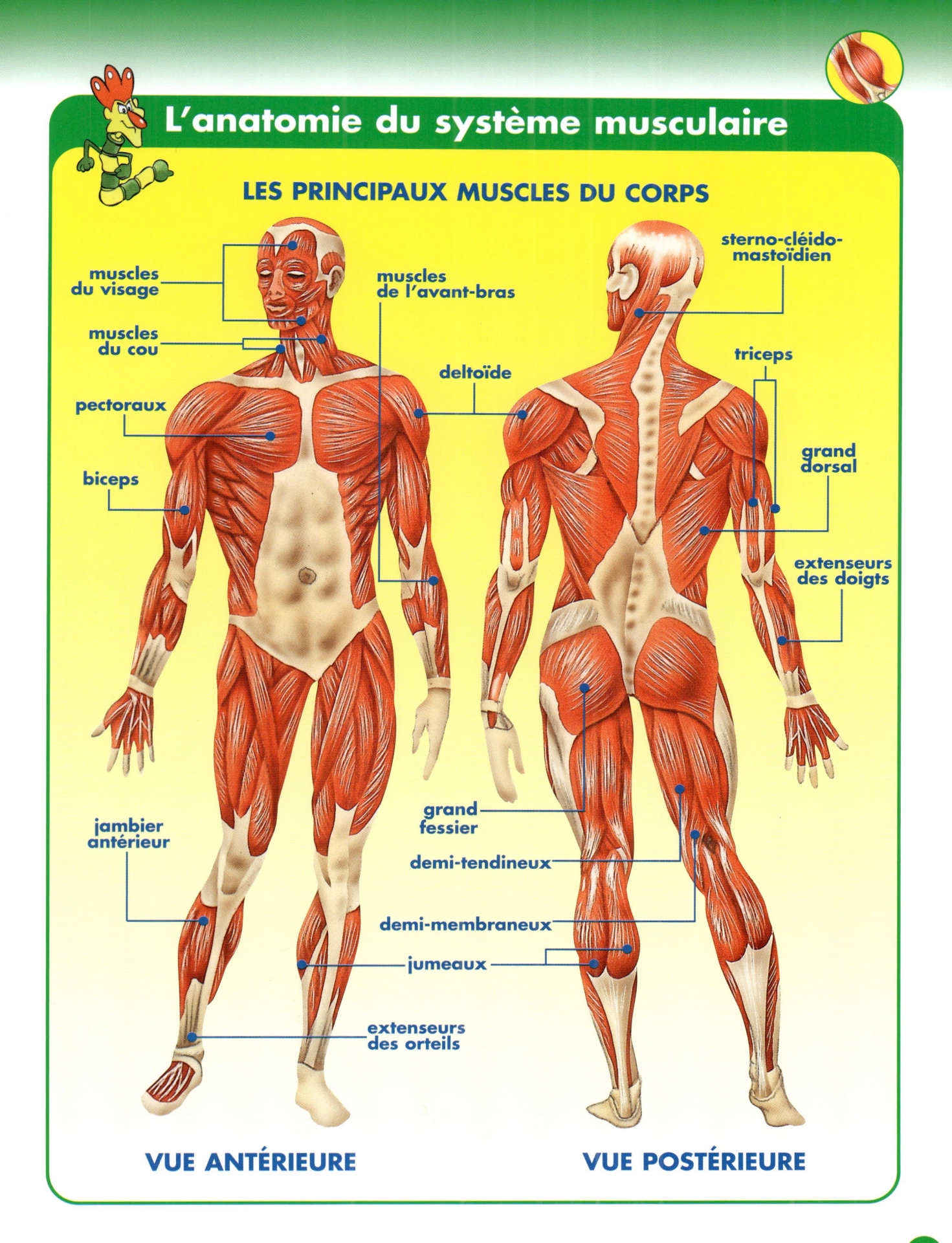

LES PRINCIPAUX MUSCLES DU CORPS

Vue antérieure :
- muscles du visage
- muscles du cou
- pectoraux
- biceps
- muscles de l'avant-bras
- deltoïde
- jambier antérieur
- jumeaux
- extenseurs des orteils

Vue postérieure :
- sterno-cléido-mastoïdien
- triceps
- grand dorsal
- extenseurs des doigts
- grand fessier
- demi-tendineux
- demi-membraneux

VUE ANTÉRIEURE **VUE POSTÉRIEURE**

COMMENT FONCTIONNENT LES MUSCLES ?

Comment ça fonctionne

Qui donne des ordres aux muscles ?

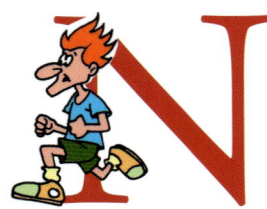

Nous avons vu qu'un muscle strié ne se contracte que lorsque le cerveau lui donne un ordre en lui envoyant un message. C'est ce type de muscle que tu mets en action quand tu décides de marcher ou de lever un bras. Mais comment ça se passe ? De chaque muscle strié part une fibre sensible qui informe le cerveau ou la moelle épinière de l'état de contraction ou de relâchement du muscle. En réponse, le muscle reçoit l'ordre de conserver sa position ou de la modifier. En revanche, les muscles lisses dépendent de ce que l'on appelle le système nerveux autonome, qui fonctionne indépendamment de notre volonté, provoquant automatiquement les mouvements nécessaires au bon fonctionnement de l'organisme. C'est ainsi, par exemple, que le mouvement péristaltique, dans l'œsophage, fait progresser le bol alimentaire vers l'estomac sans qu'il y ait d'ordre du cerveau.

Les muscle lisses ont également pour rôle de maintenir la forme des vaisseaux sanguins. En effet, les veines et les artères sont enveloppées d'une couche de cellules musculaires plus souples que celles de l'intestin, ce qui est nécessaire pour le cheminement du flux sanguin.

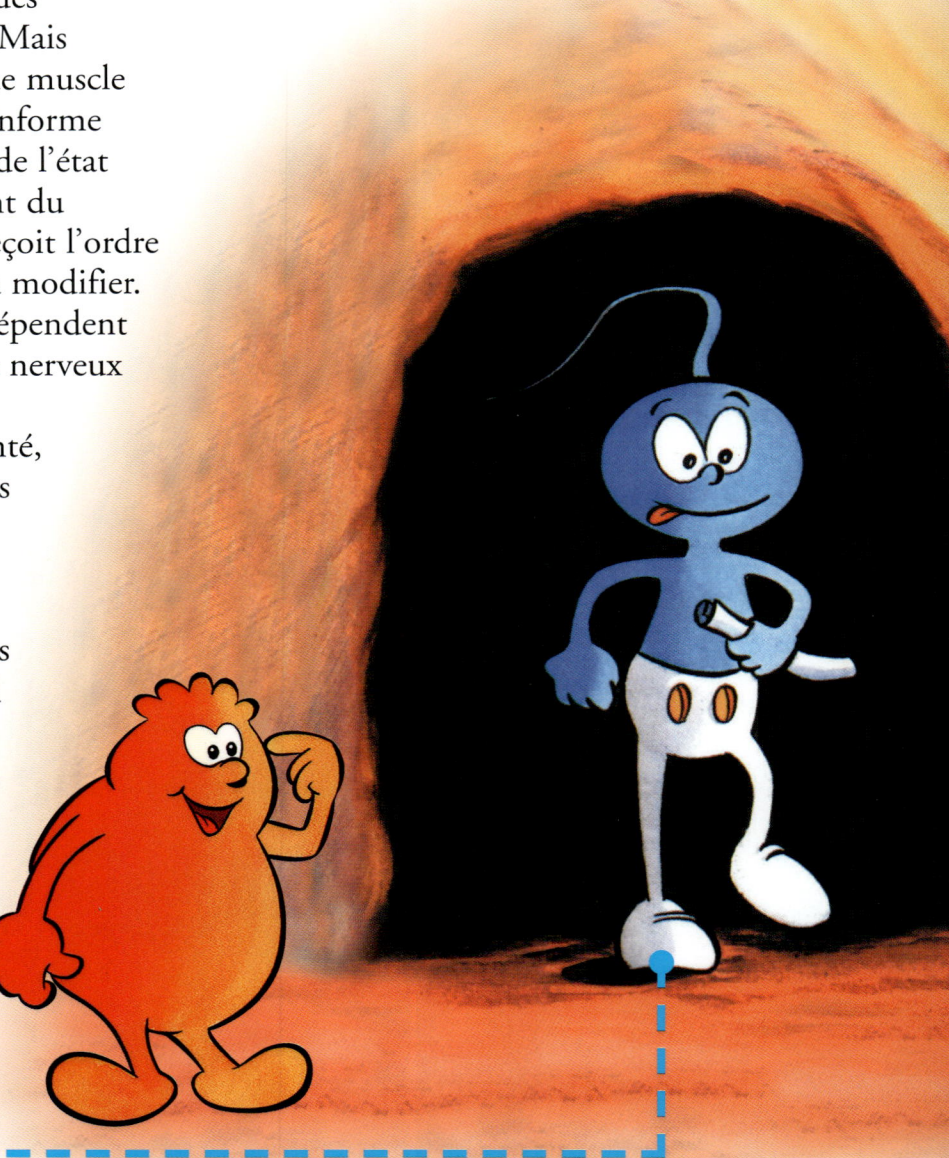

LES MESSAGERS

Les terminaisons nerveuses des muscles reçoivent en permanence des messages des centres de contrôle (cerveau et moelle épinière) qui leur indiquent comment se comporter.

La transmission des signaux nerveux

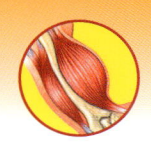

Les ordres partant du cerveau arrivent à la moelle épinière par l'intermédiaire des neurones et de leurs prolongements. Ils sont ensuite diffusés dans tout l'organisme par les fibres nerveuses : les nerfs. Un groupe de nerfs arrive aux muscles volontaires. On appelle « nerfs moteurs » ceux dont les terminaisons se trouvent dans les fibres musculaires et qui portent les ordres des centres nerveux aux différentes parties du corps.

moelle épinière

nerf moteur

LE CERVEAU

Ce sympathique personnage représente ton cerveau confiant ses ordres aux messagers afin que ceux-ci les transmettent à tes muscles.

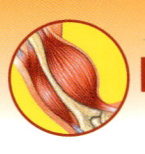

LA CONTRACTION DES MUSCLES

Comment ça fonctionne

Une contraction en trois phases

Soumis à une stimulation nerveuse, les muscles se contractent, c'est-à-dire se raccourcissent tout en grossissant, sans changer de volume. Cette modification de forme entraîne un mouvement. Presque tous les muscles travaillent en équipe : quand l'un se contracte, l'autre se relâche. Le processus d'une contraction musculaire comprend trois phases :

- **La phase de latence** correspond au temps d'acheminement de l'impulsion nerveuse et au début de la contraction.
- **La phase de contraction** recouvre le laps de temps pendant lequel le muscle est contracté, c'est-à-dire rigide.
- **La phase de relâchement** voit le muscle revenir à sa position initiale en perdant sa rigidité. Pour que le muscle reste contracté, il est nécessaire qu'il reçoive une série continue de stimulations nerveuses lui interdisant de se relâcher et de se reposer.

FLEXION DE L'AVANT-BRAS

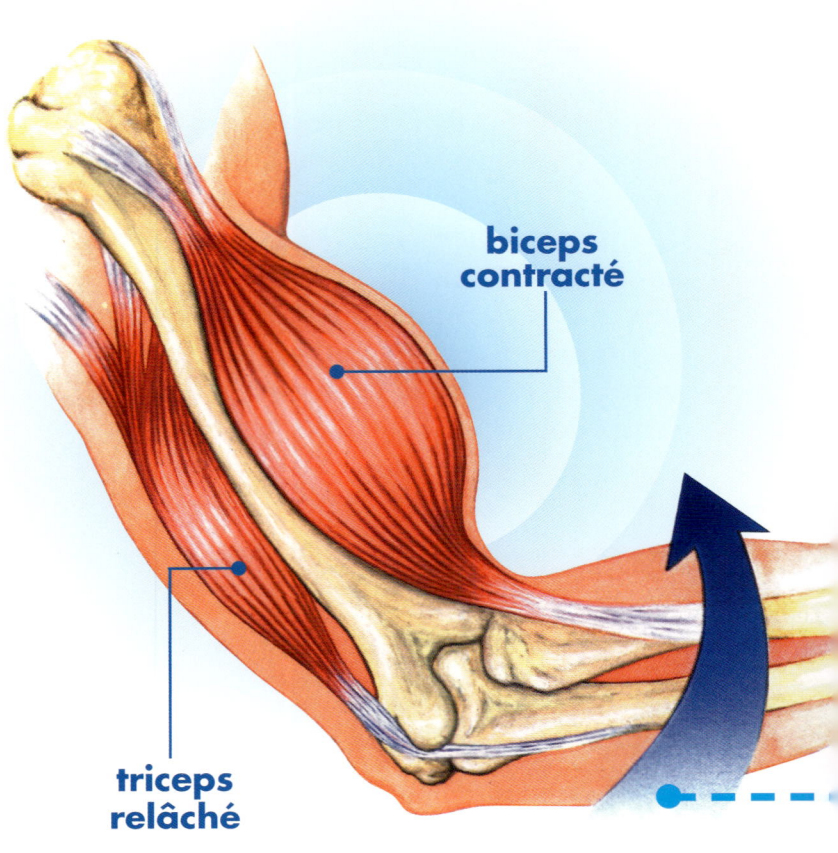

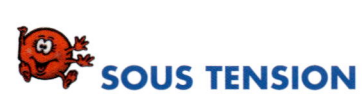

biceps contracté

triceps relâché

SOUS TENSION

Hémo porte Globine dans ses bras, soutenant tout le poids de son corps. Les muscles de ses membres supérieurs et inférieurs sont donc sous tension. Globine, elle, est complètement relâchée, comme le montre son bras qui pend.

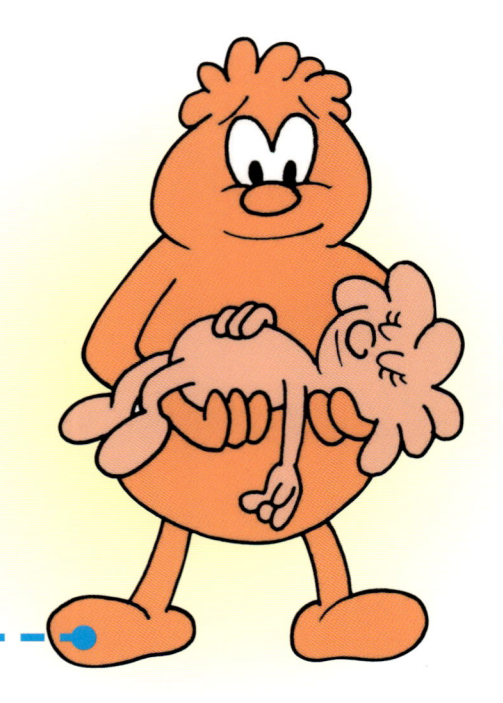

L'EXTENSION

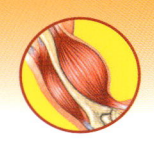

Dans ce cas, le cerveau a ordonné de tendre le bras ; le triceps a obéi en se contractant, le biceps demeurant relâché.

LA FLEXION

Le biceps a reçu l'ordre d'entrer en action. Pendant que son antagoniste, le triceps, demeure relâché, il se contracte, c'est-à-dire qu'il réduit sa longueur, ramenant du même coup le bras vers l'avant-bras.

EXTENSION DE L'AVANT-BRAS

biceps relâché

triceps contracté

Le culturisme

La pratique du culturisme permet d'acquérir des muscles très volumineux et impressionnants. Toutefois, cette activité doit se faire sous strict contrôle médical. Le praticien conseille en particulier une diète appropriée pour répondre aux exigences de l'organisme, confronté à une discipline assez sévère.

L'ÉNERGIE MUSCULAIRE

Comment ça fonctionne

Comment les muscles se nourrissent-ils ?

Les muscles ne sont rien d'autre qu'une machine génératrice de mouvement et, comme tels, ils ont besoin d'une source d'énergie, qui provient nécessairement de l'alimentation. Après de multiples recherches, les scientifiques sont arrivés à la conclusion que la principale nourriture des muscles est le glucose. Notre organisme trouve cette substance dans les fruits (le raisin en est particulièrement riche) et l'assimile aussi dans le processus de digestion des féculents et du sucre. Des graisses et quelques protéines en fournissent également à travers les transformations chimiques qu'elles subissent dans l'appareil digestif. Le glucose passe dans le sang et arrive aux muscles où il est transformé en glycogène, indispensable au bon fonctionnement musculaire et constitué de nombreuses molécules de sucre liées ensemble : il s'agit donc d'une réserve d'énergie. Lorsque le muscle accomplit un effort, le glycogène se transforme à nouveau en sucre. Quand un muscle travaille, c'est-à-dire quand il change de forme, il consomme beaucoup de glucose et encore davantage d'oxygène. En effet, il ne faut pas oublier que la musculature « respire », c'est-à-dire qu'elle prend l'oxygène du sang et rejette dans celui-ci du dioxyde de carbone.

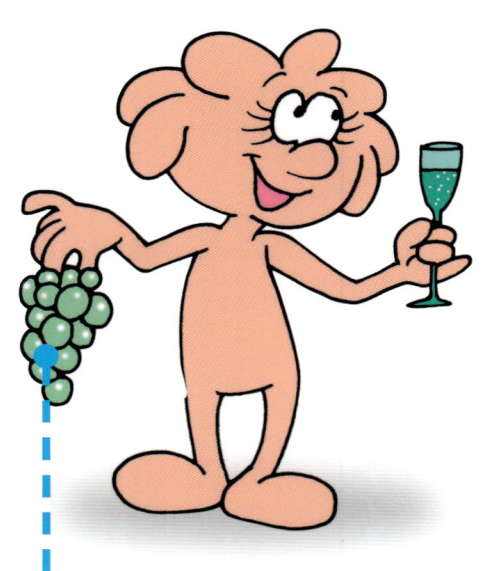

UN RÉSERVOIR DE SUCRE

Dans les fruits, notamment dans le raisin, l'organisme trouve une source généreuse de glucose.

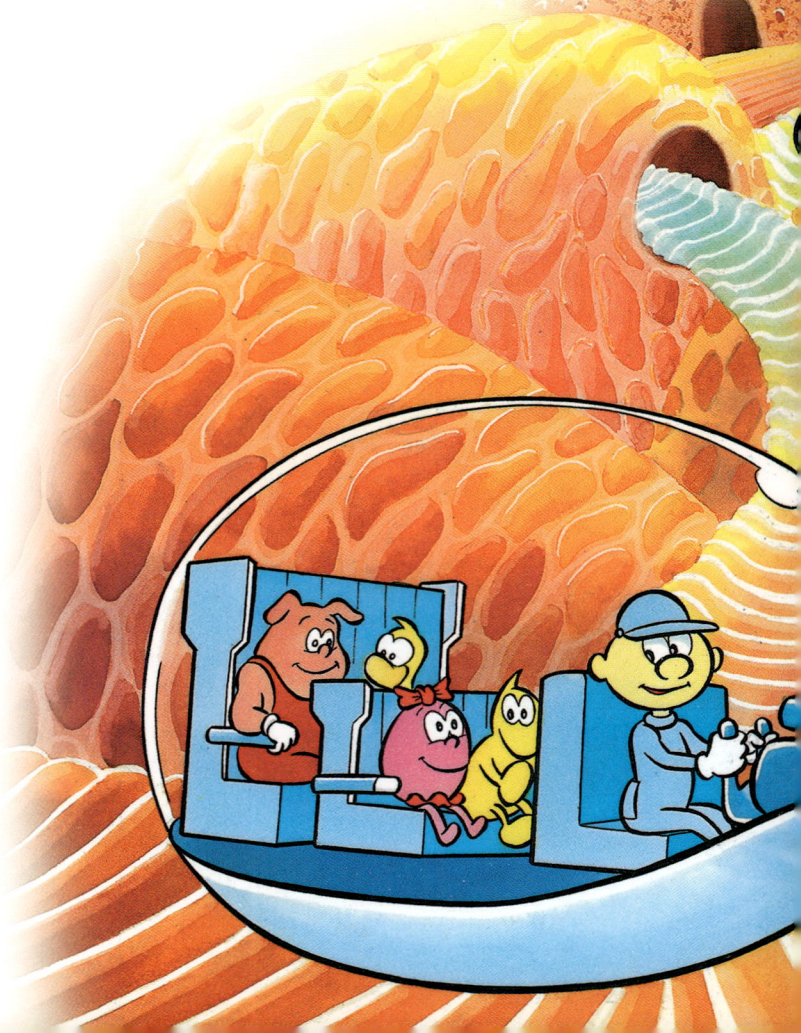

Le curare

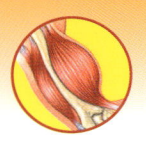

Globus, comme certains Indiens d'Amérique du Sud, enduit la pointe de ses flèches de ce poison violent, préparé à partir de diverses plantes. Il s'agit d'une substance qui entraîne progressivement la **paralysie** de tous les muscles du corps, en commençant par celle des yeux, jusqu'à celle du diaphragme qui cause l'arrêt de la respiration et une **asphyxie** fatale.

LE PRÉCIEUX GLUCOSE

Par les voies multiples et complexes de l'appareil circulatoire, l'amidon arrive au foie pour y être chimiquement transformé en glucose qui, charrié par le sang comme la boue par un torrent, parvient aux cellules musculaires. Celles-ci, véritables laboratoires microscopiques, les transforment en source énergétique : le glucose brûle, libérant de la chaleur.

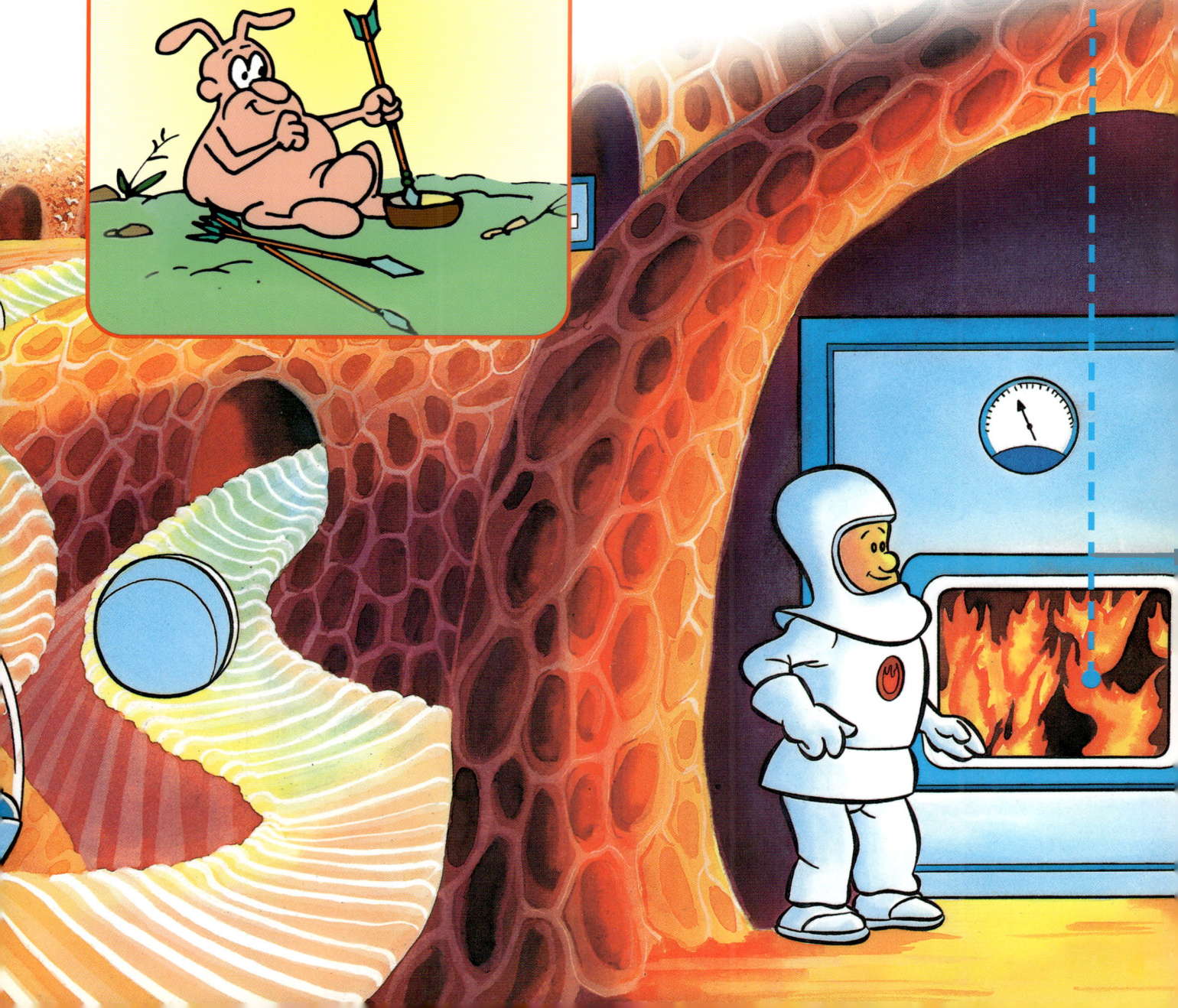

LA DIGESTION

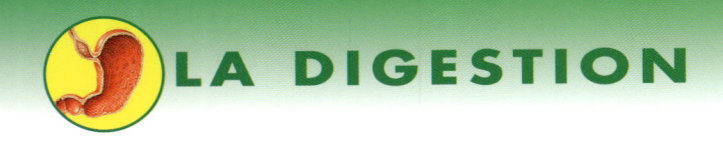

Comment c'est fait

Qu'est-ce que la digestion ?

Pour vivre, tu as besoin d'énergie et elle t'est fournie par les aliments que tu manges. Toutefois, pour que toutes les cellules de ton organisme en profitent, cette nourriture doit être décomposée en très petites particules. C'est ce processus que l'on appelle « digestion ». Il a lieu dans le tube digestif. Les aliments y sont pétris, triturés, broyés et poussés par une action continue des parois, tout au long du parcours. En outre, divers sucs digestifs déclenchent une série de processus chimiques sur les aliments, de manière à les transformer en substances assimilables par l'organisme. La digestion comporte donc deux phases bien distinctes : l'une, mécanique, est la réduction des aliments en petits fragments, par trituration ; l'autre, chimique, correspond à la décomposition des aliments en substances plus simples et plus facilement assimilables.

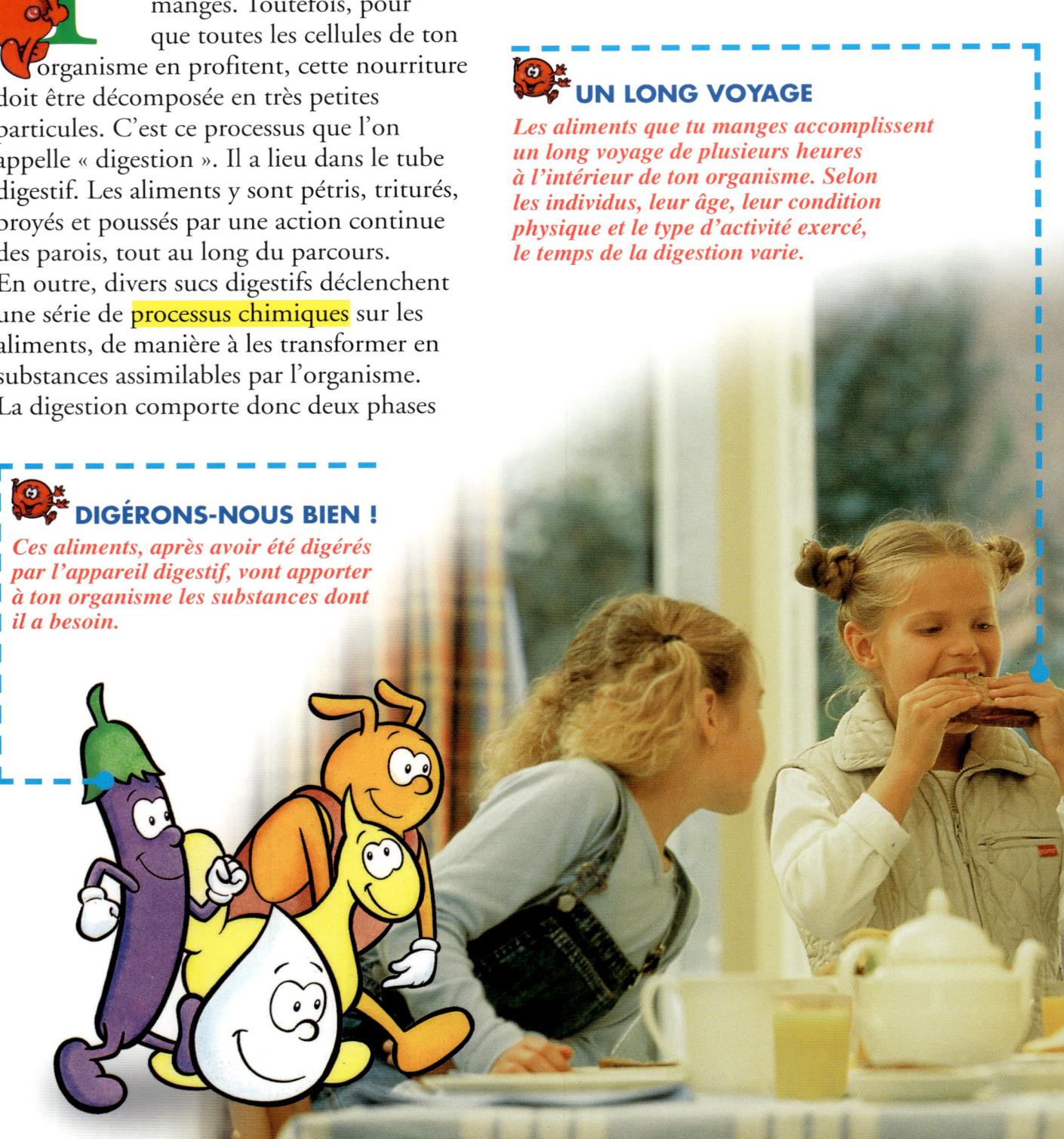

UN LONG VOYAGE

Les aliments que tu manges accomplissent un long voyage de plusieurs heures à l'intérieur de ton organisme. Selon les individus, leur âge, leur condition physique et le type d'activité exercé, le temps de la digestion varie.

DIGÉRONS-NOUS BIEN !

Ces aliments, après avoir été digérés par l'appareil digestif, vont apporter à ton organisme les substances dont il a besoin.

108

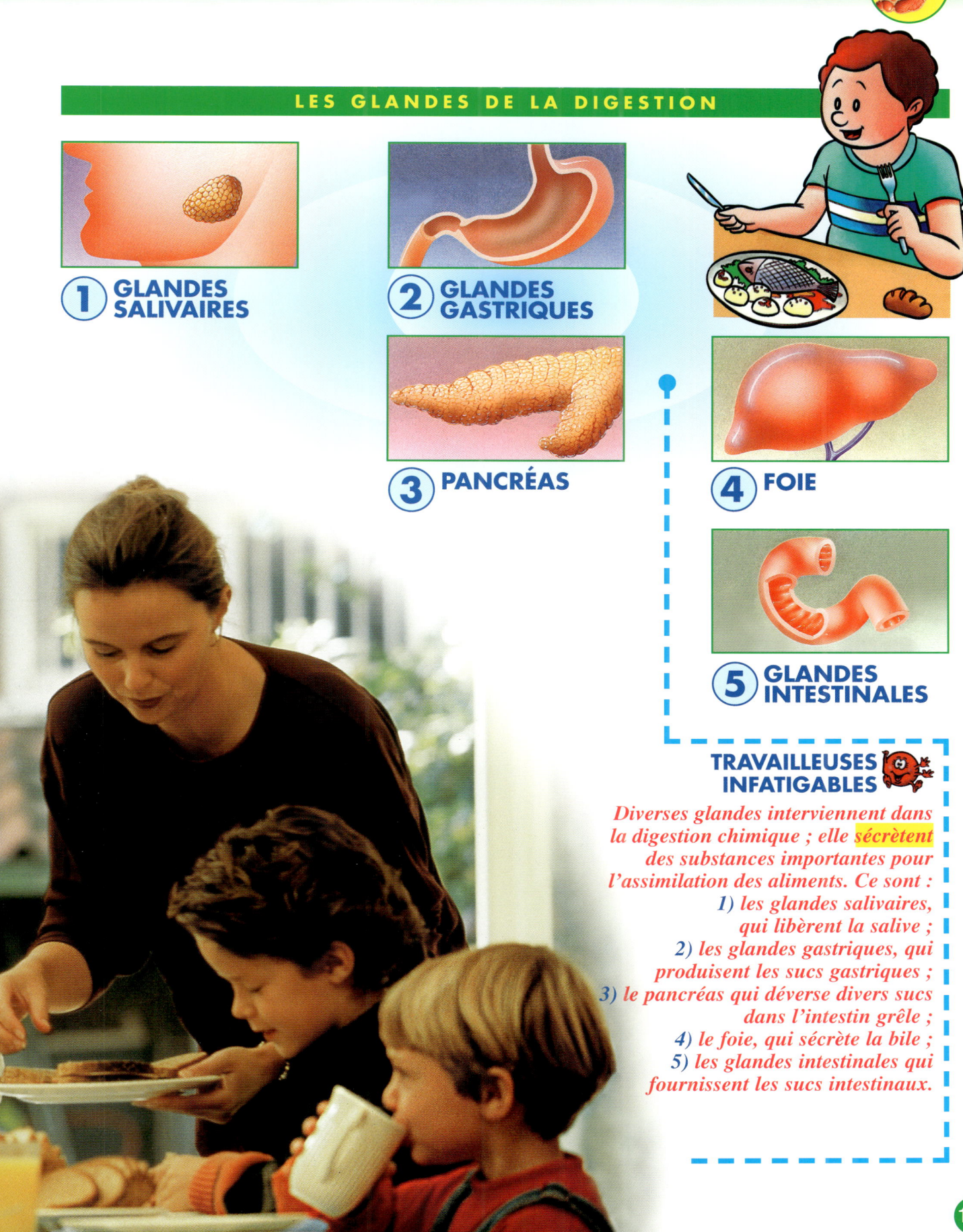

LES GLANDES DE LA DIGESTION

① **GLANDES SALIVAIRES**

② **GLANDES GASTRIQUES**

③ **PANCRÉAS**

④ **FOIE**

⑤ **GLANDES INTESTINALES**

TRAVAILLEUSES INFATIGABLES

Diverses glandes interviennent dans la digestion chimique ; elle sécrètent des substances importantes pour l'assimilation des aliments. Ce sont :
1) les glandes salivaires, qui libèrent la salive ;
2) les glandes gastriques, qui produisent les sucs gastriques ;
3) le pancréas qui déverse divers sucs dans l'intestin grêle ;
4) le foie, qui sécrète la bile ;
5) les glandes intestinales qui fournissent les sucs intestinaux.

109

L'APPAREIL DIGESTIF

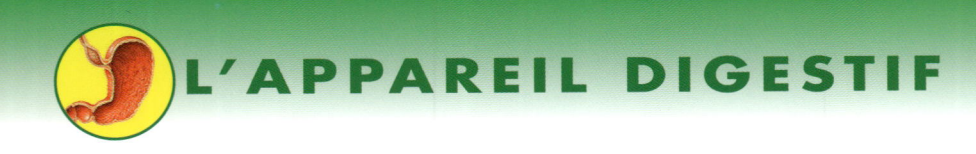

Comment c'est fait

Les différentes parties

L'appareil digestif est pour l'essentiel un long conduit, appelé tube digestif, par lequel passent les aliments que tu manges. Il est constitué de différents organes qui sont, dans l'ordre : la bouche, le pharynx, l'œsophage, l'estomac, l'intestin grêle, le gros intestin et le rectum. Chacune de ces parties joue un rôle bien spécifique et correspond à une étape du processus de la digestion. Mais cet appareil digestif comprend également de nombreuses glandes qui sécrètent les sucs nécessaires aux transformations de la nourriture ingérée : ce sont les glandes digestives qui permettent la digestion chimique des aliments.
Certaines glandes se trouvent dans les parois du tube digestif alors que d'autres, comme le foie et le pancréas, placées à l'extérieur, sont appelées « glandes annexes ».

LE PROCESSUS DIGESTIF

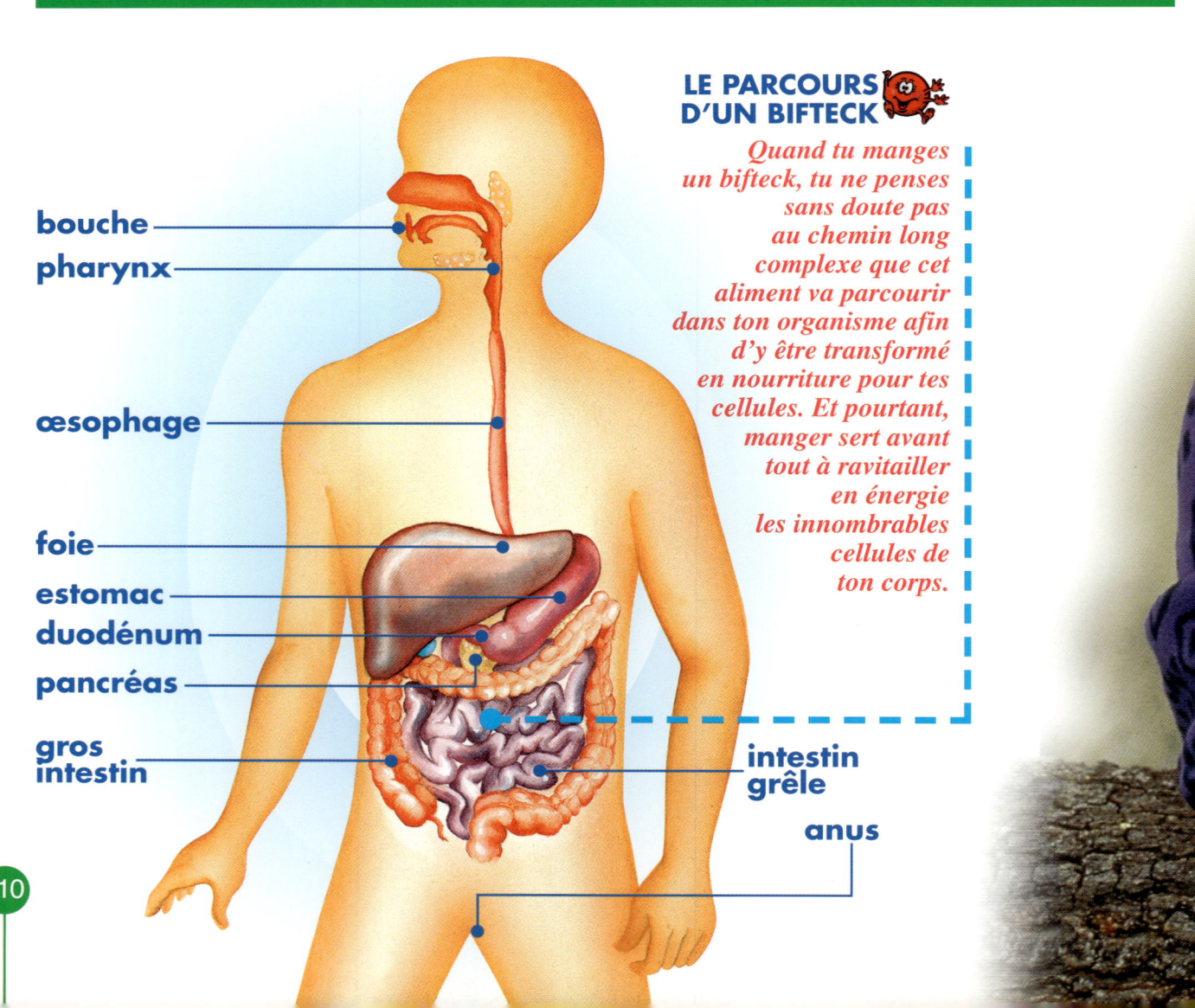

- bouche
- pharynx
- œsophage
- foie
- estomac
- duodénum
- pancréas
- gros intestin
- intestin grêle
- anus

LE PARCOURS D'UN BIFTECK

Quand tu manges un bifteck, tu ne penses sans doute pas au chemin long complexe que cet aliment va parcourir dans ton organisme afin d'y être transformé en nourriture pour tes cellules. Et pourtant, manger sert avant tout à ravitailler en énergie les innombrables cellules de ton corps.

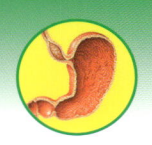

Un long chemin

Le processus de la digestion consiste dans la transformation des aliments en fragments suffisamment petits pour traverser les membranes cellulaires de la muqueuse intestinale. Dans la bouche, les dents effectuent le travail mécanique de broyage ; en même temps, la nourriture est imprégnée de salive contenant des substances, appelées « enzymes », qui effectuent une première transformation chimique. Cette salive sert aussi à conserver humides la langue et les lèvres, et à tenir les germes éloignés de la bouche. Après cette première phase de la digestion, la nourriture, transformée en bol alimentaire, passe dans le pharynx et s'engage dans l'œsophage, animé de contractions spontanées, les « mouvements péristaltiques », qui la poussent jusqu'à l'estomac. Le bol devient alors le chyme, qui pénètre dans l'intestin où il prend une forme liquide : on l'appelle alors chyle, riche en substances nutritives facilement assimilables par les cellules. Les éléments qui ne sont pas digérés passent dans le gros intestin pour être ensuite expulsés vers l'extérieur par le rectum.

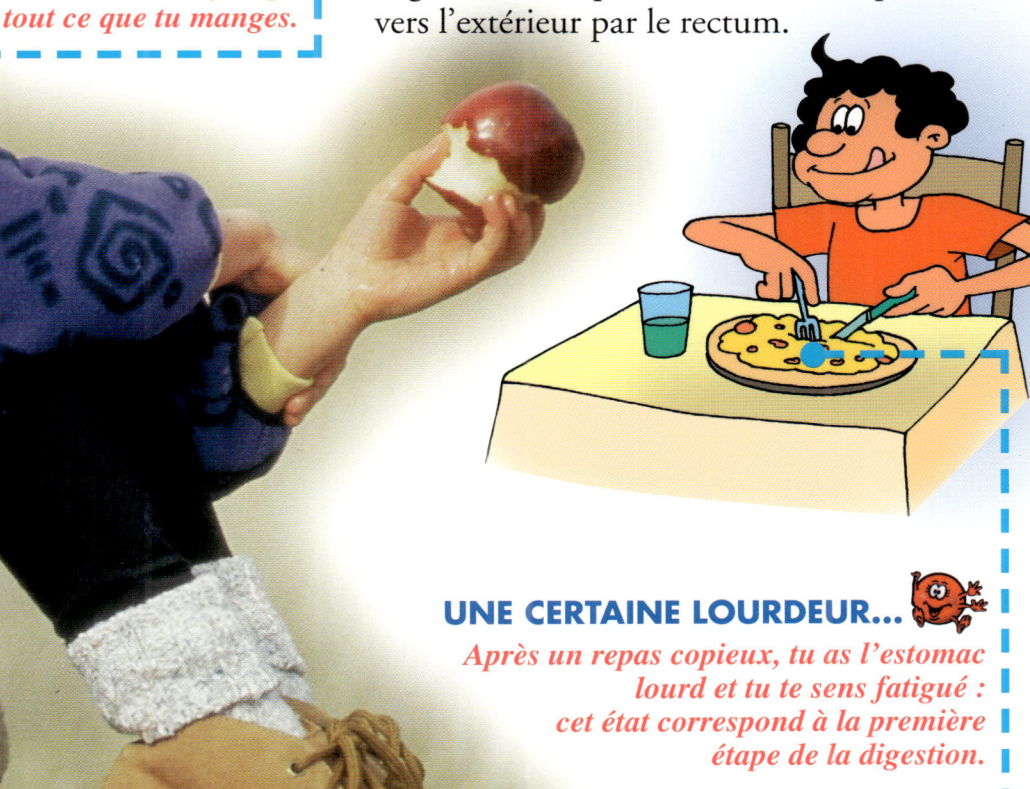

UNE BONNE HABITUDE
Pour aider ton appareil digestif à mieux accomplir toutes ses fonctions, mastique soigneusement et longtemps tout ce que tu manges.

UNE CERTAINE LOURDEUR...
Après un repas copieux, tu as l'estomac lourd et tu te sens fatigué : cet état correspond à la première étape de la digestion.

LA CAVITÉ BUCCALE

Comment c'est fait

La bouche

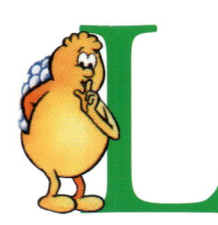

La bouche est un organe très important qui remplit de nombreuses fonctions. En effet, elle est le lieu de passage de l'air que nous inspirons et expirons, et elle constitue aussi la porte d'entrée des aliments, tout en accomplissant la première phase de leur digestion. La nourriture est divisée et broyée par les dents, et imprégnée et humectée par la salive sécrétée par les glandes salivaires : elle subit ainsi une première intervention, à la fois physique et chimique, qui la transforme en bol alimentaire. En outre, c'est grâce à la bouche, et notamment aux mouvements de la langue, du palais et des lèvres, que nous sommes en mesure de parler et de produire des sons variés.

L'INTÉRIEUR DE LA BOUCHE

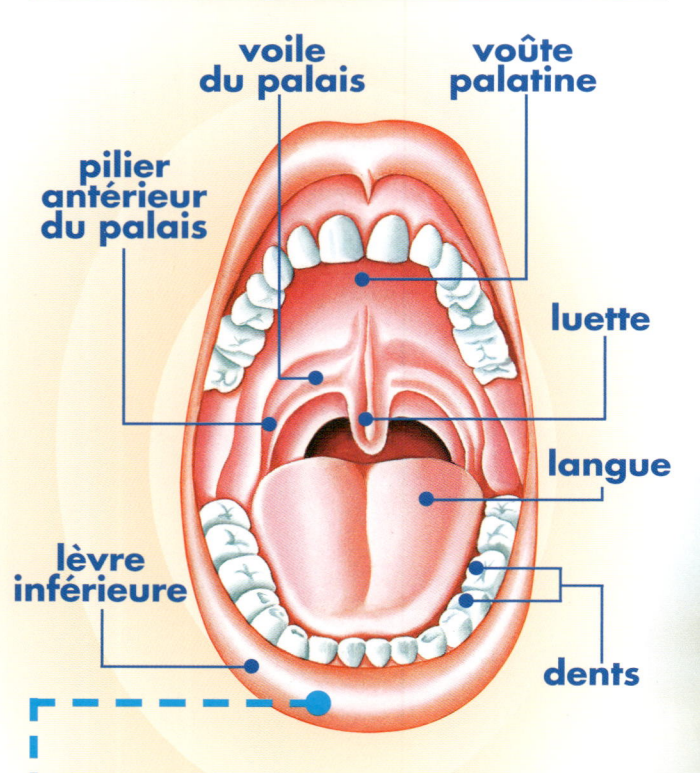

- voile du palais
- voûte palatine
- pilier antérieur du palais
- luette
- langue
- lèvre inférieure
- dents

LES PARTIES DE LA BOUCHE
Ouvre grand la bouche et examine-la dans un miroir : elle comprend de nombreuses parties très différenciées.

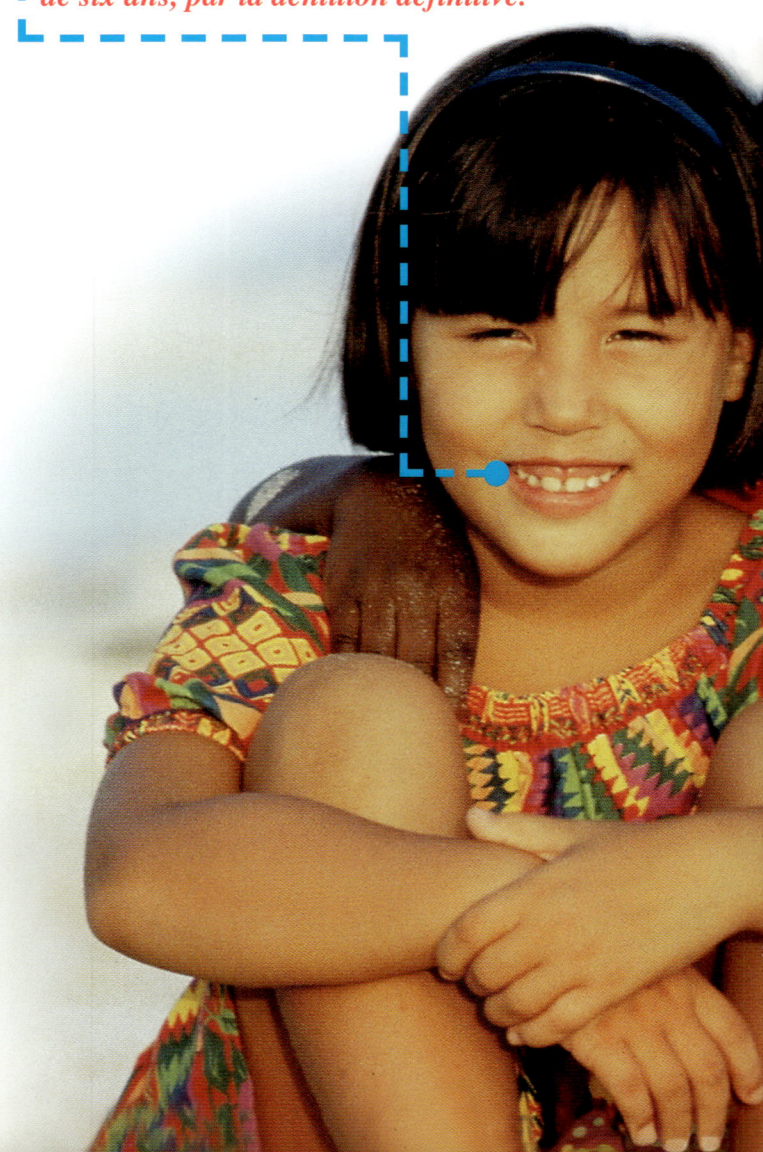

UNE DENTITION EN DEUX ÉTAPES
Vingt dents poussent chez les jeunes enfants dans les deux ou trois premières années de leur vie : c'est la dentition de lait. Elle est remplacée, à partir de six ans, par la dentition définitive.

112

Les diverses formes des dents

Les dents ont des formes diverses parce qu'elles accomplissent des fonctions différentes. On en distingue trois types :
- **Les incisives** agissent comme des couteaux qui coupent et détachent les aliments ; elles sont effilées comme des lames.
- **Les canines** sont longues et pointues pour déchirer et lacérer les aliments durs, en particulier la viande.
- **Les prémolaires** et les molaires broient et mastiquent des aliments comme, par exemple, les légumes et le pain.

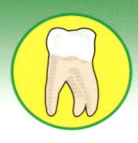

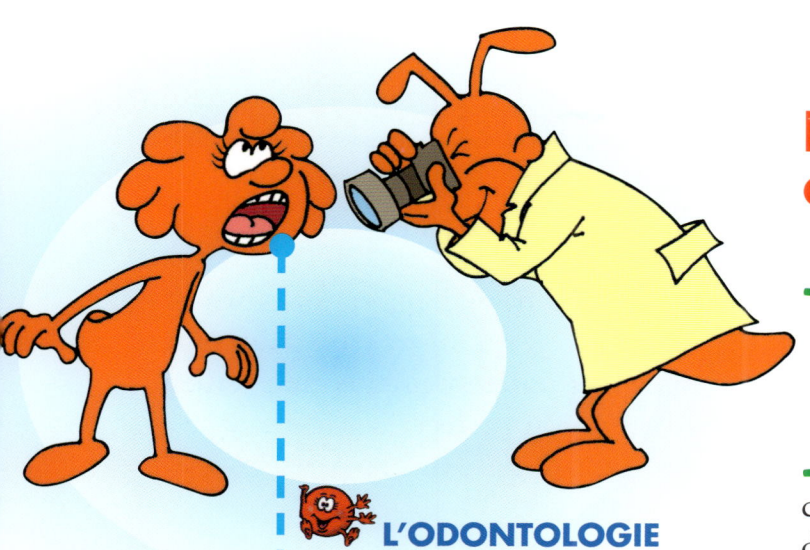

L'ODONTOLOGIE

On appelle ainsi la science qui étudie les dents. Ce terme dérive des mots grecs odontos, *qui signifie « dents », et* logos, *« connaissance », « science ».*

UN BEAU SOURIRE

Globus a de la chance : ses dents sont impeccables ! Pour avoir un beau sourire, il est essentiel de nettoyer et d'entretenir ses dents.

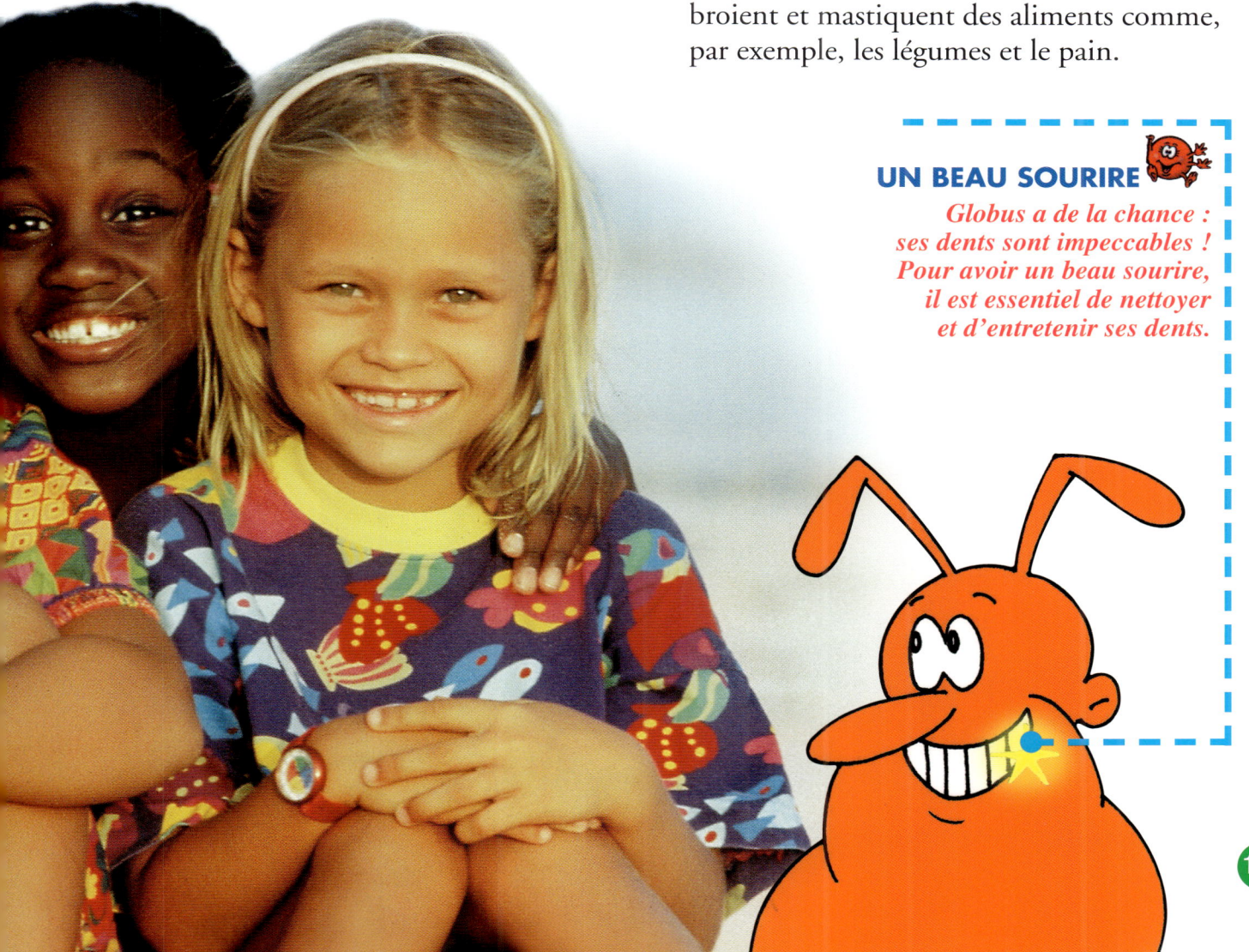

113

LES DENTS

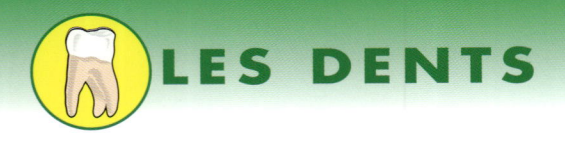

Comment c'est fait

De quoi sont faites les dents ?

Les dents sont dures et insérées profondément dans des cavités appelées alvéoles, insérées dans les os de la bouche. Chaque dent peut être divisée en trois parties :

• **La couronne** est la partie extérieure à la gencive.
Elle est allongée et coupante chez les incisives, conique chez les canines et cubique chez les prémolaires. Les molaires présentent de minuscules saillies, les tubercules.

• **Le collet** est la jonction entre la couronne et la racine, à hauteur de la gencive.

• **La racine** maintient la dent dans son alvéole ; elle est unique chez les incisives, les canines et les prémolaires, et multiple chez les molaires.

• **La coupe d'une dent**, dans le sens vertical, permet d'observer qu'elle est constituée de deux couches et d'une cavité centrale. À l'extérieur, l'émail recouvre l'ivoire de la couronne et du collet. De couleur blanche, il est très dur parce qu'il est constitué presque entièrement de sel de calcium. Le cément, quant à lui, recouvre la racine et unit la dent à l'alvéole. Sous l'émail, l'ivoire (ou dentine) est une substance jaunâtre qui a la même composition que les os et qui constitue le corps même de la dent. Au centre, la pulpe dentaire occupe la cavité interne. De couleur rougeâtre, elle est formée de tissus mous, de nerfs et de vaisseaux sanguins.

LES PARTIES D'UNE DENT

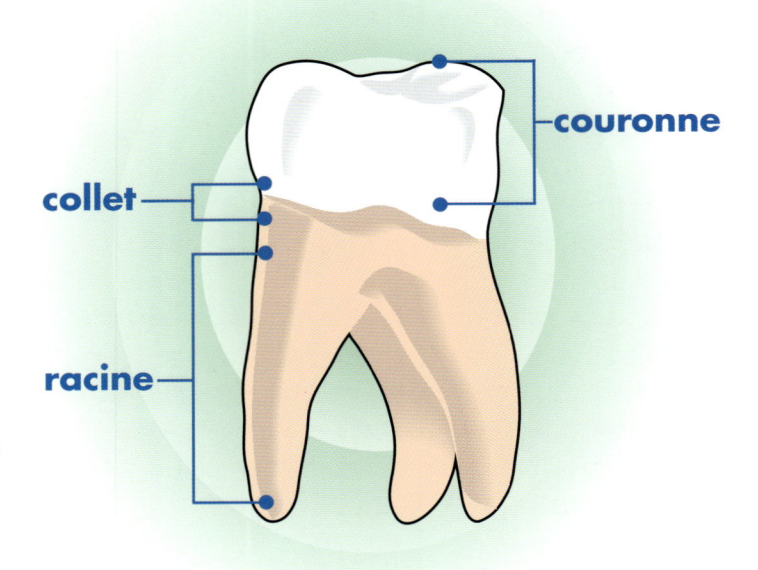

- couronne
- collet
- racine

COUPE D'UNE DENT

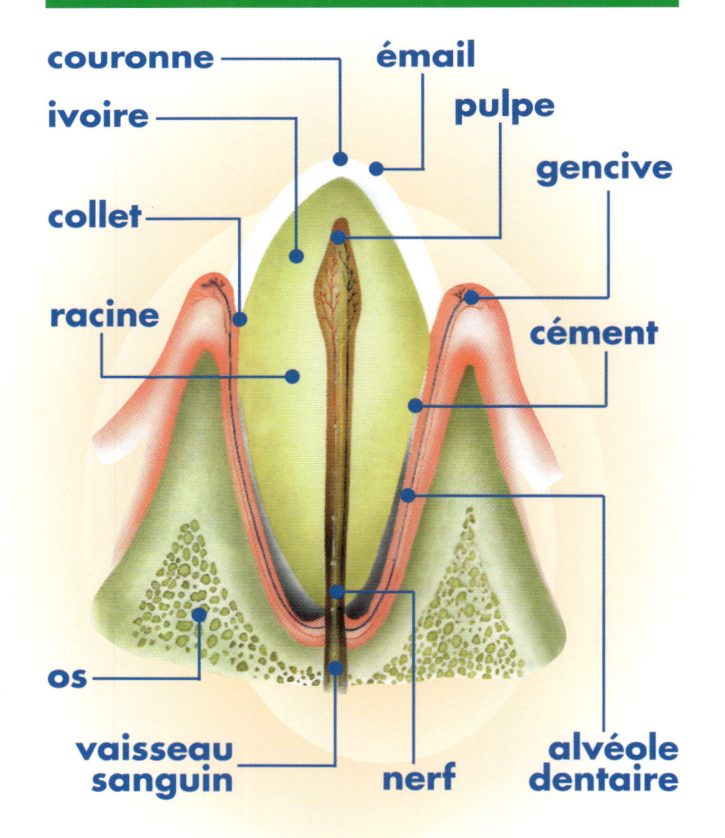

- couronne
- ivoire
- collet
- racine
- os
- vaisseau sanguin
- émail
- pulpe
- gencive
- cément
- nerf
- alvéole dentaire

114

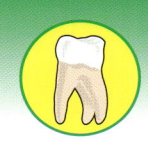

Le palais

La partie supérieure de la bouche est constituée du palais, qui sépare la cavité buccale des fosses nasales. Ce palais est formé de deux parties : en avant, la voûte palatine, osseuse, est constituée d'un élément de l'os maxillaire et des lames horizontales des deux os palatins. En arrière, le voile du palais peut se soulever et s'abaisser ; il est formé d'une couche musculaire mobile, revêtue d'une muqueuse sur les deux faces. Au centre du voile du palais se trouve la luette avec, de part et d'autre, les **amygdales palatines**.

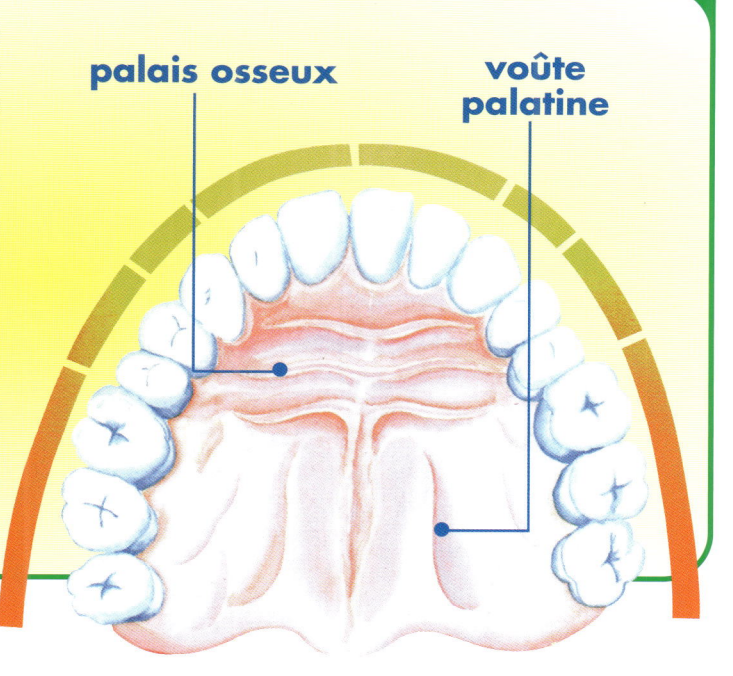

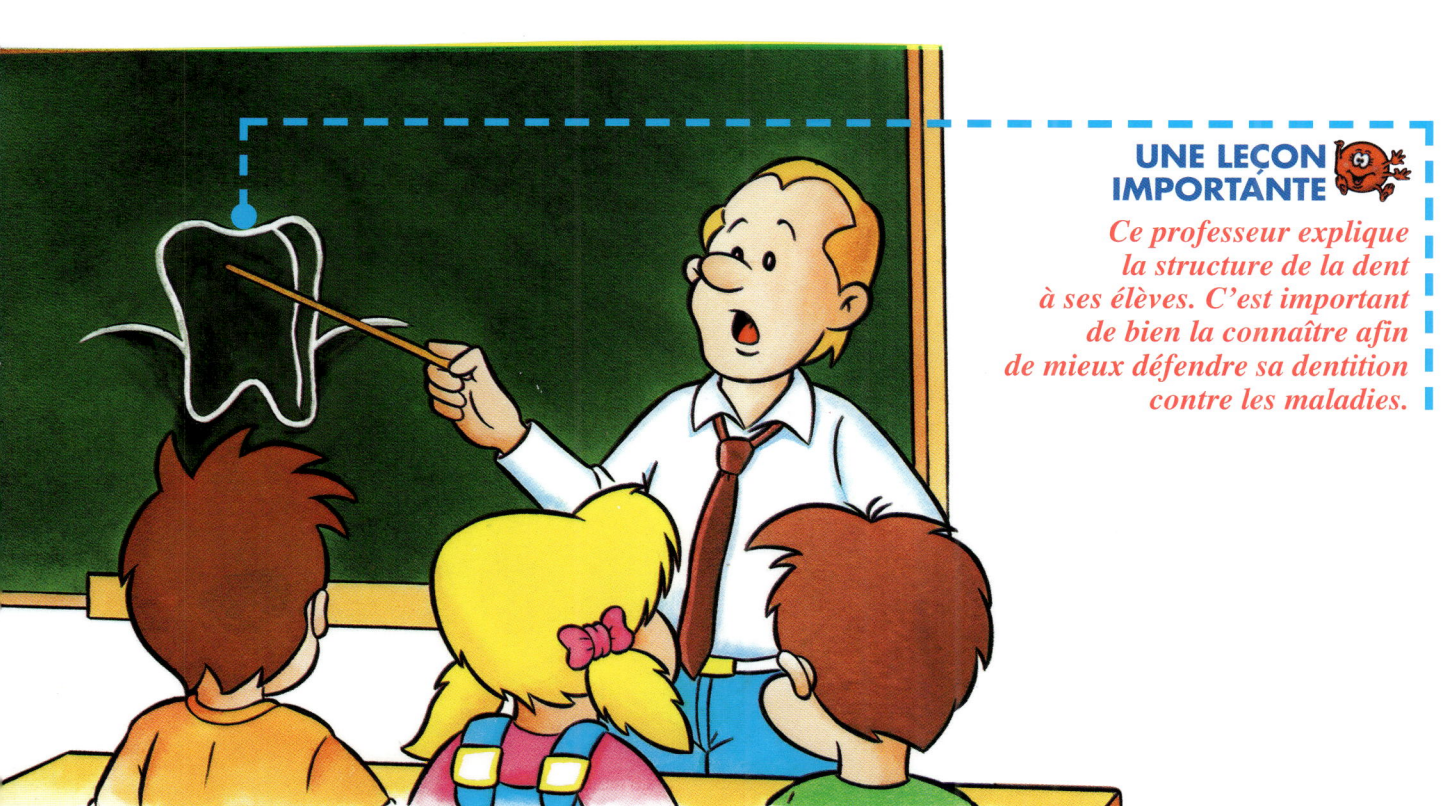

palais osseux

voûte palatine

UNE LEÇON IMPORTANTE

Ce professeur explique la structure de la dent à ses élèves. C'est important de bien la connaître afin de mieux défendre sa dentition contre les maladies.

L'ESTOMAC

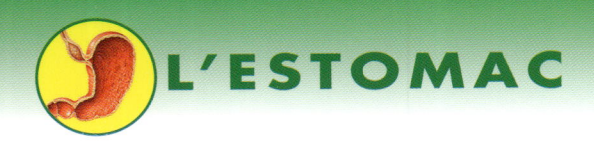

Comment c'est fait

Un sac en mouvement

L'estomac est une sorte de sac dont la forme ressemble à celle de la lettre « J ». Son volume est d'environ 1,2 litre. Les aliments y pénètrent par un orifice toujours ouvert, appelé le cardia, et passent dans l'intestin par un autre, le pylore. Celui-ci est maintenu fermé par un sphincter ; il ne s'ouvre que pour laisser passer le chyme. Les aliments liquides ou pâteux continuent sans délai leur trajet dans l'intestin grêle, alors que les solides, comme la viande ou les bouchées mal mastiquées, demeurent dans l'estomac jusqu'à ce que les sucs gastriques les transforment en substance pâteuse pouvant être assimilée par les parois intestinales.

L'ESTOMAC EN COUPE

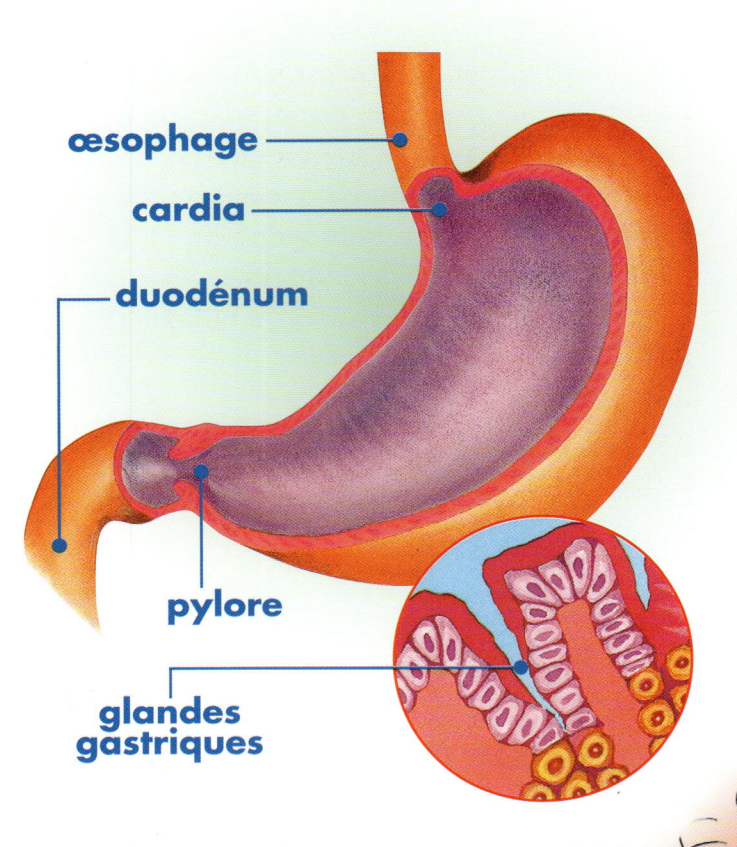

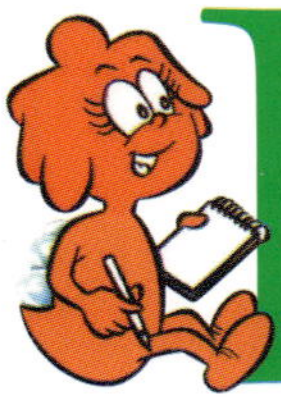

- œsophage
- cardia
- duodénum
- pylore
- glandes gastriques

L'insalivation

Lorsque les aliments sont broyés par les dents, ils sont en même temps imprégnés de salive qui les lubrifie et engage leur transformation chimique. Dans ce processus d'insalivation, la langue joue un rôle essentiel en déplaçant les aliments à l'intérieur de la bouche ; elle les pousse ensuite vers le pharynx au moment de la déglutition. La salive contient deux enzymes importantes : la ptyaline, qui amorce la transformation chimique de l'amidon en sucres simples, et la mucine, qui assure la lubrification.

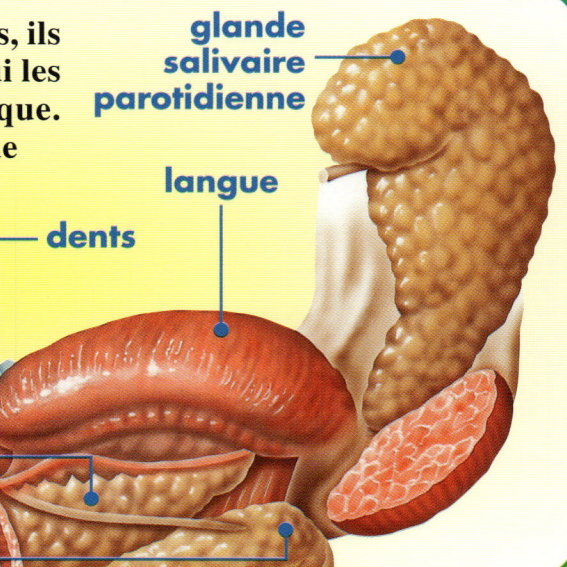

- glande salivaire parotidienne
- langue
- dents
- glande salivaire sublinguale
- glande salivaire sous-maxillaire
- maxillaire

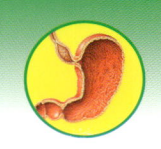

C'est pourquoi une bonne mastication des aliments est très importante.

• **Les parois de l'estomac**
Elles sont faites de muscles permettant les mouvements qui réduisent la nourriture en petits fragments. Elles comprennent aussi des cavités internes où sont logées les glandes gastriques, très petites mais très nombreuses (il y en a près de 10 000 au cm^2 dans la zone du pylore), qui sécrètent les sucs gastriques assurant la transformation chimique des aliments en substances assimilables par l'organisme.

ÇA REMUE !
Si tu palpes la région de l'estomac alors que tu es en train de digérer, tu peux percevoir les mouvements internes de cet organe.

Un estomac primitif

L'appareil digestif le plus simple, dans le règne animal, est celui des éponges, ou spongiaires, qui vivent fixés. C'est un estomac primitif, appelé « cavité atriale », qui digère les aliments absorbés à travers les pores et les corbeilles vibratiles ; les déchets sont ensuite expulsés par un orifice unique, l'oscule, que l'on peut assimiler à un anus. L'appareil digestif des animaux supérieurs est évidemment beaucoup plus complexe.

LES PAROIS DE L'ESTOMAC
Elles se contractent pour mélanger la nourriture, favorisant ainsi l'action des sucs gastriques. Au terme de ce processus, cette joyeuse bande d'aliments va devenir le chyme, apte à passer dans l'intestin.

117

LE FOIE

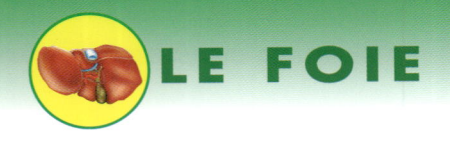

Comment c'est fait

Un grand laboratoire

Le foie est la glande la plus grosse de ton organisme. De couleur rouge foncé, il pèse près d'un kilo et demi et se trouve dans le haut de la cavité abdominale, sous le diaphragme. Il est formé de minuscules petits grains, les lobules hépatiques, qui lui donnent un aspect un peu spongieux. Il est alimenté en sang par deux grands vaisseaux, l'artère hépatique et la veine porte ; cette dernière lui amène aussi des substances provenant de l'appareil digestif, après absorption par les villosités intestinales.

La veine hépatique, reliée à la veine cave inférieure, assure au contraire la sortie du sang venant du foie.
Celui-ci produit chaque jour entre 600 et 800 ml de bile, un suc essentiel pour la digestion des graisses, qui se trouve stocké dans la vésicule biliaire et qui passe par le canal cholédoque, petit conduit débouchant dans le duodénum, première partie de l'intestin grêle.

UN ORGANE DIVISÉ EN QUATRE LOBES

Le foie est recouvert d'une membrane semi-transparente et résistante. Il présente trois sillons, disposés en H, qui le divisent en quatre parties : lobe carré, lobe de Spiegel, lobe gauche et lobe droit.

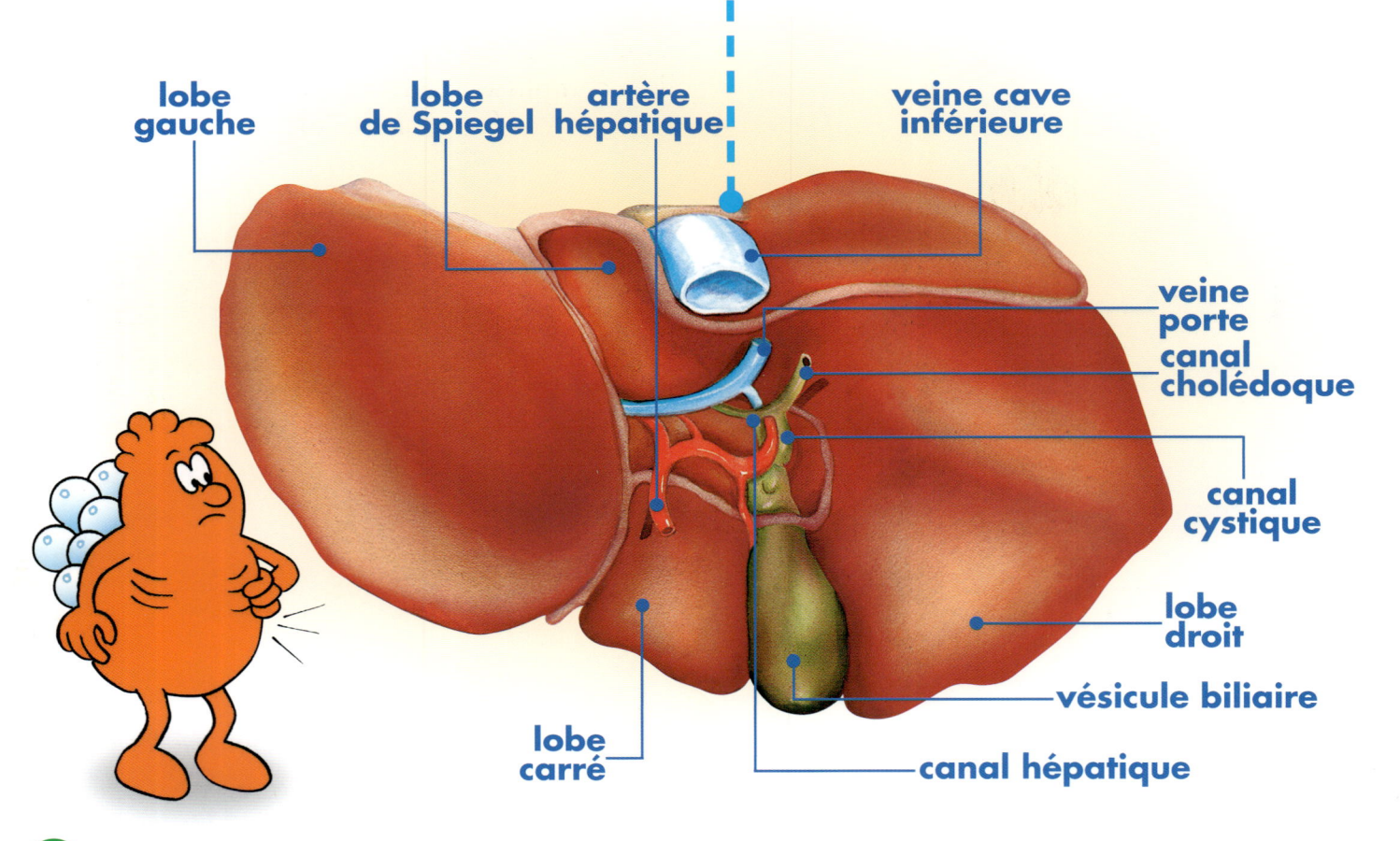

Légendes du schéma :
- lobe gauche
- lobe de Spiegel
- artère hépatique
- veine cave inférieure
- veine porte
- canal cholédoque
- canal cystique
- lobe droit
- vésicule biliaire
- canal hépatique
- lobe carré

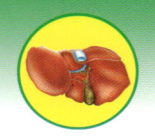

Le lobule hépatique

Le foie contient un très grand nombre de lobules hépatiques, mesurant entre 1,5 et 2 mm de longueur, pour 1 à 2 mm de largeur. De forme polygonale, ils contiennent de nombreuses cellules, entourées de vaisseaux sanguins. La veine porte véhicule tout le sang provenant des intestins et arrive au foie ; elle s'y ramifie en vaisseaux capillaires très fins, arrivant jusqu'aux lobules où le sang est filtré. Ce dernier ne se mélange jamais avec la bile parce ces deux fluides circulent dans des circuits séparés : le sang va vers la veine cave et la bile vers la vésicule.

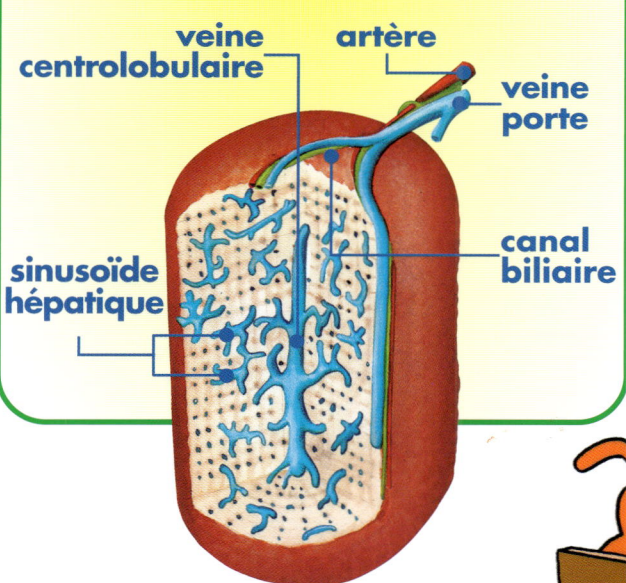

- veine centrolobulaire
- artère
- veine porte
- canal biliaire
- sinusoïde hépatique

Le foie au microscope

Le foie est recouvert d'une membrane semi-transparente, très dure et solide. Il présente un aspect granuleux, qu'on peut même observer à l'œil nu, et qui est dû à la présence d'un grand nombre de lobules hépatiques de la grosseur d'une tête d'épingle. Vus au microscope, ces lobules sont de forme polygonale et sont si serrés qu'il est presque impossible de les distinguer les uns des autres. Ils sont parcourus par les ramifications ultimes de la veine porte, qui leur apportent le sang provenant de l'intestin. Ces lobules hépatiques agissent comme de petits filtres préposés au nettoyage et à la dépuration du sang : ils accomplissent ainsi ce qui est la principale fonction du foie.

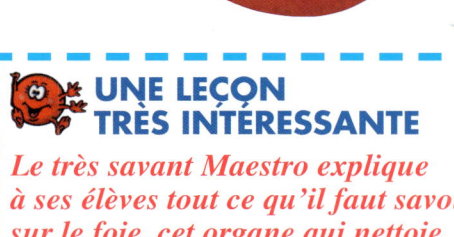

UNE LEÇON TRÈS INTÉRESSANTE

Le très savant Maestro explique à ses élèves tout ce qu'il faut savoir sur le foie, cet organe qui nettoie le sang, désintoxique l'organisme et produit la bile.

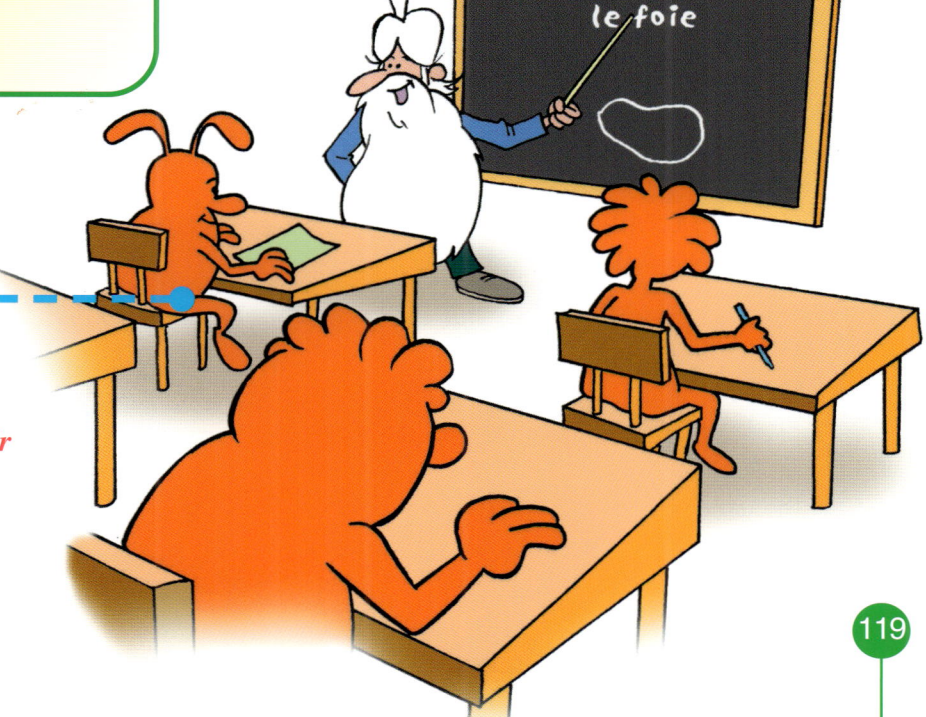

119

LE PANCRÉAS

Comment ça fonctionne

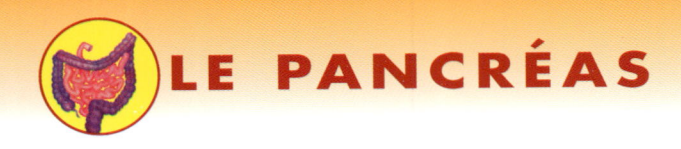

Le suc pancréatique

Entre l'estomac et le duodénum se situe le pancréas, c'est-à-dire une glande de forme allongée qui fonctionne comme un laboratoire chimique pour produire le suc pancréatique, indispensable à la digestion. Ce suc contient trois enzymes qui assurent des fonctions spécifiques :

• **L'amylase** transforme l'amidon en sucres plus simples.
• **La lipase** décompose les graisses, dûment préparées par la bile, en acides gras et en glycérol.
• **La trypsine** décompose les polypeptides, qui se forment au cours de la digestion gastrique des protéines, en différents acides aminés. La sécrétion du suc gastrique dépend d'une hormone produite par le duodénum, la sécrétine, dont la production est déclenchée lorsque le chyme, provenant de l'estomac, passe dans le duodénum. Il s'agit donc d'un mécanisme bien réglé qui assure une digestion parfaite.

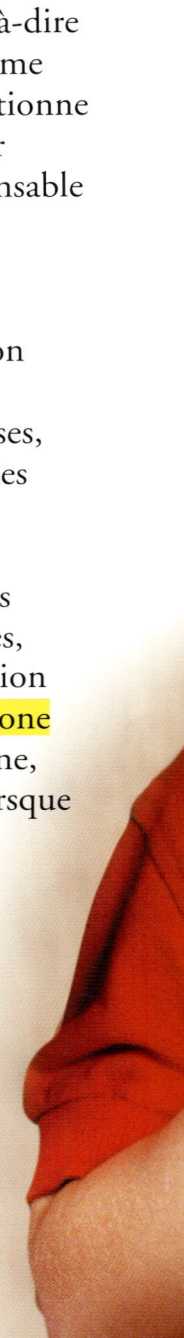

COMME DANS UN LABORATOIRE

Comme un véritable laboratoire de chimie, où l'on déclenche diverses réactions, le pancréas produit des enzymes qui interviennent dans la digestion pour décomposer les aliments complexes en substances plus simples.

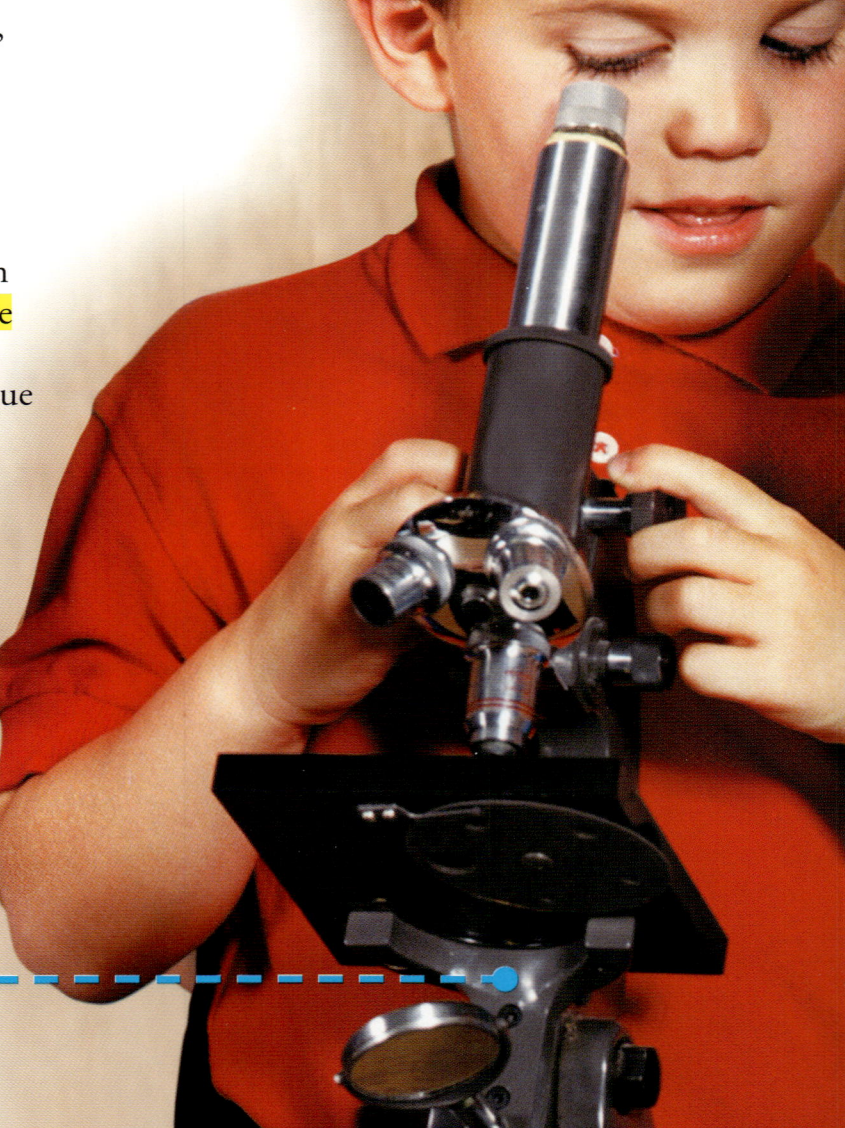

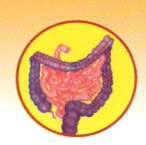

Les fonctions du pancréas

Le pancréas comprend des cellules regroupées en petites grappes, appelées « cellules acineuses », préposées à la production d'enzymes destinées à intervenir dans l'intestin grêle. Mais l'on observe aussi, dans le pancréas, d'autres groupes de cellules, aux fonctions diverses : ce sont les îlots de Langerhans, qui produisent les hormones pancréatiques (l'insuline et le glucagon), jouant un rôle dans l'équilibre en glucose du sang. Ces îlots de Langerhans émettent leurs sécrétions directement dans le flux sanguin.

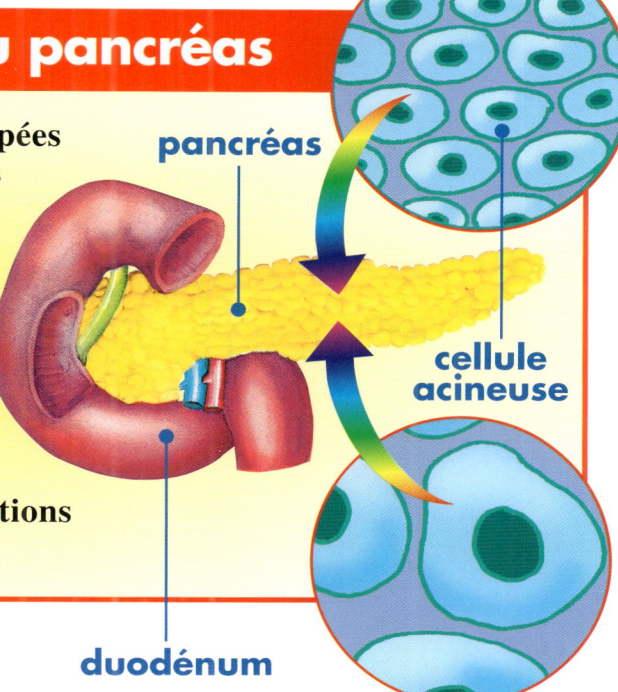

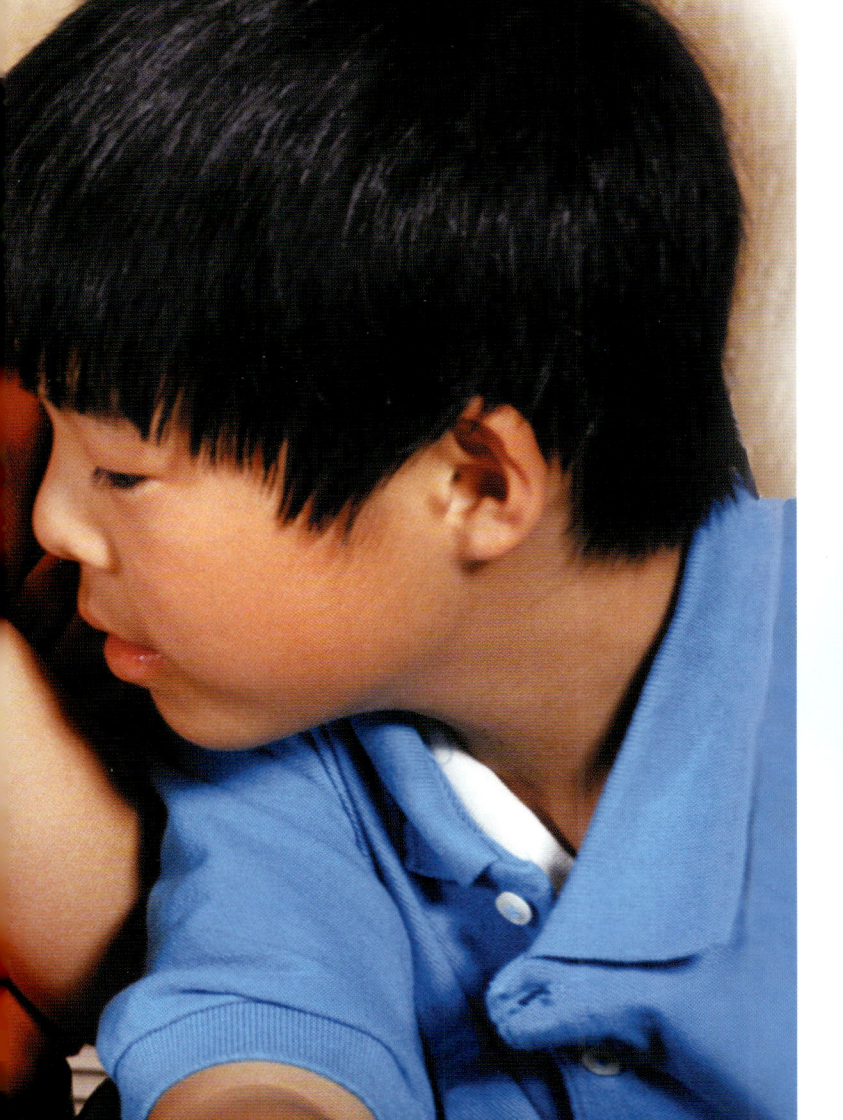

pancréas
cellule acineuse
duodénum

DES RENVOIS DÉSAGRÉABLES

La pauvre Globine a mangé quelque chose « qui ne passe pas » : son estomac n'arrive pas à le digérer et renvoie vers sa bouche des bouffées nauséabondes.

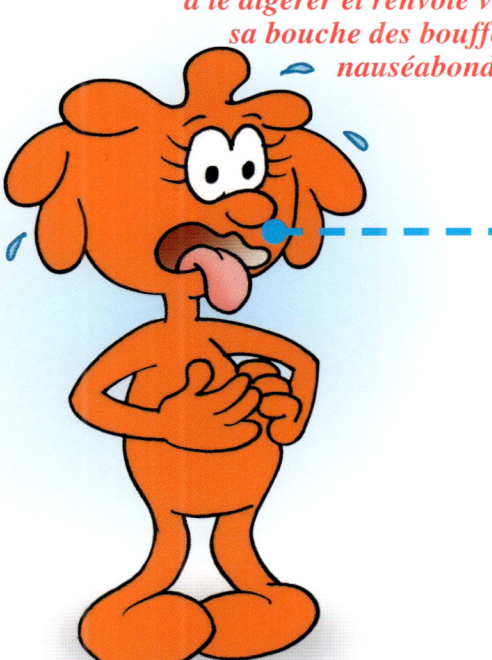

LA BILE

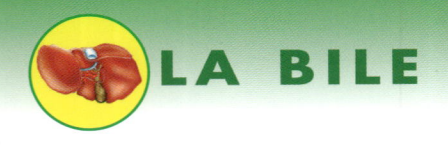

Comment c'est fait

Un produit du foie

La bile est l'un des principaux produits issus du foie. Ce suc, qui permet l'absorption de graisses et de certaines vitamines, arrive jusqu'à la vésicule, où il est emmagasiné. Par l'intermédiaire de l'ampoule de Vater, où s'abouche le canal cholédoque provenant de la vésicule, la bile est déversée sur la nourriture quand celle-ci se trouve dans le duodénum, première partie de l'intestin grêle. La bile contient :

• **Des pigments** comme la bilirubine, rouge, et la biliverdine, verte.

• **Des sels biliaires**, qui servent à neutraliser l'acidité du chyme et à émulsionner les graisses ; ils sont ensuite absorbés par l'intestin et retournent au foie pour être réutilisés.

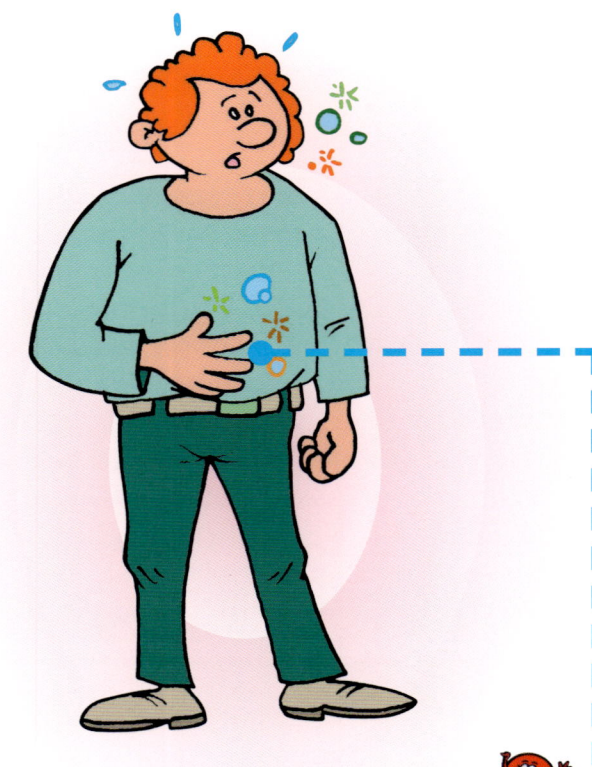

UNE DIGESTION DIFFICILE
Quand le canal cholédoque est bouché et ne laisse plus passer assez de bile vers le duodénum, la digestion devient difficile.

La vésicule biliaire

vésicule biliaire — estomac — vésicule biliaire — canal hépatique — foie — canal cystique — canal cholédoque — gros intestin

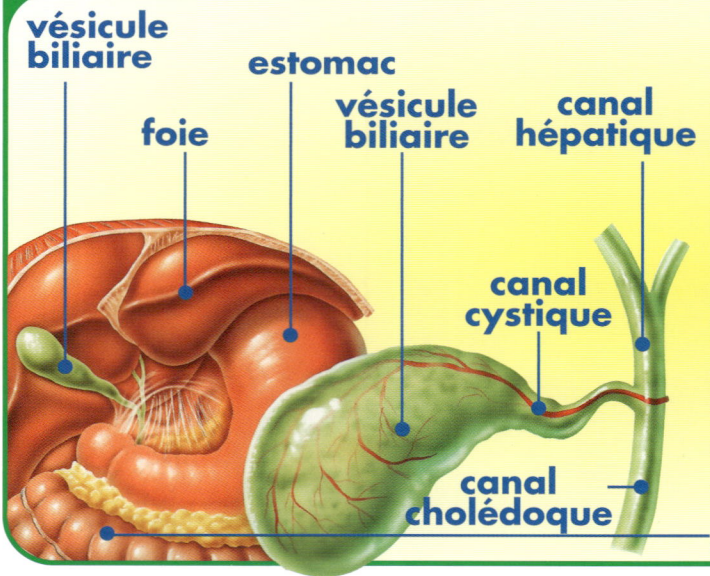

La bile est un liquide de couleur jaune, verdissant à l'air, qui sert à neutraliser l'acidité du bol alimentaire dans le duodénum, après l'estomac, et à émulsionner les graisses pour faciliter la digestion. Elle agit en même temps que le suc pancréatique pour favoriser l'assimilation des graisses. La vésicule biliaire a la capacité de stocker une grande quantité de bile concentrée, qui est émise quand les graisses, provenant de l'estomac, pénètrent dans l'intestin grêle.

122

L'anatomie du foie et du pancréas

LE FOIE

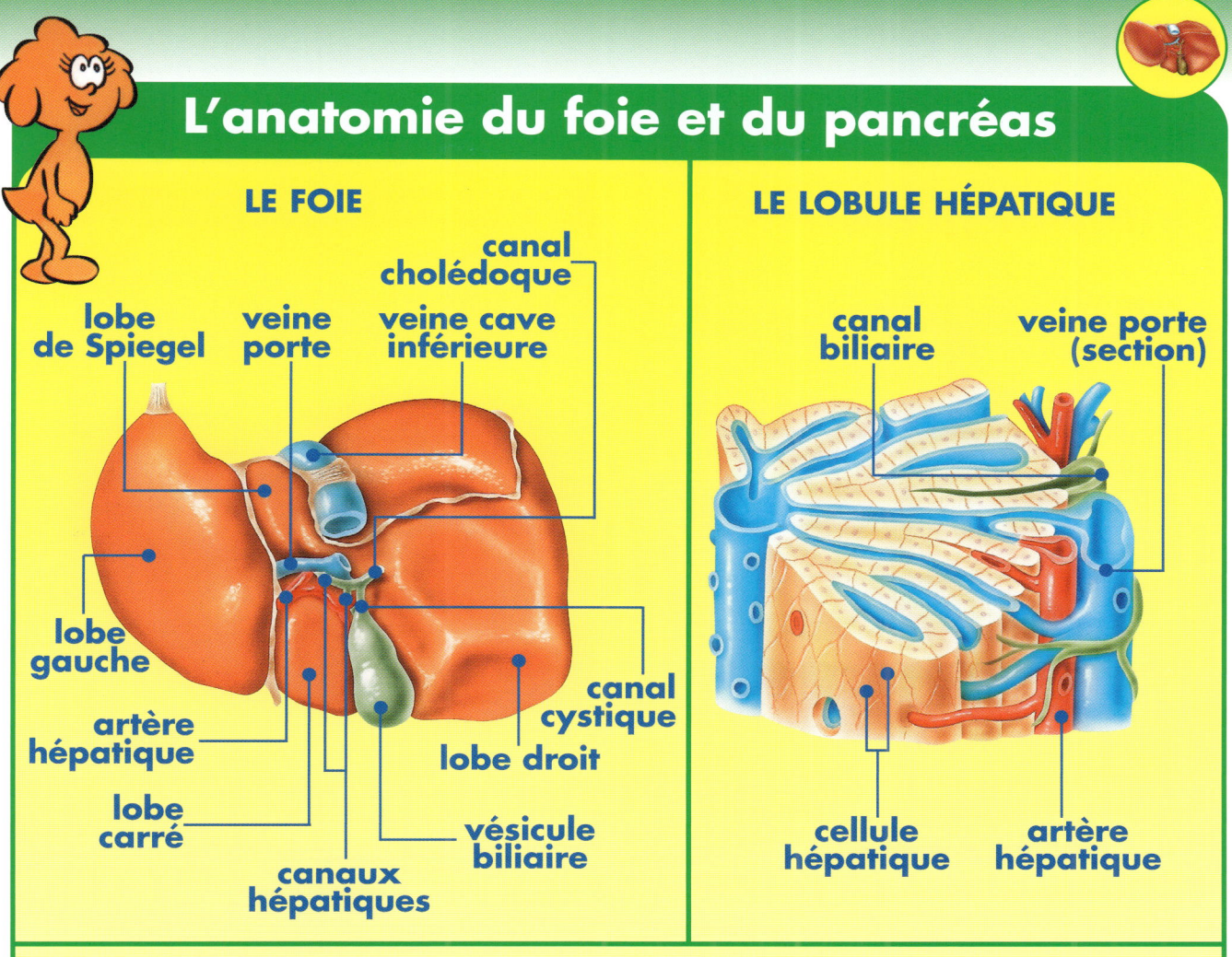

- lobe de Spiegel
- veine porte
- canal cholédoque
- veine cave inférieure
- lobe gauche
- artère hépatique
- lobe carré
- canaux hépatiques
- vésicule biliaire
- canal cystique
- lobe droit

LE LOBULE HÉPATIQUE

- canal biliaire
- veine porte (section)
- cellule hépatique
- artère hépatique

LE PANCRÉAS

- corps du pancréas
- queue du pancréas
- duodénum
- tête du pancréas
- canal pancréatique de Wirsung

VUE EN COUPE DU PANCRÉAS

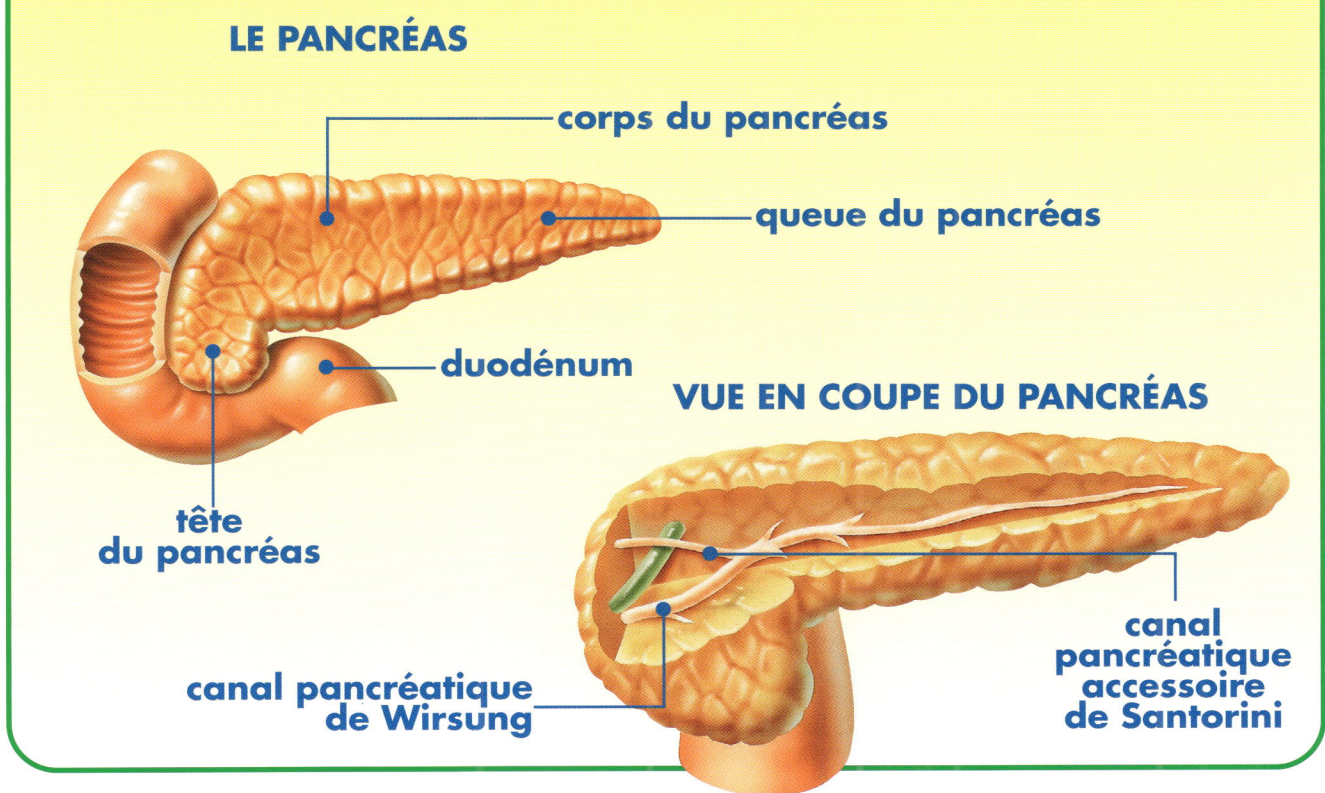

- canal pancréatique accessoire de Santorini

Mon premier atlas d'anatomie

L'INTESTIN

Comment ça fonctionne

L'intestin grêle

Mesurant de 6 à 8 m de long, l'intestin grêle a un diamètre d'environ 3 cm. Replié plusieurs fois sur lui-même, à l'intérieur de la cavité abdominale, il comporte plusieurs parties distinctes :

- **Le duodénum**, d'une longueur d'environ 30 cm, est la section où débouchent les sécrétions du foie et du pancréas pour imprégner les aliments.
- **Le jéjunum** est la partie la plus longue ; il comporte un certain nombre de plis appelés « valvules conniventes ». Les parois du jéjunum comprennent des milliers de villosités intestinales par cm^2, ainsi que des glandes et des cellules intestinales qui sécrètent du mucus et du suc.
- **L'iléon**, la partie finale, se termine par la valvule iléo-cæcale, qui empêche les aliments de remonter.

UN LONG CONDUIT

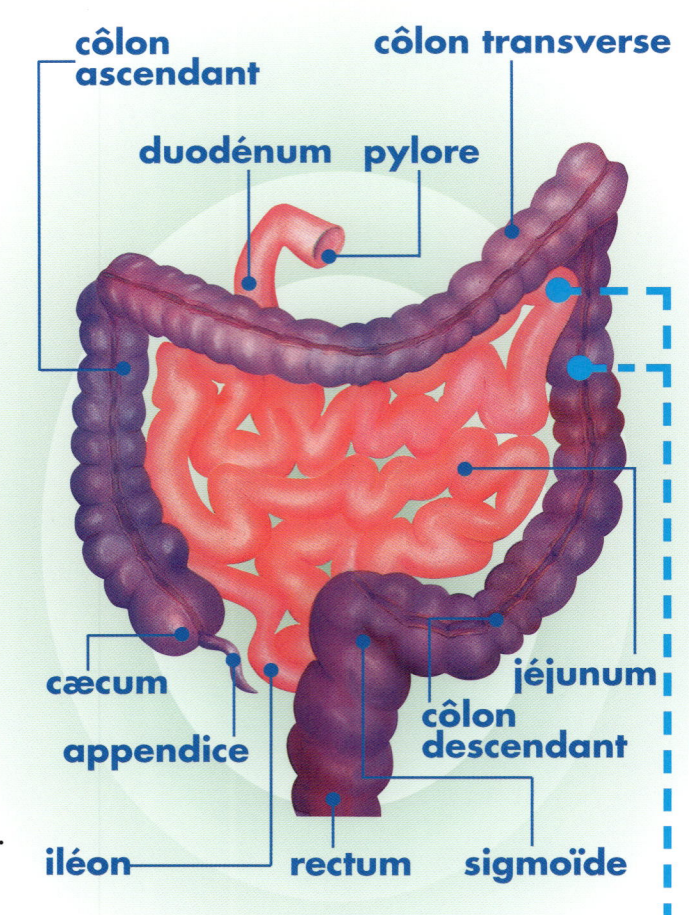

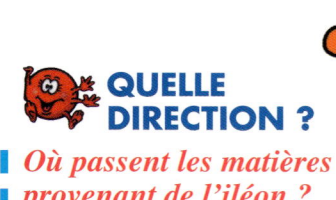

côlon ascendant — côlon transverse — duodénum — pylore — cæcum — appendice — jéjunum — côlon descendant — iléon — rectum — sigmoïde

QUELLE DIRECTION ?

Où passent les matières provenant de l'iléon ? Dans le côlon ascendant ou dans le cæcum ? Si elles finissent dans l'appendice et que celui-ci s'enflamme, le pauvre Hémo risque de souffrir !

LES DEUX INTESTINS

L'intestin grêle, représenté ici en rose, forme de nombreux replis dans la cavité abdominale ; il est entouré par le gros intestin.

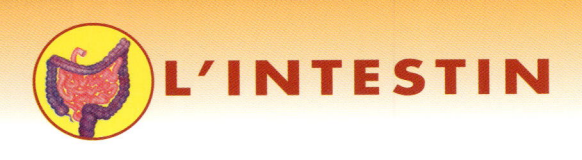

124

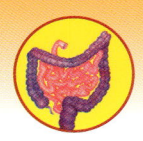

Les villosités intestinales

Si tu observes au microscope la paroi de l'intestin grêle, tu vois vers l'extérieur une couche musculaire et, vers l'intérieur, une muqueuse comprenant une série de replis appelés « valvules conniventes ». Les villosités intestinales forment des saillies, d'une hauteur maximale de 1 mm : ce sont les organes qui permettent l'absorption des substances nutritives. La muqueuse comprend également des glandes sécrétrices.

villosité intestinale
vaisseau sanguin
valvule connivente
vaisseau lymphatique

Le gros intestin

Tout autour de la masse de l'intestin grêle se trouve le gros intestin, d'une longueur de 1,5 à 2 m, qui ne comprend pas de glandes. Une série de muscles longitudinaux lui donne un aspect bosselé caractéristique. Comme l'intestin grêle, il est constitué de trois parties :

• **Le cæcum**, en forme de sac, présente à son extrémité un fin conduit en cul-de-sac, l'appendice, dont l'inflammation est la cause de l'appendicite.
• **Le côlon** est lui-même divisé en trois parties : ascendante, transverse et descendante.
• **Le sigmoïde** se termine par le rectum qui débouche sur l'anus, orifice de sortie fermé par un sphincter.

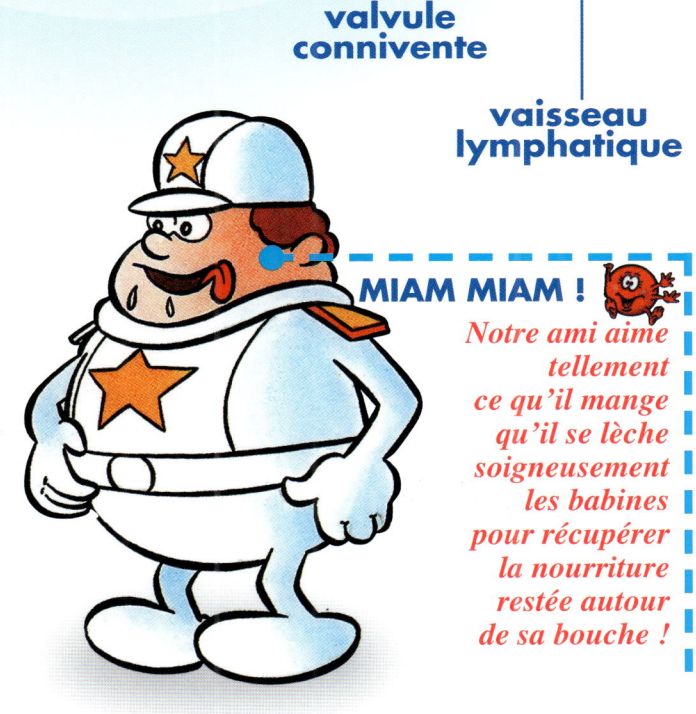

MIAM MIAM !
Notre ami aime tellement ce qu'il mange qu'il se lèche soigneusement les babines pour récupérer la nourriture restée autour de sa bouche !

LE PROCESSUS DE LA DIGESTION

Comment c'est fait

Comment se passe la digestion

La digestion combine donc des processus mécaniques et chimiques pour permettre l'assimilation des aliments ingérés. L'action mécanique est exercée par les mouvements de diverses parties du tube digestif, qui réduisent la nourriture en bouillie. La transformation chimique est déclenchée par la sécrétion des sucs digestifs. Tous ces phénomènes, mécaniques et chimiques, ont lieu en même temps et activent un processus unique articulé en quatre phases :

• **Ingestion** : entrée de la nourriture dans le tube digestif. Tu ingères en mâchant les aliments et en les avalant.

• **Digestion** : transformation de la nourriture en substances plus simples. Elle combine des actions mécaniques et chimiques que l'on peut, à leur tour, diviser en trois parties : digestion buccale, qui a lieu dans la bouche, transit de la nourriture par l'estomac, ou digestion gastrique, et digestion intestinale.

• **Absorption** : passage dans le sang des molécules provenant du processus digestif, c'est-à-dire des substances tirées des aliments. Elles sont introduites dans les vaisseaux sanguins et sont véhiculées ensuite par l'appareil circulatoire vers toutes les parties de l'organisme.

• **Défécation** : expulsion des substances non assimilables de la nourriture.

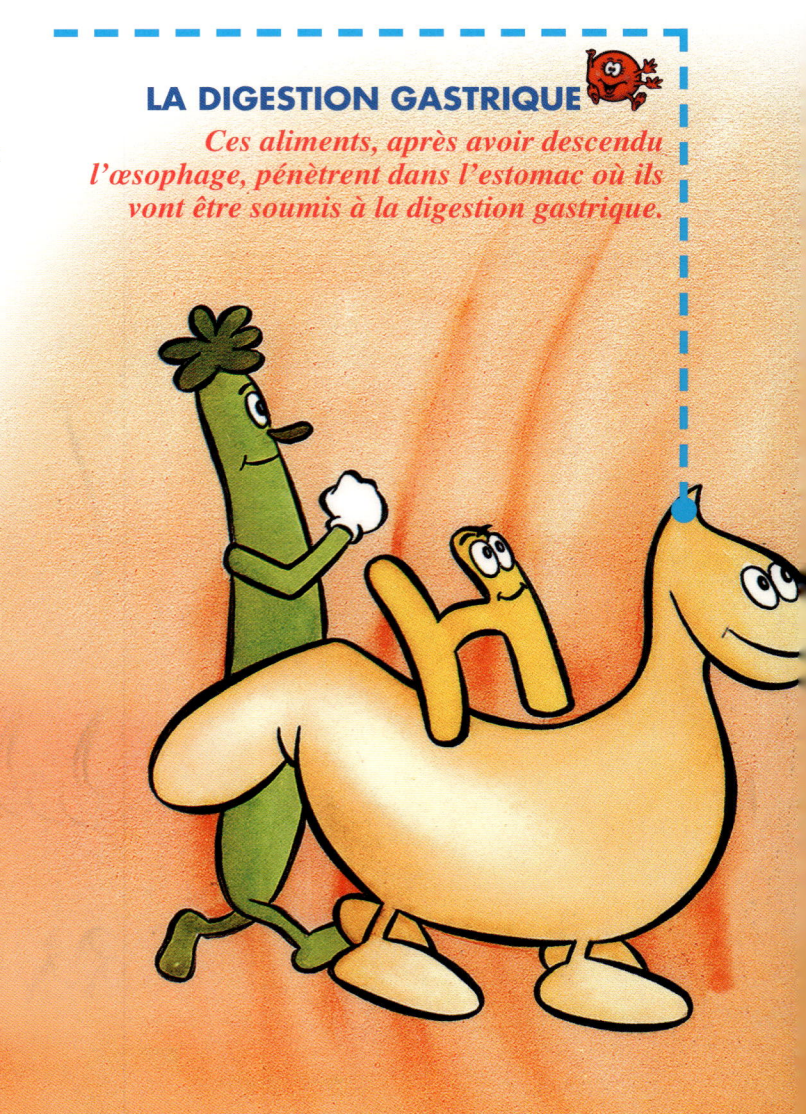

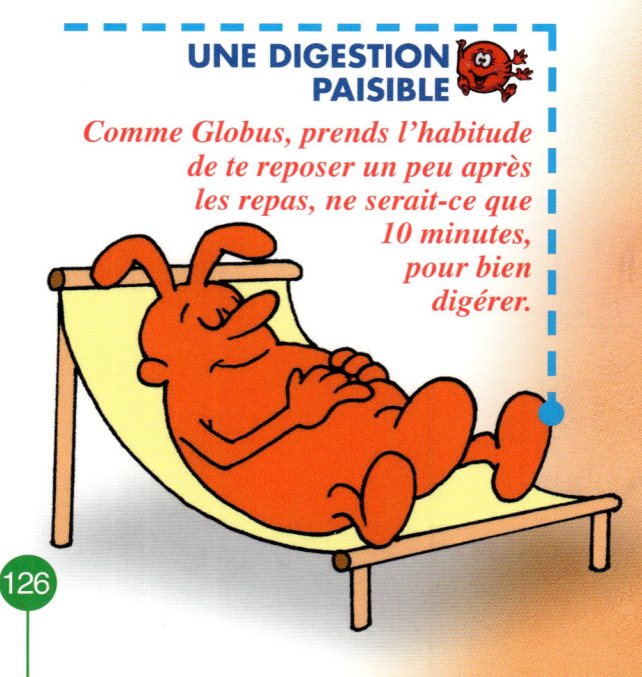

UNE DIGESTION PAISIBLE

Comme Globus, prends l'habitude de te reposer un peu après les repas, ne serait-ce que 10 minutes, pour bien digérer.

LA DIGESTION GASTRIQUE

Ces aliments, après avoir descendu l'œsophage, pénètrent dans l'estomac où ils vont être soumis à la digestion gastrique.

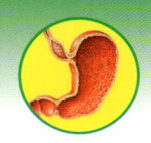

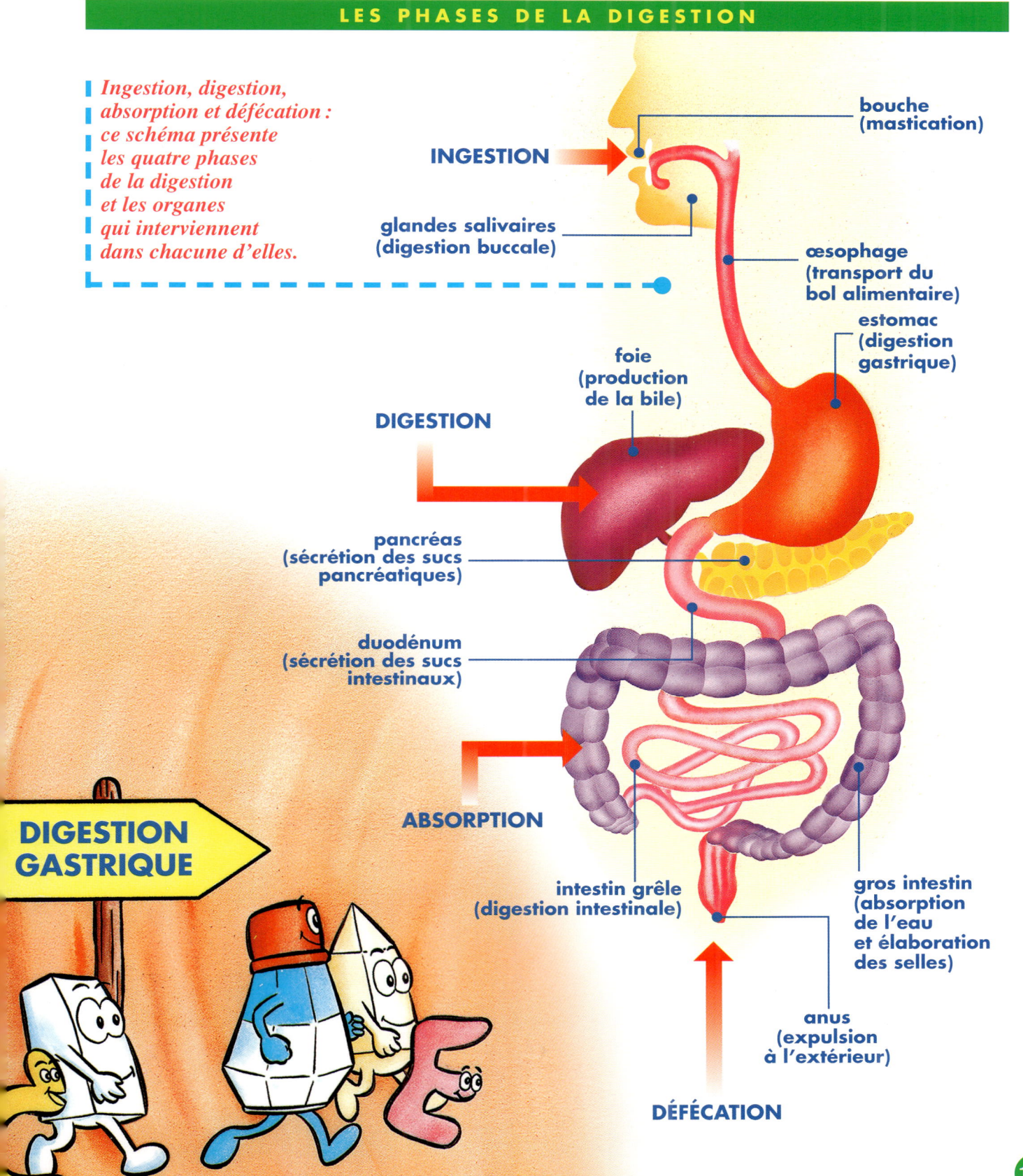

LES PHASES DE LA DIGESTION

Ingestion, digestion, absorption et défécation : ce schéma présente les quatre phases de la digestion et les organes qui interviennent dans chacune d'elles.

INGESTION
- bouche (mastication)
- glandes salivaires (digestion buccale)
- œsophage (transport du bol alimentaire)

DIGESTION
- estomac (digestion gastrique)
- foie (production de la bile)
- pancréas (sécrétion des sucs pancréatiques)
- duodénum (sécrétion des sucs intestinaux)

ABSORPTION
- intestin grêle (digestion intestinale)
- gros intestin (absorption de l'eau et élaboration des selles)

DÉFÉCATION
- anus (expulsion à l'extérieur)

DIGESTION GASTRIQUE

LA DIGESTION BUCCALE

Comment c'est fait

La première étape de la digestion

Le processus digestif commence quand les lèvres, les dents et la langue interviennent pour réduire les aliments en fragments, par une action mécanique : pression exercée par les lèvres et les dents mais surtout mastication énergique des dents. Celles-ci, selon leur forme, coupent (incisives), lacèrent (canines) ou broient (prémolaires et molaires). Petit à petit, les aliments s'imprègnent de salive, produite par les glandes salivaires sur un ordre provenant du cerveau. C'est ainsi que se forme graduellement le bol alimentaire, qui va passer dans le pharynx au moment de la déglutition.

LA BOUCHE

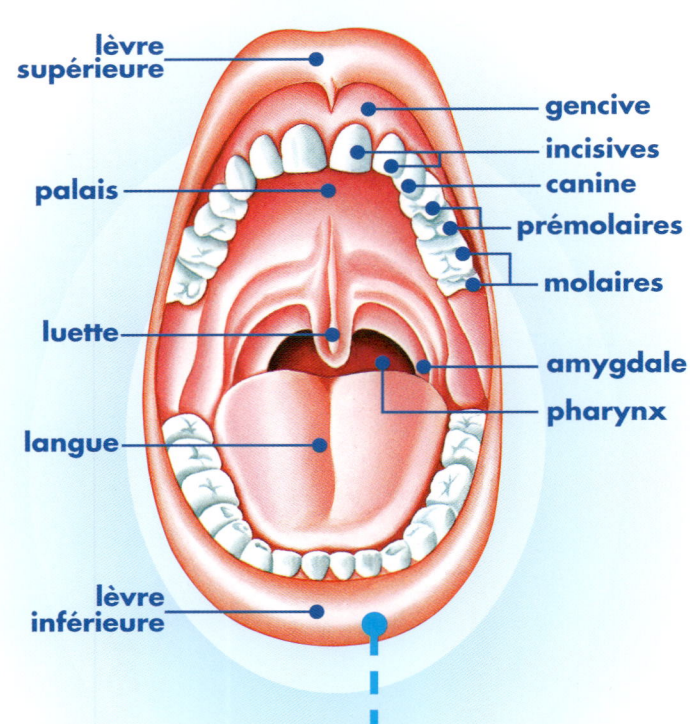

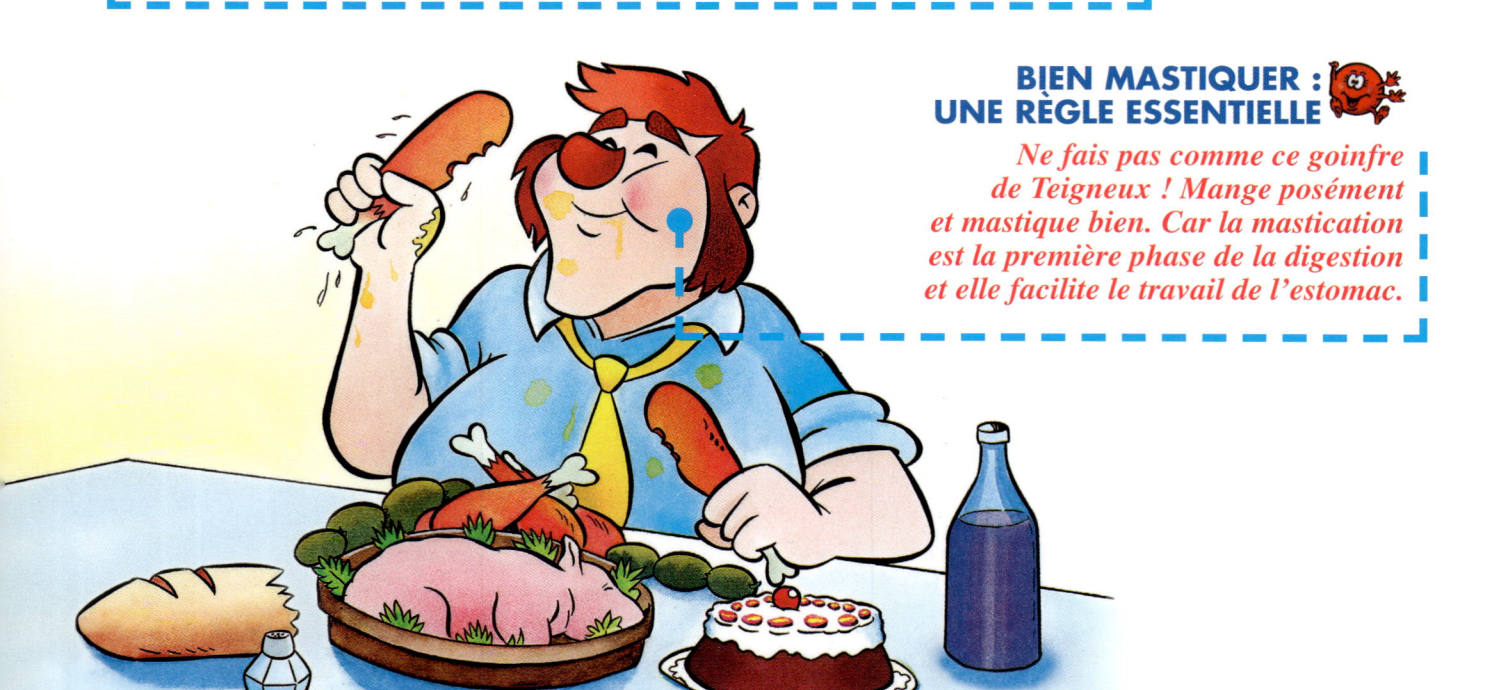

- lèvre supérieure
- palais
- luette
- langue
- lèvre inférieure
- gencive
- incisives
- canine
- prémolaires
- molaires
- amygdale
- pharynx

PRÉPARATION DES ALIMENTS

La bouche est un véritable laboratoire qui procède à la transformation des aliments par des moyens à la fois mécaniques et chimiques.

BIEN MASTIQUER : UNE RÈGLE ESSENTIELLE

Ne fais pas comme ce goinfre de Teigneux ! Mange posément et mastique bien. Car la mastication est la première phase de la digestion et elle facilite le travail de l'estomac.

L'anatomie de l'appareil digestif

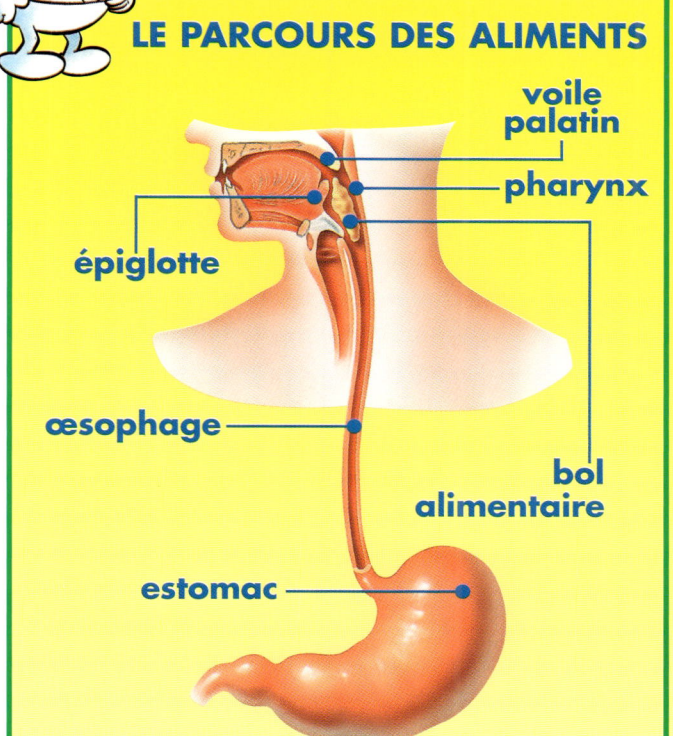

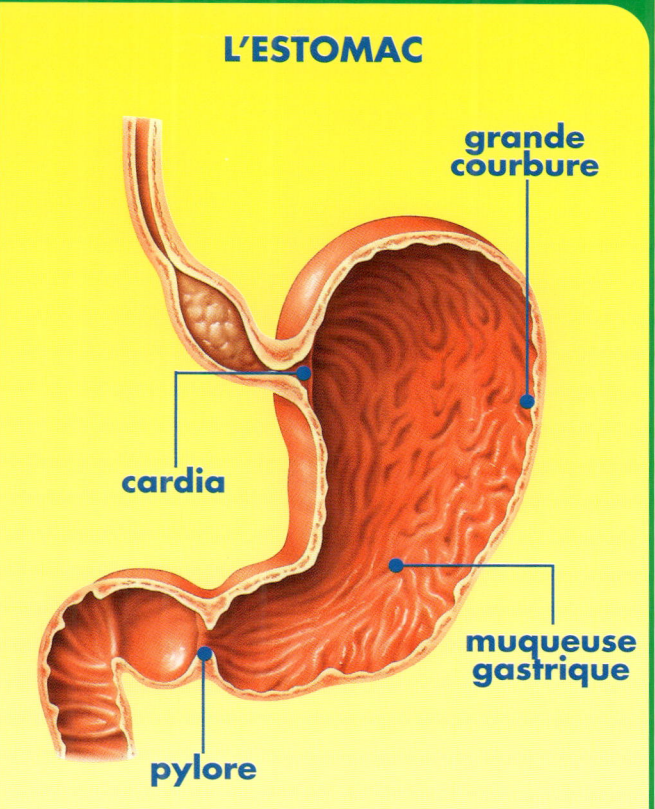

LE PARCOURS DES ALIMENTS

- voile palatin
- pharynx
- épiglotte
- œsophage
- bol alimentaire
- estomac

L'ESTOMAC

- grande courbure
- cardia
- muqueuse gastrique
- pylore

LA SÉCRÉTION DES GLANDES SALIVAIRES

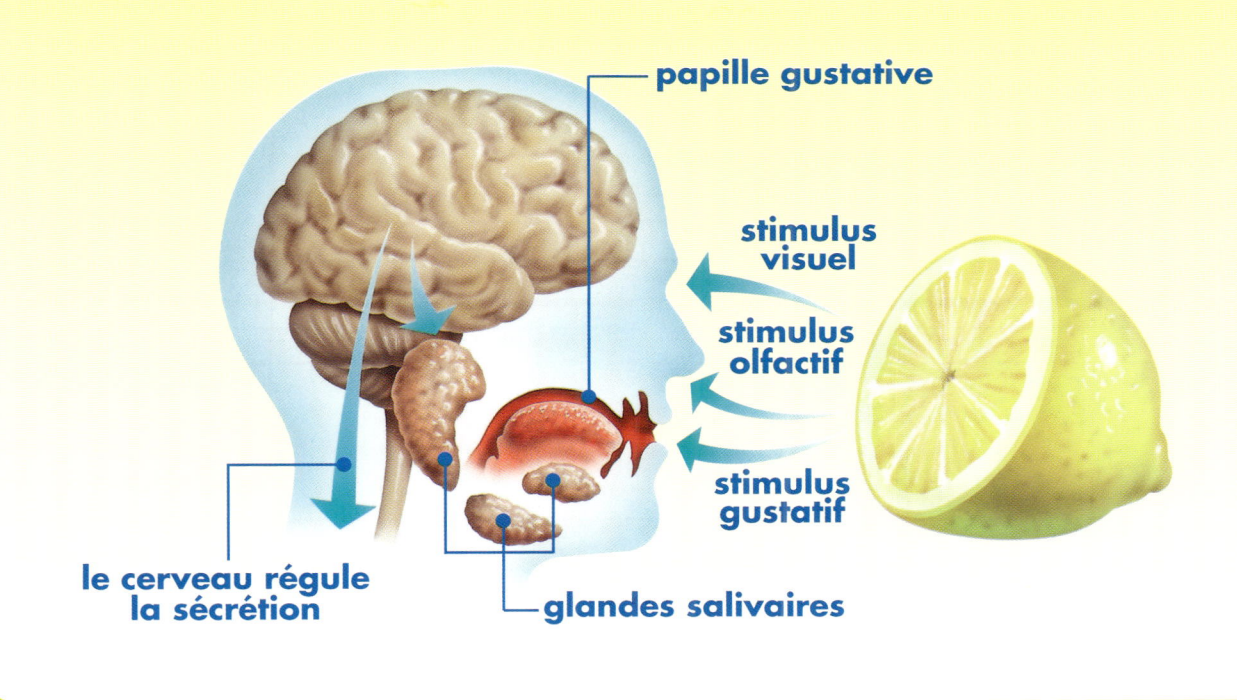

- papille gustative
- stimulus visuel
- stimulus olfactif
- stimulus gustatif
- le cerveau régule la sécrétion
- glandes salivaires

Mon premier atlas d'anatomie

LE PARCOURS DES ALIMENTS

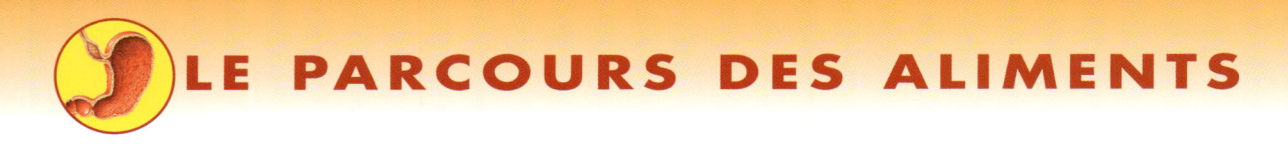

Comment ça fonctionne

De la bouche à l'estomac

La nourriture pénètre dans l'organisme par la bouche, où elle rencontre d'abord la langue et les dents. Celles-ci, insérées sur les gencives, servent à triturer les aliments. La langue, fixée sur la partie inférieure de la bouche, remplit une fonction importante : elle perçoit la saveur de la nourriture et l'imprègne de salive, premier suc digestif à intervenir dans la transformation des aliments. Cette salive est produite par les glandes salivaires, disposées en groupes, un peu comme les grains de raisin dans une grappe, et reliées à la cavité buccale par des canaux très fins. Derrière la bouche s'ouvre une cavité, le pharynx, reliée aux oreilles et aux fosses nasales. C'est du pharynx que partent l'œsophage et le larynx.

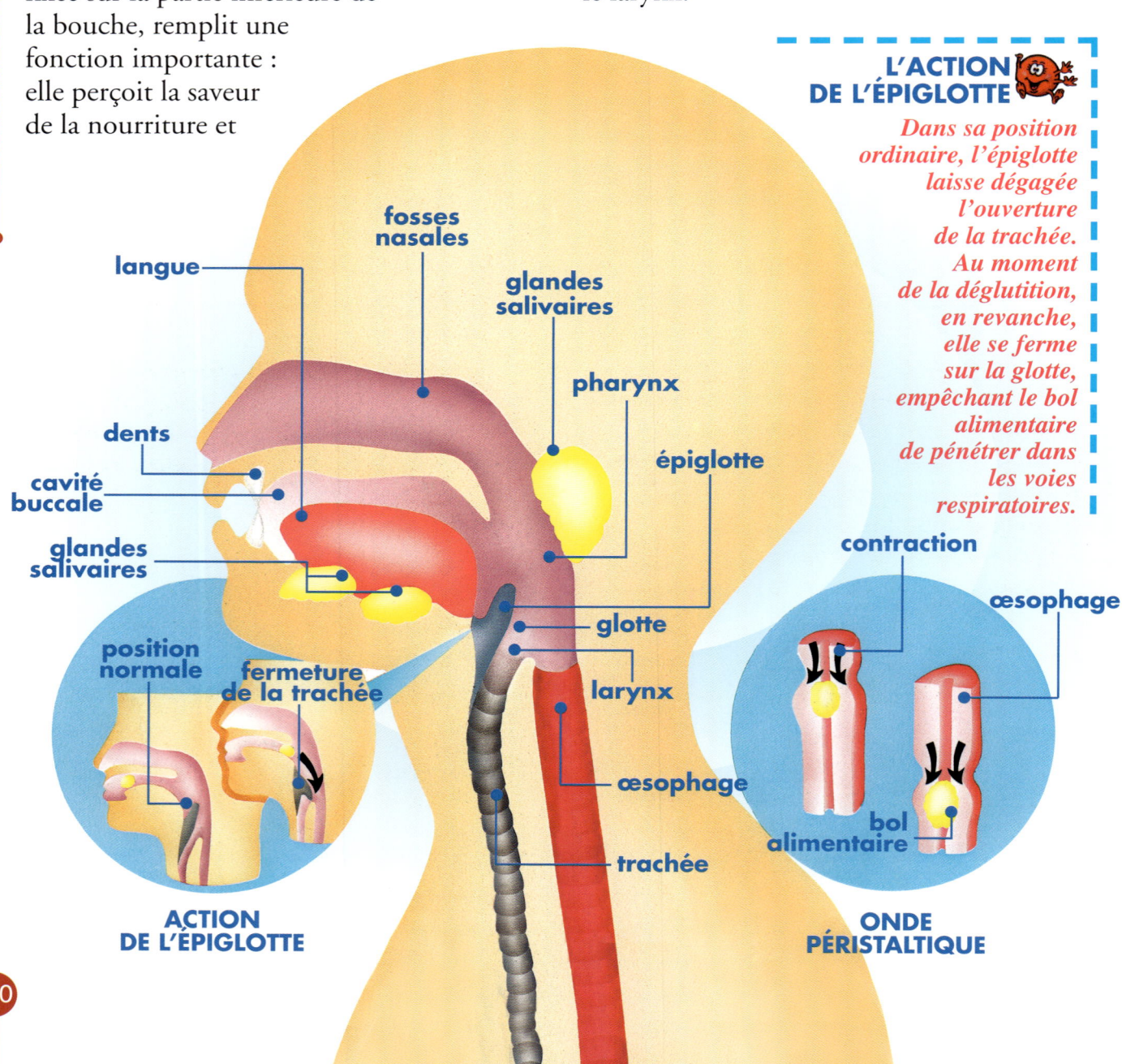

L'ACTION DE L'ÉPIGLOTTE

Dans sa position ordinaire, l'épiglotte laisse dégagée l'ouverture de la trachée. Au moment de la déglutition, en revanche, elle se ferme sur la glotte, empêchant le bol alimentaire de pénétrer dans les voies respiratoires.

ACTION DE L'ÉPIGLOTTE

ONDE PÉRISTALTIQUE

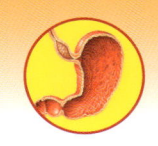

Le pharynx intervient donc à la fois dans la respiration et dans la digestion.
Il constitue en effet la voie par où circule l'air avant de pénétrer dans la trachée, et c'est aussi le point de départ de la déglutition, c'est-à-dire du passage du bol alimentaire de la bouche à l'œsophage.
Ce dernier est la portion du tube digestif qui unit le pharynx à l'estomac ; il est long de 25 cm et large de 3 cm. Au début de la déglutition, l'œsophage se contracte et se détend en une série de mouvements qui poussent les aliments vers l'estomac.

AVALER DE TRAVERS

Tu avales « de travers » quand la nourriture passe « par le trou du dimanche », c'est-à-dire qu'elle entre dans les voies respiratoires. Pour l'éviter, tu dois manger posément, mastiquer soigneusement et te tenir assis bien droit.

Les mouvements péristaltiques

La déglutition du bol alimentaire, c'est-à-dire de la nourriture broyée par les dents et imprégnée de salive, consiste dans son passage à travers le pharynx pour entrer dans l'œsophage, en direction de l'estomac. Les muscles de la paroi interne de l'œsophage effectuent des mouvements de contraction spontanés et descendants, appelés « mouvements péristaltiques », qui entraînent le bol alimentaire vers le bas (on retrouve des mouvements identiques dans d'autres organes creux de l'organisme). En outre, la paroi de l'œsophage sécrète une substance visqueuse qui la rend glissante et favorise le passage du bol.

DIRECTION DU BOL

mouvements péristaltiques

étranglement provoqué par le mouvement péristaltique

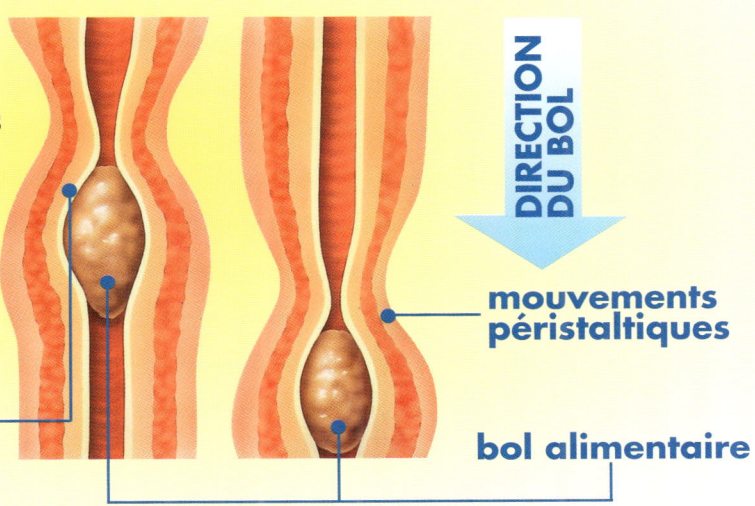

bol alimentaire

131

LA DIGESTION GASTRIQUE

Comment ça fonctionne

La digestion gastrique

Lorsque le bol alimentaire a traversé le pharynx et l'œsophage, il arrive dans l'estomac en passant par un orifice appelé « cardia ». À ce moment, les glandes gastriques sécrètent des sucs gastriques qui contiennent trois enzymes et de l'acide chlorhydrique. Ces trois enzymes sont : la lipase, qui a pour tâche de transformer les graisses en acides gras et en glycérol ; la pepsine, qui agit sur les protéines pour les changer en aminoacides ; et enfin ce que l'on appelle le « facteur intrinsèque », essentiel pour l'absorption de la vitamine B12. Pour que le bol alimentaire soit plus efficacement attaqué par les sucs gastriques, les parois de l'intestin exécutent des mouvements péristaltiques, c'est-à-dire des contractions. Elles poussent en même temps le bol vers le pylore, entrée de l'intestin. L'action du suc gastrique transforme les aliments en un liquide de couleur blanchâtre, le chyme, qui passe peu à peu dans le duodénum, chaque fois que s'ouvre le pylore. Dans l'ensemble, ce processus est assez lent : la digestion gastrique d'un repas abondant peut durer deux ou trois heures.

UNE MACHINE EFFICACE

Les parois de l'estomac renferment le plus parfait des laboratoires de chimie : les glandes gastriques inondent de sucs gastriques les moindres recoins de cette machine.

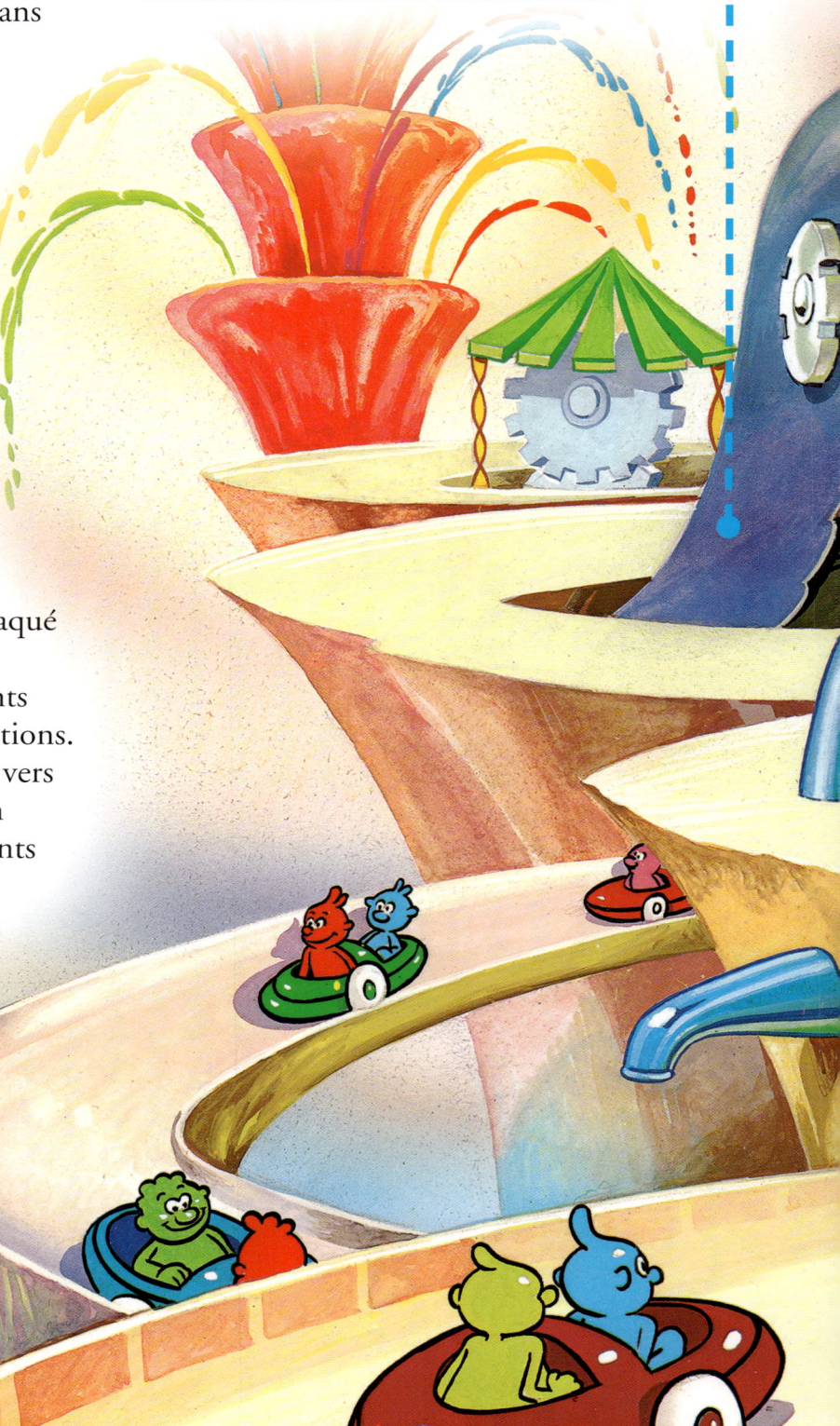

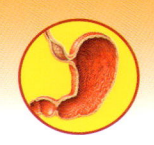

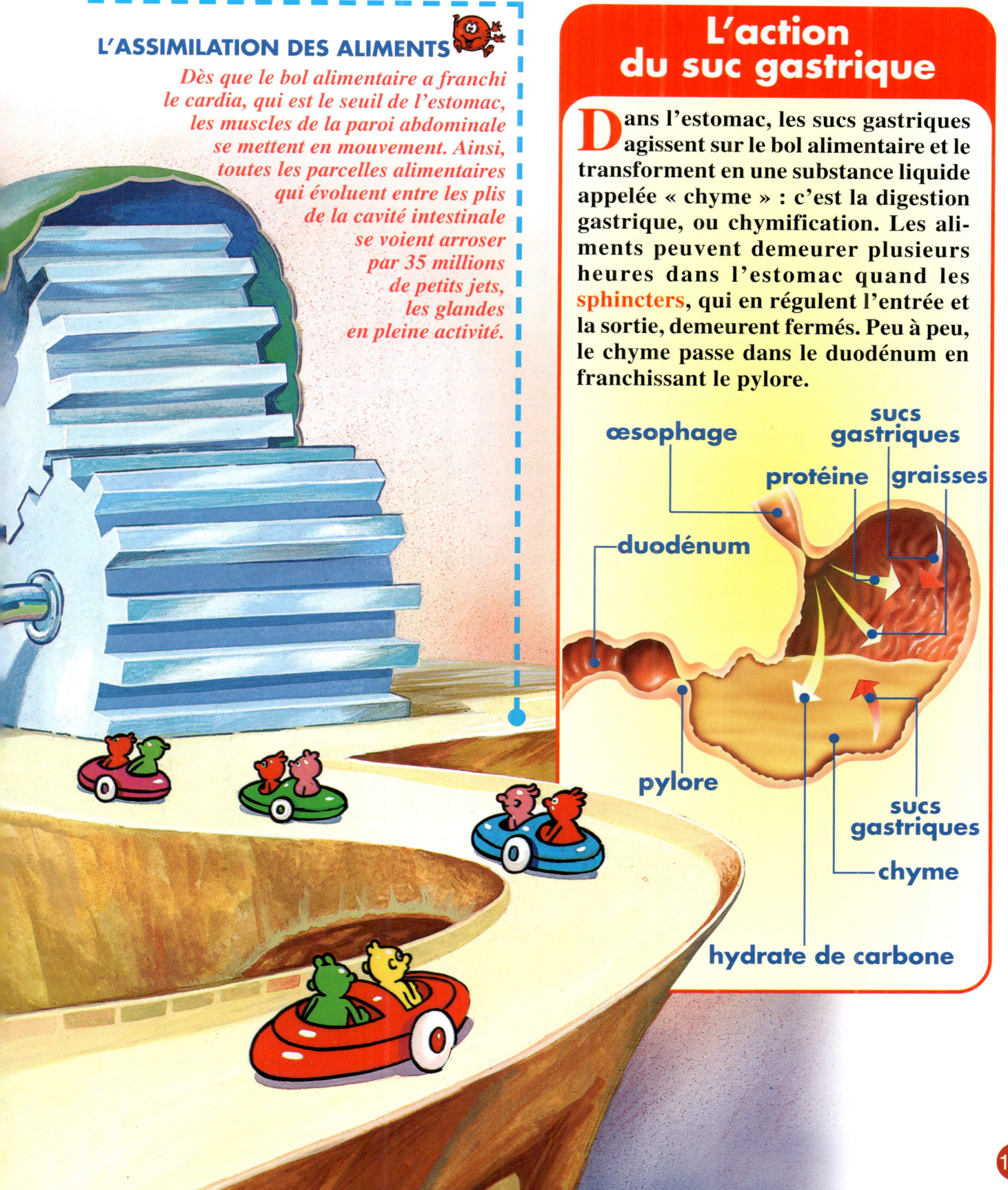

L'ASSIMILATION DES ALIMENTS

Dès que le bol alimentaire a franchi le cardia, qui est le seuil de l'estomac, les muscles de la paroi abdominale se mettent en mouvement. Ainsi, toutes les parcelles alimentaires qui évoluent entre les plis de la cavité intestinale se voient arroser par 35 millions de petits jets, les glandes en pleine activité.

L'action du suc gastrique

Dans l'estomac, les sucs gastriques agissent sur le bol alimentaire et le transforment en une substance liquide appelée « chyme » : c'est la digestion gastrique, ou chymification. Les aliments peuvent demeurer plusieurs heures dans l'estomac quand les **sphincters**, qui en régulent l'entrée et la sortie, demeurent fermés. Peu à peu, le chyme passe dans le duodénum en franchissant le pylore.

- œsophage
- sucs gastriques
- protéine
- graisses
- duodénum
- pylore
- sucs gastriques
- chyme
- hydrate de carbone

L'ABSORPTION DES ALIMENTS

Les aliments dans l'intestin grêle

De l'estomac, le chyme passe dans le duodénum, et donc dans l'intestin grêle. Là, grâce à différents sucs, il se transforme en un liquide encore plus clair, le chyle, riche en substances nutritives. Cette fois, les aliments, réduits en très petites particules au sein du chyle, peuvent être absorbés et utilisés par les cellules. Ce processus d'absorption se développe grâce aux villosités intestinales, qui se trouvent dans la paroi de l'intestin grêle ; elles ont la forme d'un doigt et agissent un peu comme un buvard. Une fois absorbées, les substances nutritives passent dans l'organisme par diverses voies.
• Les sucres et les aminoacides pénètrent dans les vaisseaux sanguins de chaque villosité ; ils sont entraînés dans une veine qui va les conduire jusqu'au foie. Ils y seront transformés, emmagasinés et distribués dans le corps tout entier.
• Les acides gras et le glycérol, issus de la digestion des graisses, traversent les villosités intestinales et s'introduisent dans les vaisseaux lymphatiques où ils vont être synthétisés en graisses d'un autre type. Les substances nutritives passent ensuite de ce système lymphatique dans le flux sanguin, sans avoir besoin de visiter le foie. Le reste des substances se transforme en pâte dense et non digérable, et arrive dans le gros intestin.

UN TRAFIC INTENSE

L'agent de la circulation, dans une des villosités de l'intestin grêle, sélectionne les substances digestives et les aiguille. Celles qui sont utilisables pénètrent dans la villosité pendant que les autres poursuivent leur chemin vers le gros intestin. Parmi les premières, certaines iront dans le sang et les autres dans les vaisseaux lymphatiques.

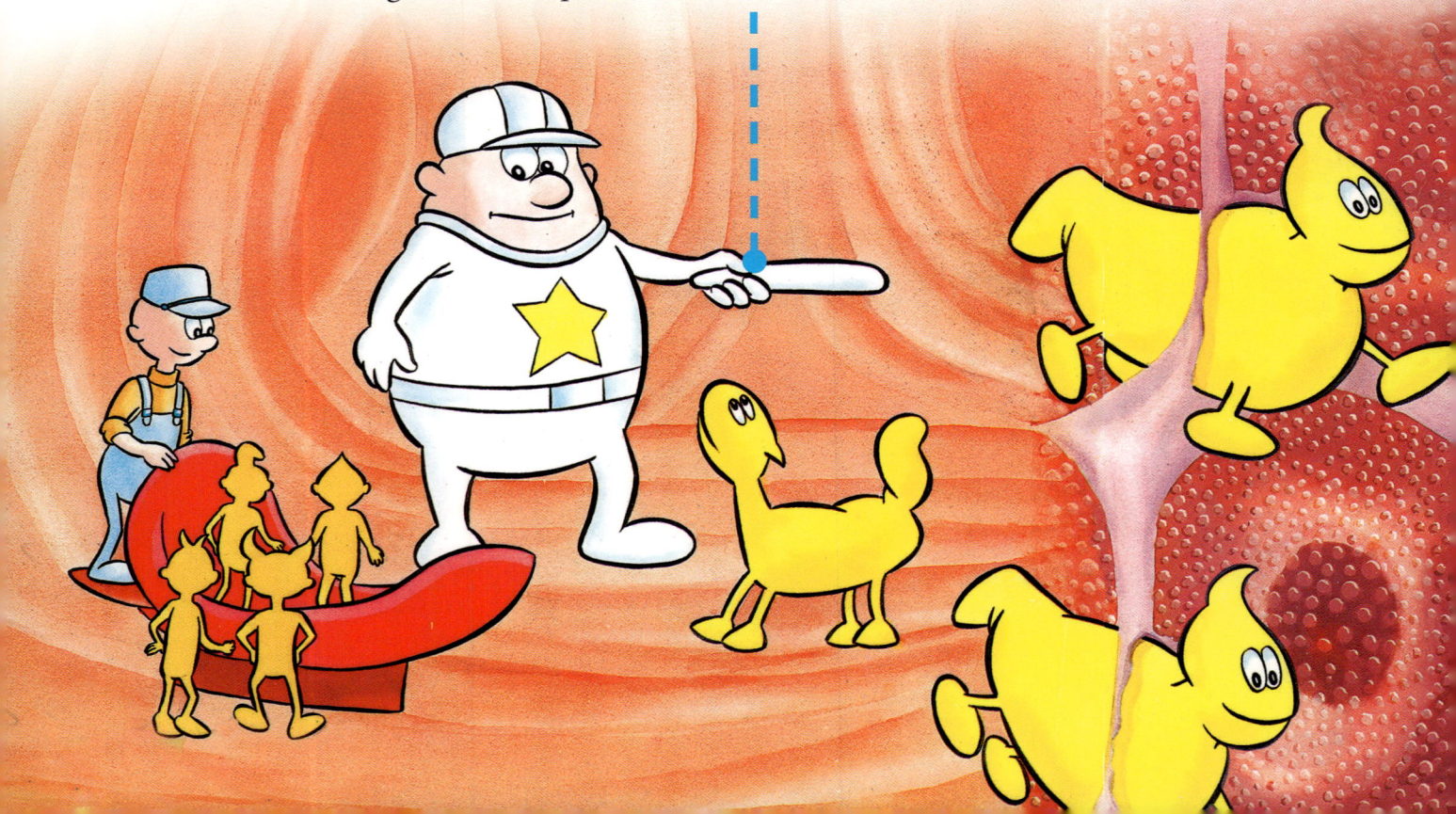

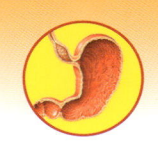

Les villosités intestinales

La digestion intestinale se déroule dans l'intestin grêle. Le chyme s'y transforme en chyle, liquide dans lequel les substances nutritives sont très simples et aptes à être facilement assimilées par l'organisme. Elles passent dans le sang à travers la paroi de l'intestin grêle, par l'intermédiaire des villosités intestinales. Celles-ci renferment toutes des capillaires sanguins (qui recueillent la plus grande partie des substances nutritives) et des capillaires lymphatiques (qui collectent surtout les matières grasses).

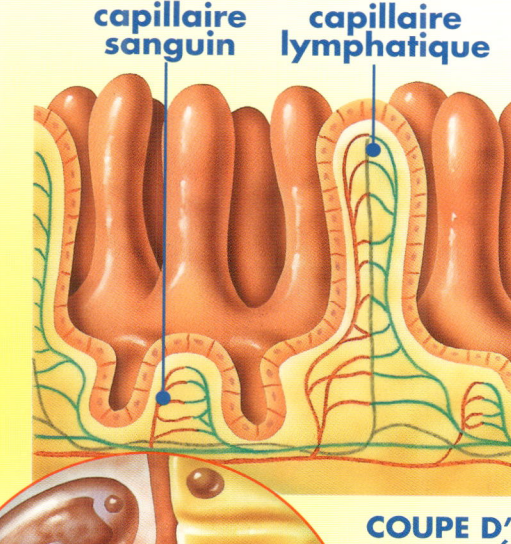

COUPE D'UNE VILLOSITÉ INTESTINALE

- capillaire sanguin
- capillaire lymphatique
- coupe d'un capillaire lymphatique
- coupe d'un capillaire sanguin
- cellules intestinales
- paroi de la villosité intestinale

HÔTES INDÉSIRABLES

À travers les aliments, les virus et les bactéries tentent de s'insinuer dans l'organisme. Par chance, les sucs intestinaux sont armés pour neutraliser ces hôtes indésirables.

135

LES FONCTIONS DU FOIE

Comment ça fonctionne

Le foie, un vaste laboratoire

Imagine, à l'intérieur de l'organisme, une sorte de grand laboratoire ou même d'usine chimique, qui produit des substances diverses et assure des fonctions nombreuses et complexes : c'est le foie, une glande majeure du corps humain. Pour que tu t'en fasses une idée plus précise, divisons ces fonctions en trois familles :

TROIS CHIMISTES AU TRAVAIL

Au sein du grand laboratoire hépatique, représente-toi trois spécialistes qui se chargent des « produits toxiques » : le premier produit le cholestérol, le deuxième s'occupe des pigments biliaires et le troisième des sels biliaires. Toutes ces substances sont ensuite déposées dans la vésicule biliaire.

• Fonctions de désintoxication et d'élimination

Le foie purifie le sang, c'est-à-dire qu'il le débarrasse de ses déchets. Il collecte les produits toxiques qui s'y trouvent : ces derniers sont ensuite utilisés par l'organisme sous forme de cholestérol, de bilirubine (pigment rouge), de biliverdine (pigment vert) et de sels biliaires.

• Fonctions de contrôle et de stockage de réserves

Le foie emmagasine les sucres provenant du processus digestif, sous forme de glycogène. Il s'agit en quelque sorte de provisions, qui seront consommées par l'organisme selon ses besoins.

• Fonctions liées au processus digestif

Le foie produit et sécrète la bile, substance déversée dans le duodénum pour intervenir dans le processus digestif, contribuant à l'absorption des graisses et de certaines vitamines liposolubles.

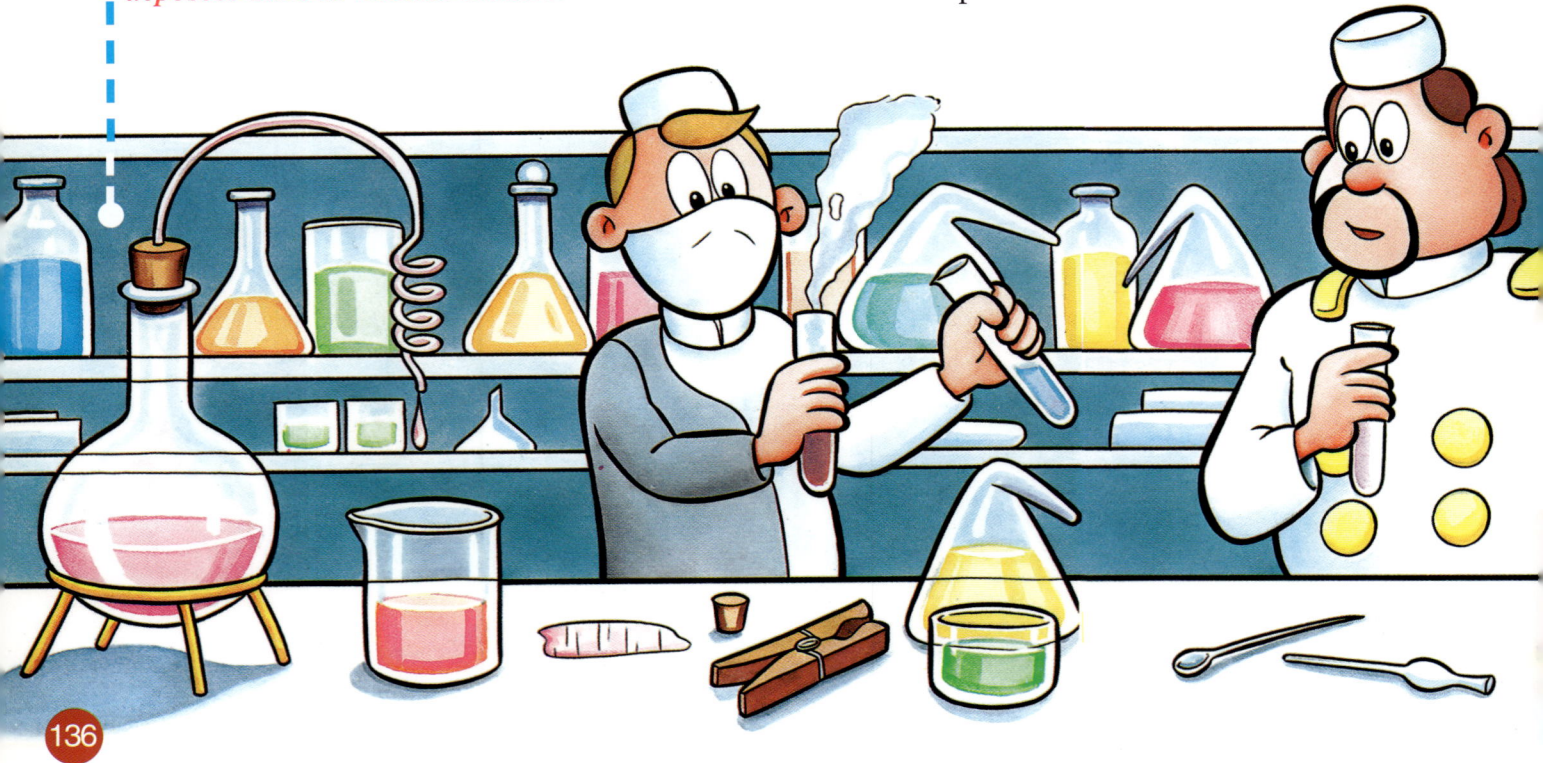

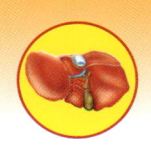

UN ORGANE D'ÉPURATION

FILTRATION DU SANG

Le foie est un organe d'épuration qui filtre le sang arrivant par la veine porte, en éliminant de nombreuses substances toxiques.
Une alimentation saine et bien équilibrée évite une fatigue excessive de cet organe.

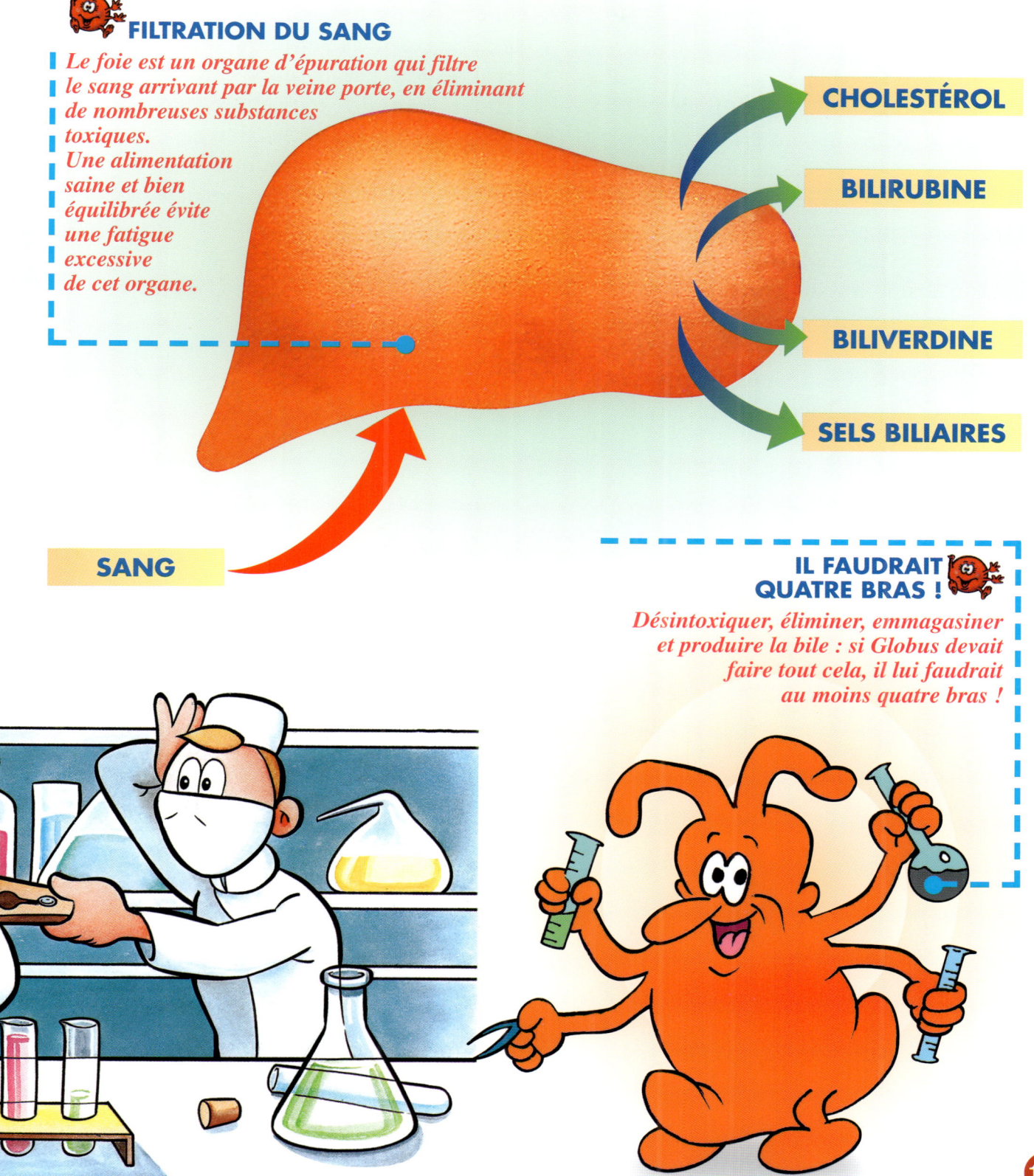

CHOLESTÉROL

BILIRUBINE

BILIVERDINE

SELS BILIAIRES

SANG

IL FAUDRAIT QUATRE BRAS !

Désintoxiquer, éliminer, emmagasiner et produire la bile : si Globus devait faire tout cela, il lui faudrait au moins quatre bras !

LA DERNIÈRE ÉTAPE

Comment ça fonctionne

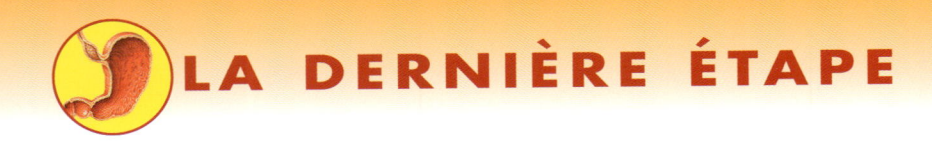

Dans le gros intestin

La digestion se termine dans le gros intestin. Lorsque toutes les substances utilisables des aliments ont été absorbées, cette partie de l'intestin élabore les selles et développe, en même temps, une abondante flore bactérienne. Voyons comment se passe ce double processus.
• L'eau des résidus alimentaires et le pigment marron contenu dans la bile donnent aux selles leur aspect caractéristique. Ces résidus sont expulsés par l'anus lors de l'acte physiologique de la défécation.
• Alors que les selles se trouvent dans le gros intestin (en moyenne entre 6 et 12 heures), la muqueuse intestinale en absorbe l'eau et détermine une série de transformations chimiques impliquant une énorme quantité de bactéries se trouvant de le cæcum.

Cette flore bactérienne se développe à partir des résidus alimentaires, des sécrétions intestinales et de la desquamation des parois intestinales. Une personne saine élimine chaque jour, par les selles, entre 30 et 100 millions de bactéries qui, auparavant, ont provoqué la putréfaction et la fermentation des produits fécaux, constituant ainsi une matière nauséabonde.

LA FLORE BACTÉRIENNE

Riche et variée, la flore bactérienne se nourrit abondamment des résidus non digérés des aliments. Toutefois, un grand nombre de bactéries est quotidiennement expulsé avec les selles.

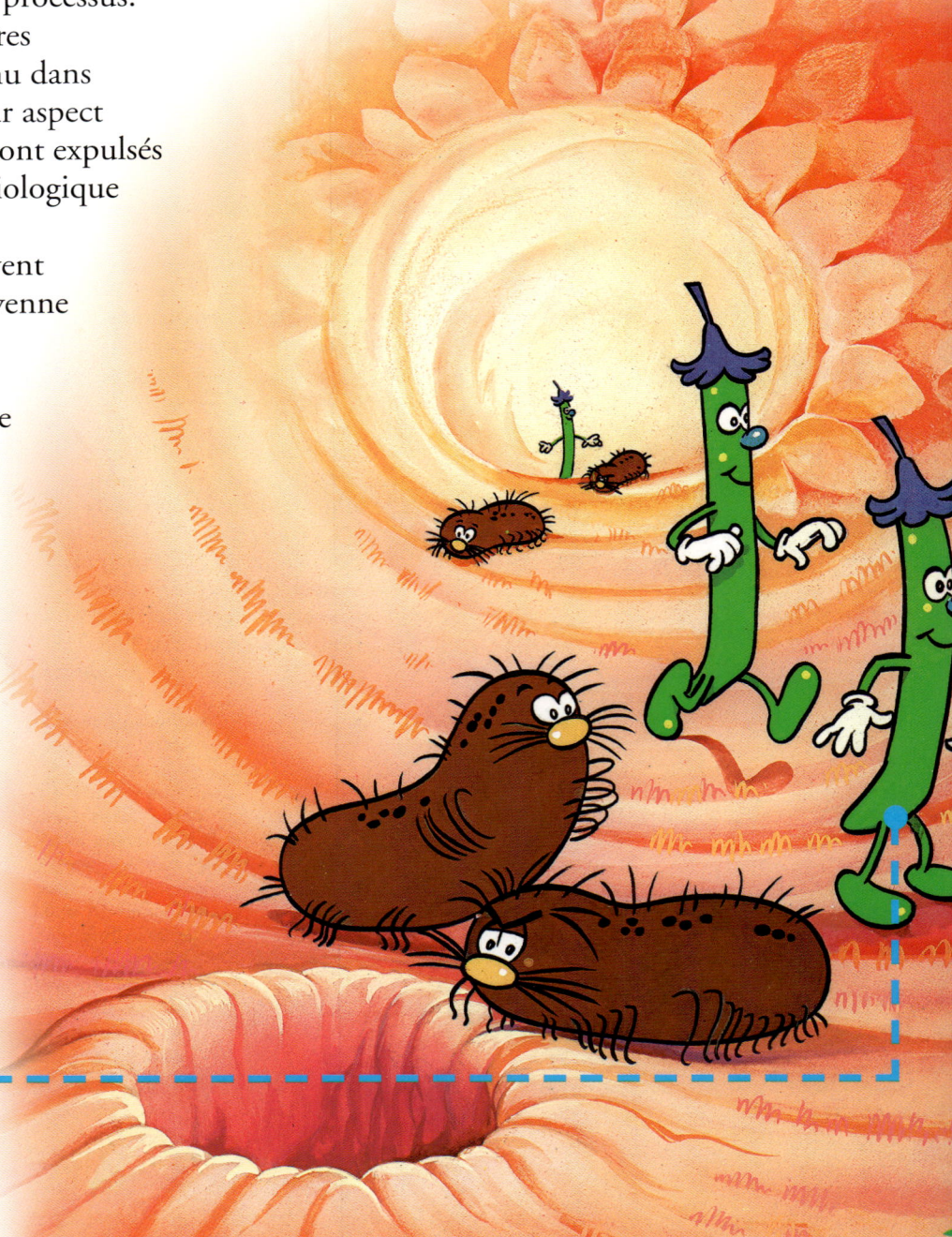

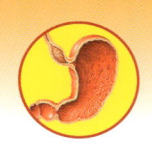

Le parcours des excréments dans le gros intestin

Le gros intestin est le lieu de l'absorption de l'eau et de la formation des selles – qui doivent être expulsées du corps. Quand l'eau est passée dans l'organisme, les matières solides sont poussées vers le rectum, la partie finale de l'intestin. C'est là que s'amassent les excréments en attente d'être expulsés. Lorsque le volume des selles s'accroît, la pression interne sur la paroi du rectum augmente et un signal est envoyé au cerveau. Le sphincter externe de l'anus se relâche alors et les excréments sont éliminés, grâce aux contractions de la paroi intestinale.

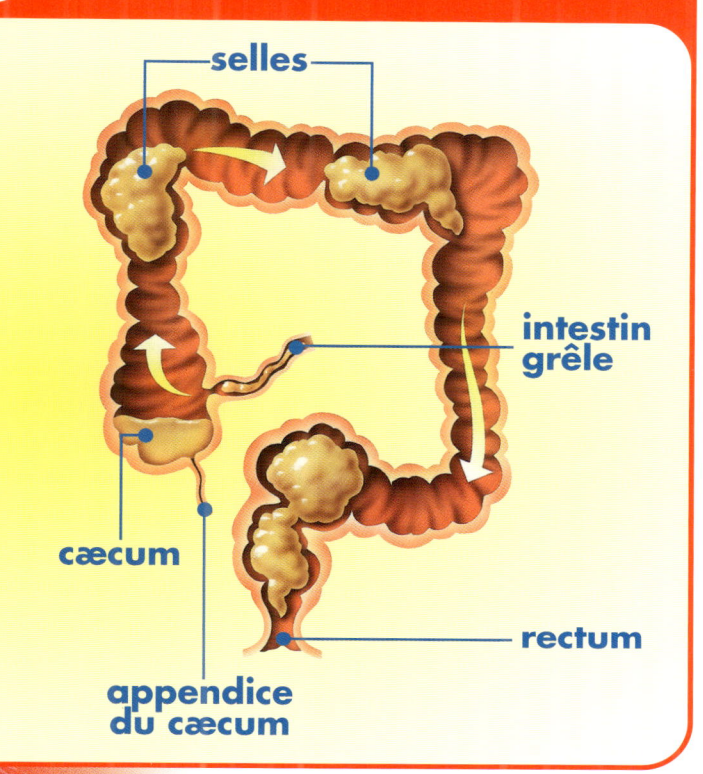

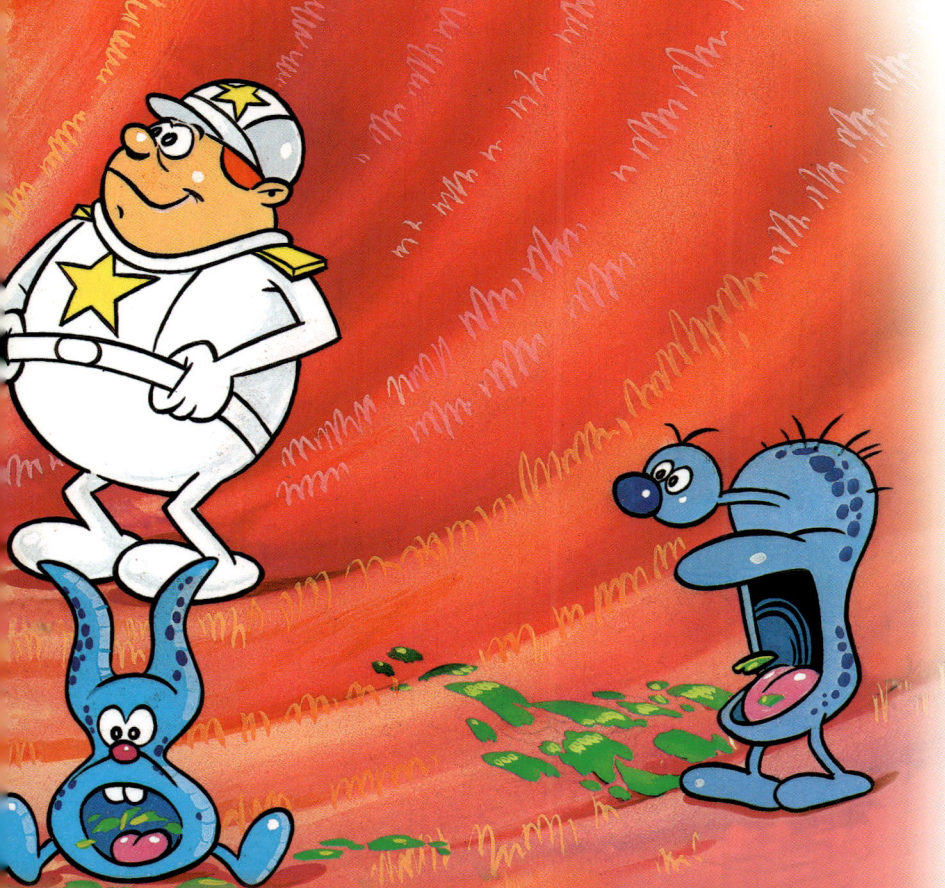

selles
intestin grêle
cæcum
appendice du cæcum
rectum

SUR LE POT !

Quand le petit enfant commence à reconnaître le signal de l'expulsion des selles, ses parents l'aident en l'asseyant sur le pot.

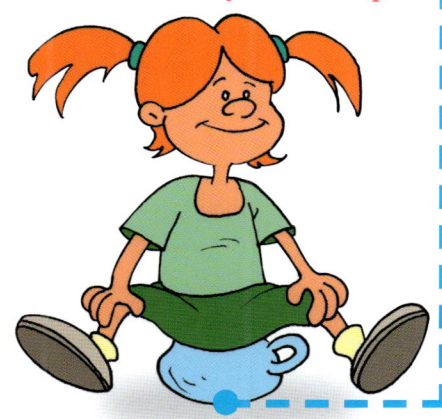

139

LE CŒUR

Comment c'est fait

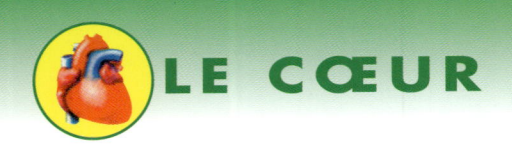

Un muscle creux

En mettant une main sur ta poitrine, il t'est certainement arrivé de sentir les battements de ton cœur et de t'interroger sur ses mouvements. Découvrons ensemble comment est fait ce moteur infatigable de l'organisme humain. Il s'agit d'un muscle creux en forme de cône renversé et gros comme un poing. En réalité, c'est un vaisseau sanguin gigantesque, aux parois très épaisses (myocarde). Il a pour fonction principale de pomper le sang et de le distribuer dans tout le corps.
À l'intérieur, il se subdivise en quatre cavités : deux en haut, les oreillettes, deux en bas, les ventricules. Une paroi les sépare et divise le cœur en deux parties, celle de gauche et celle de droite, comprenant chacune une oreillette et un ventricule. Chaque partie a une fonction : le côté gauche pompe le sang en provenance des poumons et l'envoie dans le corps, le côté droit reçoit le sang provenant du reste du corps et l'envoie aux poumons. Le cœur est un muscle particulier car il n'a pas besoin d'un ordre du cerveau pour se mettre à battre.

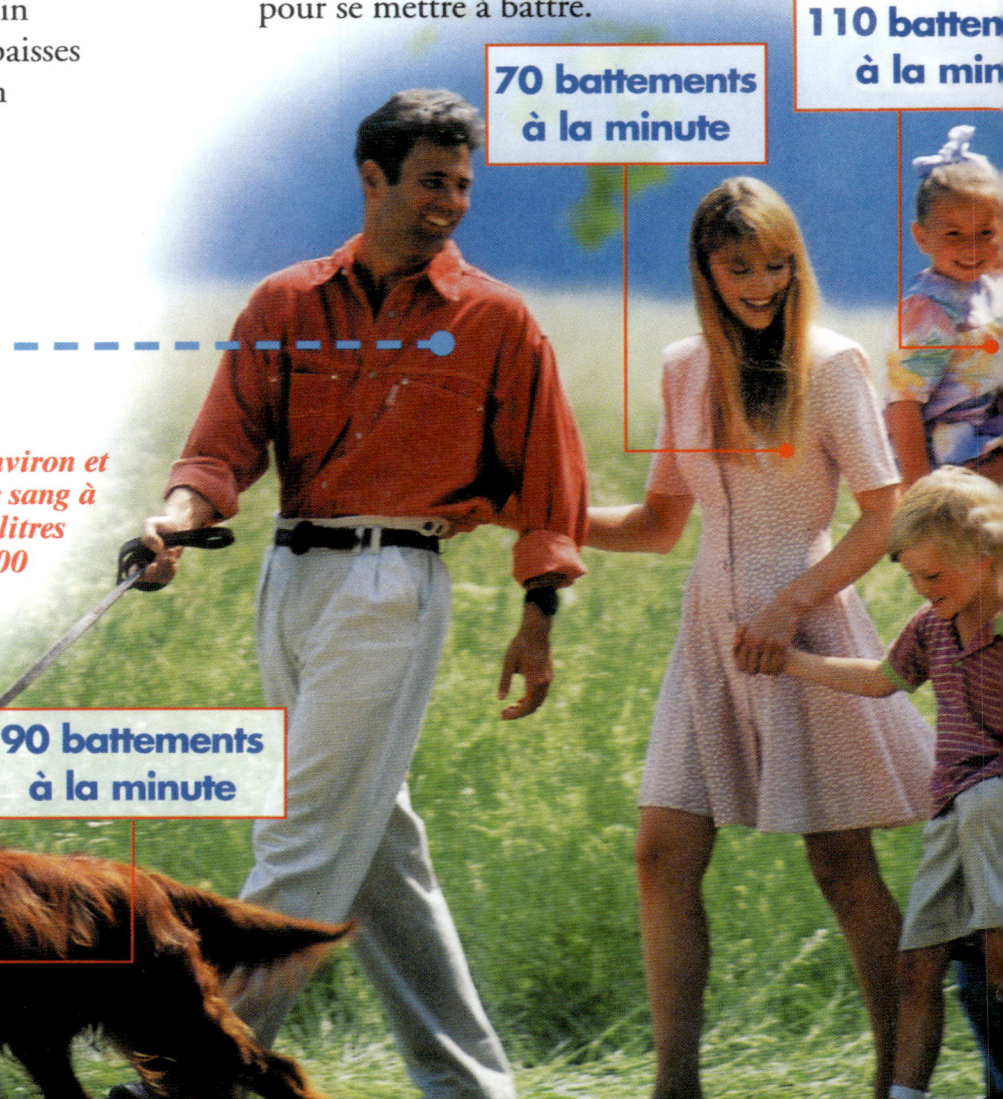

LE MOTEUR DE NOTRE CORPS

*Le cœur pèse 300 grammes environ et pompe en moyenne 5 litres de sang à la minute, soit presque 8 000 litres par jour et plus de 200 000 000 au cours de toute une vie.
Le nombre de battements de cœur varie selon l'âge de l'individu.*

70 battements à la minute

110 battements à la minute

90 battements à la minute

140

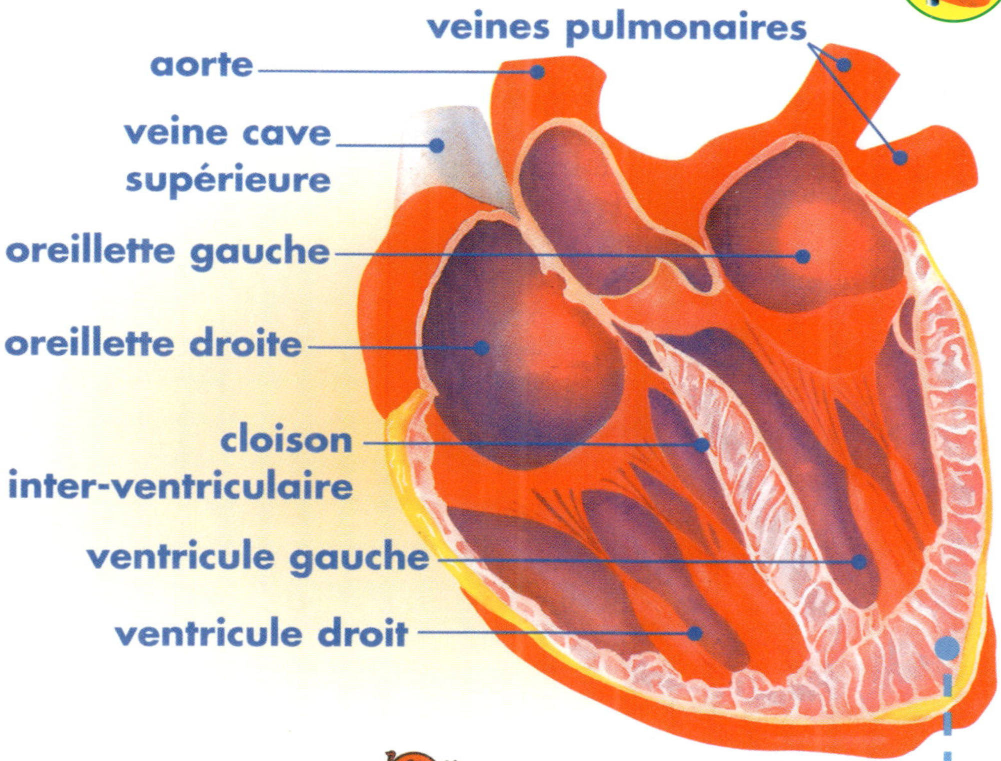

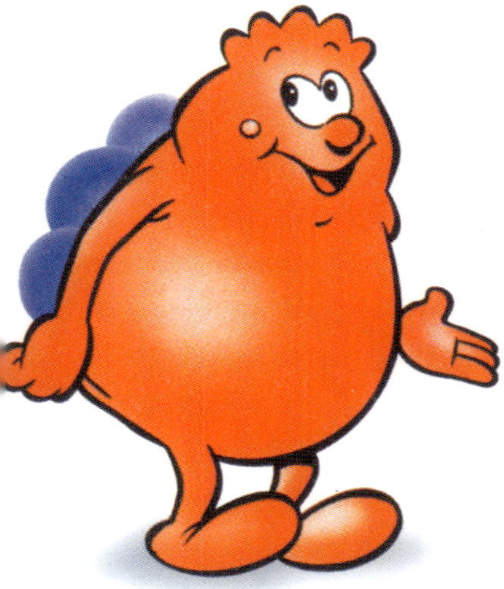

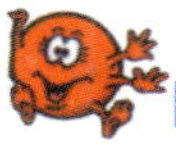

aorte
veines pulmonaires
veine cave supérieure
oreillette gauche
oreillette droite
cloison inter-ventriculaire
ventricule gauche
ventricule droit

LES CAVITÉS DU CŒUR

Notre ami Hémo semble nous dire : « N'oubliez pas que, grâce à ces compartiments, mes amis et moi sommes passés des milliers de fois pour que vous restiez en bonne santé ».

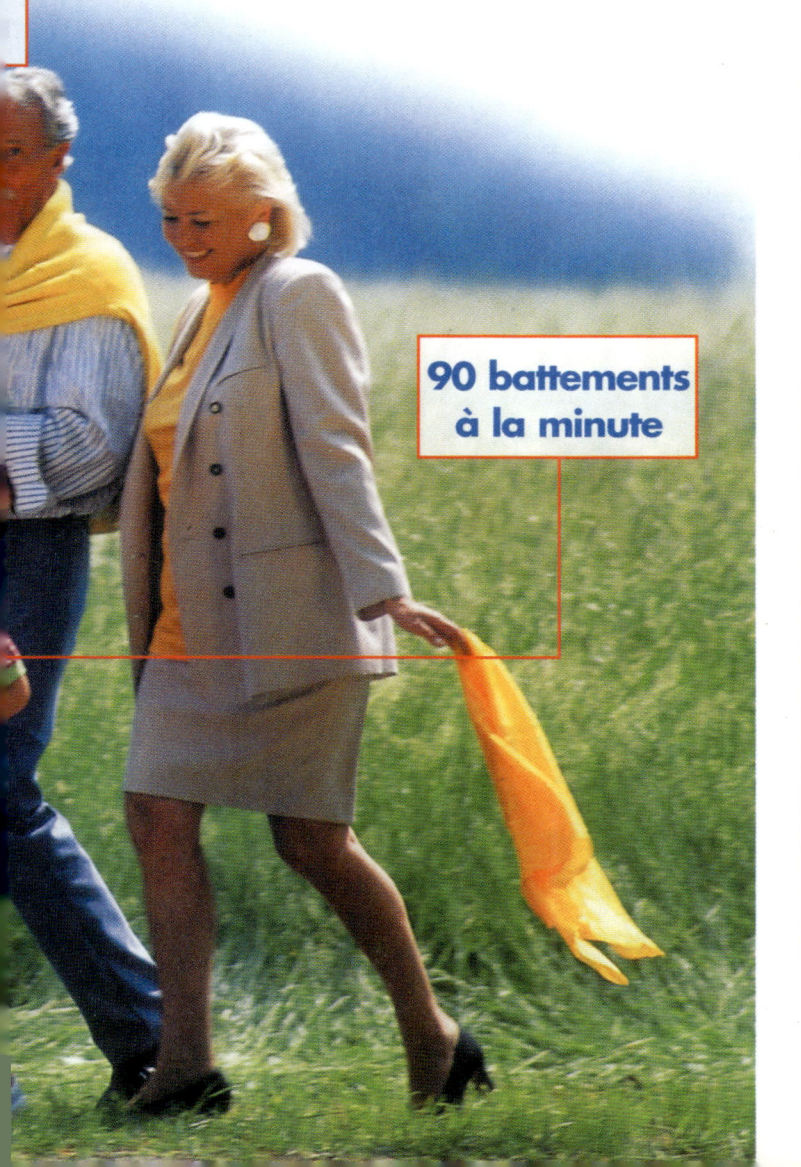

90 battements à la minute

LA POSITION DU CŒUR

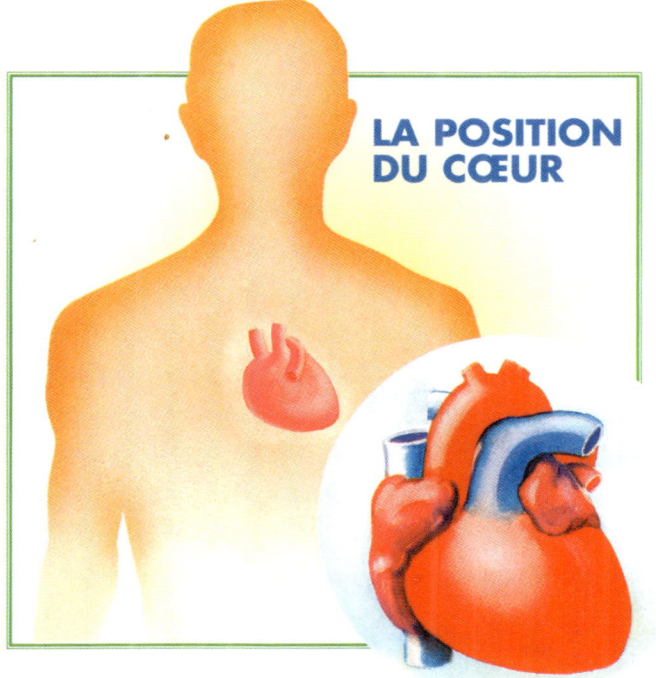

LES VALVULES DU CŒUR

Comment c'est fait

Comment se fait la communication entre l'oreillette et le ventricule ?

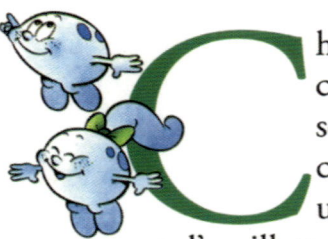

Chaque oreillette communique avec son ventricule correspondant grâce à une valvule. Plus exactement, l'oreillette gauche communique avec son ventricule grâce à la valvule mitrale, ou bicuspide, à savoir à deux pointes, formée de deux petites lamelles en forme de lance reliées aux parois du cœur. En revanche, l'oreillette et le ventricule droits communiquent à travers la valvule tricuspide qui, comme son nom l'indique, comporte trois lamelles élastiques reliées aux parois du cœur.

Vous avez sans doute déjà compris que la fonction principale de ces valvules consiste à permettre au sang de circuler correctement à l'intérieur du cœur, et donc toujours de l'oreillette au ventricule et jamais en sens contraire.

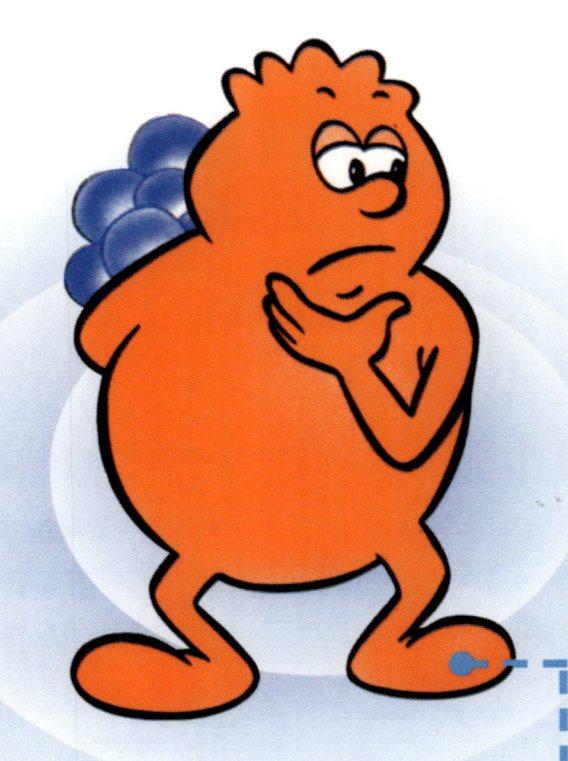

DE L'OREILLETTE AU VENTRICULE
Hémo est plutôt perplexe : il n'arrive pas à comprendre comment le sang circule dans le cœur. Il ignore en effet l'existence des valvules situées dans le muscle cardiaque et qui obligent le sang à circuler toujours dans la même direction.

La valvule tricuspide

Cette illustration, faite à partir d'une photo de l'intérieur du cœur, plus exactement de l'oreillette droite, montre la forme de la valvule tricuspide, qui est composée de trois pans.

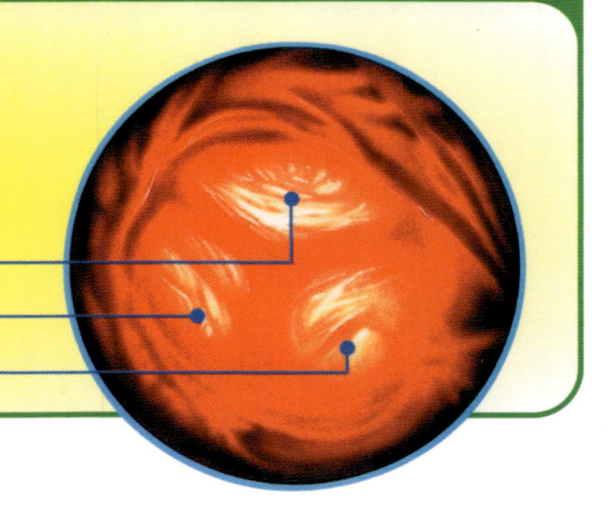

- cuspide antérieure
- cuspide médiane
- cuspide postérieure

142

Anatomie du cœur

LES SECTIONS DU CŒUR

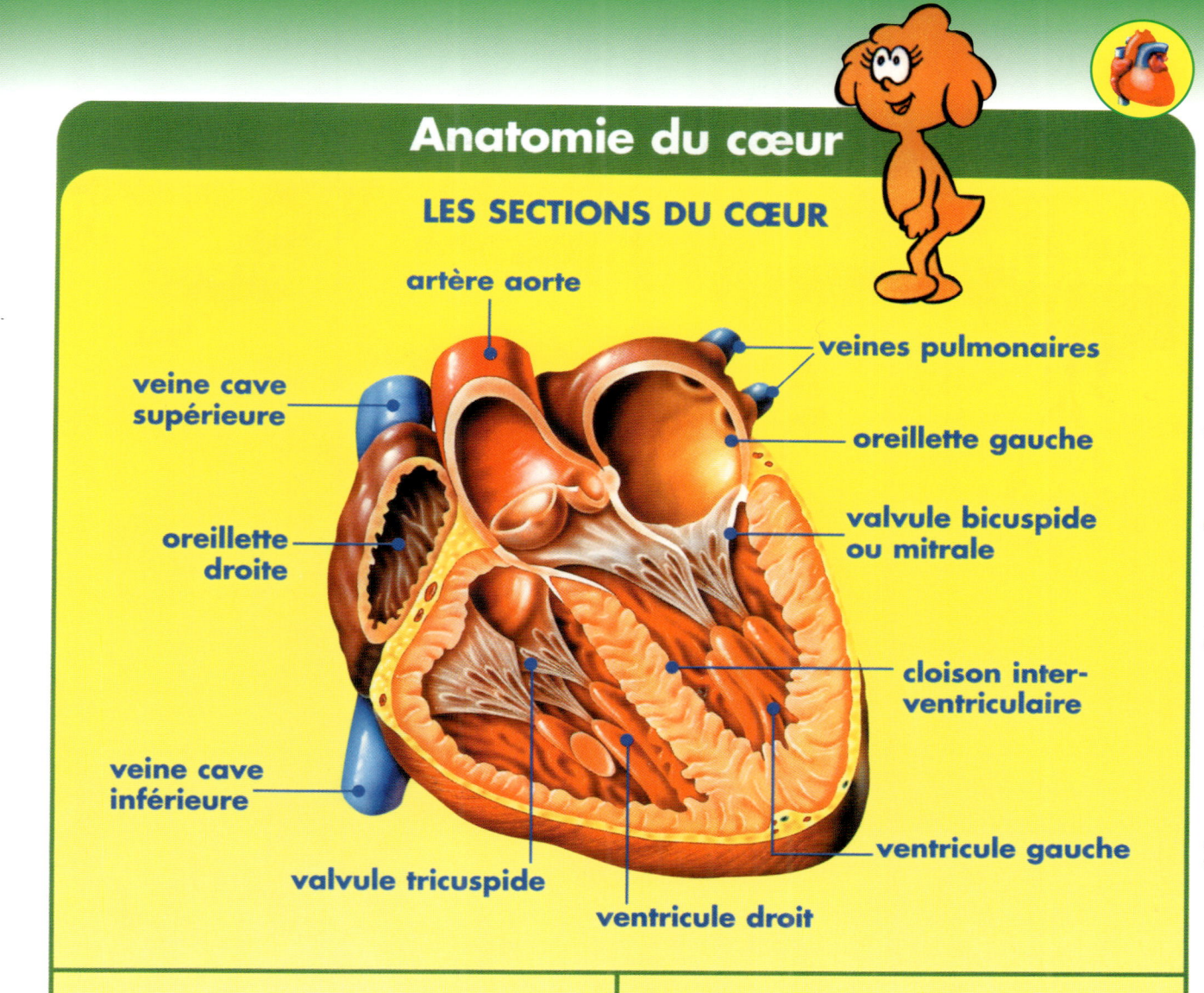

- artère aorte
- veines pulmonaires
- veine cave supérieure
- oreillette gauche
- oreillette droite
- valvule bicuspide ou mitrale
- veine cave inférieure
- cloison inter-ventriculaire
- valvule tricuspide
- ventricule gauche
- ventricule droit

LES PRINCIPALES VEINES QUI ENTRENT DANS LE CŒUR

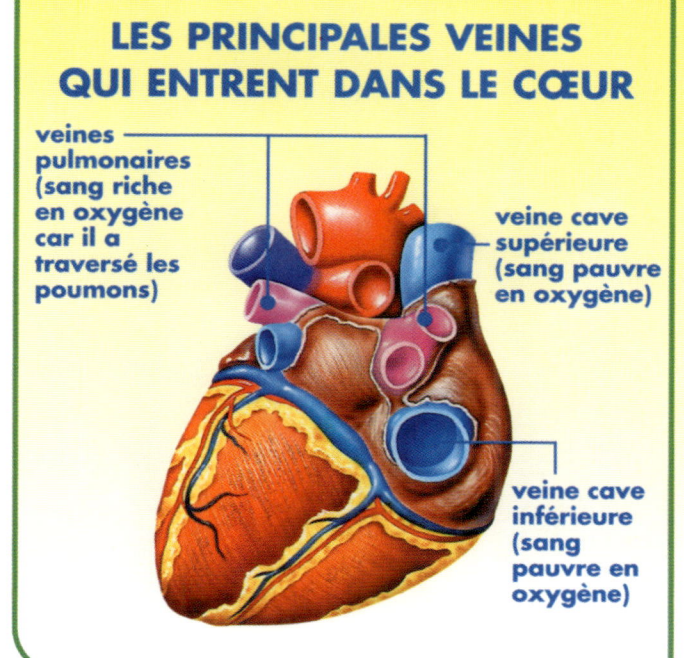

- veines pulmonaires (sang riche en oxygène car il a traversé les poumons)
- veine cave supérieure (sang pauvre en oxygène)
- veine cave inférieure (sang pauvre en oxygène)

LA POSITION DANS LA CAGE THORACIQUE

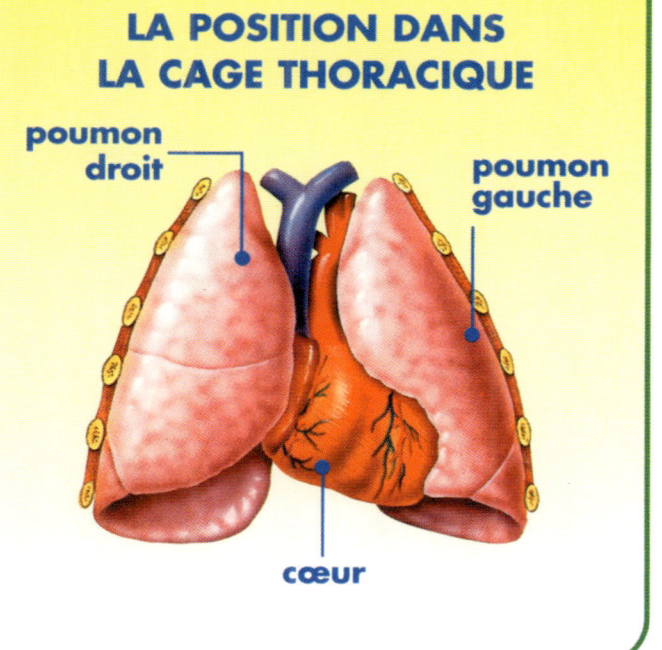

- poumon droit
- poumon gauche
- cœur

Mon premier atlas d'anatomie

À QUOI SERT LE CŒUR

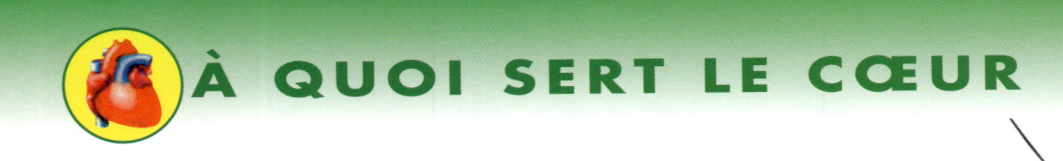

Comment c'est fait

La circulation sanguine

Le sang chargé de gaz carbonique arrive au cœur à travers les veines caves ; il y entre par l'oreillette droite, passe au ventricule droit pour sortir ensuite par l'artère pulmonaire qui l'amènera aux poumons. Arrivé là, le sang se répartit dans les petits capillaires qui arrivent jusqu'aux alvéoles, où il se libère du gaz carbonique et absorbe l'oxygène qu'il va véhiculer dans tout le corps. Les capillaires se réunissent pour former la veine pulmonaire qui ramène le sang au cœur en passant par l'oreillette gauche. Le sang passe ensuite dans le ventricule gauche et sort enfin du cœur par l'aorte qui le distribue aux autres artères afin qu'il atteigne tous nos tissus.

PAR OÙ PASSE LE SANG ?

Dans la petite circulation, le sang traverse les poumons pour s'oxygéner ; dans la grande circulation, il parcourt le reste du corps en partant du ventricule gauche.

LIGNE D'ARRIVÉE

PETITE CIRCULATION

POUMONS

oreillette gauche
oreillette droite

sang non oxygéné

144

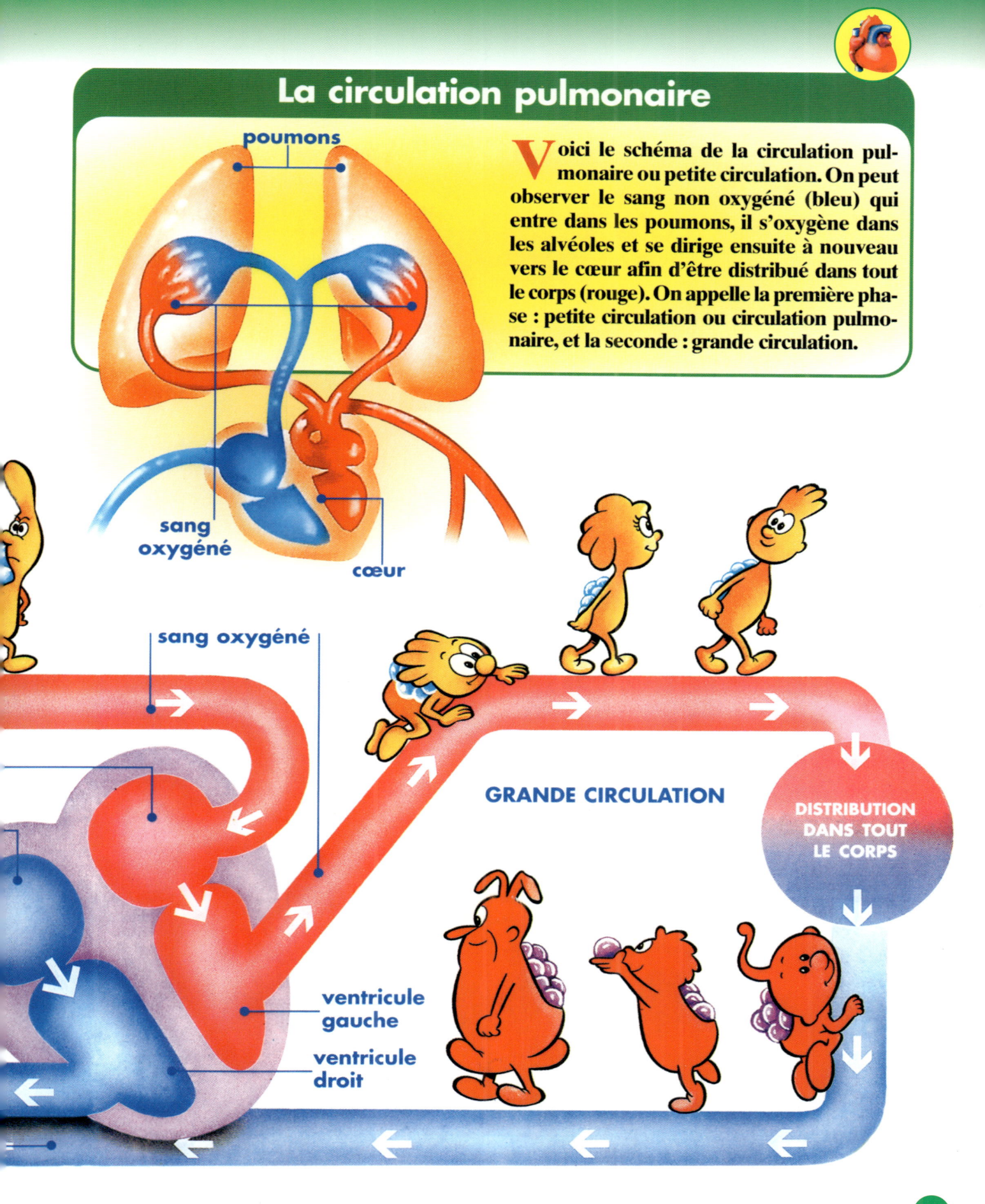

La circulation pulmonaire

poumons

sang oxygéné

cœur

Voici le schéma de la circulation pulmonaire ou petite circulation. On peut observer le sang non oxygéné (bleu) qui entre dans les poumons, il s'oxygène dans les alvéoles et se dirige ensuite à nouveau vers le cœur afin d'être distribué dans tout le corps (rouge). On appelle la première phase : petite circulation ou circulation pulmonaire, et la seconde : grande circulation.

sang oxygéné

GRANDE CIRCULATION

DISTRIBUTION DANS TOUT LE CORPS

ventricule gauche

ventricule droit

145

LES MOUVEMENTS DU CŒUR

Comment ça fonctionne

Comment le sang entre-t-il dans le cœur ?

Le cœur ne se repose jamais. Jour et nuit on entend ses palpitations et ses battements qui nous démontrent qu'il est toujours en activité. En outre, il adapte son mouvement aux besoins de ton organisme : si tu cours ou tu sautes, il bat plus fort ; si tu dors, il ralentit. Le cœur se contracte (la systole) et se relâche (la diastole) afin de pousser le sang pour le faire arriver dans tout notre corps. Quand les oreillettes se contractent, les ventricules se détendent et vice versa.

La stimulation électrique

Les battements du cœur sont les coups provoqués par la contraction des ventricules. Chaque battement ou contraction est dû à une stimulation électrique qui part d'un point de l'oreillette droite et se propage à toutes les cellules du cœur, telle une étincelle.

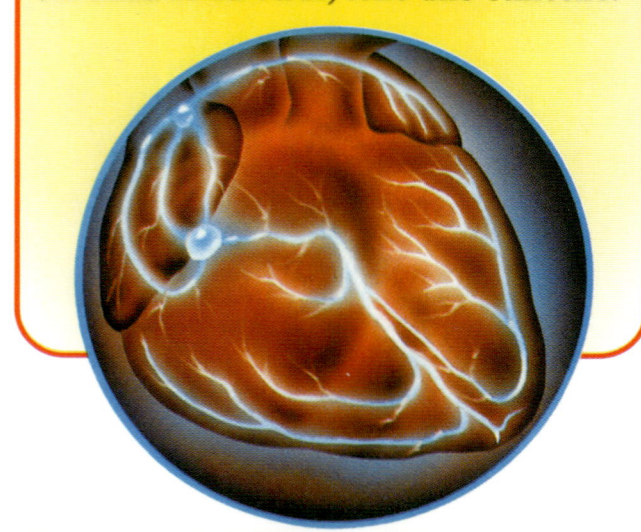

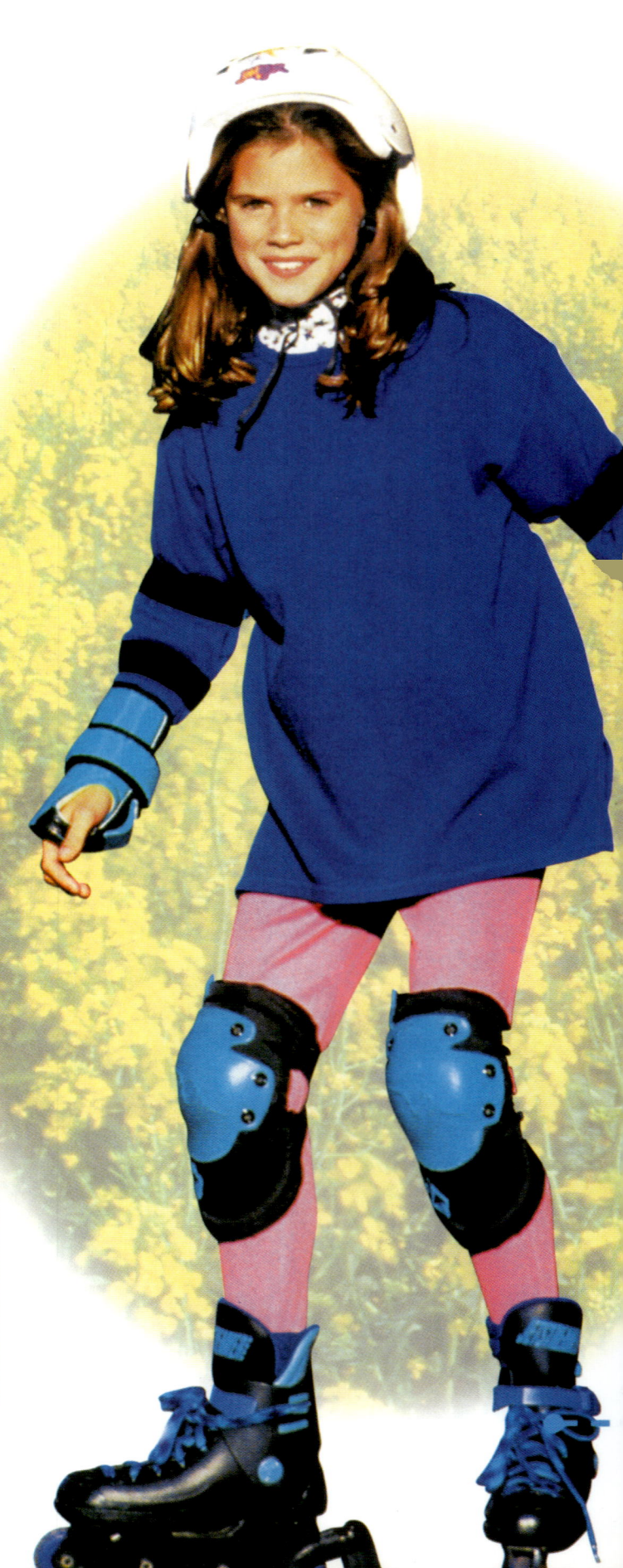

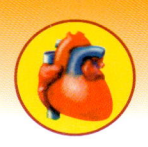

Tous ces mouvements constituent le cycle cardiaque qui se produit en deux phases :
1) Les oreillettes se contractent, les valvules mitrale et tricuspide s'ouvrent et les ventricules se remplissent de sang (systole, contraction de l'oreillette).
2) Une fois pleins les ventricules se contractent à leur tour et se débarrassent du sang à travers l'aorte (ventricule gauche) et l'artère pulmonaire (ventricule droit). Dès qu'il est vidé, le cœur se détend (diastole) et recommence à se remplir, jusqu'à ce que la pression du sang sur les valvules des oreillettes lance à nouveau le processus que l'on vient de décrire. Cette troisième phase est dite diastole générale.

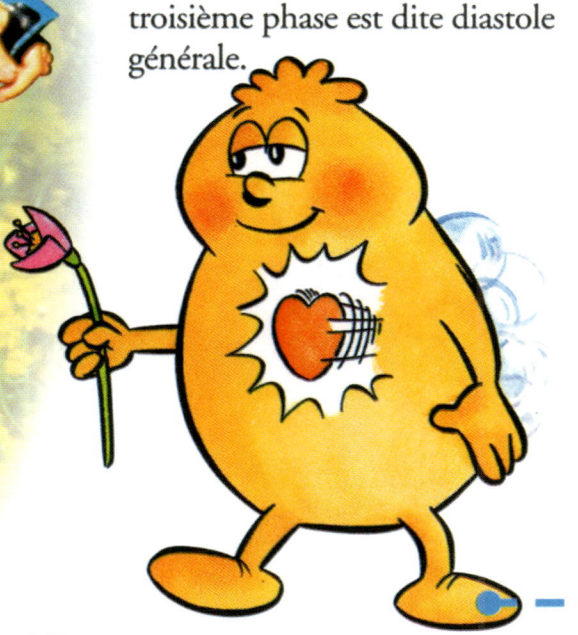

EN PLEINE ACTIVITÉ
Comme cela se passe pour Hémo et pour toi, le cœur accélère ses battements à la suite d'émotions fortes ou d'un effort physique. L'organisme ayant besoin de plus d'oxygène, les globules doivent circuler plus vite.

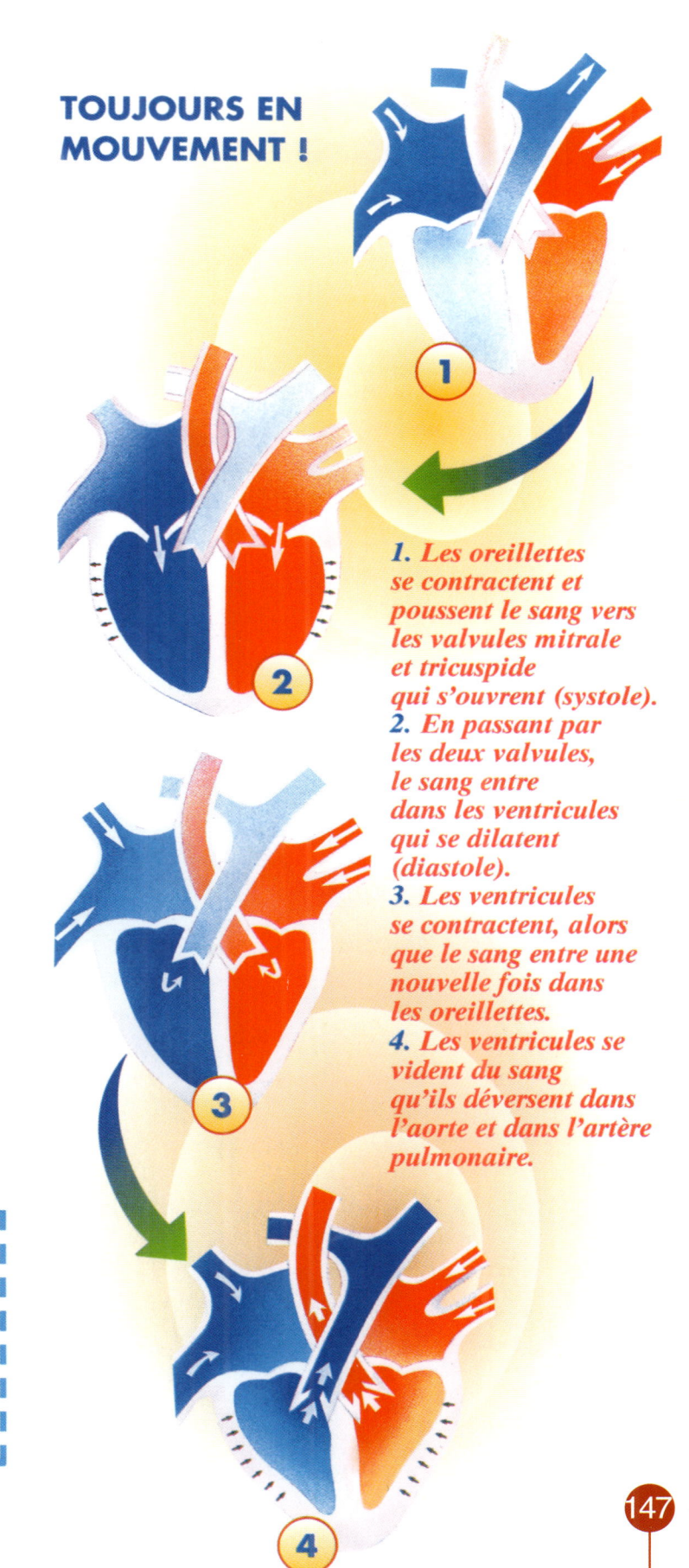

TOUJOURS EN MOUVEMENT !

1. Les oreillettes se contractent et poussent le sang vers les valvules mitrale et tricuspide qui s'ouvrent (systole).
2. En passant par les deux valvules, le sang entre dans les ventricules qui se dilatent (diastole).
3. Les ventricules se contractent, alors que le sang entre une nouvelle fois dans les oreillettes.
4. Les ventricules se vident du sang qu'ils déversent dans l'aorte et dans l'artère pulmonaire.

AUSCULTER LE CŒUR

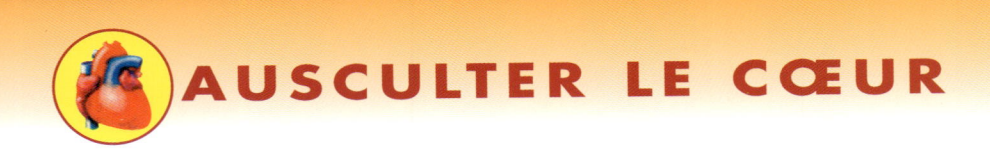

Comment ça fonctionne

Qu'est-ce qu'une pulsation ?

La pulsation est en quelque sorte une vague qui se propage à travers les artères toutes les fois que le cœur bat. C'est un peu comme ce qu'on voit en lançant un caillou dans un étang : des ondes circulaires se forment et s'étendent jusqu'au bord du plan d'eau. Quand le sang sort du cœur, cette onde se propage à une vitesse de 5-8 mètres à la seconde et on la sent en tâtant le pouls, les tempes ou d'autres parties du corps. Avec le mouvement, les pulsations augmentent car le cœur doit pomper plus de sang.

QUE DOIS-TU FAIRE QUAND ON T'AUSCULTE ?

Au cours de l'auscultation, tu ne dois ni parler ni tousser, car le moindre bruit serait amplifié par le stéthoscope et le médecin aurait du mal à bien entendre ce qui l'intéresse.

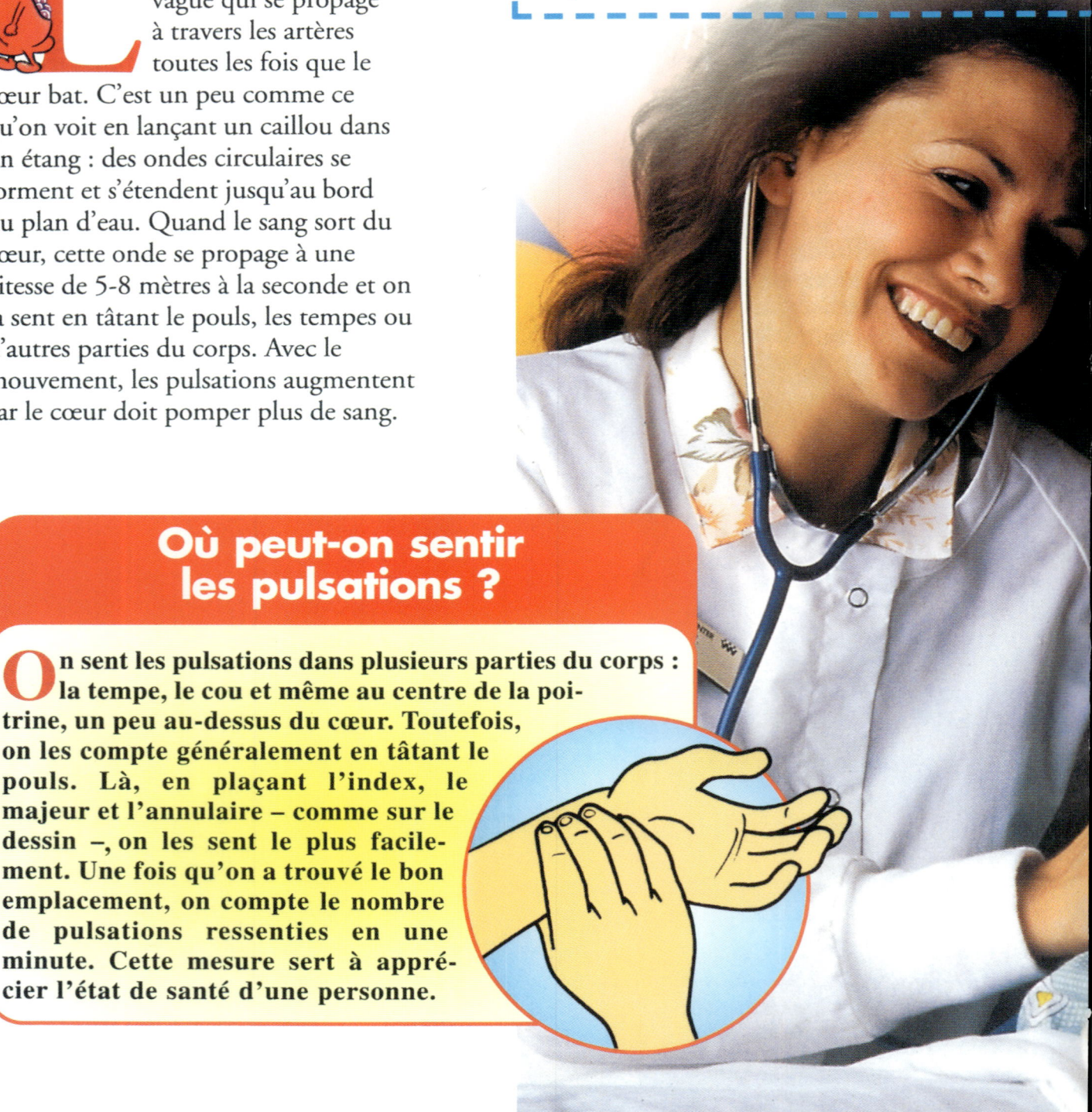

Où peut-on sentir les pulsations ?

On sent les pulsations dans plusieurs parties du corps : la tempe, le cou et même au centre de la poitrine, un peu au-dessus du cœur. Toutefois, on les compte généralement en tâtant le pouls. Là, en plaçant l'index, le majeur et l'annulaire – comme sur le dessin –, on les sent le plus facilement. Une fois qu'on a trouvé le bon emplacement, on compte le nombre de pulsations ressenties en une minute. Cette mesure sert à apprécier l'état de santé d'une personne.

UN INSTRUMENT INDISPENSABLE

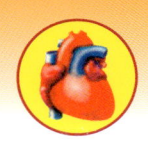

Quand le médecin t'ausculte, il se sert d'un stéthoscope : une membrane amplificatrice reliée à deux petits tubes en caoutchouc qu'il met dans ses oreilles. Grâce à cet instrument, le médecin entend nettement ton cœur qui bat.

• Les bruits du cœur

Si le cœur est sain, avec son stéthoscope, le médecin entend d'abord un bruit court et sec : c'est la fermeture des valvules entre oreillettes et ventricules, associée à la contraction de l'oreillette. Il entend ensuite un bruit plus long : c'est la fermeture des valvules aortique et pulmonaire, associée à la contraction du ventricule. Ces deux bruits sont suivis d'un silence qui correspond au relâchement du muscle cardiaque.

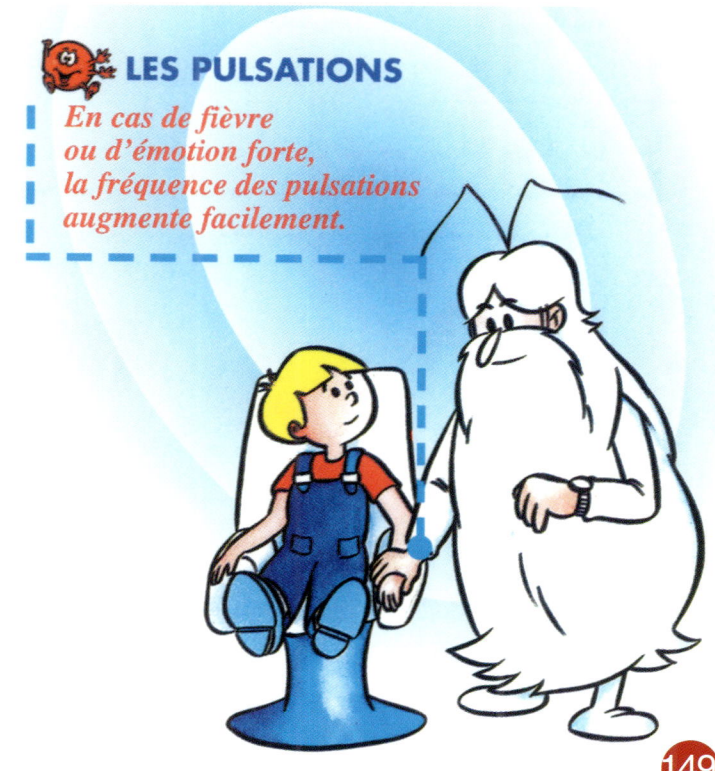

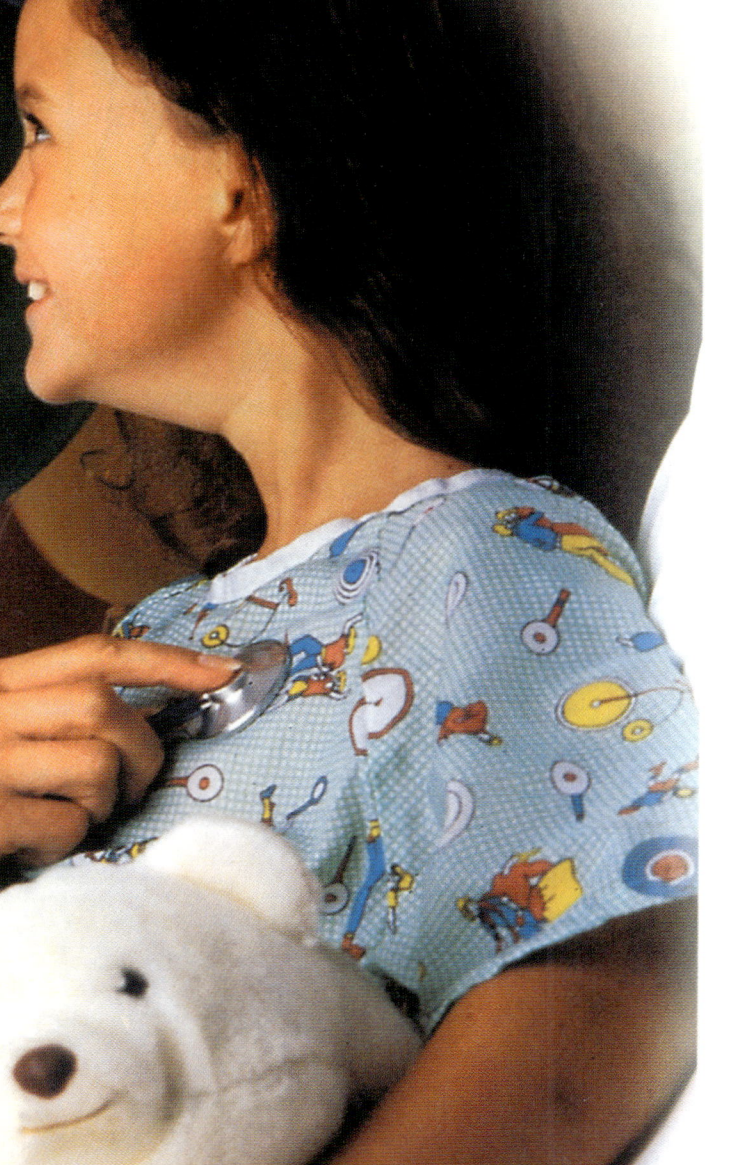

LES PULSATIONS

En cas de fièvre ou d'émotion forte, la fréquence des pulsations augmente facilement.

L'APPAREIL CIRCULATOIRE

Comment c'est fait

Un long voyage dans l'organisme

Il y a un système très compliqué à l'intérieur de notre corps. Sa tâche consiste à véhiculer le sang depuis le cœur aux tissus et aux organes. Il s'agit de l'appareil circulatoire avec ses artères et ses veines, les voies de liaisons qui partent de la tête et vont jusqu'aux mains et aux pieds. Ce long parcours commence et se termine dans l'organe le plus important, le cœur, après avoir traversé les organes et les cellules, en un parcours d'un millier de kilomètres.

Deux artères partent du cœur : l'aorte qui se ramifie dans tout l'organisme et constitue la grande circulation, et l'artère pulmonaire qui véhicule le sang aux poumons afin qu'ils s'oxygènent, et forme la petite circulation.

Le sang passe des artères à des conduits de plus en plus petits, jusqu'aux capillaires où il cède l'oxygène et les substances nutritives telles que le glucose, et où il ramasse les déchets des cellules. Il revient ensuite au cœur en empruntant les veines. Le sang accomplit son circuit complet en traversant le corps toutes les 60 secondes, soit 1440 fois environ par jour.

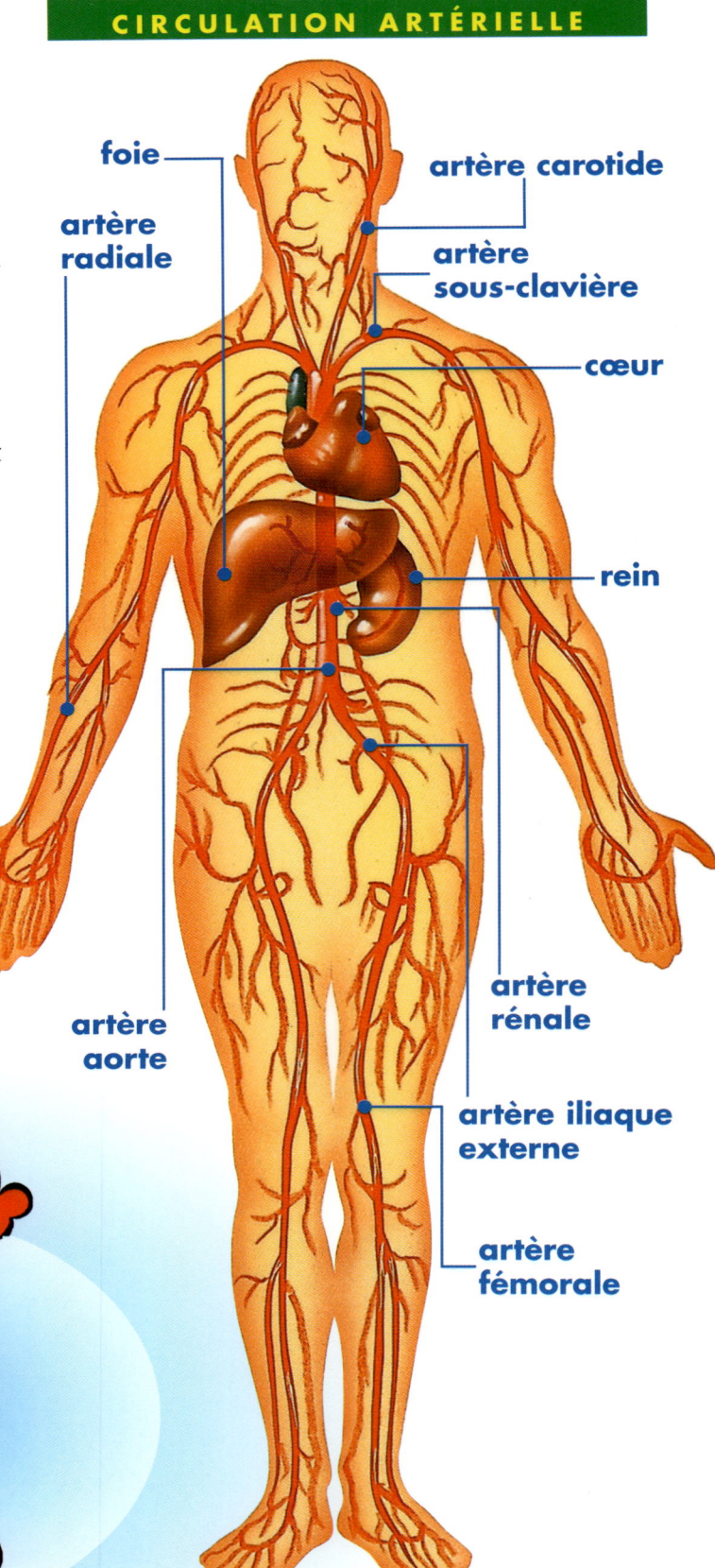

CIRCULATION ARTÉRIELLE

- foie
- artère radiale
- artère carotide
- artère sous-clavière
- cœur
- rein
- artère aorte
- artère rénale
- artère iliaque externe
- artère fémorale

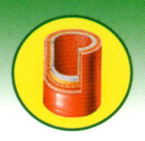

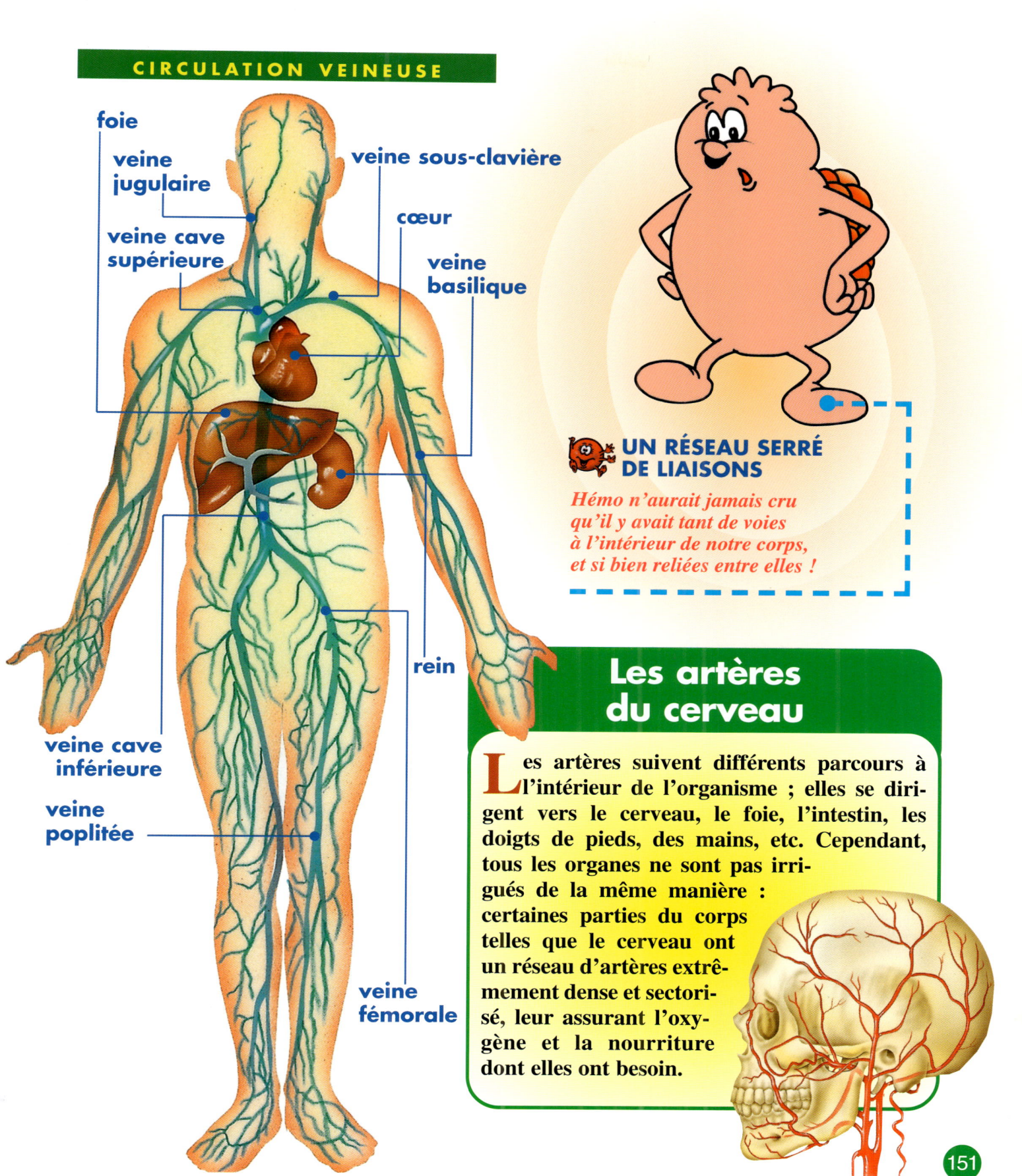

CIRCULATION VEINEUSE

- foie
- veine jugulaire
- veine sous-clavière
- cœur
- veine cave supérieure
- veine basilique
- veine cave inférieure
- veine poplitée
- rein
- veine fémorale

UN RÉSEAU SERRÉ DE LIAISONS

Hémo n'aurait jamais cru qu'il y avait tant de voies à l'intérieur de notre corps, et si bien reliées entre elles !

Les artères du cerveau

Les artères suivent différents parcours à l'intérieur de l'organisme ; elles se dirigent vers le cerveau, le foie, l'intestin, les doigts de pieds, des mains, etc. Cependant, tous les organes ne sont pas irrigués de la même manière : certaines parties du corps telles que le cerveau ont un réseau d'artères extrêmement dense et sectorisé, leur assurant l'oxygène et la nourriture dont elles ont besoin.

151

VEINES ET ARTÈRES

Comment c'est fait

Les veines : comment sont-elles faites ?

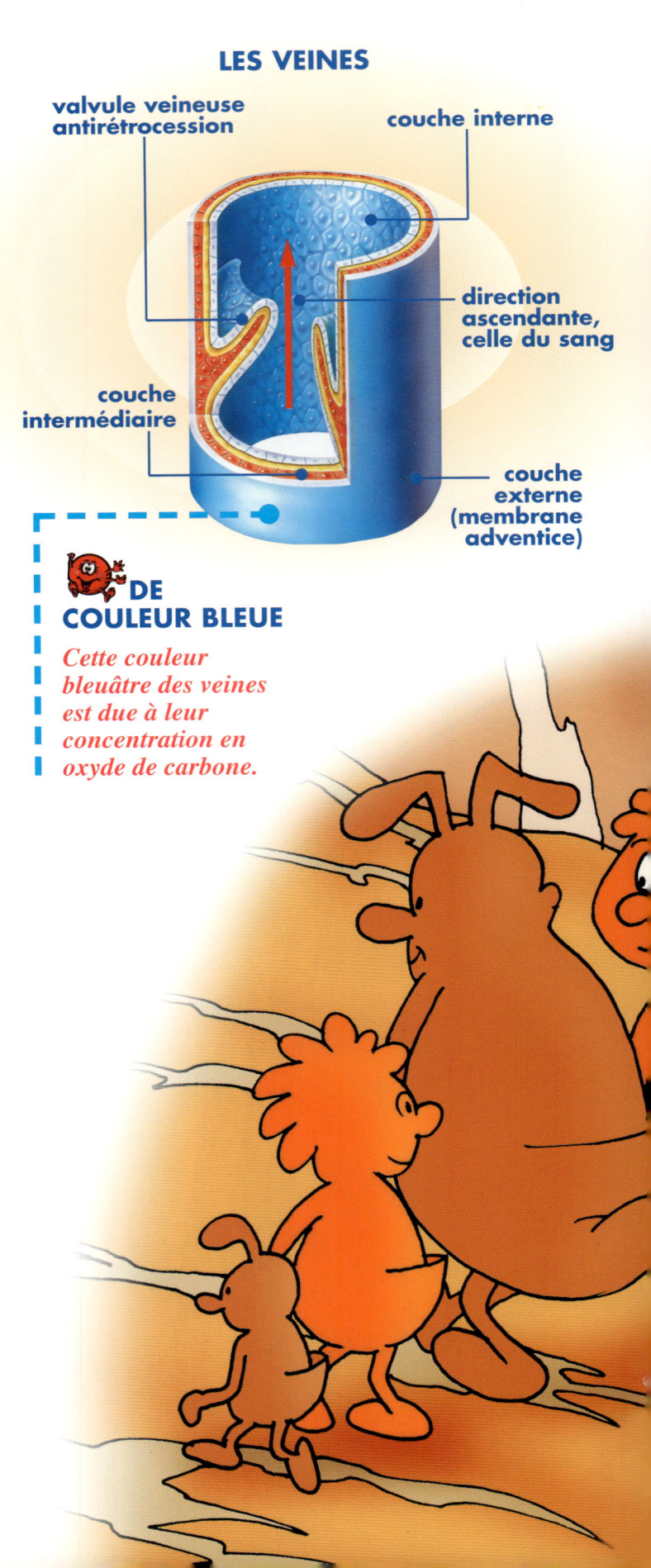

La structure des veines ressemble à celle des artères : elles comportent des couches de tissus superposées, mais la <mark>membrane</mark> intermédiaire des veines étant plus mince, ces dernières sont plus fragiles et moins souples. Le sang pauvre en oxygène et chargé de déchets d'oxyde de carbone circule dans les veines. Seules les veines pulmonaires – dites ainsi car elles viennent des poumons – transportent du sang riche en oxygène vers le cœur. Dans les veines, le sang ne circule pas avec la même force que celle qu'il avait dans les artères, parce que la poussée imprimée par le cœur s'est estompée. C'est la raison pour laquelle les plus grandes veines possèdent à l'intérieur un système de valvules « antireflux » qui empêchent le sang de revenir en arrière.

Les artères : robustes et élastiques

Pour que le système circulatoire fonctionne bien, il faut que le cœur pompe le sang avec beaucoup de force : il circule donc sous tension dans les artères. Pour supporter la pression, les parois internes des artères sont composées d'une tunique de petits cylindres, formés en majeure partie d'un tissu élastique. Ainsi, l'aorte résiste à la poussée due à la sortie du sang du cœur, 60 à 70 fois par minute, tout au long de la vie.

LES VEINES

- valvule veineuse antirétrocession
- couche interne
- direction ascendante, celle du sang
- couche intermédiaire
- couche externe (membrane adventice)

DE COULEUR BLEUE

Cette couleur bleuâtre des veines est due à leur concentration en oxyde de carbone.

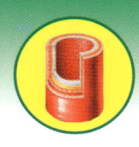

La structure des artères

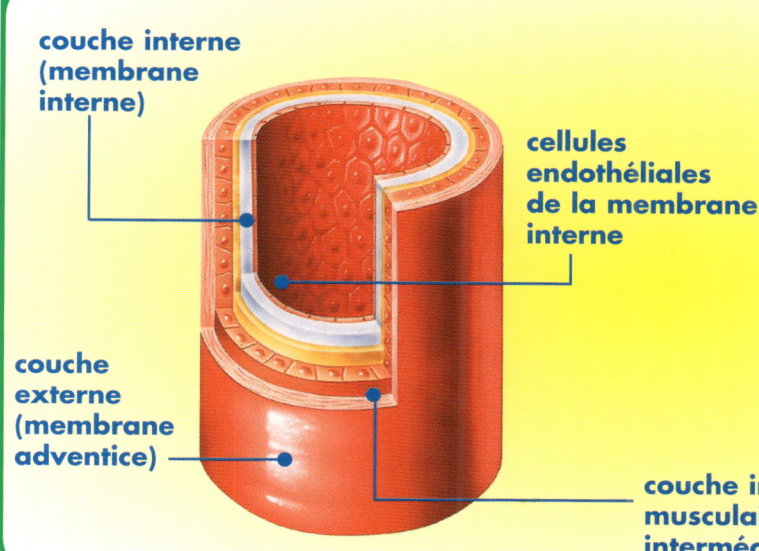

couche interne (membrane interne)

cellules endothéliales de la membrane interne

couche externe (membrane adventice)

couche intermédiaire musculaire (membrane intermédiaire)

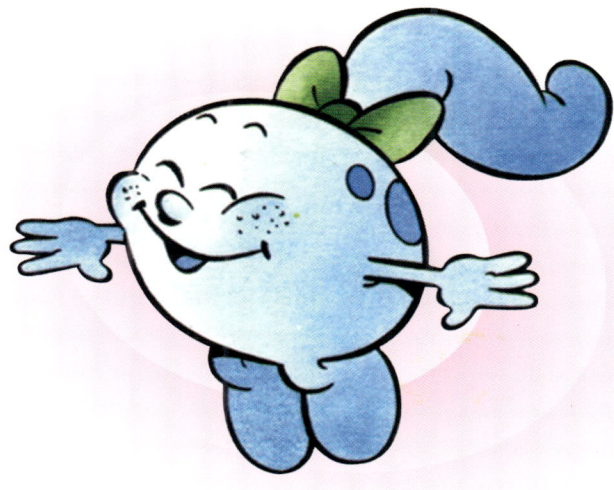

Elles sont formées par trois couches de cellules : l'adventice qui entoure l'extérieur ; la membrane intermédiaire, formée d'une fibre musculaire et élastique permettant à l'artère de modifier son diamètre ; et pour finir, la membrane interne, revêtue à son tour d'un tissu de **cellules endothéliales** permettant au sang de circuler facilement.

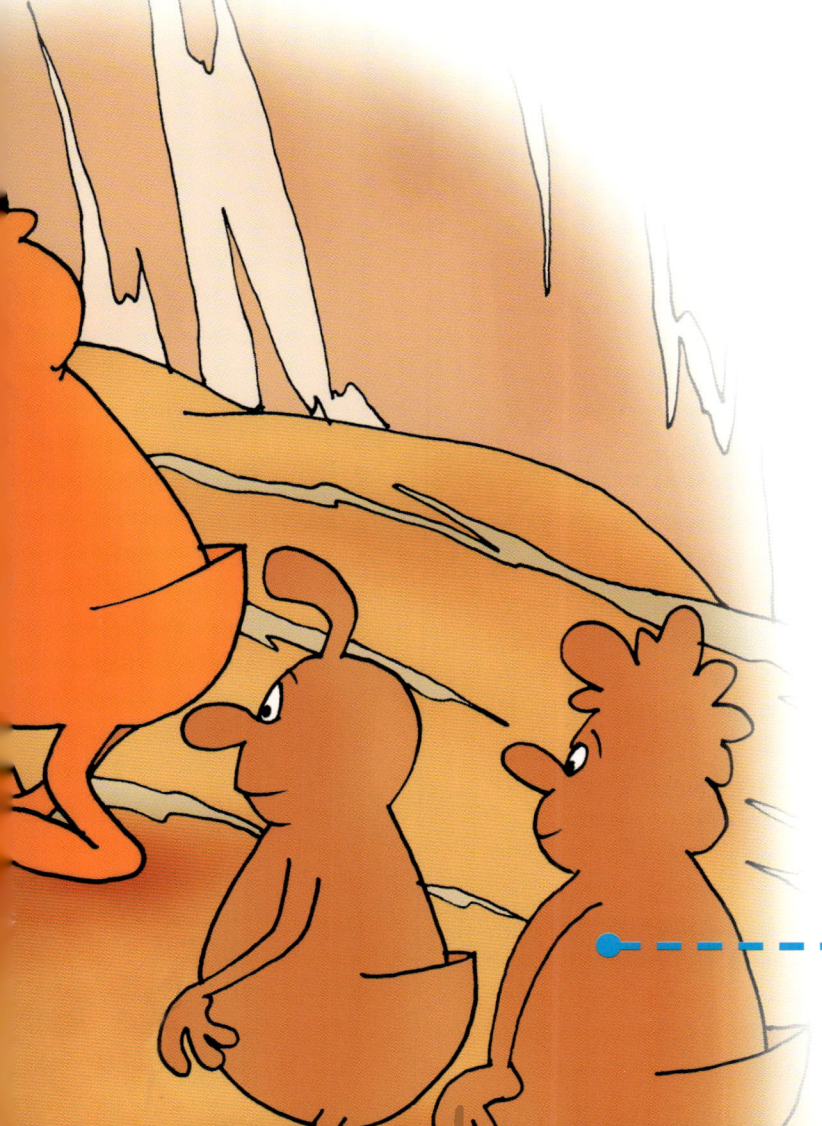

L'ASCENSION PÉNIBLE DU SANG

Nos amis les globules rouges ont désormais déposé l'oxygène et se sont chargés en oxyde de carbone. Arrivés là, il leur faut faire un gros effort pour remonter vers le cœur car ils n'ont plus l'énergie nécessaire qui les animait à leur départ.

153

LA CIRCULATION CAPILLAIRE

Comment c'est fait

Un réseau de liaison très serré

Dans notre organisme, le sang voyage en empruntant de nombreux petits tubes, les vaisseaux sanguins, qui feraient 96 600 kilomètres mis bout à bout (plus du double de la circonférence de la Terre).

Le sang suit toujours le même parcours : du cœur il passe aux artères qui se ramifient en vaisseaux sanguins toujours plus petits et qui créent un réseau très serré de capillaires.

Les capillaires se réunissent ensuite et forment d'autres vaisseaux sanguins, toujours plus grands : les veines. Le sang revient au cœur à travers les veines et à partir de là, il reprend son long parcours pour s'oxygéner et distribuer des substances nutritives à tout notre corps.

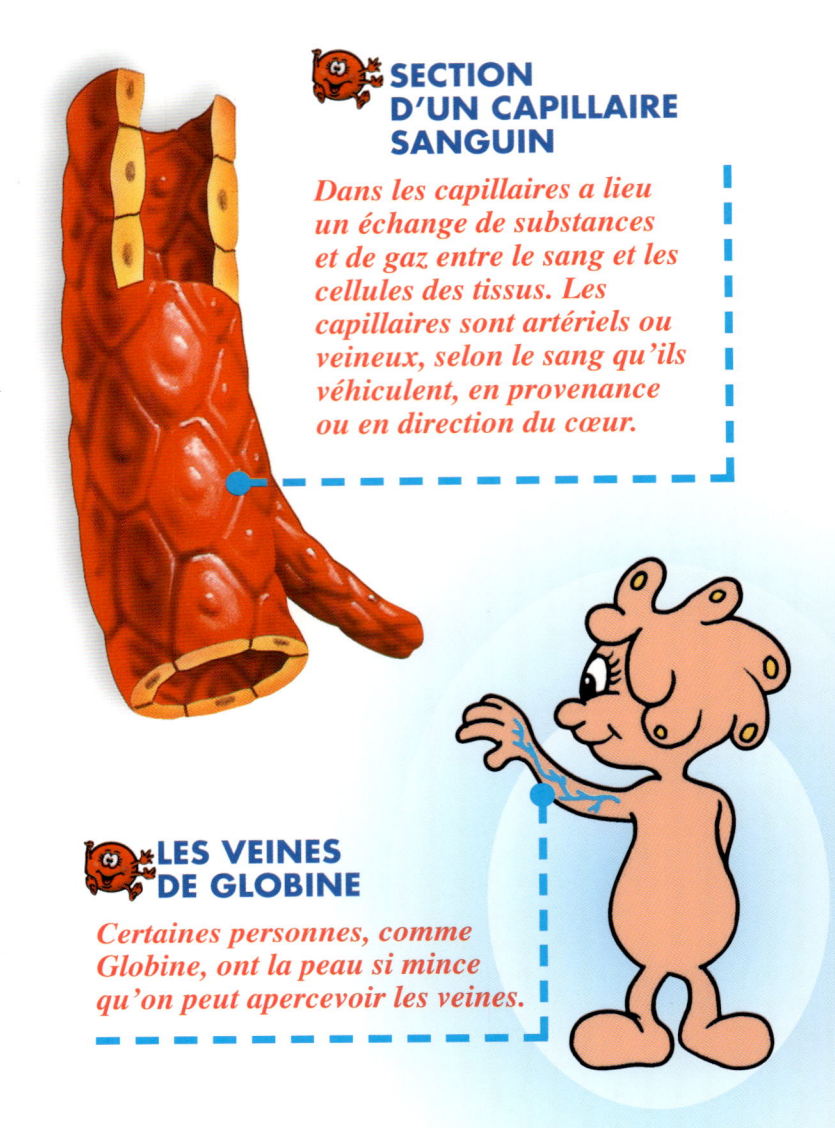

SECTION D'UN CAPILLAIRE SANGUIN

Dans les capillaires a lieu un échange de substances et de gaz entre le sang et les cellules des tissus. Les capillaires sont artériels ou veineux, selon le sang qu'ils véhiculent, en provenance ou en direction du cœur.

LES VEINES DE GLOBINE

Certaines personnes, comme Globine, ont la peau si mince qu'on peut apercevoir les veines.

Passage des globules rouges

Les capillaires sont des vaisseaux sanguins très minces, d'un diamètre égal à celui d'un cheveu, au point que les globules rouges doivent se mettre l'un derrière l'autre pour pouvoir circuler dedans. Ils ont des dimensions microscopiques car ils sont formés de cellules minces enveloppées en cylindres comme des feuilles de papier, collées l'une à côté de l'autre. C'est justement cette structure particulière qui facilite le passage des substances vers l'extérieur et vice-versa. Après l'échange avec les cellules des tissus, les capillaires artériels deviennent des capillaires veineux et commencent leur retour vers le cœur.

Anatomie du système circulatoire

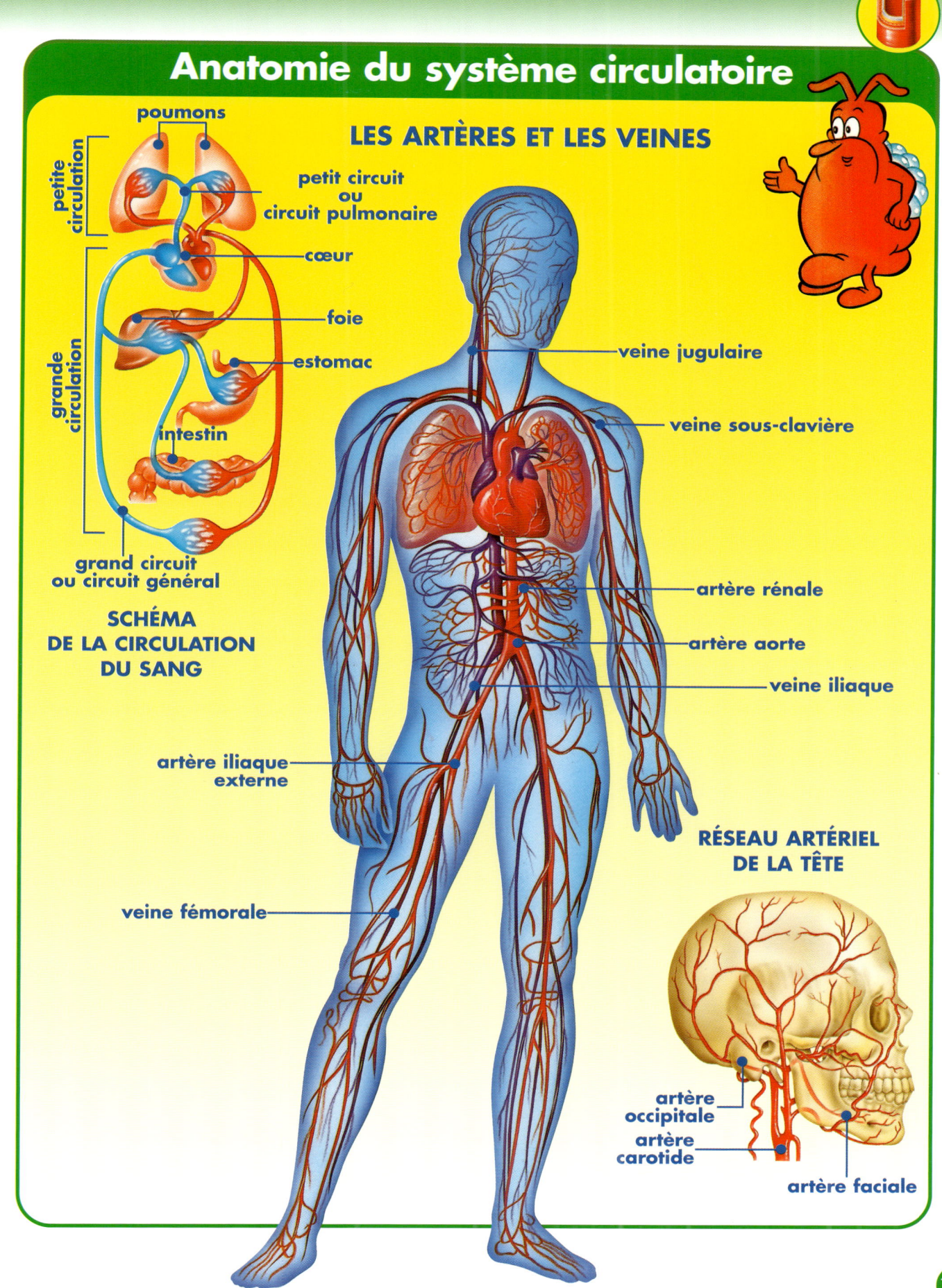

LES ARTÈRES ET LES VEINES

- poumons
- petite circulation
- petit circuit ou circuit pulmonaire
- cœur
- foie
- estomac
- grande circulation
- intestin
- grand circuit ou circuit général

SCHÉMA DE LA CIRCULATION DU SANG

- veine jugulaire
- veine sous-clavière
- artère rénale
- artère aorte
- veine iliaque
- artère iliaque externe
- veine fémorale

RÉSEAU ARTÉRIEL DE LA TÊTE

- artère occipitale
- artère carotide
- artère faciale

Mon premier atlas d'anatomie

155

LA TENSION ARTÉRIELLE

Comment ça fonctionne

Comment la tension change aux différents âges de la vie

Avec l'âge, nos vaisseaux sanguins perdent l'élasticité de leur jeunesse et deviennent plus rigides ; le passage du sang nécessite donc une pression plus forte et un effort supplémentaire est nécessaire pour que le sang puisse circuler correctement. C'est la raison pour laquelle, généralement, les personnes âgées ont une tension plus haute que celle des jeunes.

• Les risques d'une tension élevée

Quand la tension artérielle atteint des niveaux trop élevés, le risque de maladies liées à une mauvaise circulation augmente. C'est pourquoi, à un certain âge, il est conseillé de vérifier périodiquement la tension et de suivre les conseils du médecin. Souvent, pour la normaliser, il suffit de réduire le sel dans l'alimentation. Mais il arrive qu'il soit nécessaire de prendre des médicaments pour retrouver des valeurs normales et éviter ainsi les problèmes de circulation.

• La tension basse

Certaines personnes ont, en revanche, une tension basse, avec des symptômes tels que fatigue et vertiges. Dans ce cas aussi, il est conseillé de consulter un médecin.

TENSION ARTÉRIELLE

	5 ans	14 ans	40 ans
Minimum	70	80	80
Maximum	110	120	120-130

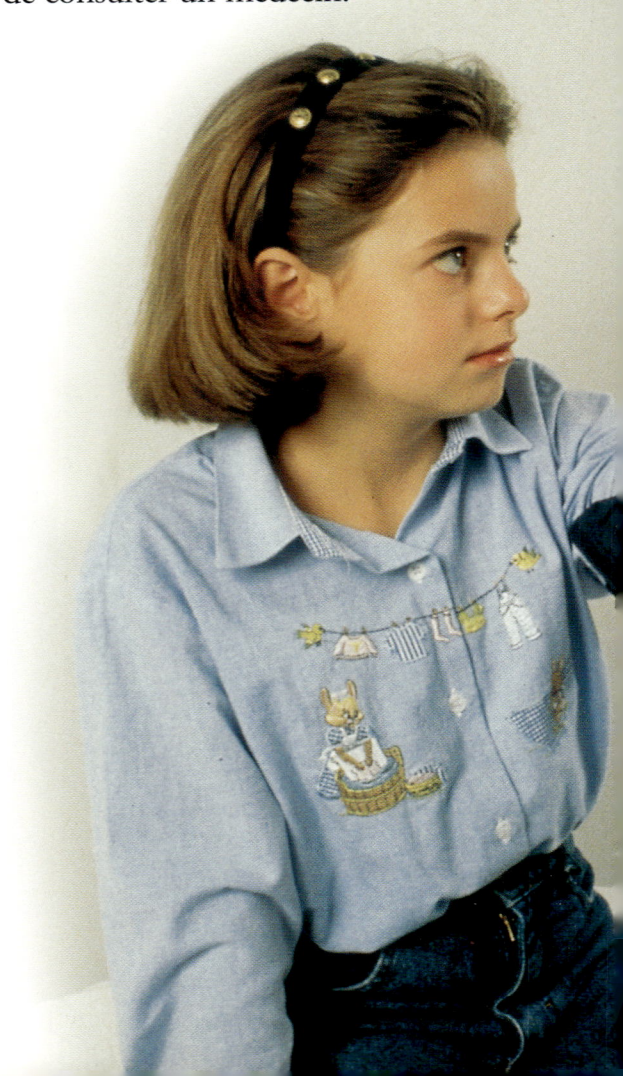

UNE PETITE PRÉCAUTION

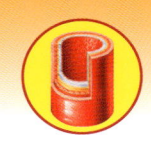

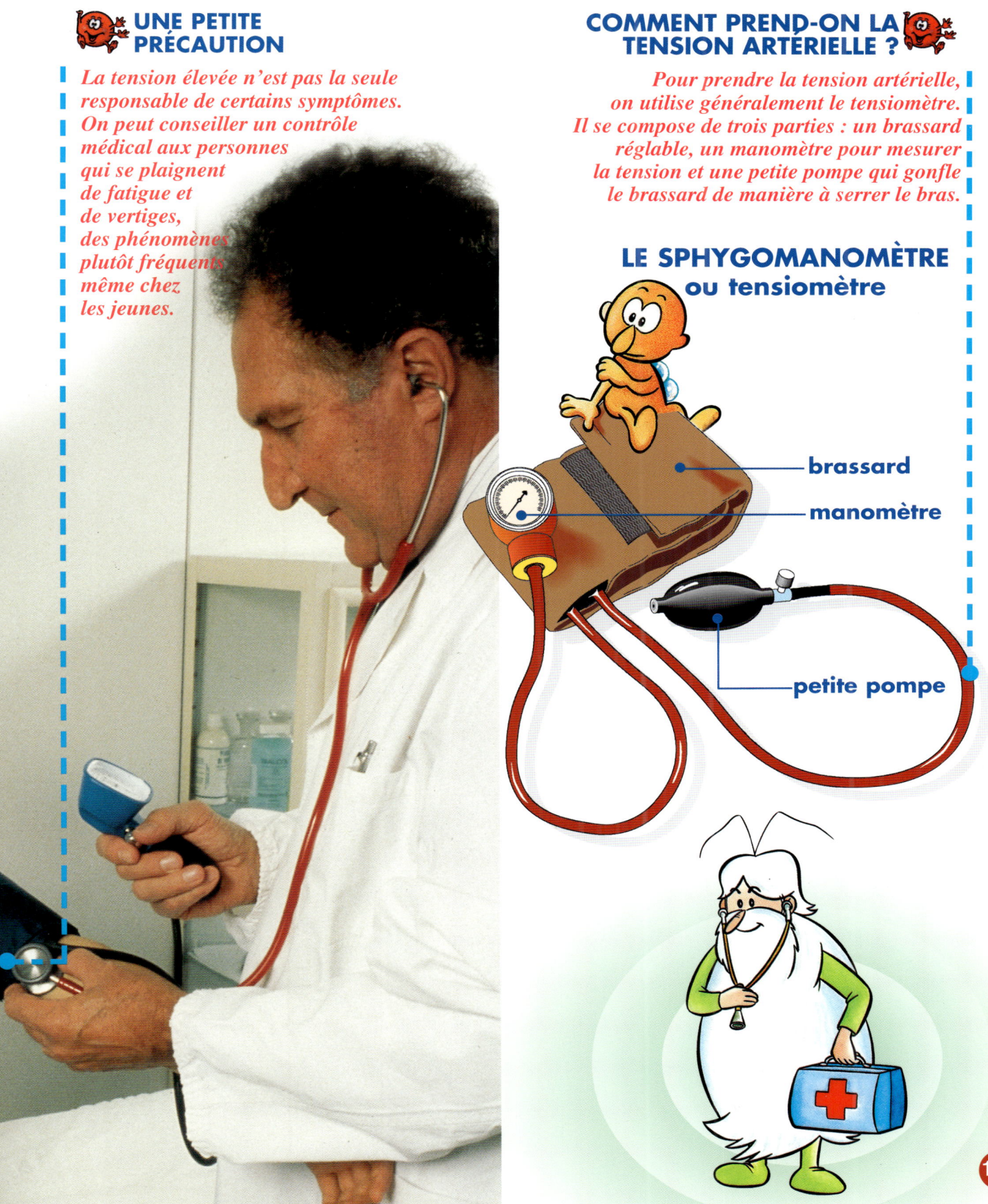

La tension élevée n'est pas la seule responsable de certains symptômes. On peut conseiller un contrôle médical aux personnes qui se plaignent de fatigue et de vertiges, des phénomènes plutôt fréquents même chez les jeunes.

COMMENT PREND-ON LA TENSION ARTÉRIELLE ?

Pour prendre la tension artérielle, on utilise généralement le tensiomètre. Il se compose de trois parties : un brassard réglable, un manomètre pour mesurer la tension et une petite pompe qui gonfle le brassard de manière à serrer le bras.

LE SPHYGOMANOMÈTRE
ou tensiomètre

- brassard
- manomètre
- petite pompe

UN LIQUIDE PRÉCIEUX

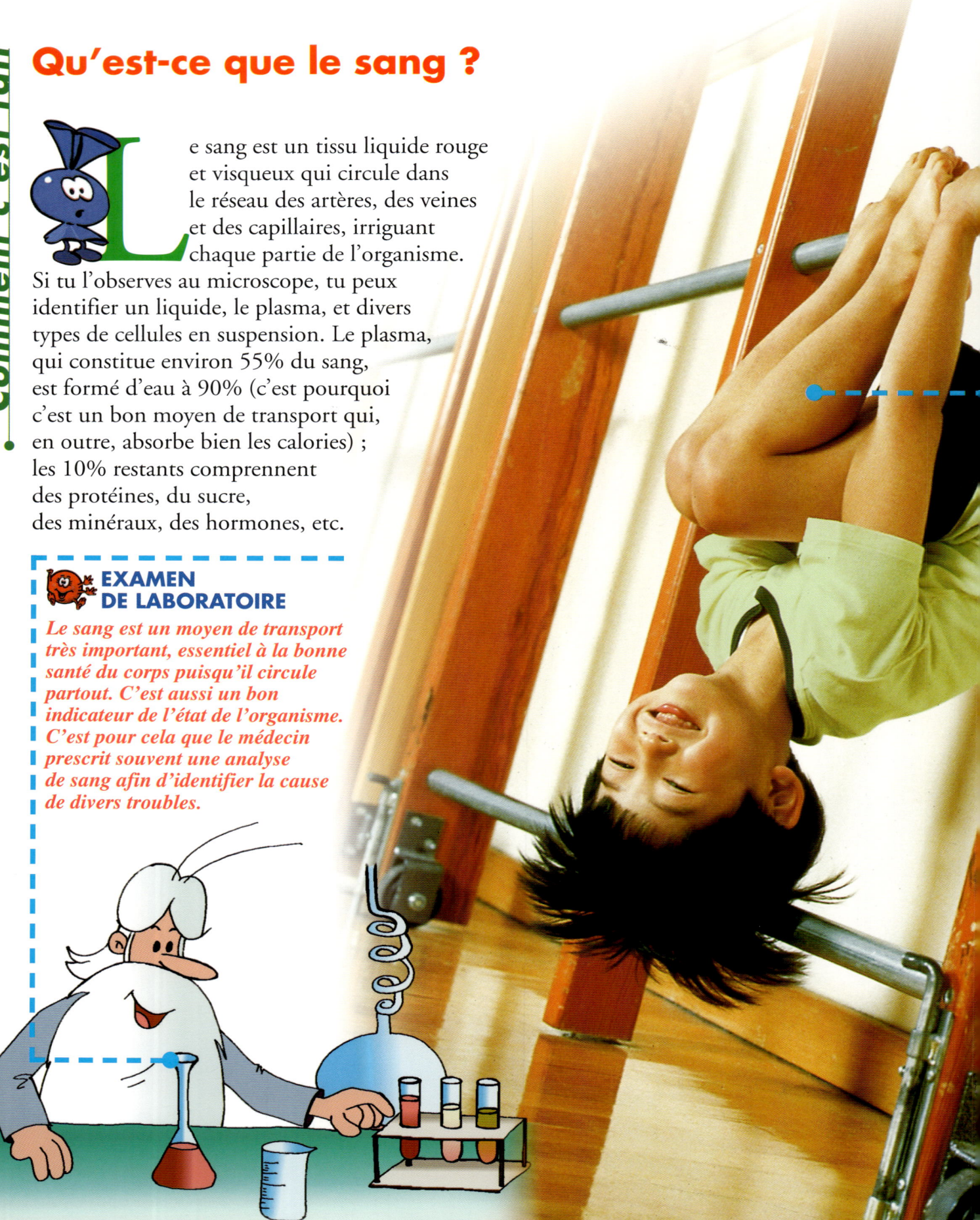

Comment c'est fait

Qu'est-ce que le sang ?

Le sang est un tissu liquide rouge et visqueux qui circule dans le réseau des artères, des veines et des capillaires, irriguant chaque partie de l'organisme. Si tu l'observes au microscope, tu peux identifier un liquide, le plasma, et divers types de cellules en suspension. Le plasma, qui constitue environ 55% du sang, est formé d'eau à 90% (c'est pourquoi c'est un bon moyen de transport qui, en outre, absorbe bien les calories) ; les 10% restants comprennent des protéines, du sucre, des minéraux, des hormones, etc.

EXAMEN DE LABORATOIRE

Le sang est un moyen de transport très important, essentiel à la bonne santé du corps puisqu'il circule partout. C'est aussi un bon indicateur de l'état de l'organisme. C'est pour cela que le médecin prescrit souvent une analyse de sang afin d'identifier la cause de divers troubles.

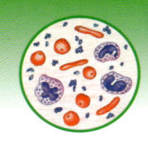

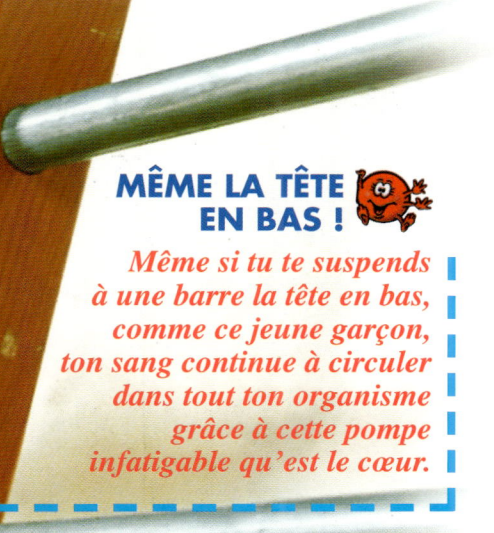

Un véritable moyen de transport interne

Chez un adulte en bonne santé, de corpulence moyenne, pesant à peu près 65 kilos, le sang représente un volume de 5 litres. Ce liquide vital, qui apparaît sur ta peau à la moindre égratignure, est un excellent moyen de transport interne dont dépendent la croissance et le développement des cellules de ton organisme.

MÊME LA TÊTE EN BAS !

Même si tu te suspends à une barre la tête en bas, comme ce jeune garçon, ton sang continue à circuler dans tout ton organisme grâce à cette pompe infatigable qu'est le cœur.

La composition du sang

Le plasma, c'est-à-dire la partie liquide du sang, en constitue presque 55% ; le restant (45%) est formé des hématies, ou globules rouges, des **leucocytes** et des **plaquettes**. Ce schéma permet de visualiser les proportions des différents composants.

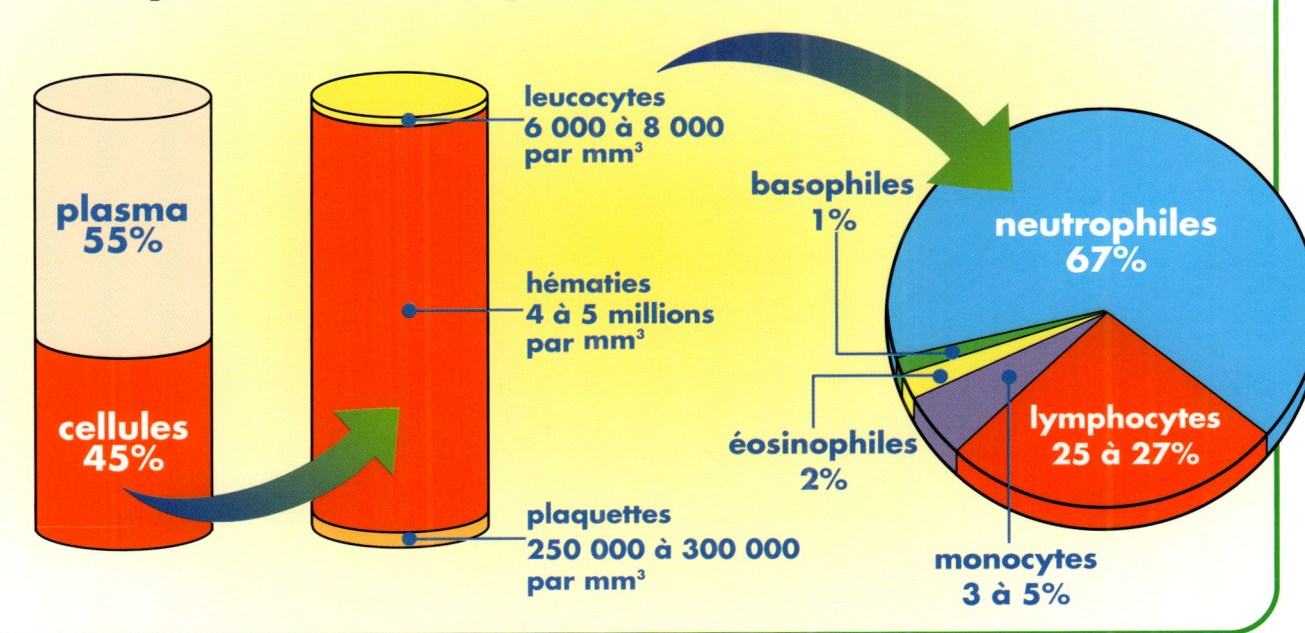

- plasma 55%
- cellules 45%
- leucocytes 6 000 à 8 000 par mm³
- hématies 4 à 5 millions par mm³
- plaquettes 250 000 à 300 000 par mm³

- basophiles 1%
- neutrophiles 67%
- éosinophiles 2%
- lymphocytes 25 à 27%
- monocytes 3 à 5%

À QUOI SERT LE SANG ?

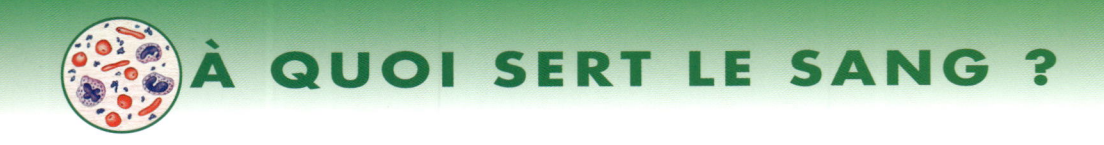

Comment c'est fait

Les fonctions du sang

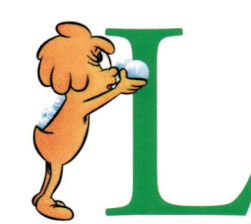

Le sang sert à transporter rapidement, d'une partie à l'autre de l'organisme, les diverses substances dont il est composé. Mais quelles sont ses fonctions essentielles ?
• porter l'oxygène des poumons aux cellules ;
• amener le gaz carbonique aux poumons, pour l'éliminer ;
• ravitailler tous les tissus de l'organisme en substances vitales comme, par exemple, le glucose ;
• conduire les produits toxiques, comme l'urée, depuis les tissus jusqu'aux reins, pour qu'ils soient rejetés avec l'urine ;
• véhiculer les hormones, messagers chimiques de l'organisme ;
• acheminer l'eau et les sels minéraux là où ils sont nécessaires ;
• défendre l'organisme contre les microbes, porteurs d'infections, en les détruisant grâce aux leucocytes, ou globules blancs, véritables « guerriers » du corps ;
• maintenir constante la température interne de l'organisme en jouant un véritable rôle de chauffage central ;
• cicatriser les plaies, bénignes ou graves, par l'intermédiaire des plaquettes.

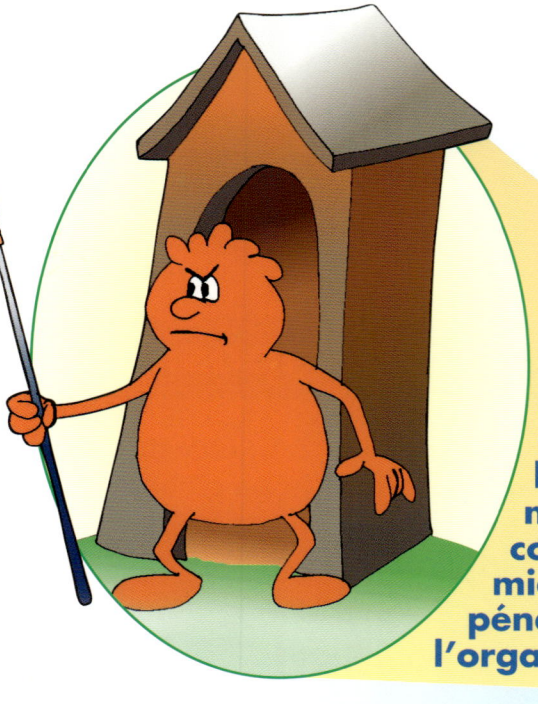

L'armée de leucocytes contenue dans le sang a pour mission de combattre les microbes qui pénètrent dans l'organisme.

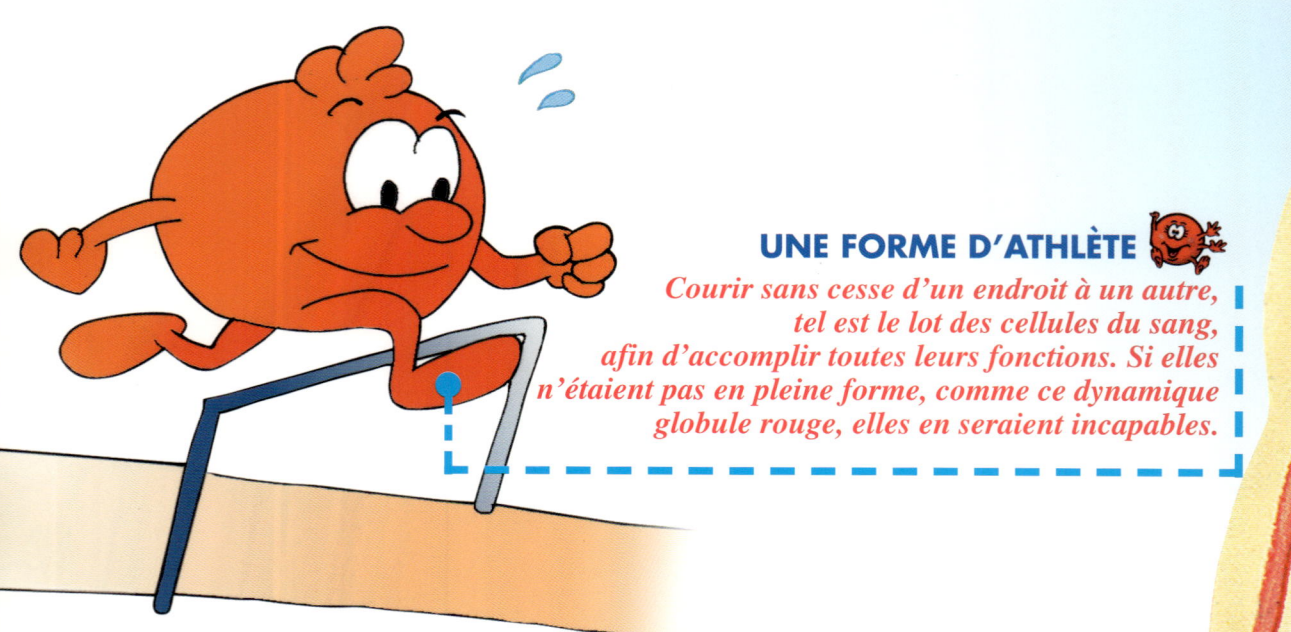

UNE FORME D'ATHLÈTE
Courir sans cesse d'un endroit à un autre, tel est le lot des cellules du sang, afin d'accomplir toutes leurs fonctions. Si elles n'étaient pas en pleine forme, comme ce dynamique globule rouge, elles en seraient incapables.

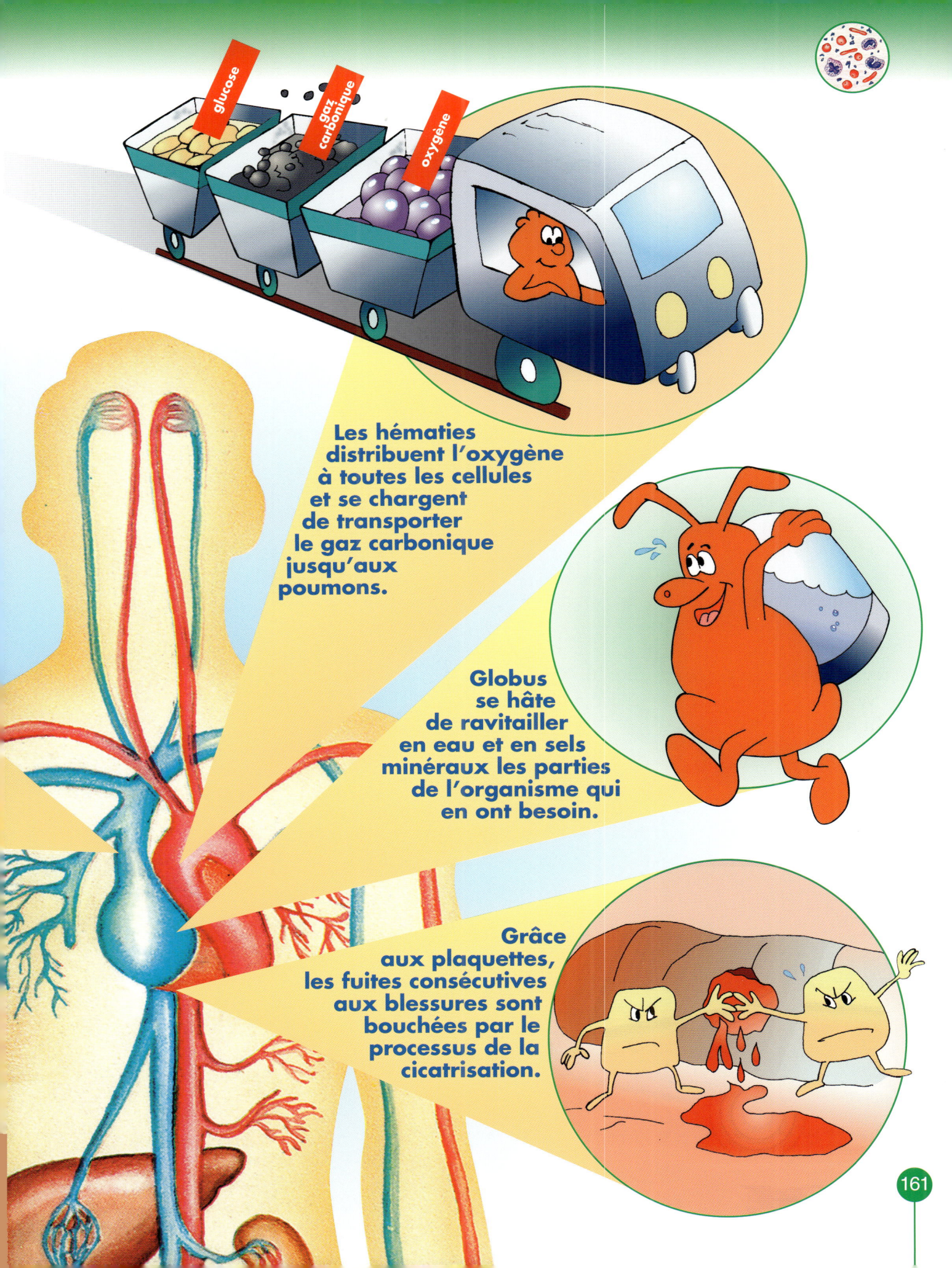

Les hématies distribuent l'oxygène à toutes les cellules et se chargent de transporter le gaz carbonique jusqu'aux poumons.

Globus se hâte de ravitailler en eau et en sels minéraux les parties de l'organisme qui en ont besoin.

Grâce **aux plaquettes**, les fuites consécutives aux blessures sont bouchées par le processus de la cicatrisation.

LA COMPOSITION DU SANG

Comment c'est fait

Partie corpusculaire et partie liquide

Le sang est composé d'une partie liquide, le plasma (où sont dissous des sels minéraux, du glucose, des protéines, du gaz carbonique et de l'oxygène), et d'une partie corpusculaire qui comprend :

• **les globules rouges**, ou hématies, contenant l'hémoglobine, pigment qui donne au sang sa couleur ;

• **les globules blancs**, ou leucocytes, de divers types mais ayant tous une même tâche, la défense de l'organisme contre les infections ;

• **les plaquettes**, qui interviennent dans le processus de coagulation du sang.

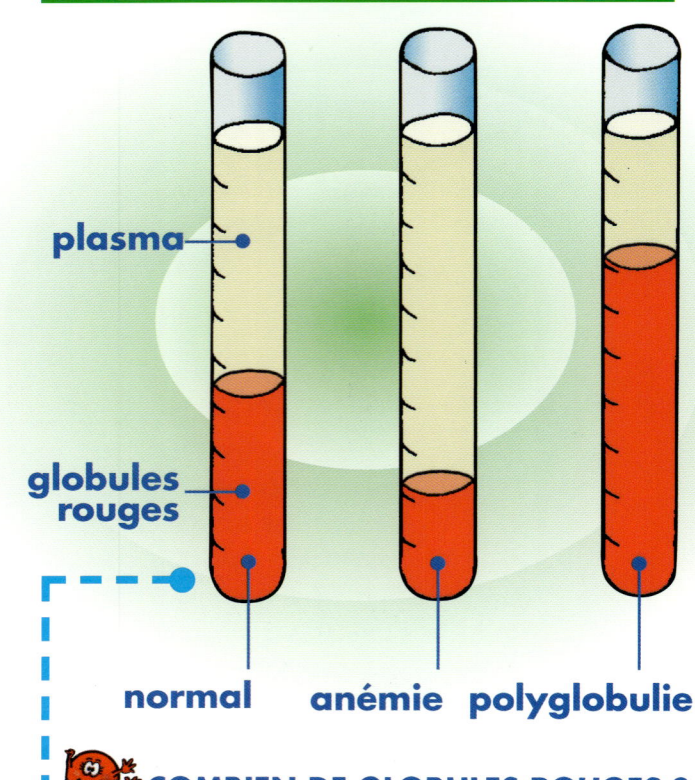

LE SANG CENTRIFUGÉ

plasma
globules rouges

normal   anémie   polyglobulie

COMBIEN DE GLOBULES ROUGES ?

En centrifugeant une petite quantité de sang dans une éprouvette graduée, on sépare les éléments cellulaires du plasma et on évalue leurs proportions. En particulier, on peut contrôler si la quantité de globules rouges est normale, insuffisante (il s'agit alors d'une anémie) ou excessive (on parle alors de polyglobulie).

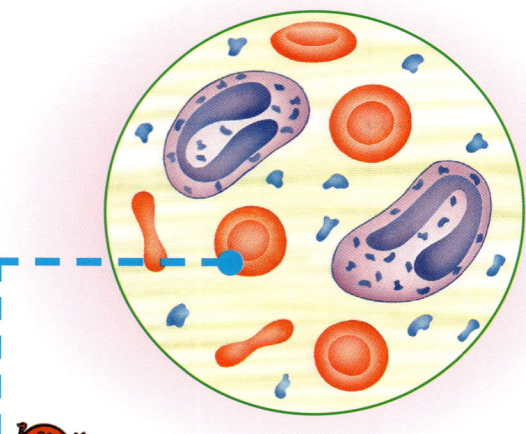

UNE GOUTTE DE SANG

Si tu te piques le doigt avec une aiguille désinfectée et que tu places la goutte de sang sous l'objectif du microscope, tu seras étonné par la quantité de cellules que tu verras nager dans le plasma : hématies, plaquettes, globules blancs de divers types, toutes facilement identifiables.

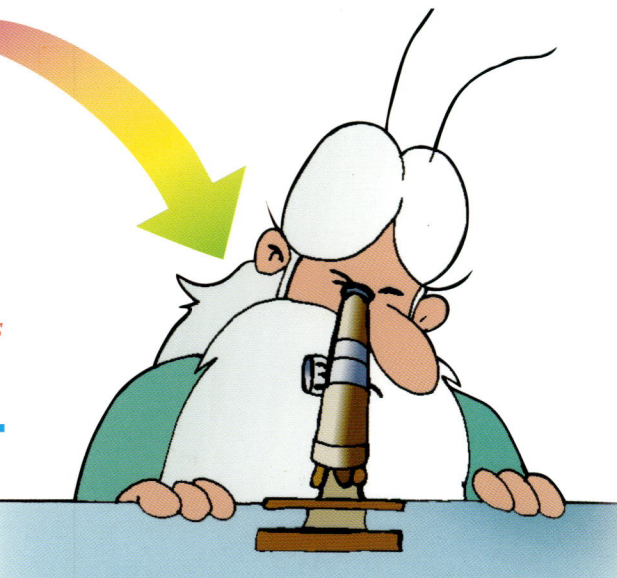

Les éléments du sang

COUPE D'UN CAPILLAIRE SANGUIN

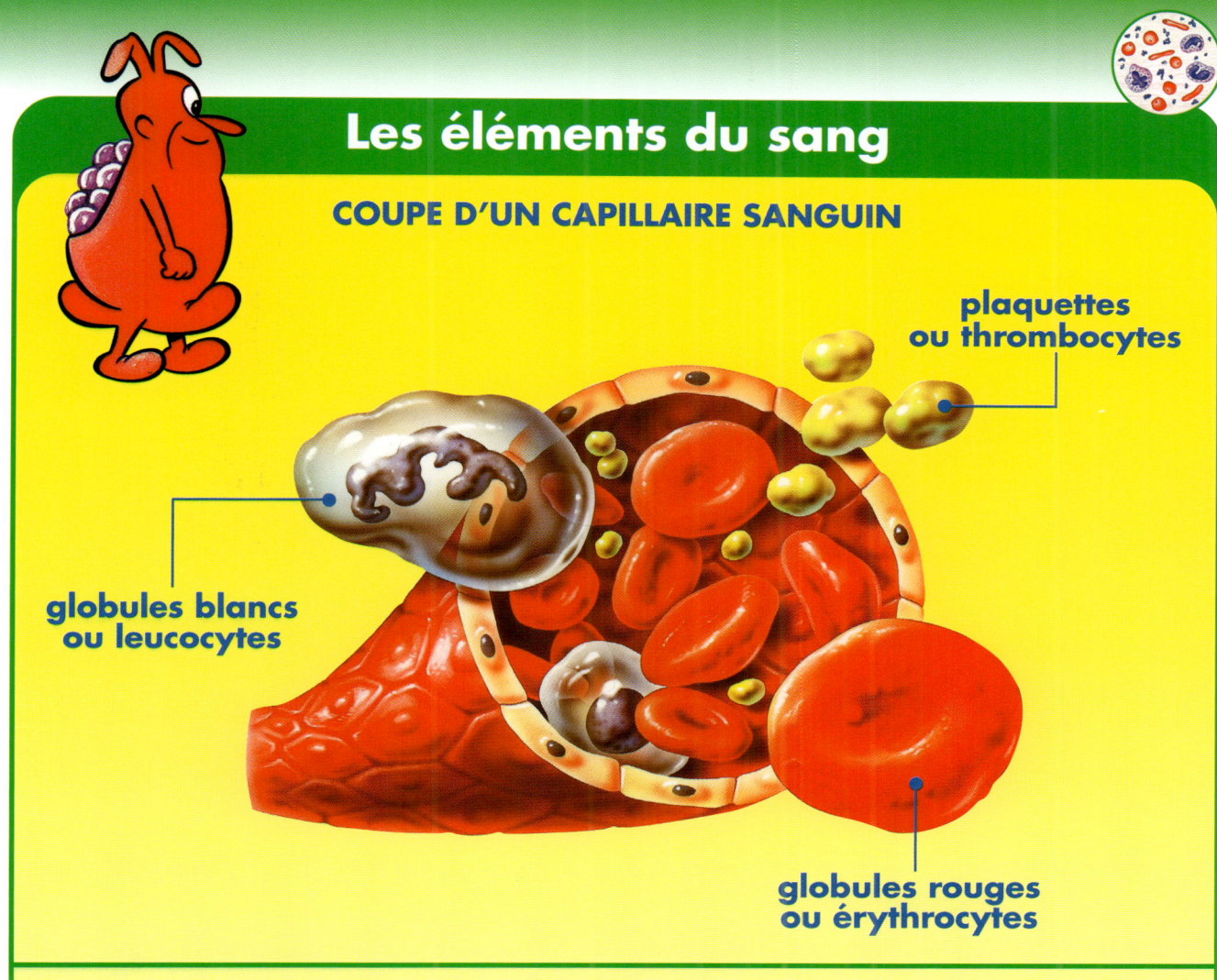

- plaquettes ou thrombocytes
- globules blancs ou leucocytes
- globules rouges ou érythrocytes

COMPOSITION DU SANG

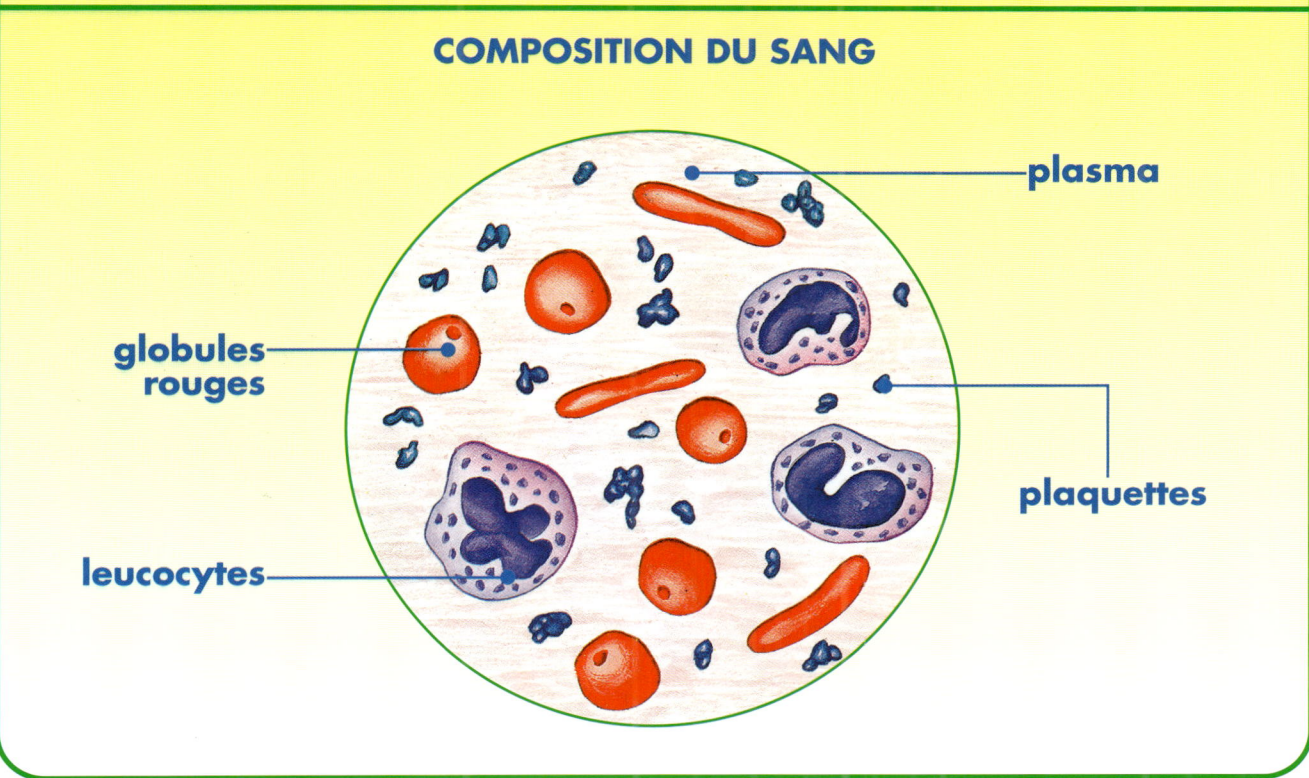

- plasma
- globules rouges
- plaquettes
- leucocytes

Mon premier atlas d'anatomie

LES GLOBULES ROUGES

Comment c'est fait

Des millions dans chaque goutte de sang

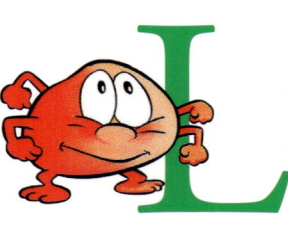

Les globules rouges, appelés aussi hématies ou érythrocytes, sont les éléments les plus nombreux dans le sang. On en compte chez l'homme entre 4,6 et 6,2 millions par mm³ de sang. Ils sont un peu moins nombreux chez la femme, entre 4,2 et 5,4 millions. Dépourvues de noyau, ces cellules sont incapables de se multiplier. Elles contiennent un ==pigment==, l'hémoglobine, qui donne au sang sa couleur rouge et qui a la capacité de retenir l'oxygène de l'air respiré. Un globule rouge a l'aspect d'un disque de 7 ou 8 ==microns== de diamètre, dont le centre est plus clair parce qu'il est plus fin que les bords (forme biconcave), avec une épaisseur de 2 microns. Pour donner une idée de sa grosseur, imaginons qu'il faudrait empiler les uns sur les autres 500 globules rouges pour atteindre la hauteur d'un millimètre.

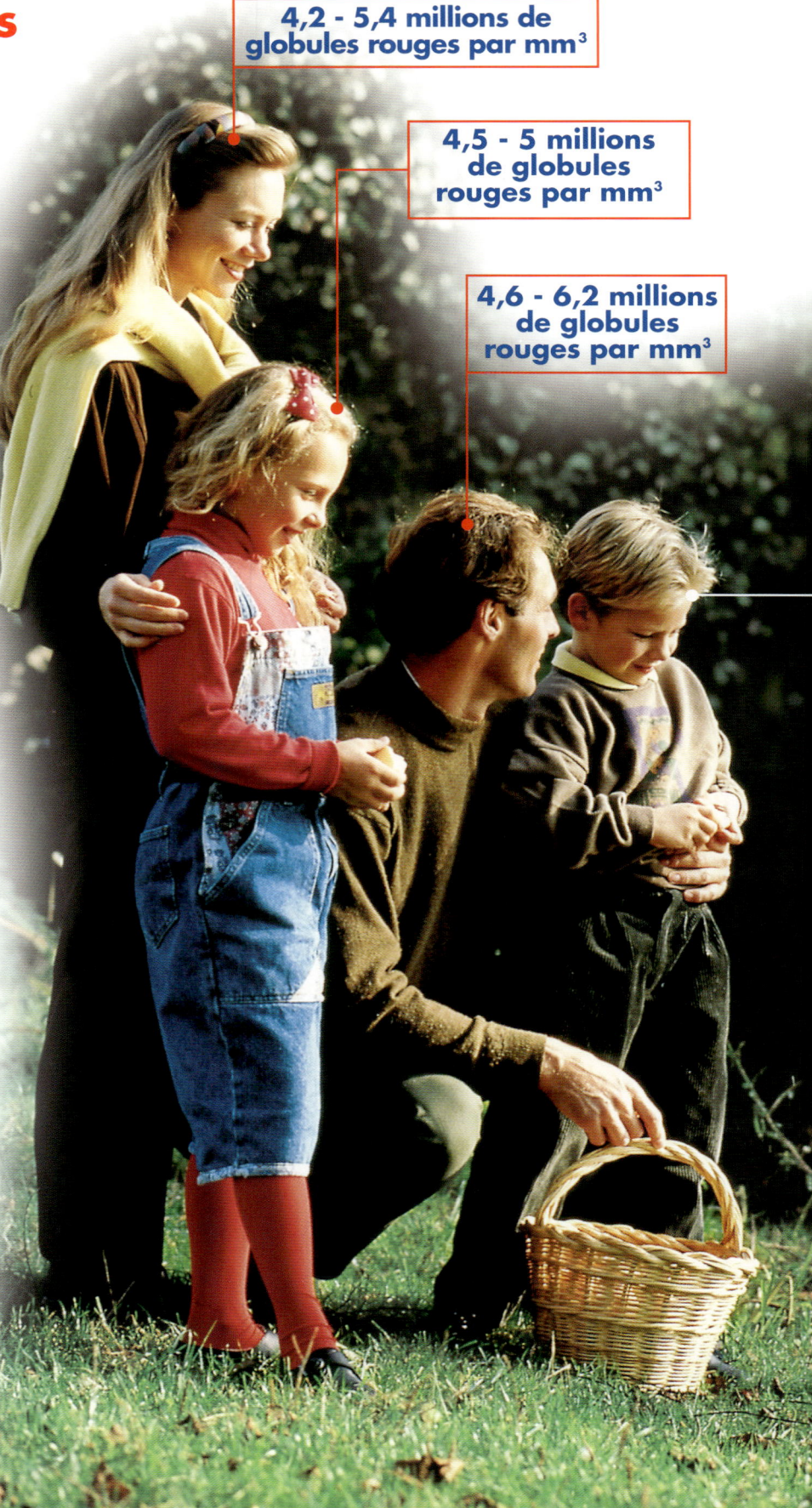

> 4,2 - 5,4 millions de globules rouges par mm³

> 4,5 - 5 millions de globules rouges par mm³

> 4,6 - 6,2 millions de globules rouges par mm³

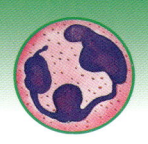

Le rythme de production des globules

Avant de mourir, les globules rouges accomplissent près de 172 000 tours de l'appareil circulatoire. Ils sont détruits au rythme de deux millions à la seconde (environ), mais ils sont heureusement remplacés à la même vitesse. La quantité de globules rouges produite est liée à l'activité physique de la personne. Un athlète aura donc un nombre de globules rouges par mm³ nettement plus important que celui d'un malade alité.

6 millions d'hématies par mm³

4,4 - 5 millions de globules rouges au mm³

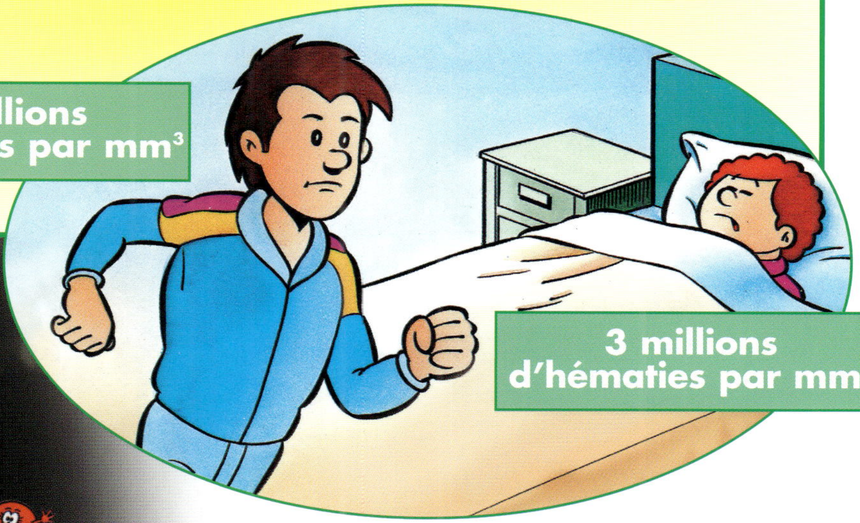

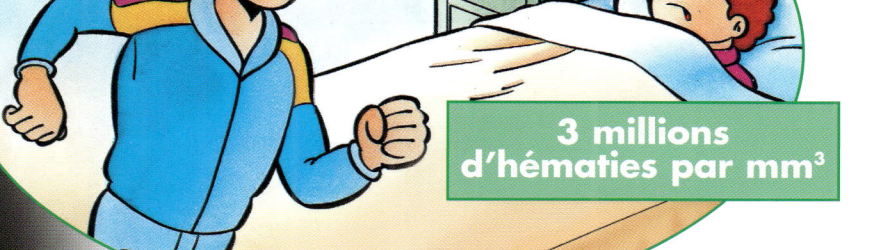

3 millions d'hématies par mm³

DIFFÉRENCES LIÉES À L'ÂGE ET AU SEXE

Le nombre de globules rouges par millimètre cube de sang varie selon le sexe et l'âge de l'individu. Plus important chez l'homme que chez la femme, il est égal chez les enfants des deux sexes, jusqu'à la puberté.

AU MICROSCOPE

VUE DE PROFIL   **VUE DE FACE**

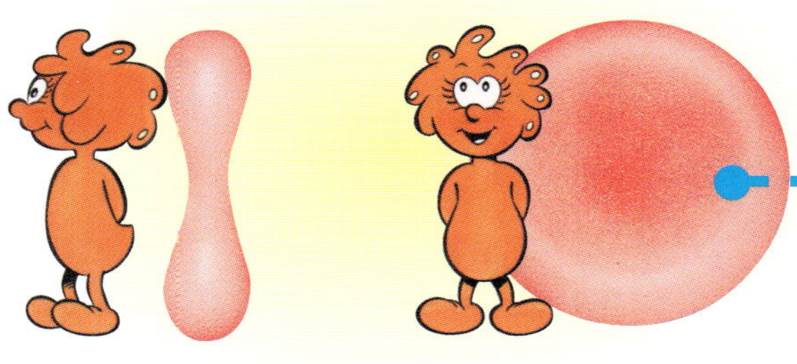

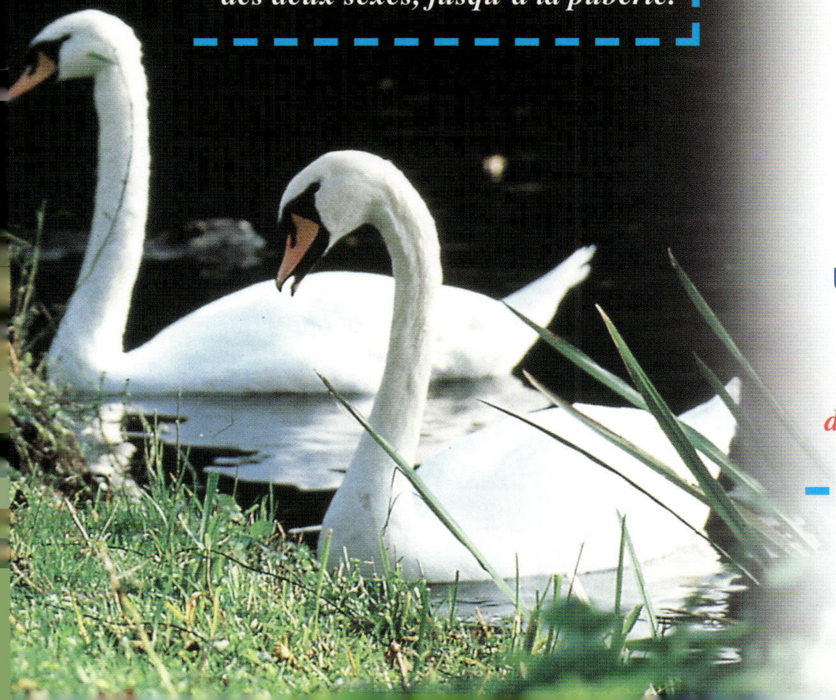

UN EXAMEN AU MICROSCOPE

Vu au microscope, un globule rouge a un aspect caractéristique : en forme de disque vu de face, et en forme de bâtonnet plus étroit au centre vu de profil. C'est donc un disque biconcave.

165

LES GLOBULES BLANCS

Comment c'est fait

Une armée pour défendre l'organisme

Les globules blancs, ou leucocytes, sont nettement moins nombreux que les rouges. On en compte 6 000 à 8 000 par mm^3 de sang, mais ils prolifèrent en cas de maladie. Au contraire d'un globule rouge, un globule blanc est une cellule dotée d'un noyau, qui se déplace grâce aux protubérances du cytoplasme, appelées pseudopodes car elles jouent le rôle de petits pieds (du grec *pous*, *podos*, qui signifie « pied »). Mesurant entre 6 et 15 microns, les leucocytes défendent l'organisme contre les infections, attaquant directement les microbes (phagocytose) ou provoquant des réactions immunitaires.

TU NE M'ÉCHAPPERAS PAS !
Ce globule blanc robuste est en train de détruire un microbe qui a pénétré dans l'organisme : c'est maintenant les phases ultimes de la phagocytose, l'ingestion et la digestion.

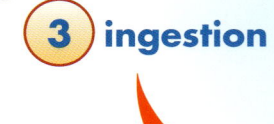

LA PHAGOCYTOSE

1. approche
2. contact
3. ingestion
4. digestion

Les leucocytes accomplissent leur travail de destruction des germes en quatre étapes :
1. *Approche des substances étrangères.*
2. *Contact avec les germes.*
3. *Ingestion : le germe est englobé dans le cytoplasme du leucocyte.*
4. *Digestion : dans cette phase ultime, le germe est détruit, c'est-à-dire digéré par le leucocyte.*

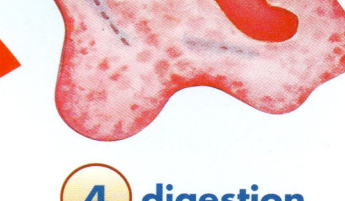

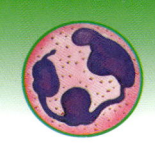

Les globules blancs sont-ils tous semblables ?

L'examen microscopique des leucocytes montre que leur noyau présente des formes diverses. C'est pourquoi les scientifiques les classent en leucocytes mononucléaires et polynucléaires.

• **Leucocytes mononucléaires**
Ils sont caractérisés par un noyau de forme arrondie. Représentant près de 30% du total des leucocytes, ils sont de deux types :
• Monocytes, qui englobent et détruisent les bactéries. Ce sont les plus gros (12 à 15 microns) et ils sont peu nombreux (3 à 5% du total des leucocytes) mais présentent une capacité de destruction élevée : chacun peut phagocyter jusqu'à 100 bactéries.
• Lymphocytes (dont la grosseur est de 6 à 8 microns), qui attaquent directement les cellules ou, pour certains (lymphocytes B), qui produisent des anticorps défendant l'organisme ; ils se développent et s'activent dans les ganglions lymphatiques.

• **Leucocytes polynucléaires**
Ce sont les plus nombreux (environ 70% du total). Ils présentent un noyau de forme irrégulière, ce qui donne l'impression de plusieurs noyaux. Ils se forment dans la moelle osseuse rouge (ainsi nommée à cause de sa couleur) et sont de trois types, représentant les proportions suivantes :
• neutrophiles, 67%
• éosinophiles, 2%
• basophiles, 1%.

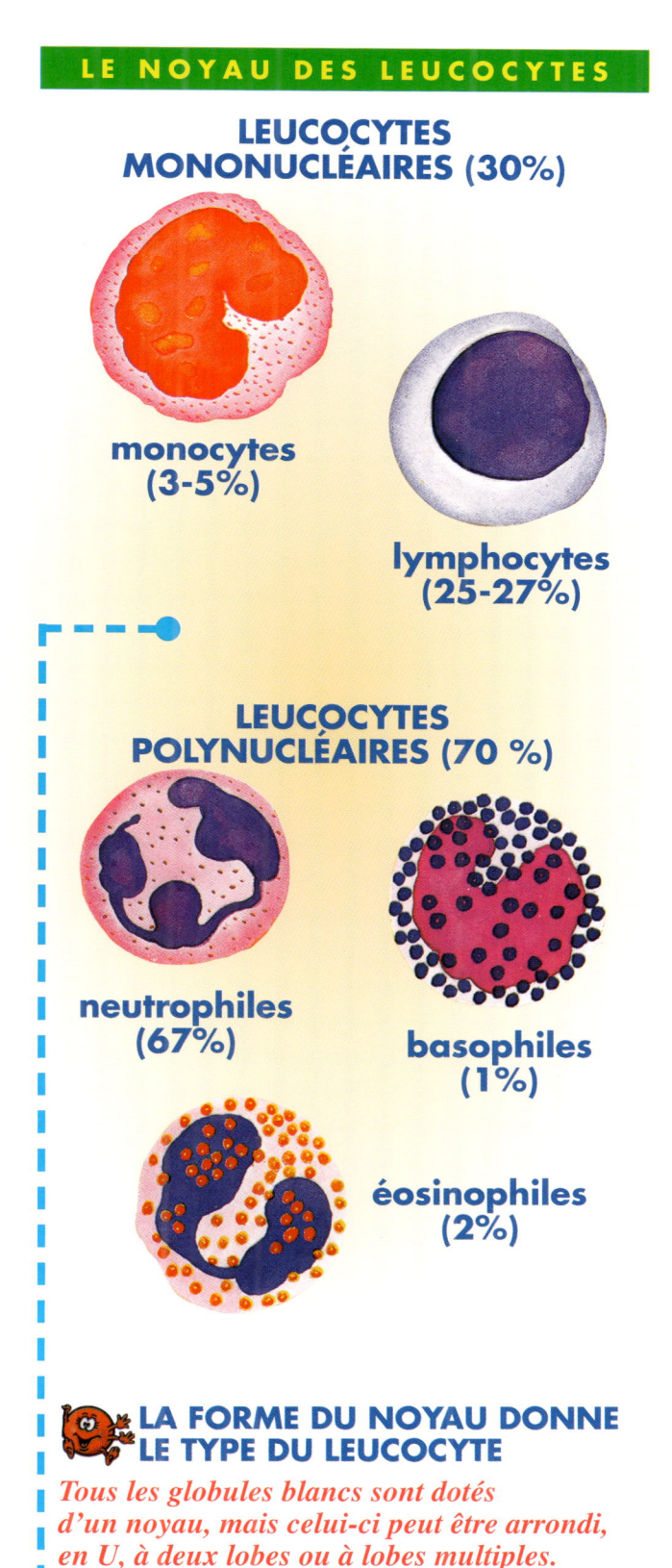

LE NOYAU DES LEUCOCYTES

LEUCOCYTES MONONUCLÉAIRES (30%)
- monocytes (3-5%)
- lymphocytes (25-27%)

LEUCOCYTES POLYNUCLÉAIRES (70 %)
- neutrophiles (67%)
- basophiles (1%)
- éosinophiles (2%)

LA FORME DU NOYAU DONNE LE TYPE DU LEUCOCYTE

Tous les globules blancs sont dotés d'un noyau, mais celui-ci peut être arrondi, en U, à deux lobes ou à lobes multiples.

LES PLAQUETTES

Comment c'est fait

Des corpuscules plus petits

Les plaquettes sont des corpuscules très petits, de 2 à 3 microns. Dépourvues de noyau, elles jouent un rôle important dans le mécanisme de la coagulation sanguine. Sans elles, le sang ne pourrait pas former de barrière interne autour d'une blessure, et l'hémorragie entraînerait la mort du sujet. On compte 250 000 à 300 000 plaquettes par mm^3 de sang, et celles-ci trouvent leur origine dans les cellules souches de la moelle osseuse.

UNE ÉQUIPE DE PLOMBIERS

Comme les plombiers bouchent les fuites des canalisations, les plaquettes ont pour fonction de stopper l'écoulement du sang quand le vaisseau sanguin est blessé, en formant un réseau très fin.

La fibrine

La fibrine est une protéine fibreuse qui ne se dissout ni dans les liquides organiques ni dans l'eau. Dérivée des transformations d'une substance, dite fibrinogène, elle est présente dans le plasma sanguin. En cas de lésion, la fibrine forme une sorte de réseau sur les bords de la blessure. Les filaments s'attachent aux plaquettes pour constituer la charpente du caillot qui stoppe l'écoulement du sang.

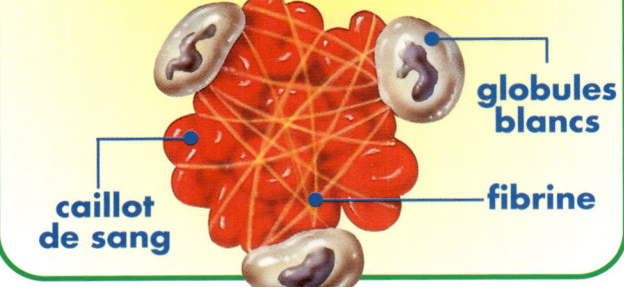

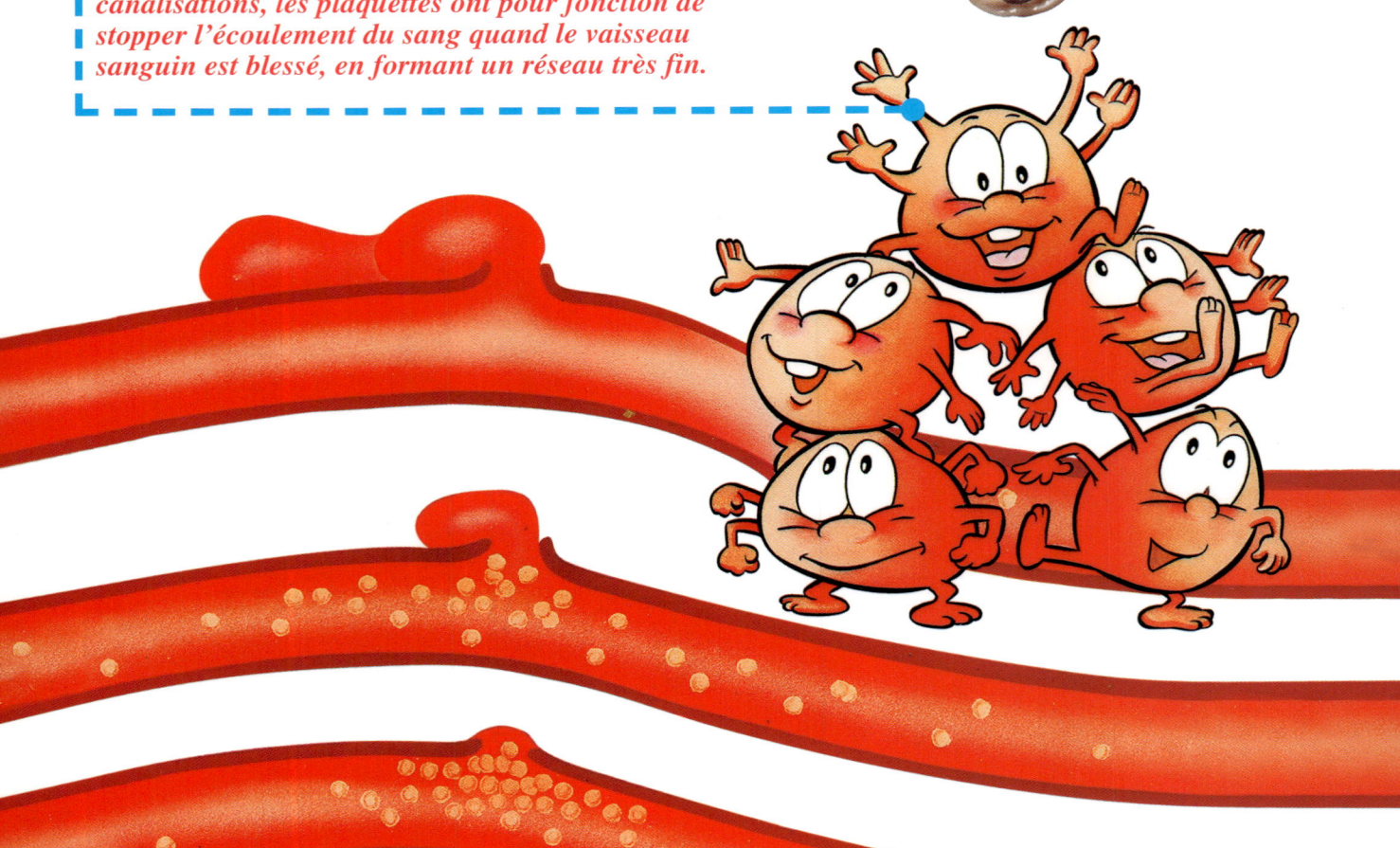

- caillot de sang
- globules blancs
- fibrine

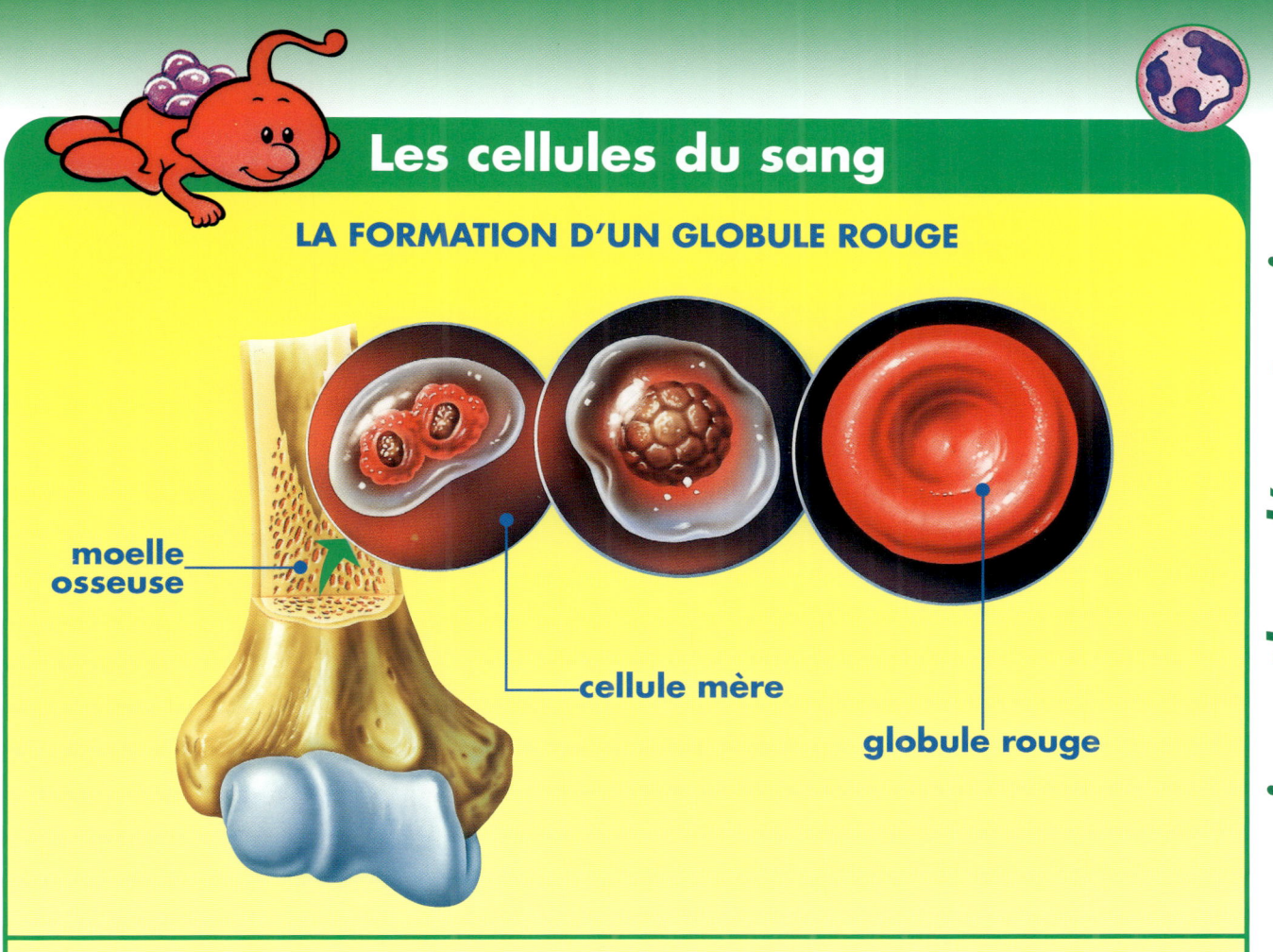

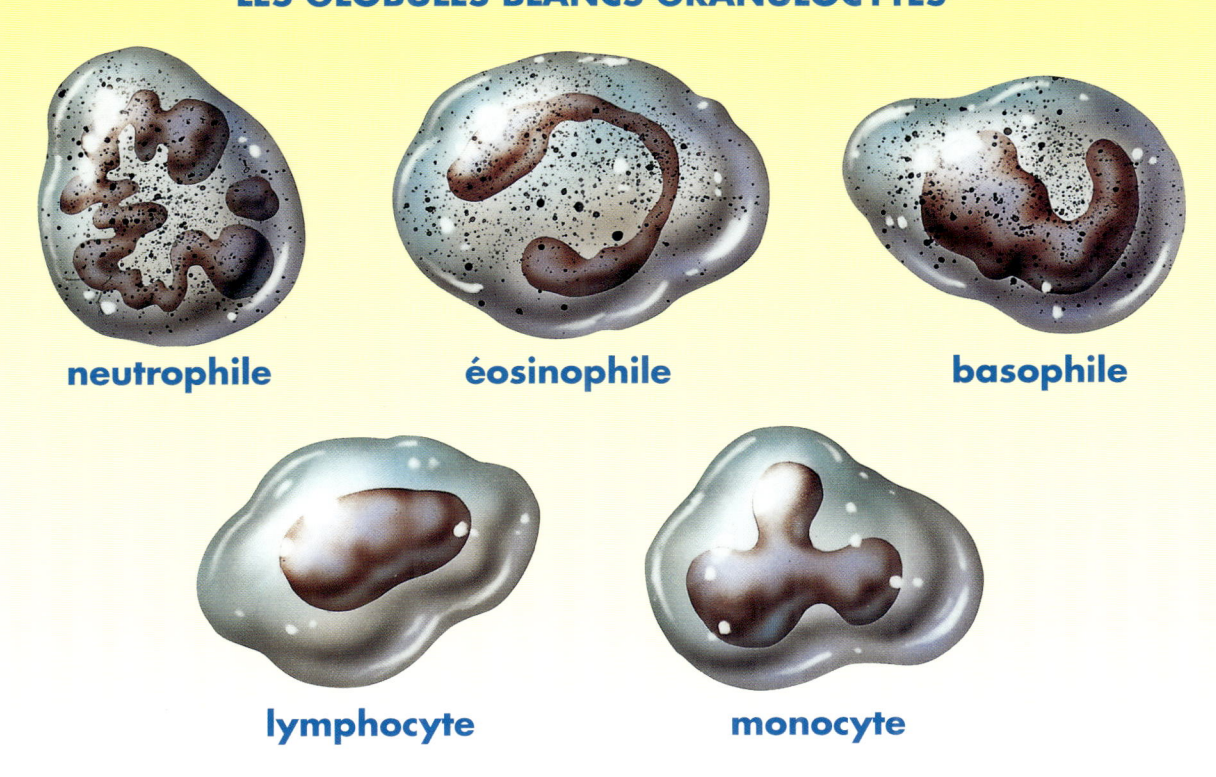

Les cellules du sang

LA FORMATION D'UN GLOBULE ROUGE

- moelle osseuse
- cellule mère
- globule rouge

LES GLOBULES BLANCS GRANULOCYTES

neutrophile **éosinophile** **basophile**

lymphocyte **monocyte**

Mon premier atlas d'anatomie

LA FORMATION DES ÉRYTHROCYTES

Comment ça fonctionne

Où naissent les globules rouges ?

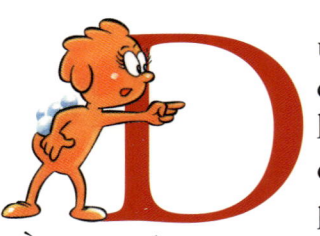

Durant les premiers mois de la grossesse, les globules rouges du fœtus sont produits par le foie et la rate. À partir du quatrième mois, ils commencent à être fabriqués par la moelle osseuse, contenue dans les os longs et dans les os plats et courts, comme par exemple ceux du sternum, des côtes et des vertèbres. Les globules rouges sont donc des cellules qui arrivent peu à peu à maturité à l'intérieur des os, avant d'être introduites dans la circulation sanguine. Ces érythrocytes, issus d'une cellule souche, vivent près de 120 jours. Au terme de ce délai, ils sont traités par la rate qui réutilise certains de leurs composants, en particulier le fer, pour la formation de nouvelles cellules du sang.
La production de globules rouges est continue ; il faut en effet remplacer les deux millions de globules qui, à chaque seconde, sont détruits par la rate. On appelle ce processus l'érythropoïèse.

UNE PRODUCTION PAR ÉTAPES

Pour arriver à maturité, les globules rouges suivent un processus assez complexe que nous explique ici Maestro.

LA PRODUCTION D'UNE HÉMATIE

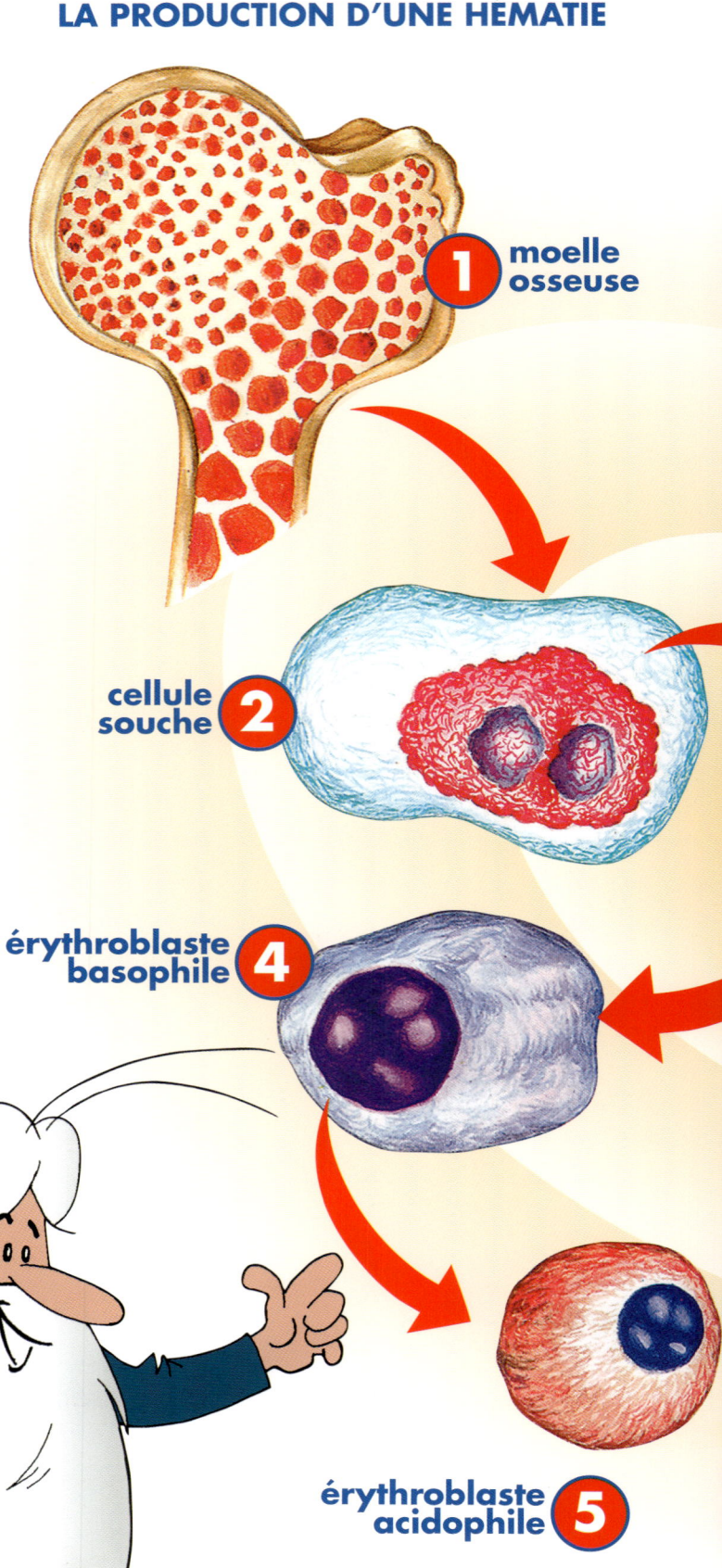

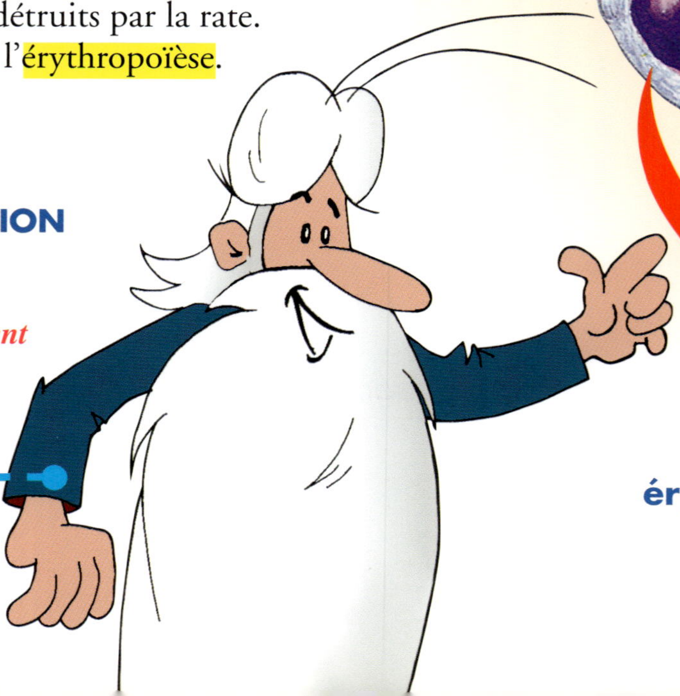

1 moelle osseuse

2 cellule souche

4 érythroblaste basophile

5 érythroblaste acidophile

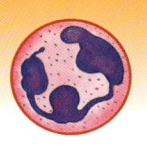

Les globules rouges et l'altitude

Les habitants des villes situées en altitude, comme Bogota, en Colombie, ou La Paz, en Bolivie, présentent un nombre de globules rouges par mm³ plus élevé que ceux qui vivent au niveau de la mer. En fait, l'organisme compense le faible niveau d'oxygène dans l'air (quand on monte, l'oxygène se raréfie graduellement) par une plus grande concentration en hématies. Ainsi, les tissus de l'organisme reçoivent la même quantité d'oxygène.

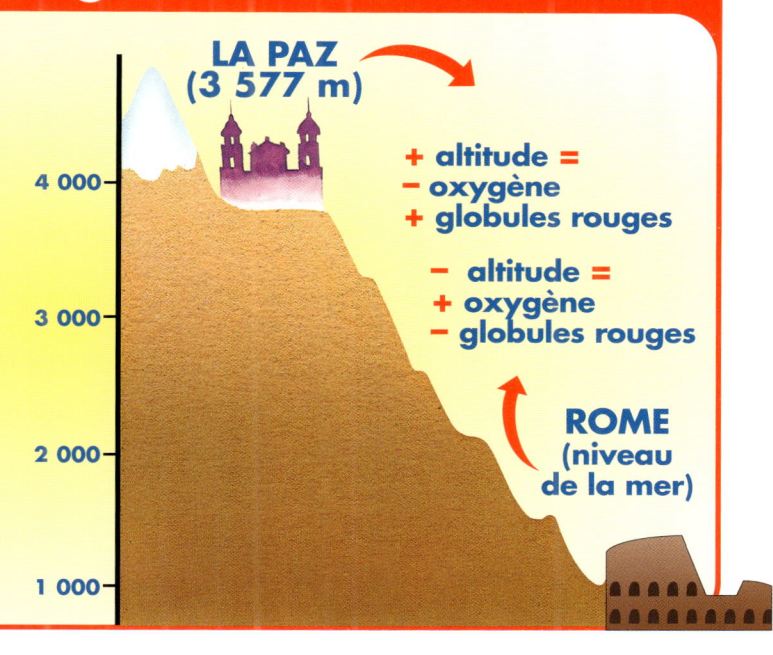

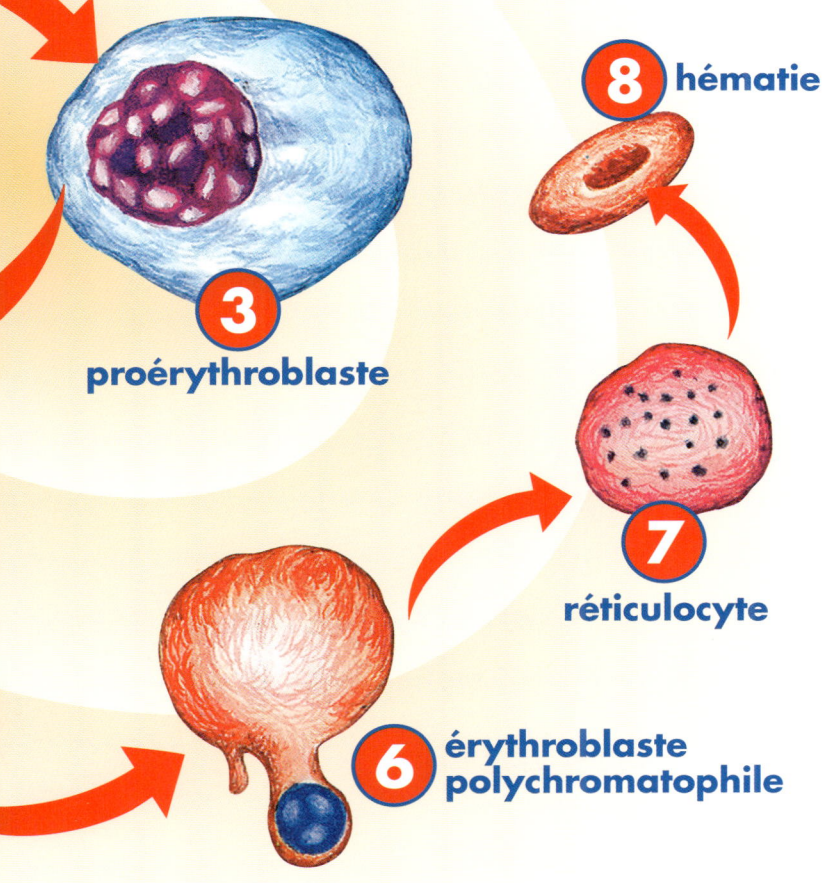

LA PAZ (3 577 m)

+ altitude =
− oxygène
+ globules rouges

− altitude =
+ oxygène
− globules rouges

ROME (niveau de la mer)

3 proérythroblaste

6 érythroblaste polychromatophile

7 réticulocyte

8 hématie

L'IRRIGATION SANGUINE

Pauvre Globine ! Elle s'est blessée au doigt et on lui a mis un pansement. Toutefois, ce petit accident lui a permis de comprendre que le sang irrigue toutes les parties du corps !

171

LE TRANSPORT DE L'OXYGÈNE

Comment ça fonctionne

Le rôle de l'hémoglobine

Les globules rouges ont une mission essentielle : le transport de l'oxygène des poumons vers le reste de l'organisme, afin que toutes les cellules reçoivent la quantité nécessaire pour assurer leurs fonctions. La capacité de transporter l'oxygène et le gaz carbonique est liée à une molécule particulière, l'hémoglobine, contenant du fer et donnant sa couleur rouge au sang, à l'intérieur des hématies. L'hémoglobine se combine à l'oxygène pour former l'oxyhémoglobine. Lorsque celle-ci parvient dans les tissus, elle se décharge de l'oxygène à travers les très fines

LE SOMMEIL DU JUSTE

Hémo et Globine passent par le foie où ils observent les globules rouges trop vieux pour accomplir leur fonction et qui vont être phagocytés par les globules blancs. Le cycle des hématies commence dans la moelle osseuse et se termine dans le foie et la rate qui récupère une partie des éléments, en particulier le fer.

DÉTRUIRE LES CELLULES TROP VIEILLES

Ce leucocyte, présent dans la rate et le foie, exactement comme il détruit les virus, se charge d'éliminer les globules rouges trop anciens, incapables d'assurer leur fonction. Il n'a certes pas l'air gentil, mais il accomplit pourtant un travail utile au bon fonctionnement de l'organisme.

172

UN LEUCOCYTE PHAGOCYTE UN GLOBULE ROUGE

LA DIGESTION DES GLOBULES ROUGES

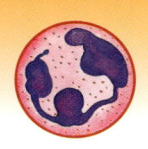

Dans la rate, les leucocytes, c'est-à-dire les globules blancs, sont chargés de faire le ménage en ingérant les globules rouges devenus inutiles et en les digérant, selon le processus de la phagocytose.

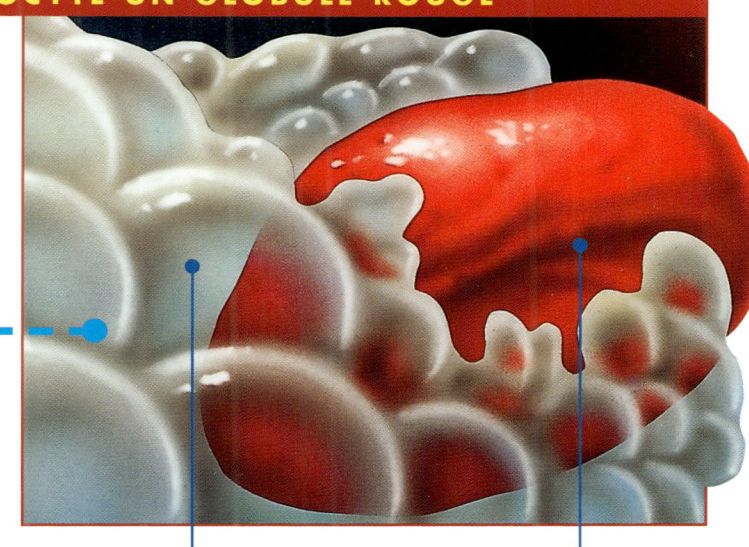

le leucocyte ingère et digère le globule rouge

globule rouge vieilli

parois des capillaires, et absorbe le gaz carbonique que les globules rouges transportent ensuite jusqu'aux poumons, où il est éliminé. Lorsque les globules rouges vieillissent, ils perdent leur capacité de transporter ainsi l'oxygène : ils s'affaiblissent et n'ont plus la force de « supporter cette charge ». Il est alors nécessaire de les remplacer. Ils sont donc détruits par les globules blancs, présents dans la rate et dans le foie, au cours d'un processus de phagocytose, similaire à celui que les leucocytes mettent en œuvre contre les bactéries et les substances étrangères ayant pénétré dans l'organisme.

173

LA FORMATION DES PLAQUETTES

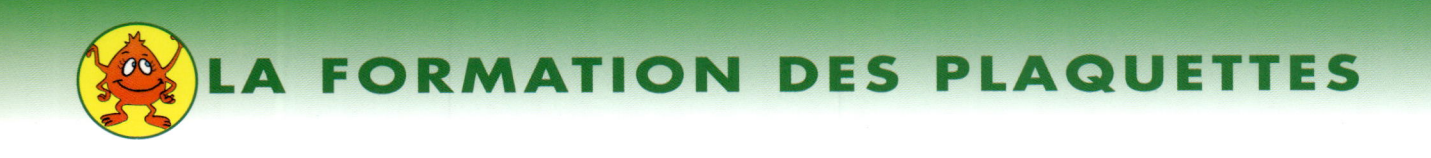

Comment c'est fait

D'où viennent-elles ?

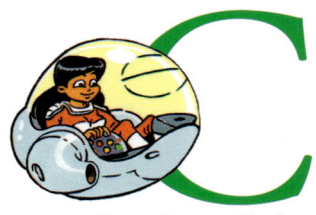

Comme les globules rouges, les plaquettes se forment dans la moelle osseuse rouge et dérivent en particulier des cellules souches, plus précisément des hémocytoblastes, qui donnent naissance à toutes les cellules sanguines.
Ces cellules subissent plusieurs divisions incomplètes successives : le noyau se divise alors que le cytoplasme reste intact. Elles forment des cellules très grosses, que l'on appelle mégacaryoblastes (le préfixe grec *mega* signifie « gros »), dont le cytoplasme, à la fin du processus de division, se compartimente en milliers de petits fragments. Quand la cellule se rompt, ceux-ci sont libérés (un peu comme des timbres qui se détachent d'une feuille) : ce sont les plaquettes.
Chaque jour, l'organisme en fabrique près de 500 milliards. Ainsi, chaque minute, environ 340 millions de ces corpuscules entrent dans la circulation sanguine.

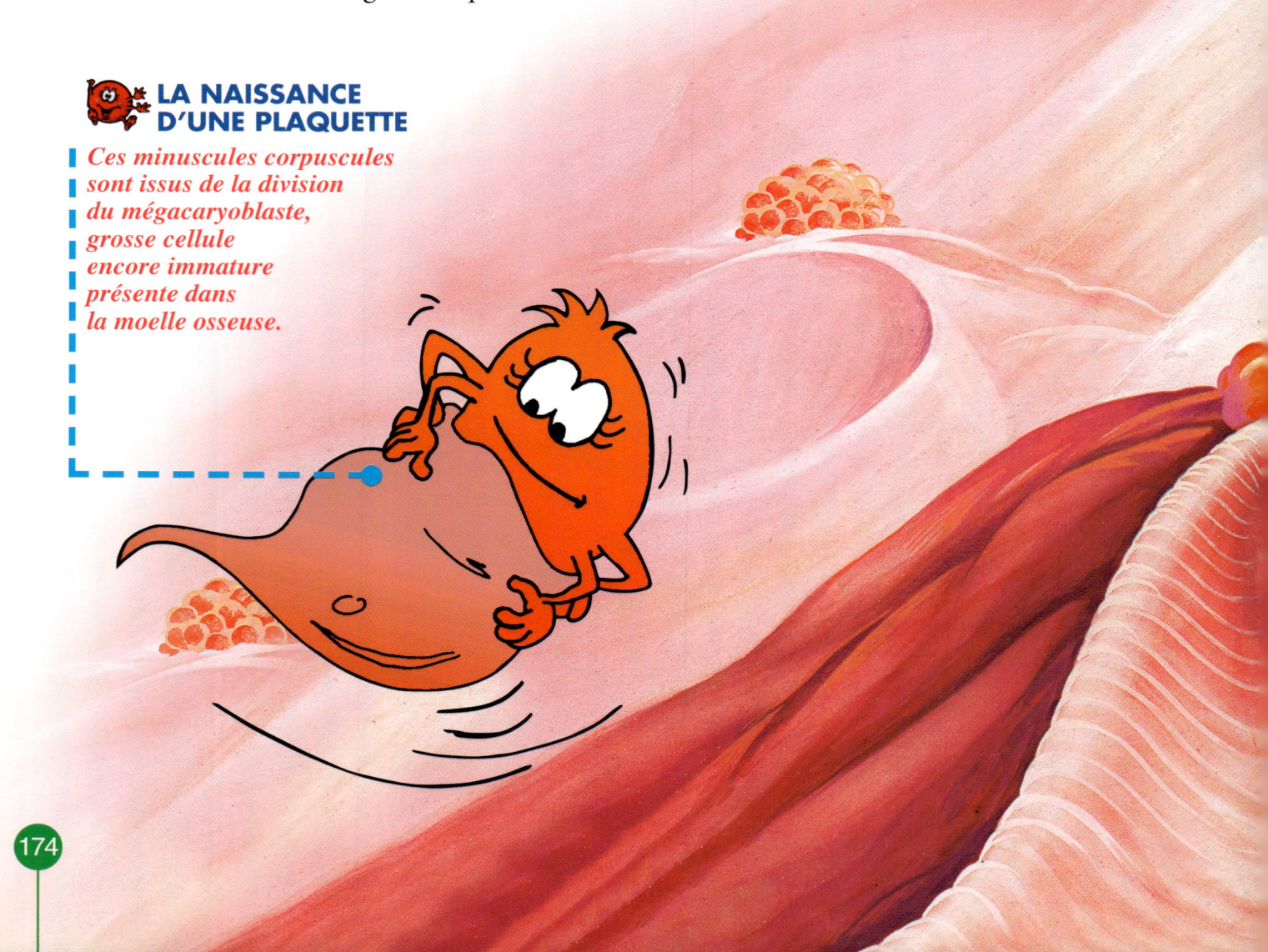

LA NAISSANCE D'UNE PLAQUETTE

Ces minuscules corpuscules sont issus de la division du mégacaryoblaste, grosse cellule encore immature présente dans la moelle osseuse.

174

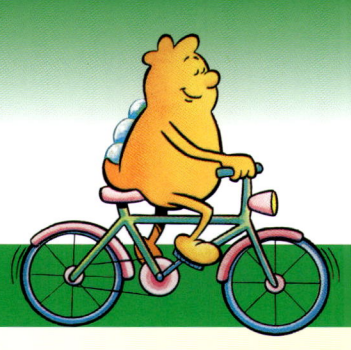

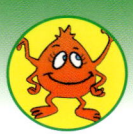

Le sérum

Lorsqu'un laboratoire analyse un échantillon de sang, celui-ci se transforme en une masse visqueuse appelée caillot. Ensuite, celui-ci se réduit et tout autour, outre une couche mince de leucocytes, apparaît un produit liquide de couleur jaunâtre, le sérum. On le confond souvent avec le plasma, mais il faut faire une distinction puisque le sérum est en fait du plasma débarrassé du fibrinogène, la protéine responsable de la coagulation : il s'agit donc de la partie liquide non coagulable du sang.

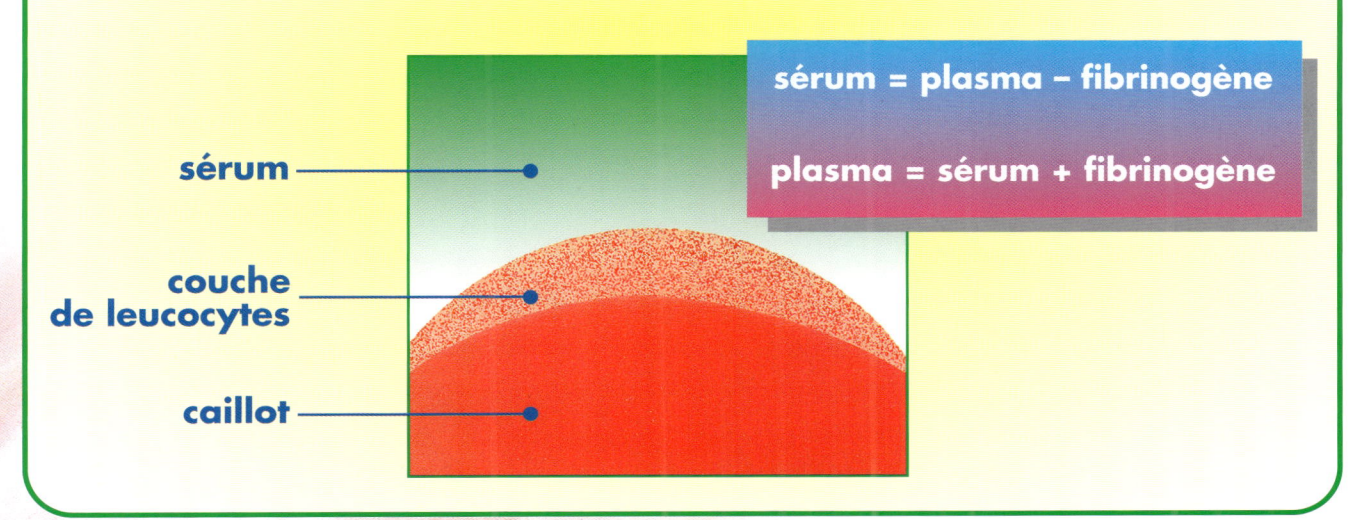

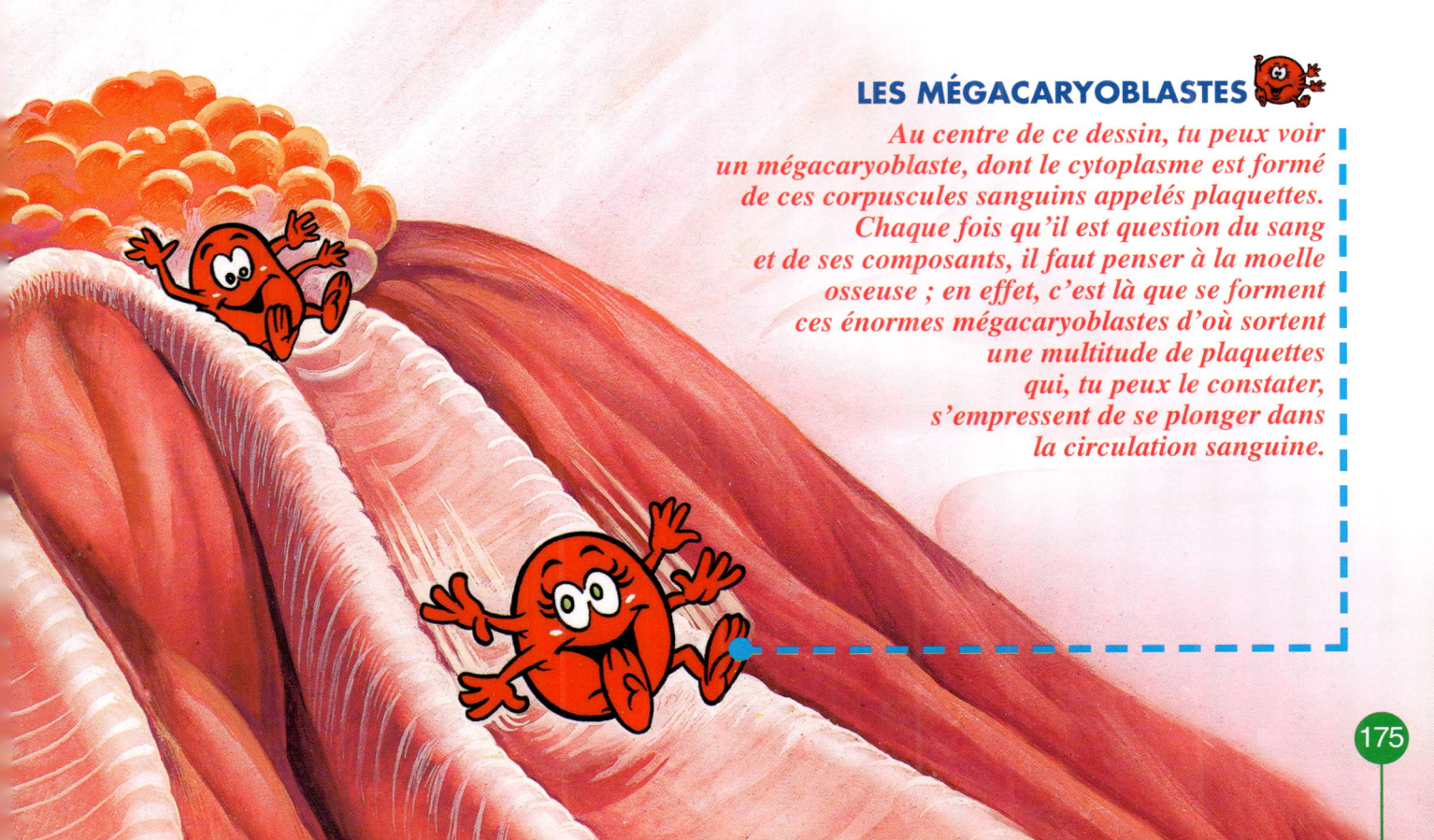

sérum = plasma − fibrinogène

plasma = sérum + fibrinogène

- sérum
- couche de leucocytes
- caillot

LES MÉGACARYOBLASTES

Au centre de ce dessin, tu peux voir un mégacaryoblaste, dont le cytoplasme est formé de ces corpuscules sanguins appelés plaquettes. Chaque fois qu'il est question du sang et de ses composants, il faut penser à la moelle osseuse ; en effet, c'est là que se forment ces énormes mégacaryoblastes d'où sortent une multitude de plaquettes qui, tu peux le constater, s'empressent de se plonger dans la circulation sanguine.

LE SYSTÈME LYMPHATIQUE

Comment c'est fait

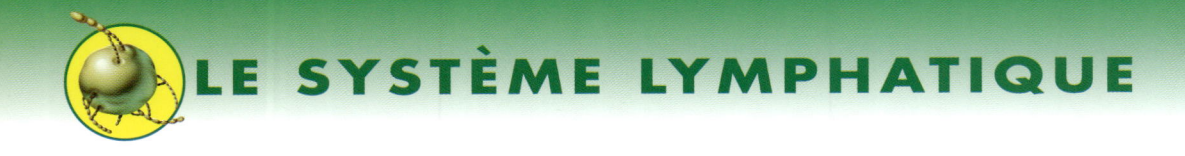

Où circule la lymphe ?

L'appareil circulatoire est composé d'un réseau d'artères, de veines et de capillaires qui permettent au sang de circuler dans l'organisme. Le système lymphatique est fait de manière similaire, de canaux où circule la lymphe : les capillaires, les vaisseaux, les troncs et les ganglions lymphatiques.

• Les capillaires lymphatiques

À côté des capillaires sanguins, il existe un réseau de capillaires lymphatiques, très souples, qui se dilatent parfois, formant des sortes de renflements en forme de sacs.

• Les vaisseaux lymphatiques

Dans certaines zones de l'organisme, des capillaires lymphatiques se réunissent, formant les vaisseaux lymphatiques, qui ressemblent beaucoup aux veines. Ils s'en différencient toutefois parce qu'ils présentent des rétrécissements, régulièrement espacés, leur donnant l'aspect d'un collier de perles. En outre, ils comportent des valvules qui empêchent la lymphe de retourner en arrière. Dans l'intestin, les vaisseaux lymphatiques prennent le nom de chylifères parce qu'ils recueillent les substances contenues dans le chyle.

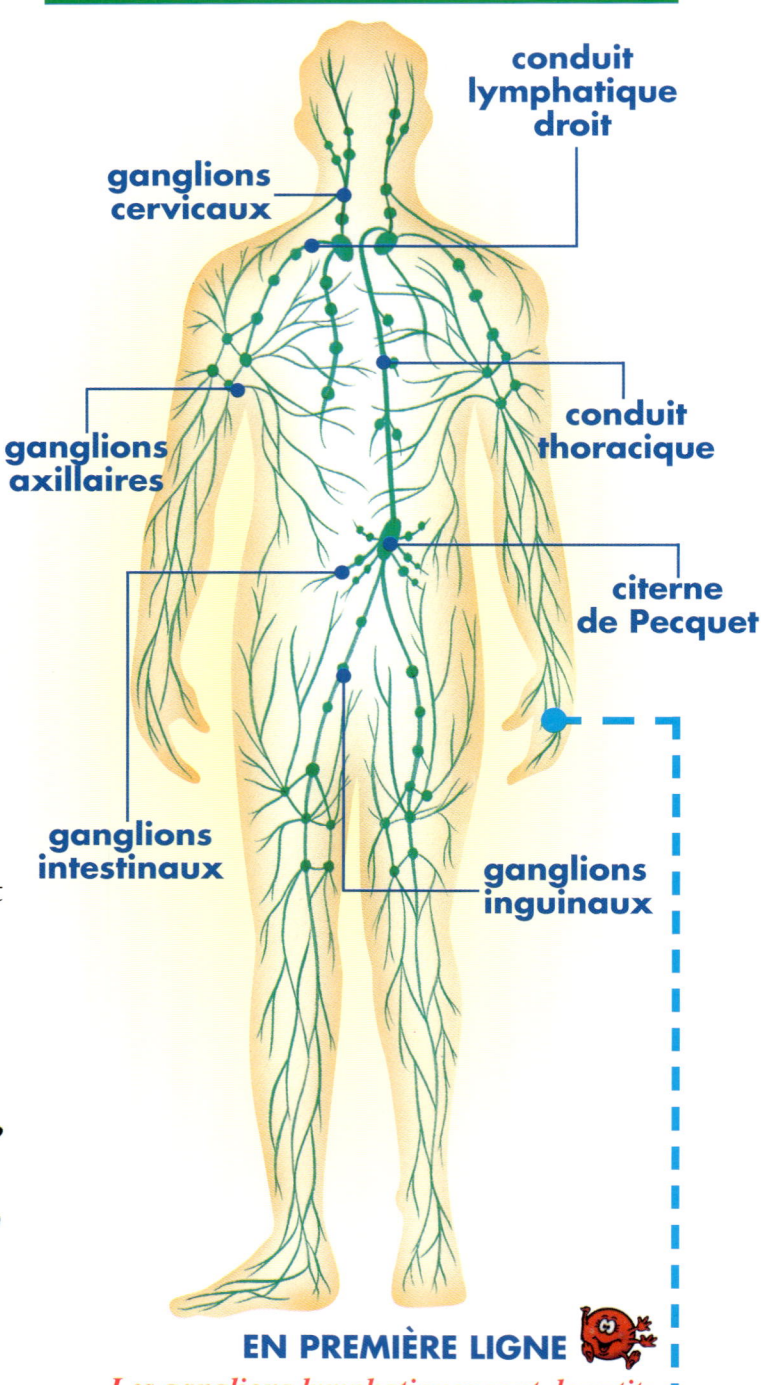

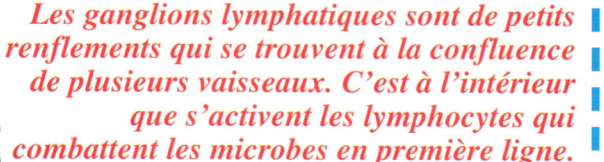

LES GANGLIONS LYMPHATIQUES

- conduit lymphatique droit
- ganglions cervicaux
- ganglions axillaires
- conduit thoracique
- citerne de Pecquet
- ganglions intestinaux
- ganglions inguinaux

EN PREMIÈRE LIGNE

Les ganglions lymphatiques sont de petits renflements qui se trouvent à la confluence de plusieurs vaisseaux. C'est à l'intérieur que s'activent les lymphocytes qui combattent les microbes en première ligne.

Une défense contre les microbes

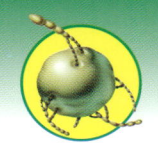

ganglion lymphatique

Une des fonctions du système lymphatique est la défense contre les micro-organismes ou d'autres intrus. Le long des vaisseaux se trouvent des centaines de ganglions (ou nœuds), à l'intérieur desquels prolifèrent et s'activent les **lymphocytes** et les **macrophages**, qui ont pour tâche de défendre l'organisme en cas d'infection. Les ganglions, qui constituent une sorte de station de drainage, se trouvent dans la zone où convergent divers vaisseaux lymphatiques.

- **Troncs lymphatiques**

Il s'agit de deux grands canaux où se jettent tous les vaisseaux lymphatiques : le conduit thoracique et le conduit lymphatique droit.

- **Ganglions**

Le long des vaisseaux lymphatiques se trouvent des renflements que l'on appelle ganglions, ou nœuds lymphatiques. Ils sont regroupés notamment sous les aisselles, dans le cou, près de l'aine et à proximité des viscères. Au total, l'organisme compte 400 à 600 ganglions dont la grosseur n'excède pas celle d'une amande.

UN LUTTEUR INFATIGABLE

Sans cesse agressé par des microbes, notre organisme a développé des organes de défense très efficaces, les ganglions lymphatiques, dispersés un peu partout.

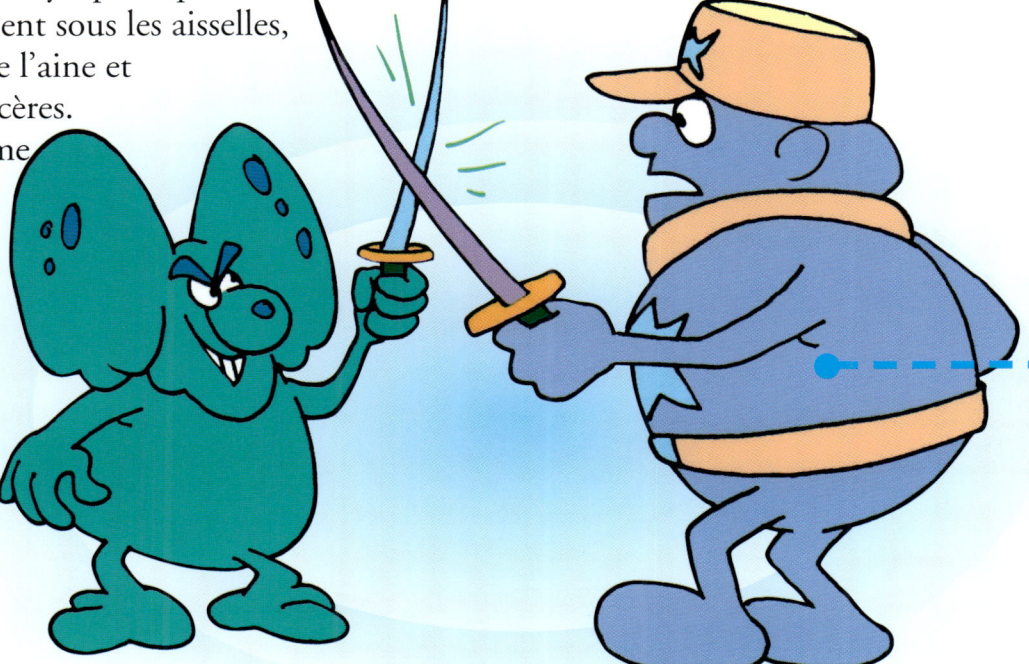

LA LYMPHE

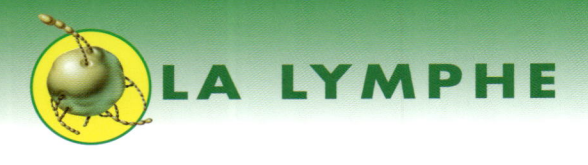

Comment c'est fait

Un liquide particulier

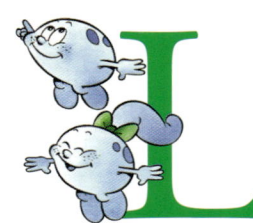

La lymphe est formée d'une partie liquide, similaire au plasma sanguin (à 97%) et de globules blancs, ou leucocytes (à 3%). Il s'agit donc en réalité de sang, mais dépourvu de globules rouges et contenant peu de protéines, filtré par les parois des capillaires sanguins. Il en existe deux types :

• **la lymphe circulante**, qui se trouve à l'intérieur du système lymphatique et qui rejoint ensuite le flux sanguin veineux ;

• **la lymphe interstitielle**, qui imprègne toutes les cellules et qui a pour fonction d'apporter les substances nutritives et d'éliminer les déchets.

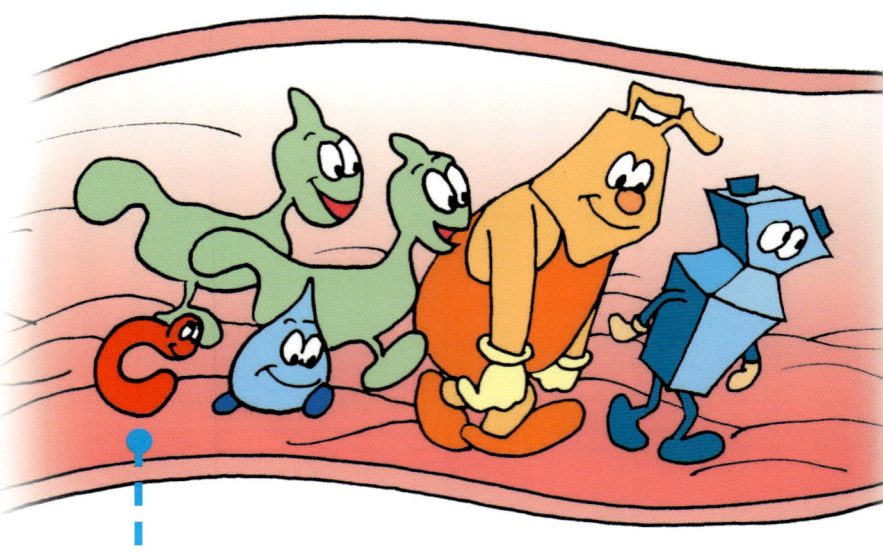

UNE BANDE DISPARATE
La lymphe est un liquide clair contenant des protéines et d'autres molécules qui, en raison de leurs grandes dimensions, ne peuvent pénétrer dans les capillaires sanguins.

La structure d'un ganglion lymphatique

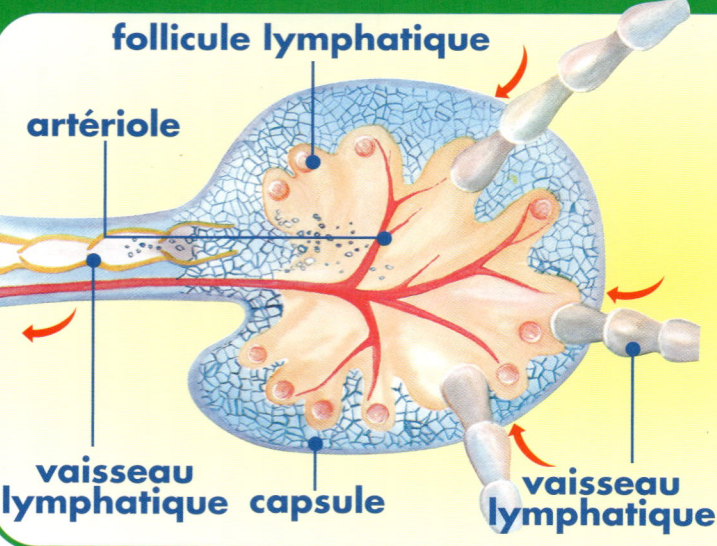

- follicule lymphatique
- artériole
- vaisseau lymphatique
- capsule
- vaisseau lymphatique

Les capillaires lymphatiques sont clos à leur extrémité, comme un doigt de gant. Il s'agit de sacs très souples, de tissu endothélial, dont la structure rappelle celle des veines, mais aux parois plus souples, comprenant des pores par lesquels passe la lymphe. Lorsque ces vaisseaux arrivent dans les ganglions, ils rencontrent des membranes qui se laissent traverser par la lymphe mais qui retiennent les bactéries et les autres agents externes.

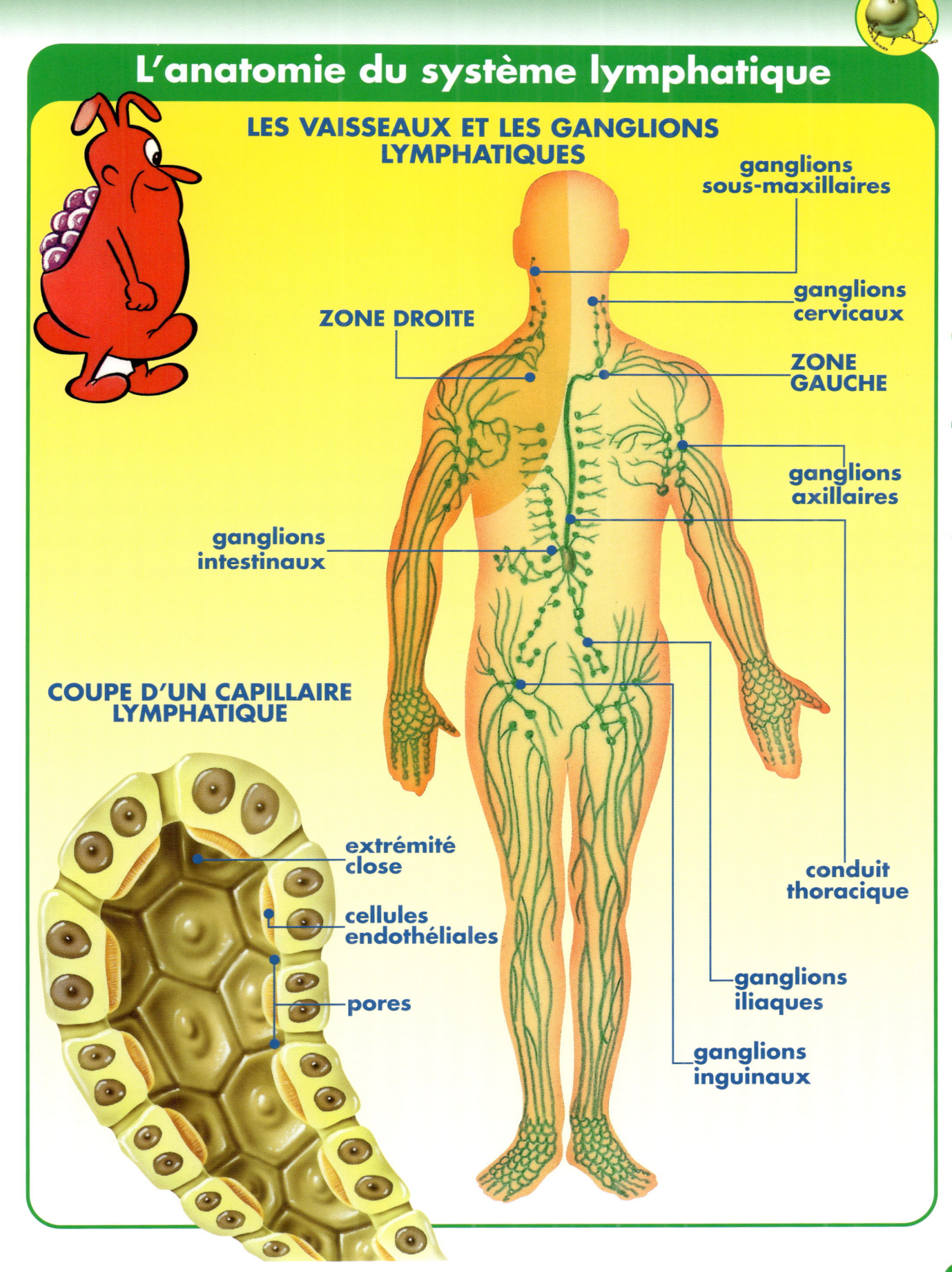

L'anatomie du système lymphatique

LES VAISSEAUX ET LES GANGLIONS LYMPHATIQUES

- ganglions sous-maxillaires
- ganglions cervicaux
- ZONE DROITE
- ZONE GAUCHE
- ganglions axillaires
- ganglions intestinaux
- conduit thoracique
- ganglions iliaques
- ganglions inguinaux

COUPE D'UN CAPILLAIRE LYMPHATIQUE

- extrémité close
- cellules endothéliales
- pores

Mon premier atlas d'anatomie

179

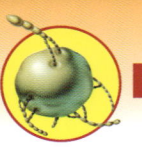

LE RÔLE DU SYSTÈME LYMPHATIQUE

Comment ça fonctionne

Trois fonctions vitales

S'il est moins connu que le système circulatoire sanguin, le système lymphatique n'est pas moins important pour l'organisme. Il remplit en effet trois fonctions vitales :

• **Il collecte la lymphe** interstitielle, c'est-à-dire le liquide qui reste une fois que le sang, filtré par les parois des capillaires sanguins, a nourri les cellules de l'organisme. En effet, les parois des capillaires lymphatiques, plus perméables, permettent le passage des protéines et des grosses molécules qui ne peuvent circuler dans les capillaires sanguins.

• **Il absorbe les graisses** du chyle intestinal qui sont canalisées dans les vaisseaux lymphatiques pour être ensuite réintroduites dans le flux sanguin.

• **Il active les lymphocytes** dans les ganglions lymphatiques. Ces globules blancs sont en fait des cellules spéciales, capables de stopper une invasion de virus ou de bactéries. Les ganglions sont des renflements qui se trouvent en général là où les vaisseaux lymphatiques se rencontrent ; à l'intérieur, les globules blancs sont activés, prêts à intervenir.

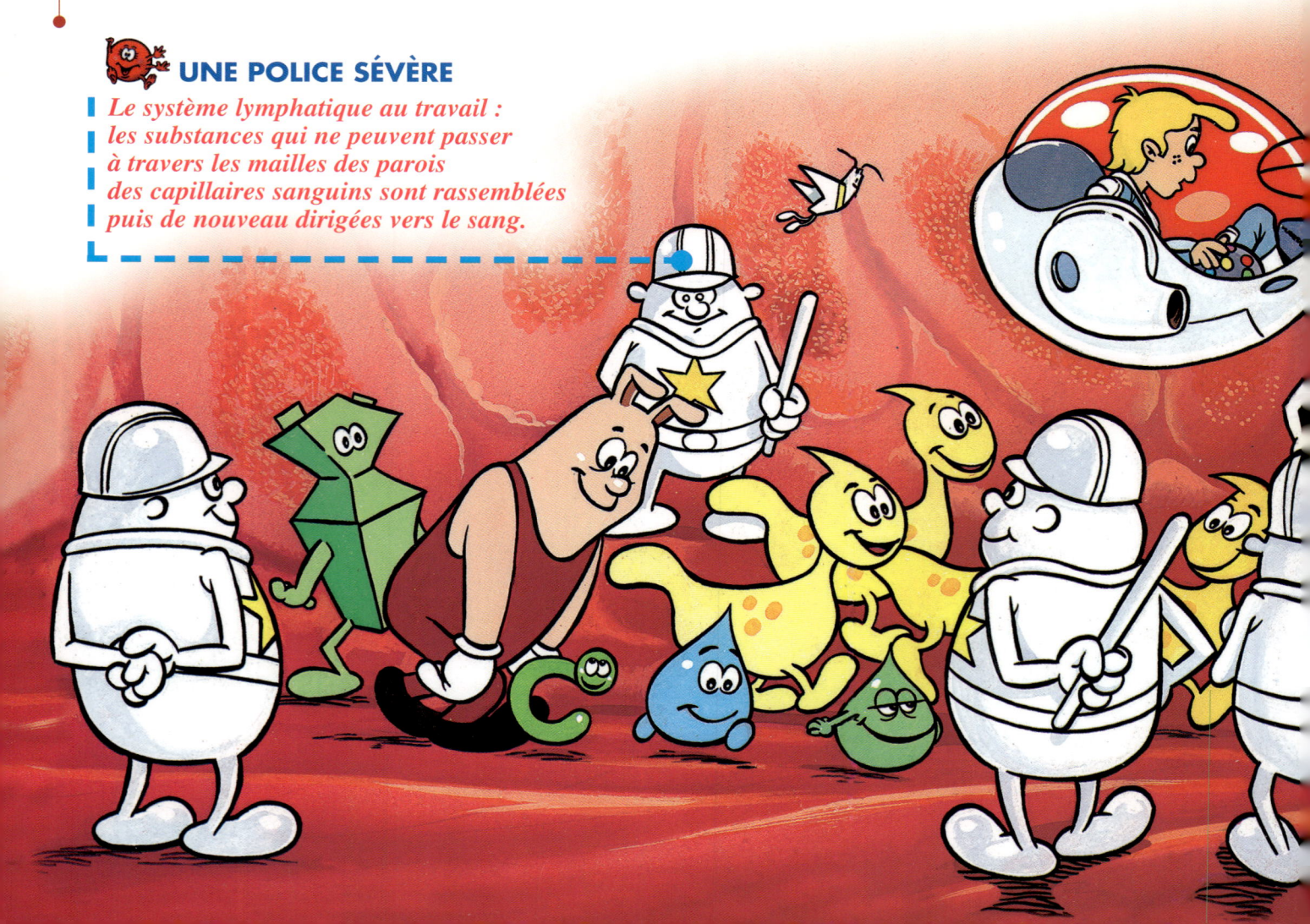

UNE POLICE SÉVÈRE

Le système lymphatique au travail : les substances qui ne peuvent passer à travers les mailles des parois des capillaires sanguins sont rassemblées puis de nouveau dirigées vers le sang.

Un échange de molécules

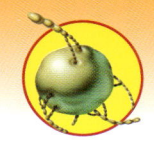

- capillaire sanguin
- lymphocyte
- liquide interstitiel
- capillaire lymphatique

La lymphe transporte des substances se trouvant dans le liquide interstitiel qui, étant donné leurs grandes dimensions, ne peuvent passer à travers les parois des capillaires sanguins pour retourner dans le sang. La lymphe circule très lentement, nourrissant directement certains tissus.

La lymphe interstitielle

Comme les capillaires sanguins n'atteignent pas toutes les cellules de l'organisme, le plasma sanguin, filtré à travers leurs parois, va irriguer les cellules auxquelles il apporte nourriture et oxygène. Il s'agit là de ce que l'on appelle la lymphe interstitielle, dont une partie sera ensuite réabsorbée par le sang à travers les vaisseaux lymphatiques. Présentant des pores à leur extrémité, ces derniers fonctionnent comme un véritable réseau de drainage des tissus, réabsorbant le liquide en excès se trouvant entre les cellules (liquide interstitiel).

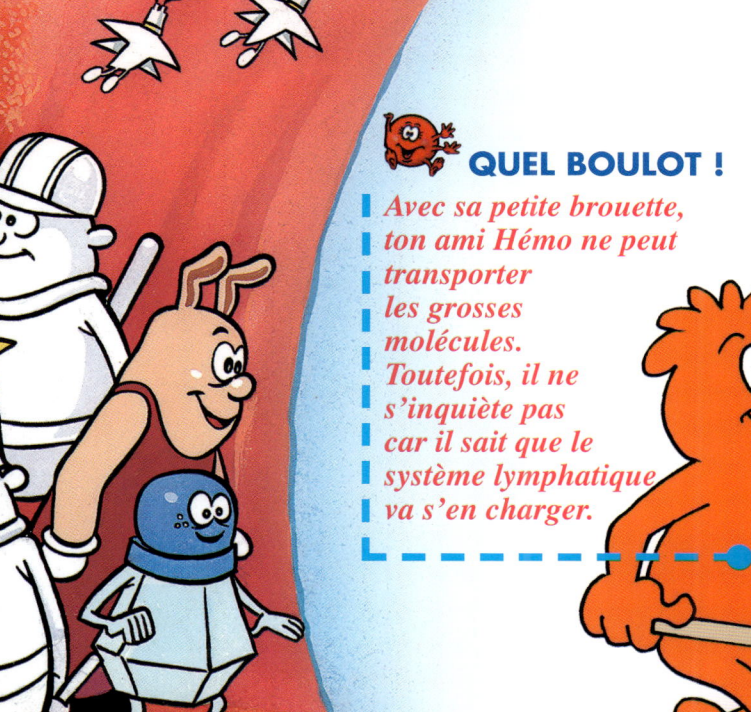

QUEL BOULOT !

Avec sa petite brouette, ton ami Hémo ne peut transporter les grosses molécules. Toutefois, il ne s'inquiète pas car il sait que le système lymphatique va s'en charger.

LA CIRCULATION LYMPHATIQUE

Comment ça fonctionne

Le parcours de la lymphe

Lorsque les capillaires sanguins ont absorbé la lymphe interstitielle à travers leur paroi, ils la conduisent jusqu'aux vaisseaux lymphatiques. De même, les vaisseaux chylifères transportent les substances absorbées dans le chyle jusqu'à la citerne de Pecquet d'où part un des grands vaisseaux lymphatiques, le conduit thoracique. Celui-ci, outre les graisses du chyle, recueille la lymphe provenant des jambes, du bras gauche, de la partie gauche du tronc et de la moitié gauche de la tête. Cette lymphe est ensuite réintroduite dans le sang au niveau de la confluence de la veine jugulaire interne et de la sous-clavière gauche. La lymphe provenant de l'autre moitié du corps (bras droit et partie droite de la tête, thorax et cou) est collectée par le conduit lymphatique droit qui l'amène jusqu'à la confluence de la veine jugulaire interne et la sous-clavière droite. Voici, dans ses grandes lignes, le parcours accompli par la lymphe.

PLONGEZ !

Les marins de l'organisme supervisent le retour dans le flux sanguin, par un grand canal lymphatique, des substances recueillies par la lymphe interstitielle et par les vaisseaux chylifères.

LE VAISSEAU LYMPHATIQUE

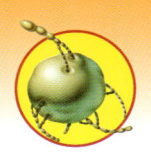

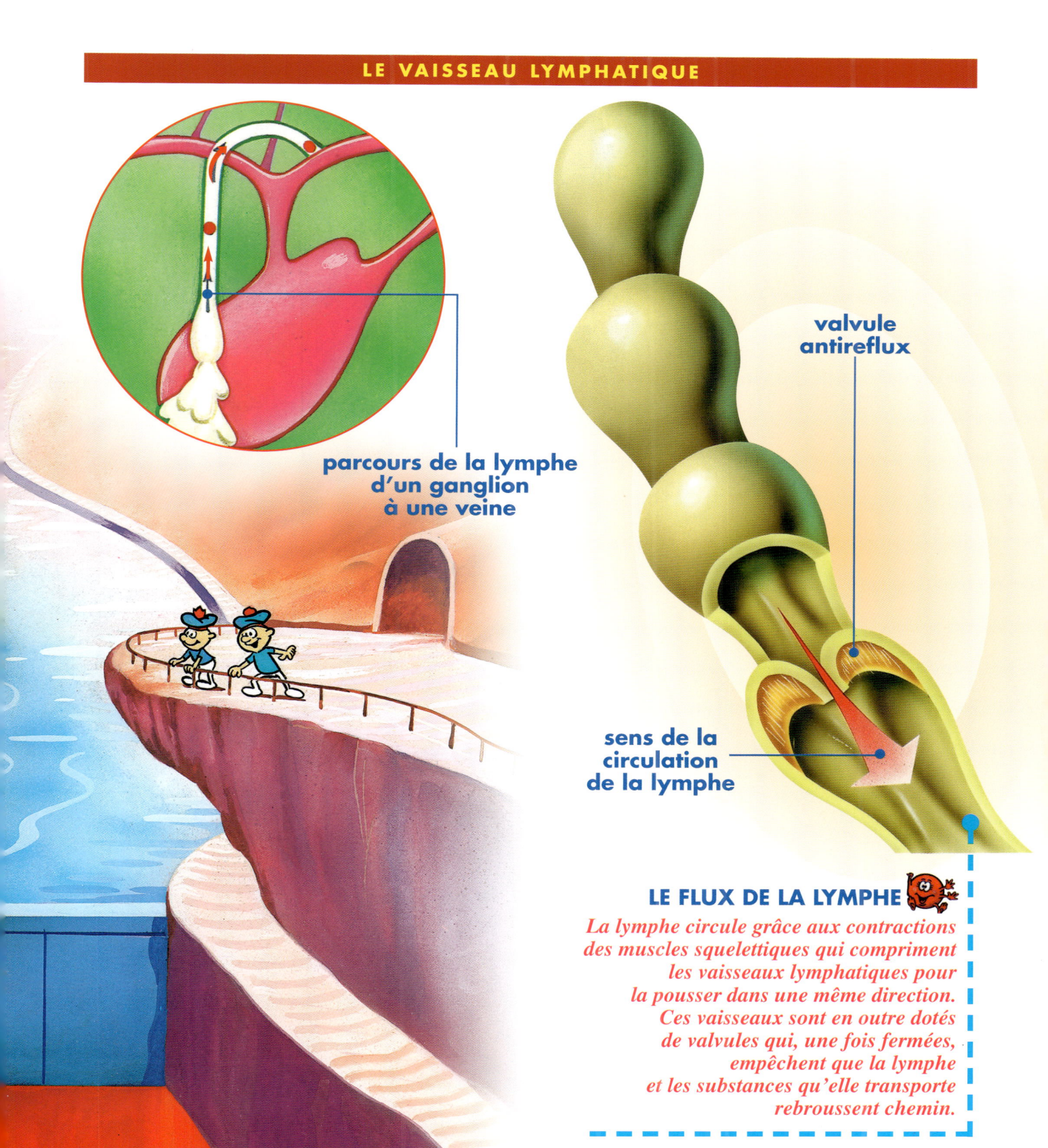

parcours de la lymphe d'un ganglion à une veine

valvule antireflux

sens de la circulation de la lymphe

LE FLUX DE LA LYMPHE

La lymphe circule grâce aux contractions des muscles squelettiques qui compriment les vaisseaux lymphatiques pour la pousser dans une même direction. Ces vaisseaux sont en outre dotés de valvules qui, une fois fermées, empêchent que la lymphe et les substances qu'elle transporte rebroussent chemin.

LA RATE

Comment ça fonctionne

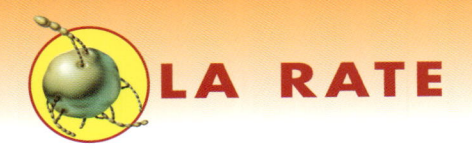

Une pourvoyeuse de lymphocytes

La rate est un organe mou d'environ 12 cm de long, situé dans la partie supérieure gauche de l'abdomen, près de l'estomac. Elle est reliée au foie par des veines et se trouve en relation étroite avec le système lymphatique. Elle a pour rôle principal de produire des globules rouges lors de la vie intra-utérine, et d'activer ensuite les globules blancs, après la naissance. La rate est aussi un véritable cimetière de globules rouges ; ils y sont en effet détruits, mais pas

UNE RÉSERVE DE CELLULES

Lorsque tu accomplis un effort, la rate se contracte et libère les cellules sanguines de réserve. C'est pour cela qu'après avoir couru tu peux ressentir une douleur au côté gauche de l'abdomen.

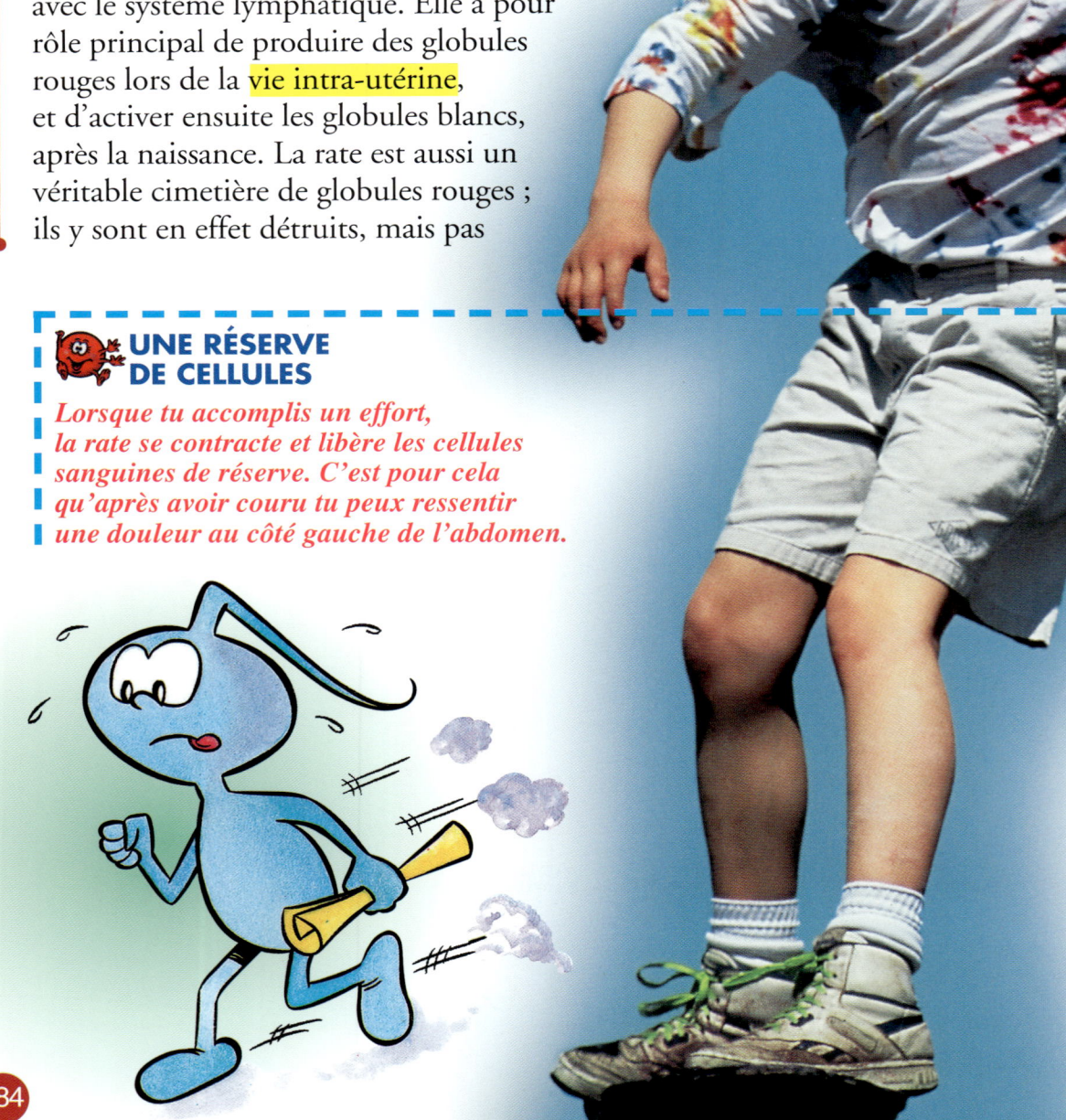

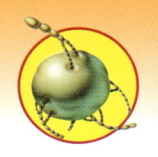

L'HÉRITAGE DU FER

Parmi les globules rouges, Globus est un ancien. Cependant, il n'est pas triste car il sait que quand son heure viendra, le fer qu'il léguera à la rate contribuera à la formation de nouveaux globules rouges qui continueront son œuvre.

totalement : le fer qu'ils contiennent est transporté vers le foie qui va l'utiliser pour enrichir d'autres globules rouges. La rate n'est donc pas seulement un organe de défense de l'organisme, où les globules blancs prolifèrent, mais aussi une sorte de réservoir où sont regroupés les globules rouges afin que le fer qu'ils contiennent soit récupéré. En outre, cet organe régule la quantité de globules rouges circulant dans les vaisseaux sanguins. Lorsque l'organisme accomplit un effort physique, la rate se contracte et libère ses réserves de globules rouges. Ces contractions sont responsables des élancements que l'on ressent parfois quand on s'est beaucoup dépensé.

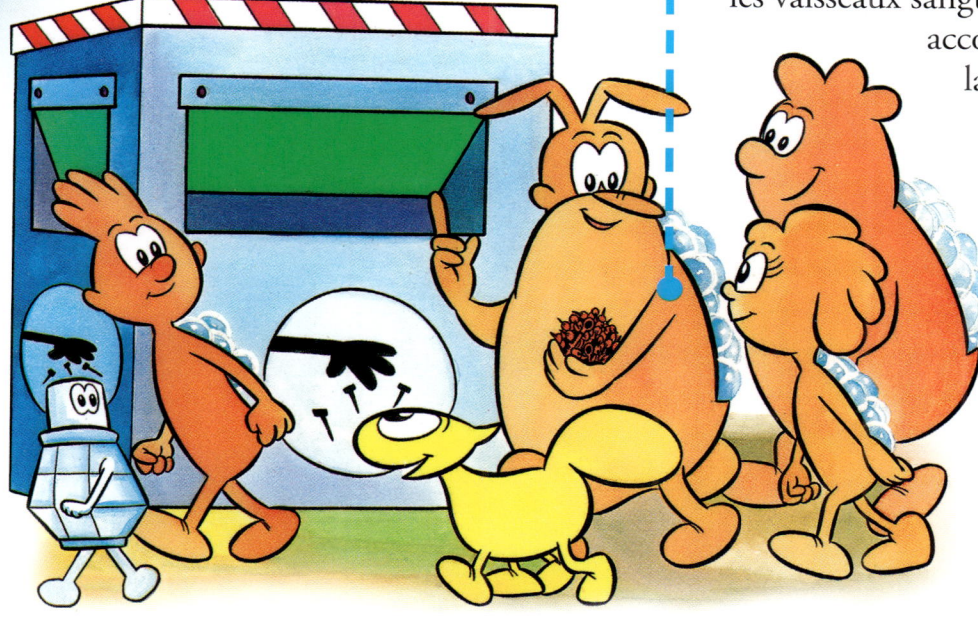

Une fonction de drainage

Le réseau capillaire sanguin et le réseau lymphatique sont liés, et les capillaires lymphatiques sont proches des capillaires sanguins. Ils ont en effet pour fonction de recueillir le plasma passé des capillaires sanguins aux tissus afin de le restituer au sang. Ce drainage opéré par les capillaires lymphatiques permet aux tissus de se libérer du liquide en excès.

L'APPAREIL RESPIRATOIRE

Comment c'est fait

Pourquoi avons-nous besoin de respirer ?

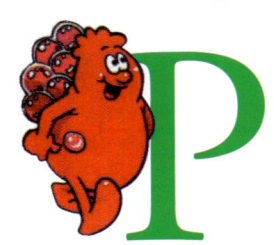

Plusieurs fois par jour, tu as envie de manger et de boire. Mais as-tu jamais éprouvé spontanément le besoin de respirer ? Jamais, bien sûr, car nous mourrions si nous restions quelques minutes sans respirer : notre organisme se charge donc tout seul de cette fonction. L'être humain respire, c'est-à-dire qu'il prend l'oxygène contenu dans l'air, grâce à son appareil respiratoire et en particulier grâce à ses poumons.

• **L'oxygène**

L'oxygène est ensuite véhiculé par les globules rouges en direction des cellules afin qu'elles permettent la respiration proprement dite. Grâce aux aliments, notre corps fait le plein d'énergie nécessaire

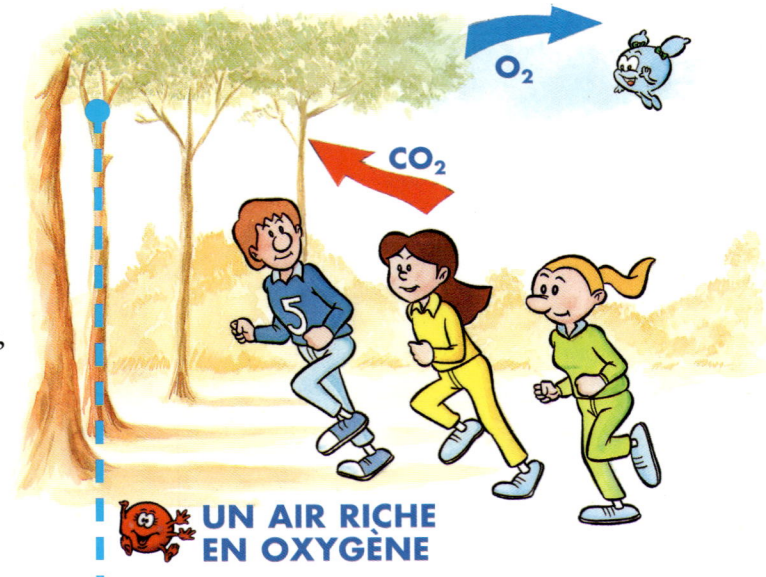

UN AIR RICHE EN OXYGÈNE

L'air des bois est plus riche en oxygène : pendant la journée, les plantes vertes absorbent le dioxyde de carbone et dégagent de l'oxygène.

UN MILIEU SANS AIR

Au cours d'une plongée sous-marine, on se retrouve dans un milieu sans air. C'est pourquoi on transporte l'oxygène nécessaire dans les bouteilles prévues à cet effet.

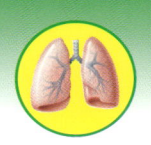

Les alvéoles pulmonaires

Les cellules de notre corps utilisent l'oxygène reçu grâce aux globules rouges pour brûler les aliments et faire le plein d'énergie. Toutefois, cette combustion génère du dioxyde de carbone, un gaz susceptible d'être toxique. Le sang le recueille et le véhicule vers les alvéoles pulmonaires, de petites cavités dans les poumons, d'où il est expulsé. C'est toujours dans les alvéoles que grâce à une **protéine**, « l'hémoglobine », les globules rouges se chargent en oxygène et le transportent vers toutes les cellules du corps.

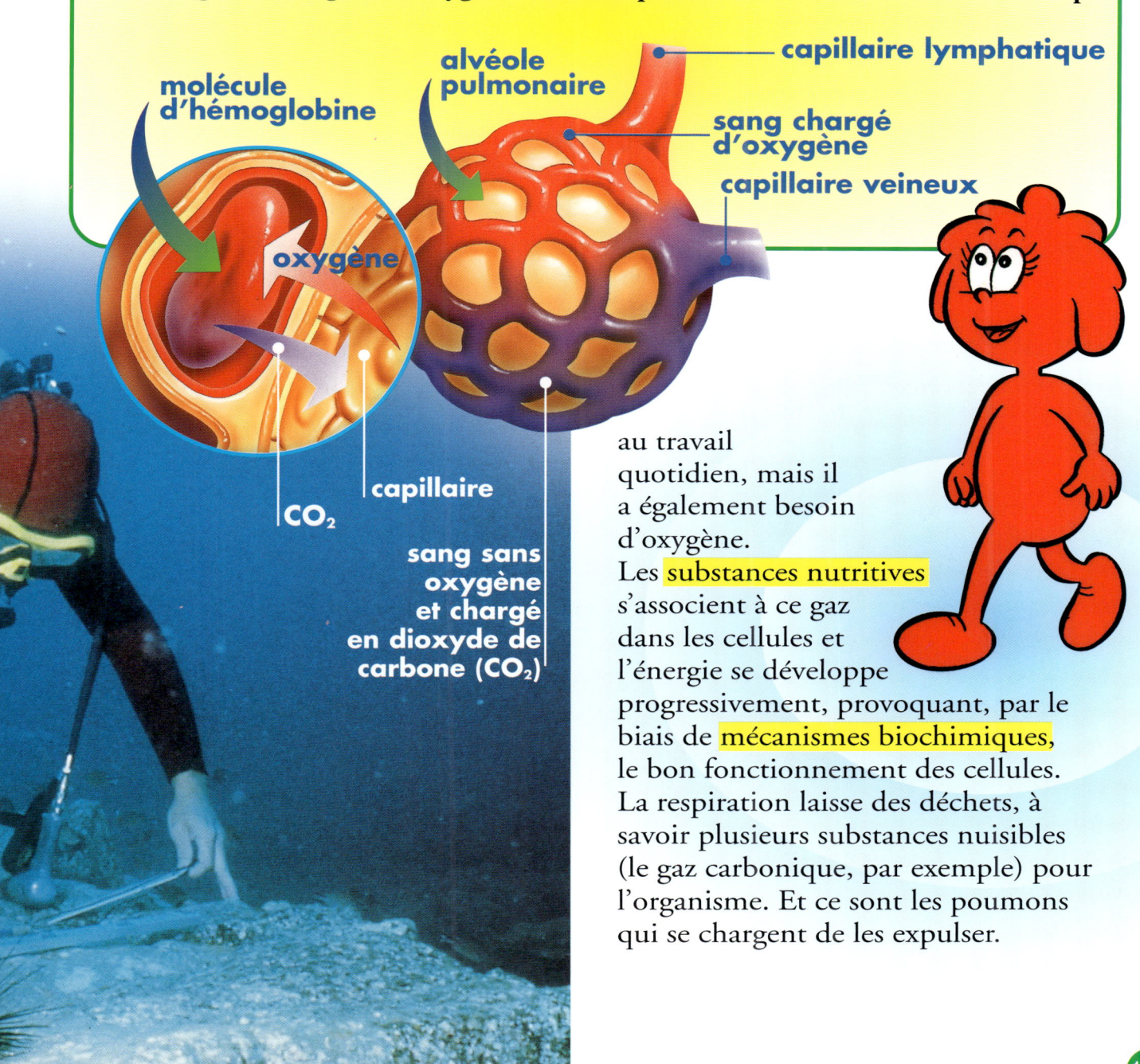

- molécule d'hémoglobine
- alvéole pulmonaire
- capillaire lymphatique
- sang chargé d'oxygène
- capillaire veineux
- oxygène
- CO_2
- capillaire
- sang sans oxygène et chargé en dioxyde de carbone (CO_2)

au travail quotidien, mais il a également besoin d'oxygène. Les substances nutritives s'associent à ce gaz dans les cellules et l'énergie se développe progressivement, provoquant, par le biais de mécanismes biochimiques, le bon fonctionnement des cellules. La respiration laisse des déchets, à savoir plusieurs substances nuisibles (le gaz carbonique, par exemple) pour l'organisme. Et ce sont les poumons qui se chargent de les expulser.

LE TRAJET DE L'AIR

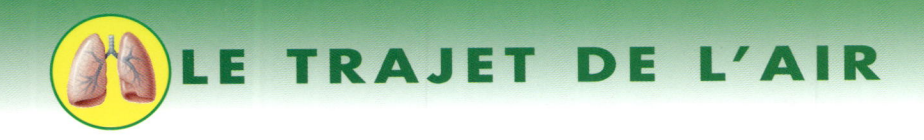

Comment c'est fait

L'air : du nez aux alvéoles pulmonaires

Pour parvenir jusqu'aux poumons, l'air doit suivre le chemin tracé par les voies respiratoires : la bouche, les fosses nasales, le pharynx, le larynx, la trachée, les bronches et les bronchioles. L'air pénètre dans le corps par deux entrées : les fosses nasales et la bouche. Il est toujours recommandé de respirer par le nez car l'air y est réchauffé, humidifié et filtré, avant de passer à d'autres voies respiratoires. Il traverse ensuite le pharynx (où transitent également les aliments) et il entre dans le larynx, l'organe à l'origine de la voix, grâce aux vibrations des cordes vocales. Pour éviter que les aliments ne passent par les voies respiratoires, il existe une sorte de valve, l'épiglotte, qui se ferme au passage de la nourriture et laisse passer l'air.

• **Le parcours de l'air**

À partir du larynx, l'air poursuit son parcours à travers la trachée, un tube de 12 à 15 cm de long, continuation du larynx. La trachée se sépare en deux conduits à son extrémité inférieure, les bronches, qui apportent l'air directement aux poumons.
Une fois à l'intérieur des poumons, les bronches se ramifient en tubes bien plus minces, les bronchioles, qui aboutissent dans des cavités très petites : les alvéoles pulmonaires.

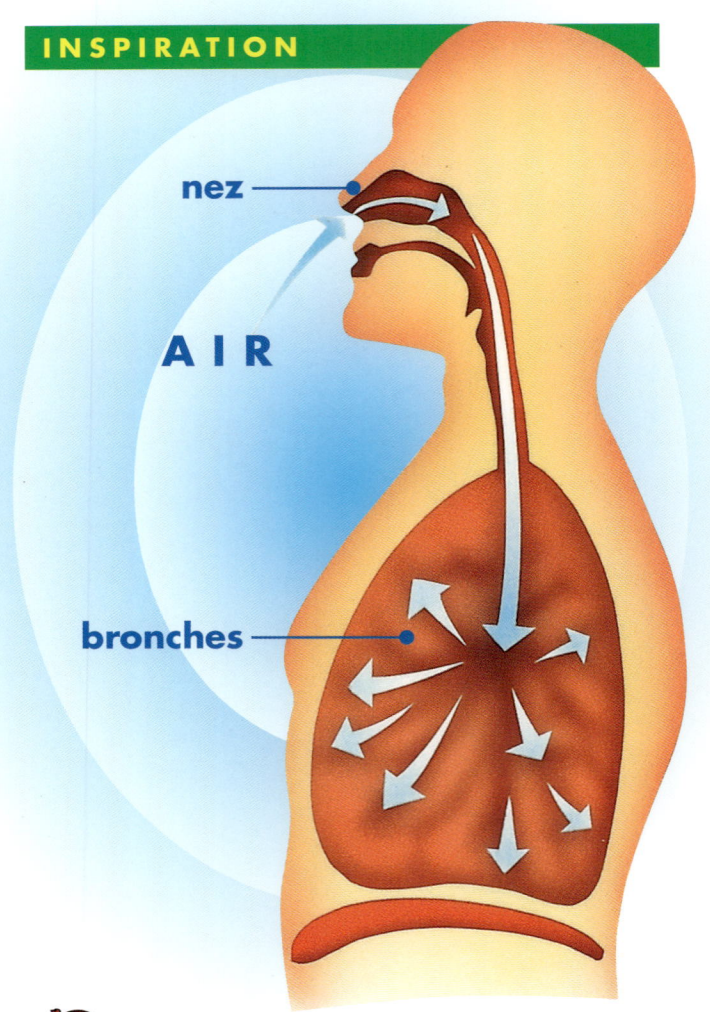

INSPIRATION

nez

AIR

bronches

UN LONG TRAJET

Une fois entré par le nez, l'air parcourt un long trajet avant d'arriver aux alvéoles pulmonaires. C'est ici que les globules rouges accumulent l'oxygène pour commencer un autre long voyage à travers les vaisseaux sanguins.

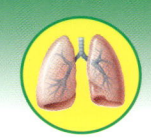

EXPIRATION

- bouche
- pharynx
- larynx
- trachée

AIR

INSPIRER ET EXPIRER

Il faut t'habituer à inspirer par le nez et expirer par la bouche. Ainsi, l'air arrivera à tes poumons plus chaud, plus humide et plus propre.

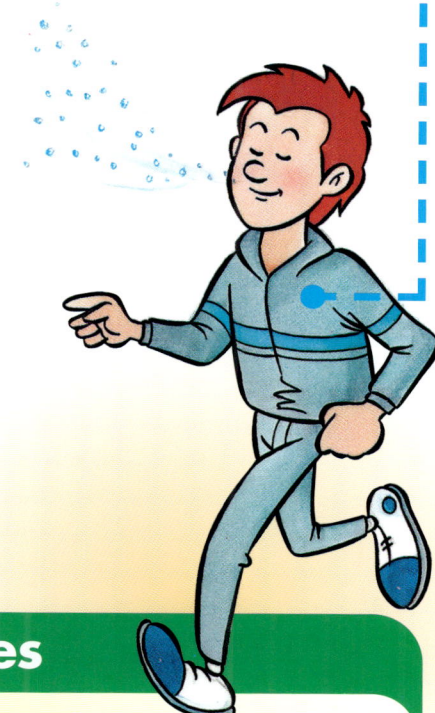

UN LABYRINTHE COMPLIQUÉ

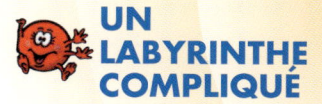

La quantité extraordinaire des ramifications des bronches véhicule l'air à travers un labyrinthe, à la fois long et compliqué.

Les fosses nasales

Il vaut mieux respirer par le nez car les fosses nasales préparent l'air avant de le propulser dans les autres voies respiratoires : les poils des muqueuses retiennent la poussière et les germes, et les muqueuses, irriguées par les vaisseaux sanguins, réchauffent l'air. Par ailleurs, le liquide produit par les muqueuses (mucus) humidifie l'air, très sec à son arrivée et donc susceptible d'irriter les voies respiratoires. Le mucus représente également une défense excellente contre les infections.

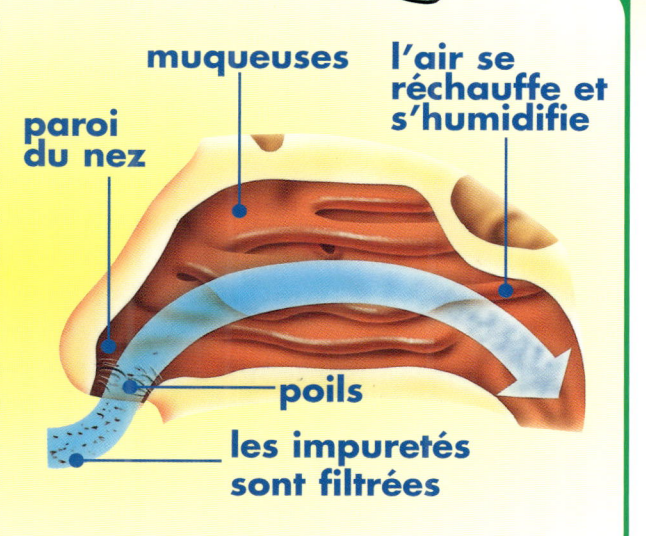

- muqueuses
- l'air se réchauffe et s'humidifie
- paroi du nez
- poils
- les impuretés sont filtrées

LES POUMONS

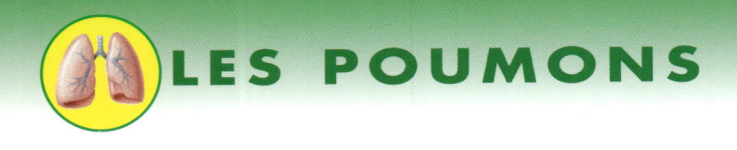

Comment c'est fait

Des organes élastiques et spongieux

Les poumons sont deux organes élastiques et spongieux, placés à l'intérieur du thorax. D'une couleur rose, ils sont enveloppés par un double revêtement très mince, la plèvre, qui les protège contre le frottement des côtes durant l'inspiration et l'expiration. Le liquide pleural circule dans les deux couches de la plèvre. En cas d'infection due à un microbe, on parle de pleurite. Les deux poumons ne sont pas identiques.

Celui de gauche est plus petit que celui de droite et pèse environ 100 grammes de moins (700 g le droit, 600 g le gauche). Le poumon droit comporte trois lobes (supérieur, moyen, inférieur), alors que celui de gauche n'en a que deux. Chaque lobe est enveloppé par la plèvre qui le recouvre totalement. Le poumon gauche comporte une cavité importante pour abriter le cœur. Cette cavité est dite « lit du cœur ».

UNE MISSION IMPORTANTE

Au cours de ses promenades dans les poumons, Globine accomplit une mission importante : prendre une bonne ration d'oxygène et décharger l'oxyde de carbone que lui ont confié certaines cellules visitées.

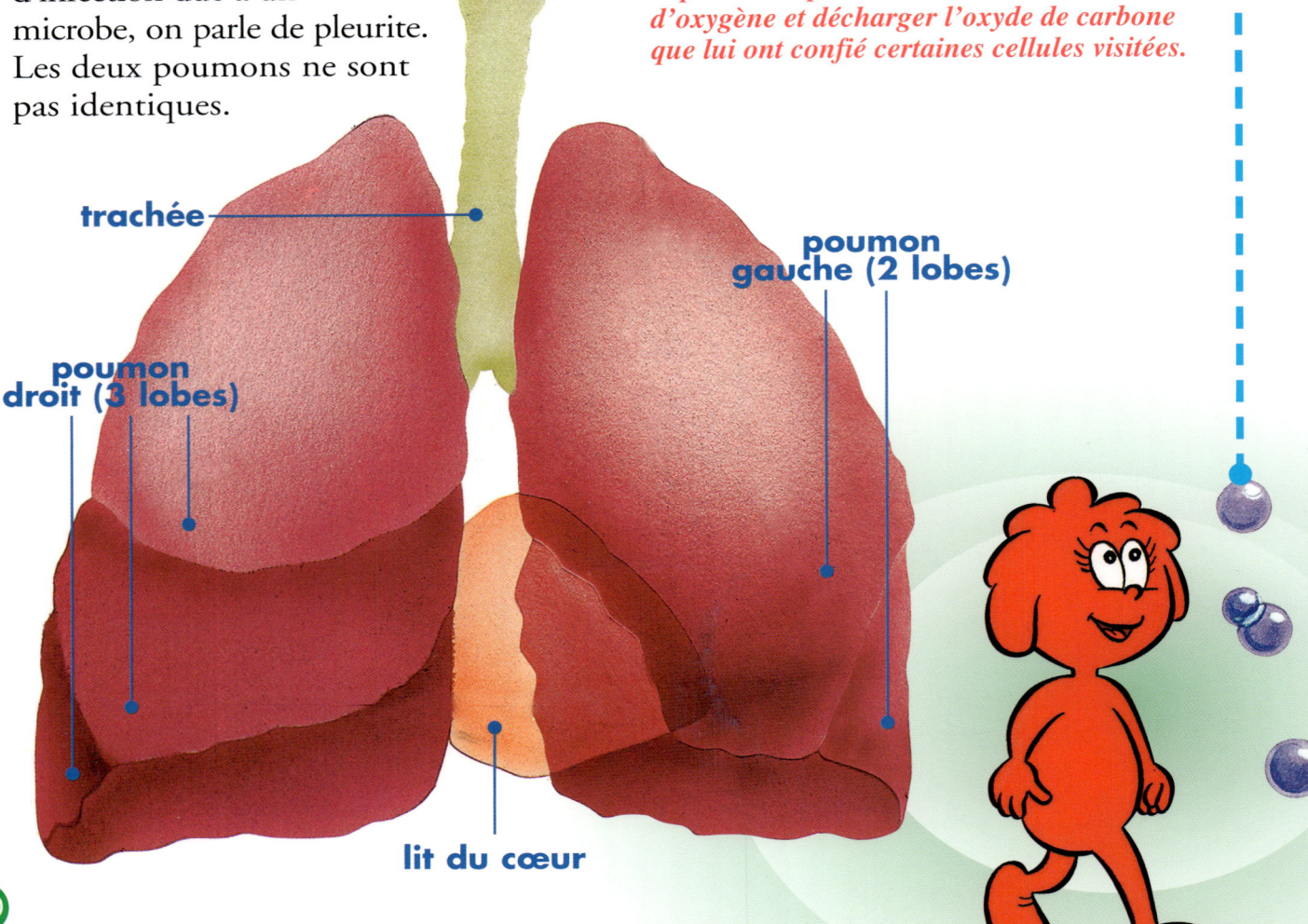

- trachée
- poumon droit (3 lobes)
- poumon gauche (2 lobes)
- lit du cœur

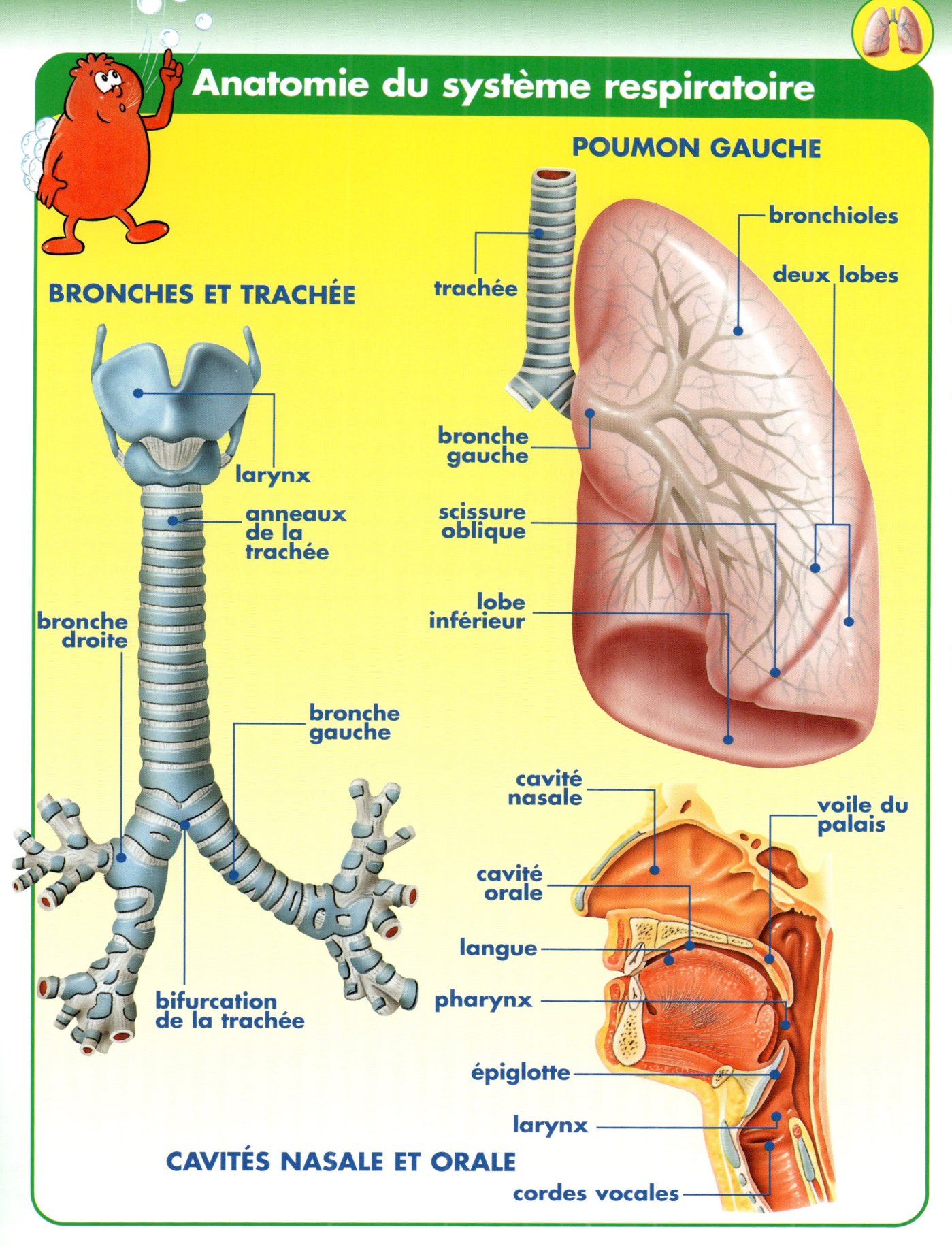

Anatomie du système respiratoire

POUMON GAUCHE

- trachée
- bronchioles
- deux lobes
- bronche gauche
- scissure oblique
- lobe inférieur

BRONCHES ET TRACHÉE

- larynx
- anneaux de la trachée
- bronche droite
- bronche gauche
- bifurcation de la trachée

CAVITÉS NASALE ET ORALE

- cavité nasale
- voile du palais
- cavité orale
- langue
- pharynx
- épiglotte
- larynx
- cordes vocales

Mon premier atlas d'anatomie

191

COMMENT RESPIRONS-NOUS

Comment ça fonctionne

Comment ventilons-nous nos poumons ?

Si l'air contenu dans les poumons ne se renouvelait pas constamment, l'oxygène qui fait vivre les cellules ne tarderait pas à s'épuiser. Pour que s'effectue ce renouvellement, les poumons n'arrêtent pas de se contracter et de s'élargir. Ces mouvements respiratoires permettent la ventilation pulmonaire qui se subdivise en deux phases :

• **Inspiration**
L'air entre dans les poumons, le diaphragme s'abaisse, les côtes et le sternum se relèvent et les poumons se dilatent grâce à l'augmentation du volume de la cage thoracique.

• **Expiration**
Une fois l'air expulsé, les poumons se compriment et reprennent leur volume initial : le diaphragme se relève, alors que côtes et sternum s'abaissent.

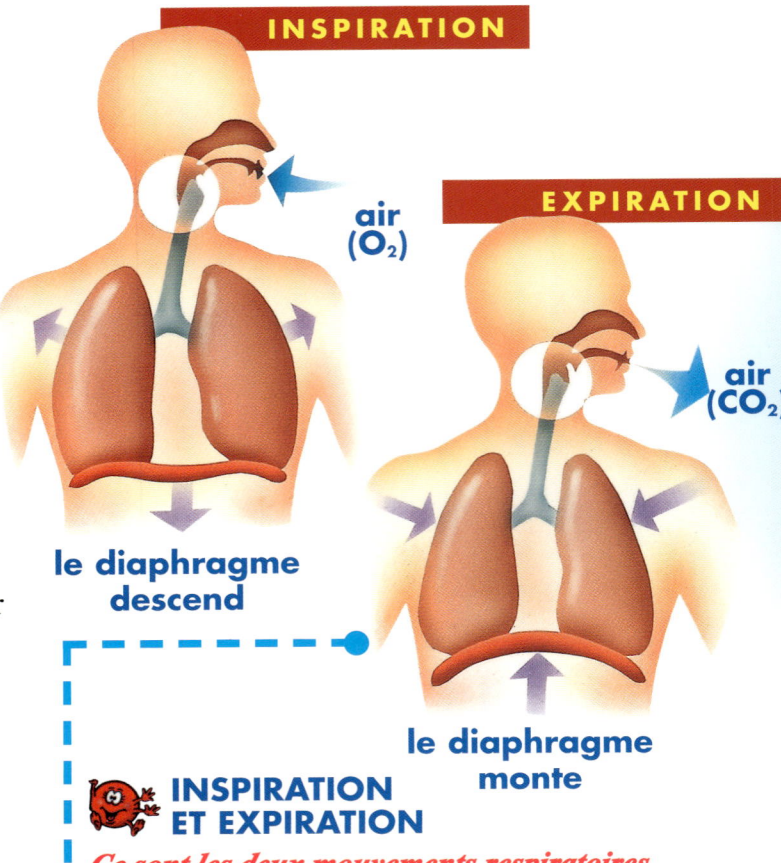

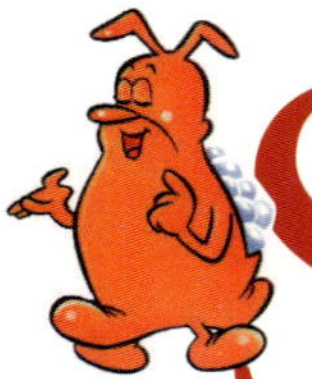

INSPIRATION
air (O_2)
le diaphragme descend

EXPIRATION
air (CO_2)
le diaphragme monte

INSPIRATION ET EXPIRATION
Ce sont les deux mouvements respiratoires pour lesquels le diaphragme joue le rôle de muscle principal de la respiration.

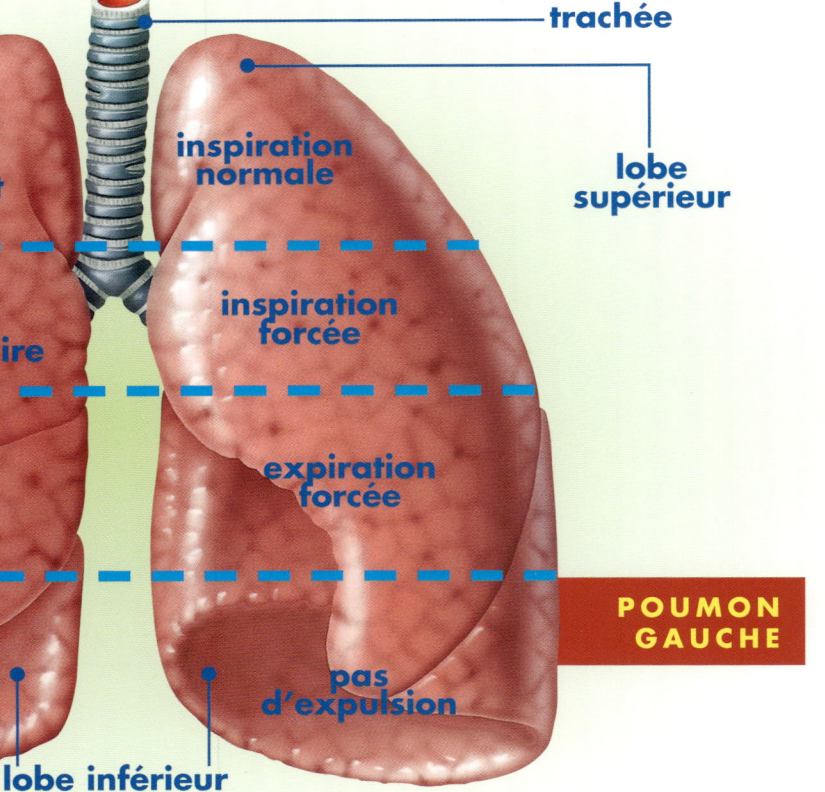

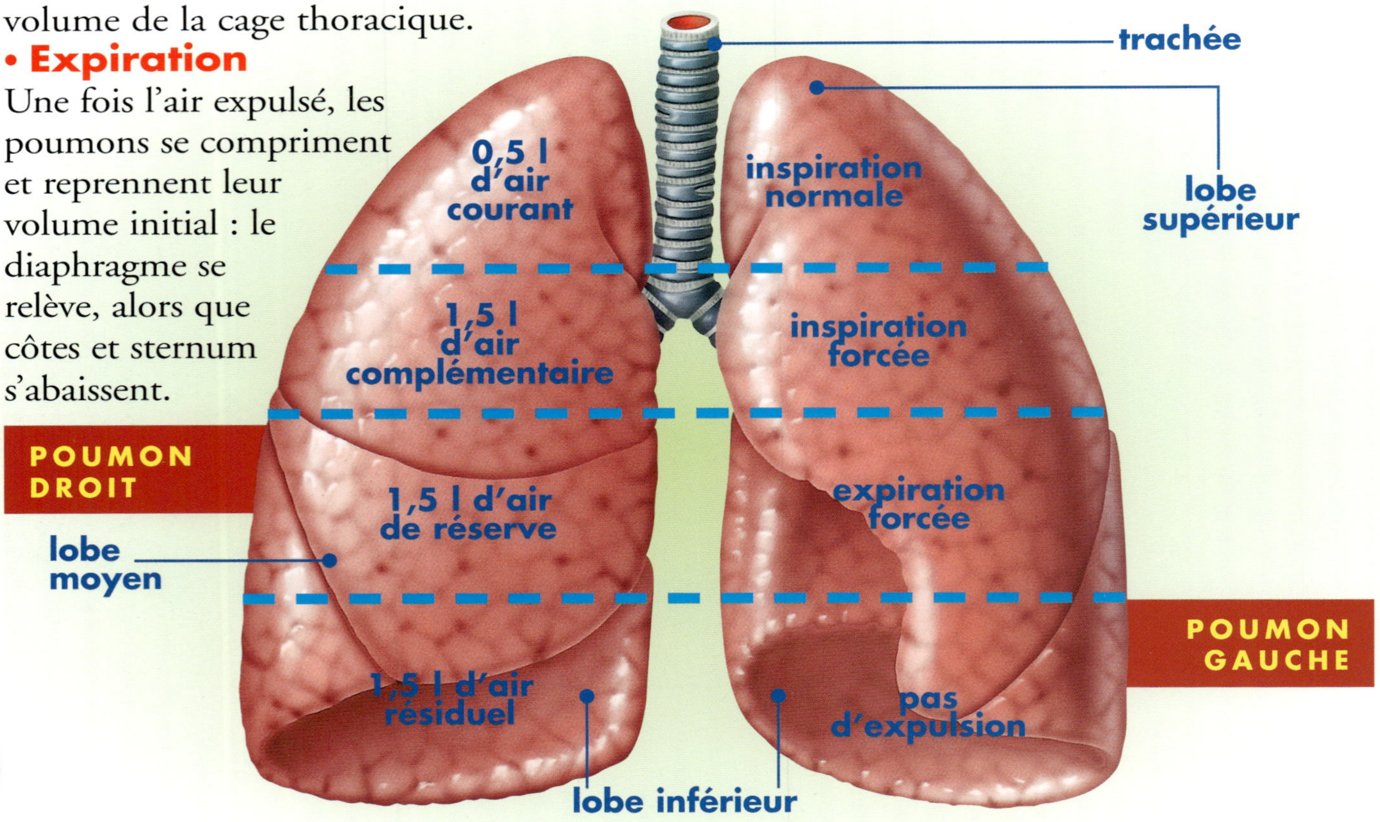

POUMON DROIT
- lobe moyen
- 0,5 l d'air courant
- 1,5 l d'air complémentaire
- 1,5 l d'air de réserve
- 1,5 l d'air résiduel
- lobe inférieur

POUMON GAUCHE
- trachée
- lobe supérieur
- inspiration normale
- inspiration forcée
- expiration forcée
- pas d'expulsion

La capacité des poumons

La quantité d'air contenu par les poumons varie en fonction de l'âge et de la taille de chaque individu. Chez un adulte, un mouvement respiratoire normal comporte l'inspiration et l'expiration d'environ un demi-litre d'air (air courant). Mais si on inspire de façon énergique, on peut introduire un litre et demi d'air (air complémentaire). L'inspiration et l'expiration permettent d'expulser jusqu'à un litre et demi, « l'air de réserve ». Ce qui, ajouté à un autre litre et demi d'air qui reste dans les alvéoles (air résiduel) donne un total de cinq litres dont trois litres et demi sont échangés avec l'atmosphère. Cette capacité est dite « capacité vitale ».

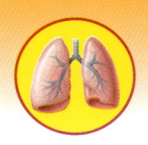

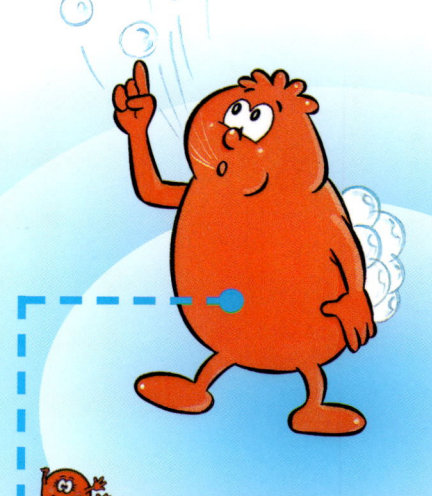

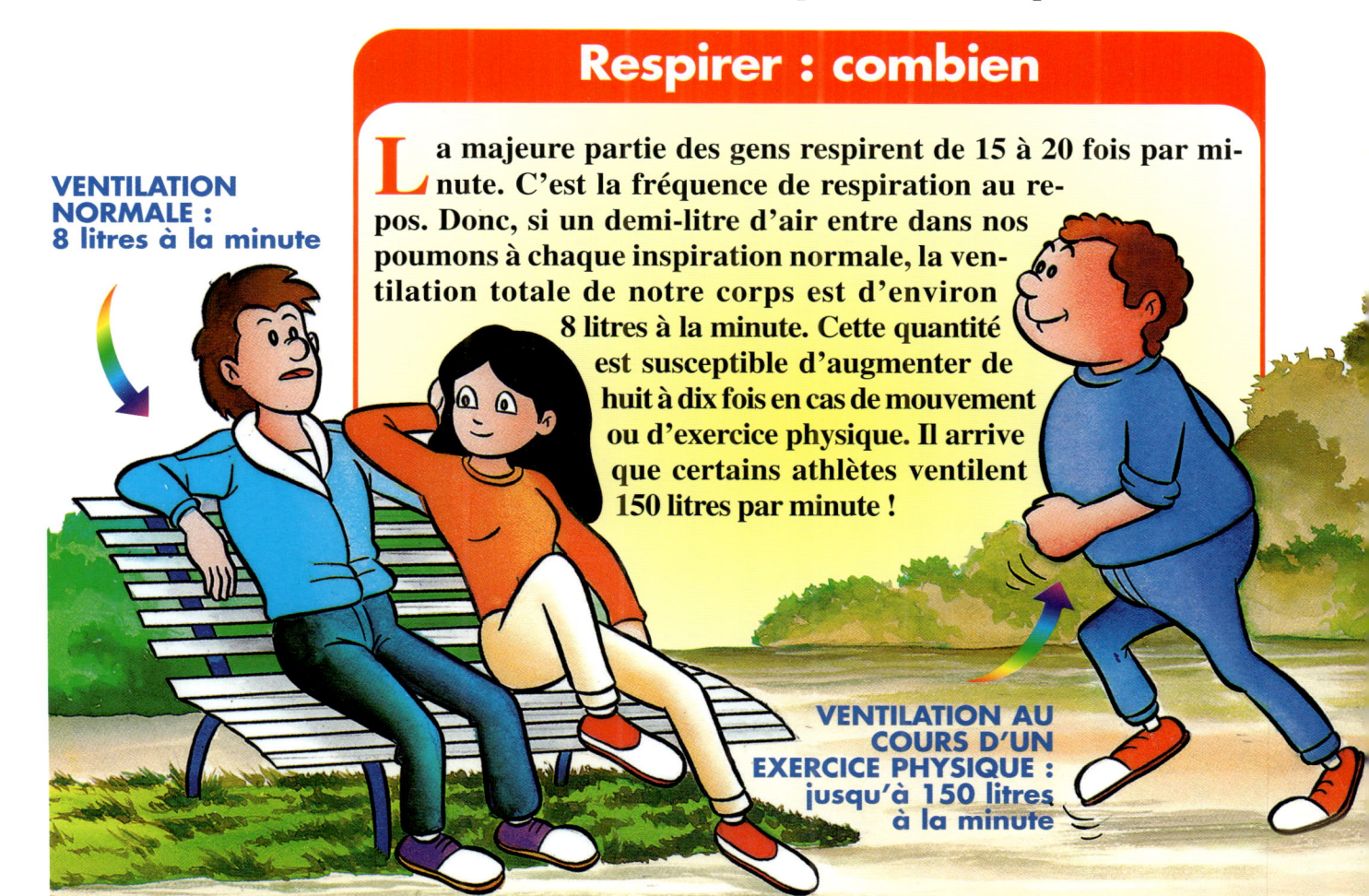

L'AIR QUE NOUS RESPIRONS

Au cours des inspirations et des expirations forcées, nous déplaçons 3,5 litres d'air au maximum : il reste donc toujours environ 1,5 litre d'air de réserve. C'est « l'air résiduel » utilisé par l'organisme en cas d'urgence, quand les poumons n'arrivent plus à se ventiler pour des raisons particulières.

Respirer : combien

La majeure partie des gens respirent de 15 à 20 fois par minute. C'est la fréquence de respiration au repos. Donc, si un demi-litre d'air entre dans nos poumons à chaque inspiration normale, la ventilation totale de notre corps est d'environ 8 litres à la minute. Cette quantité est susceptible d'augmenter de huit à dix fois en cas de mouvement ou d'exercice physique. Il arrive que certains athlètes ventilent 150 litres par minute !

VENTILATION NORMALE :
8 litres à la minute

VENTILATION AU COURS D'UN EXERCICE PHYSIQUE :
jusqu'à 150 litres à la minute

LA RESPIRATION PROPREMENT DITE

Comment ça fonctionne

Comment a lieu l'échange de gaz dans les poumons ?

Les parois des alvéoles pulmonaires sont tapissées d'un réseau très dense de capillaires sanguins où circule le sang veineux, chargé de dioxyde de carbone, alors que l'air qui entre dans les poumons a un pourcentage très élevé d'oxygène.
Or c'est justement à travers les minces parois des capillaires et des alvéoles que se produit l'échange gazeux : le dioxyde

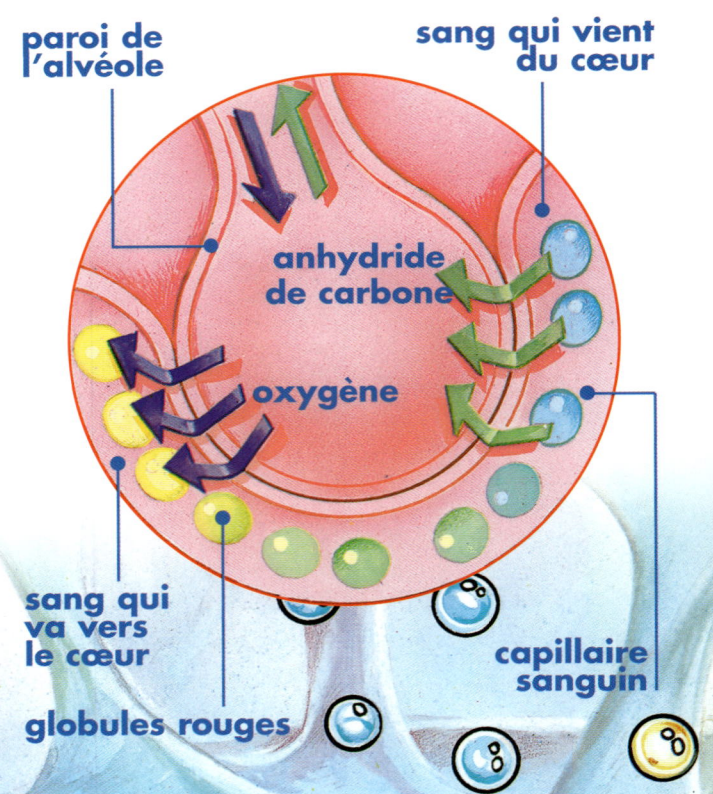

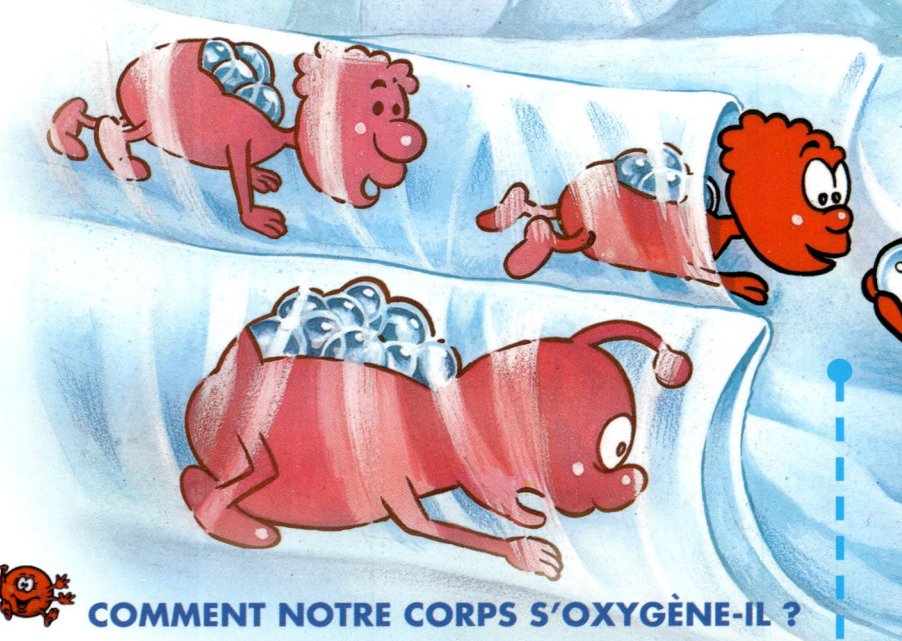

paroi de l'alvéole — *sang qui vient du cœur* — **anhydride de carbone** — **oxygène** — *sang qui va vers le cœur* — *globules rouges* — *capillaire sanguin*

COMMENT NOTRE CORPS S'OXYGÈNE-IL ?

Globus, Hémo et Globine sont vraiment heureux. Après leur long voyage à travers les voies sanguines, ils sont arrivés à une alvéole pulmonaire et s'apprêtent à décharger le dioxyde de carbone qu'ils ont accumulé et à se charger en oxygène, si précieux, avec lequel ils vont entreprendre un nouveau voyage à travers les vaisseaux sanguins.

de carbone passe du sang à l'alvéole et l'oxygène de l'alvéole au sang, on dit que le sang oxygéné n'est plus veineux mais artériel. Il entre directement dans le cœur, véhiculé par les veines pulmonaires. Nous avons déjà vu que les cellules utilisent l'oxygène cédé par les globules rouges en une suite de processus biochimiques, destinés à libérer l'énergie contenue dans les aliments.

C'est pourquoi, la respiration proprement dite, qui apporte l'oxygène nécessaire à la vie, a lieu dans les cellules.

Le processus se déroule de la manière suivante : le sang sort du cœur

Des millions d'alvéoles

Les deux poumons réunis possèdent environ 750 millions d'alvéoles. Si on pouvait les aligner sur un même plan, cela représenterait une surface de près de 70 m². Si on faisait la même chose avec les capillaires sanguins de cette partie de notre corps, on couvrirait 90 m² ! Grâce à leur élasticité, les globules rouges peuvent traverser les capillaires sanguins qui longent les alvéoles et recueillir leur oxygène. Les globules rouges mettent cinq secondes pour parcourir tous les capillaires des poumons.

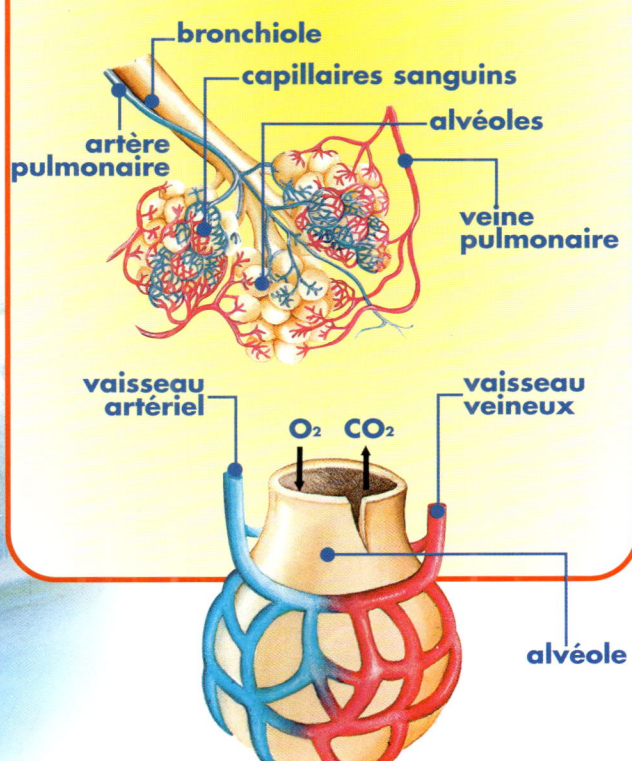

chargé en oxygène, il arrive aux capillaires par l'intermédiaire des artères et entre en contact avec les cellules du corps ayant un excès d'anhydride de carbone.

On assiste alors à un échange gazeux en sens inverse par rapport à ce qui a lieu dans les poumons : l'anhydride de carbone passe dans le sang et l'oxygène dans les cellules. Le sang retourne alors vers le cœur et de là vers les poumons, où il va s'oxygéner de nouveau.

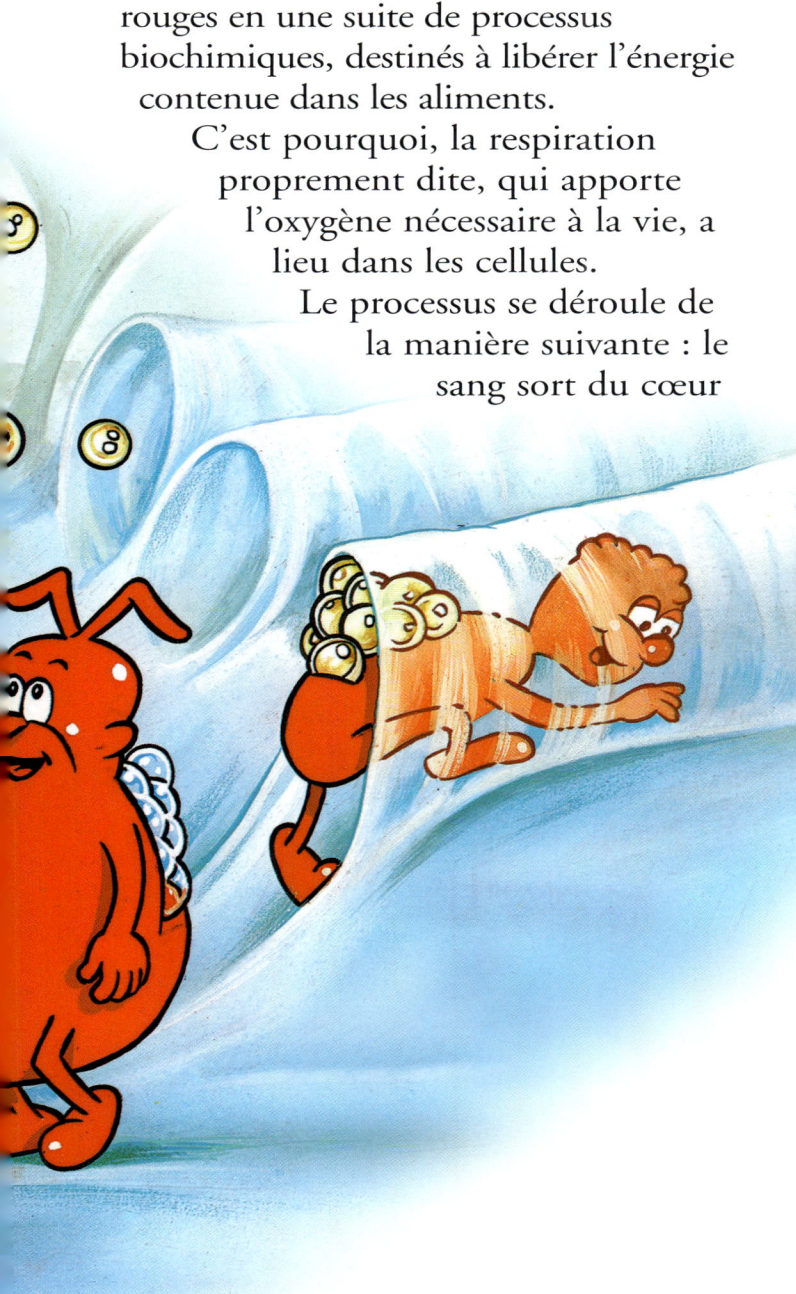

LA GORGE

Comment ça fonctionne

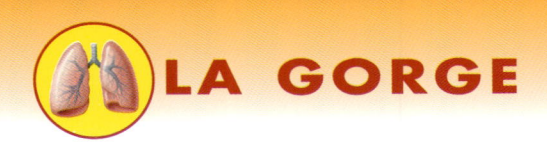

Les amygdales

Ce sont deux petits organes en forme d'amande, à l'intérieur de la gorge, de part et d'autre de la luette. Elles sont formées d'un tissu lymphatique riche en globules blancs dont le rôle est de lutter contre les infections dues à des virus ou des bactéries entrés dans la bouche au cours de la respiration.

La gorge est exposée aux infections telles que les angines ou les amygdalites. Elles se produisent généralement en hiver et se manifestent par des frissons et de la fièvre. Puis la muqueuse de la gorge rougit et on a du mal à avaler. On guérit rapidement de ces maladies mais il y a un risque de rechute si elles ne sont pas bien traitées.

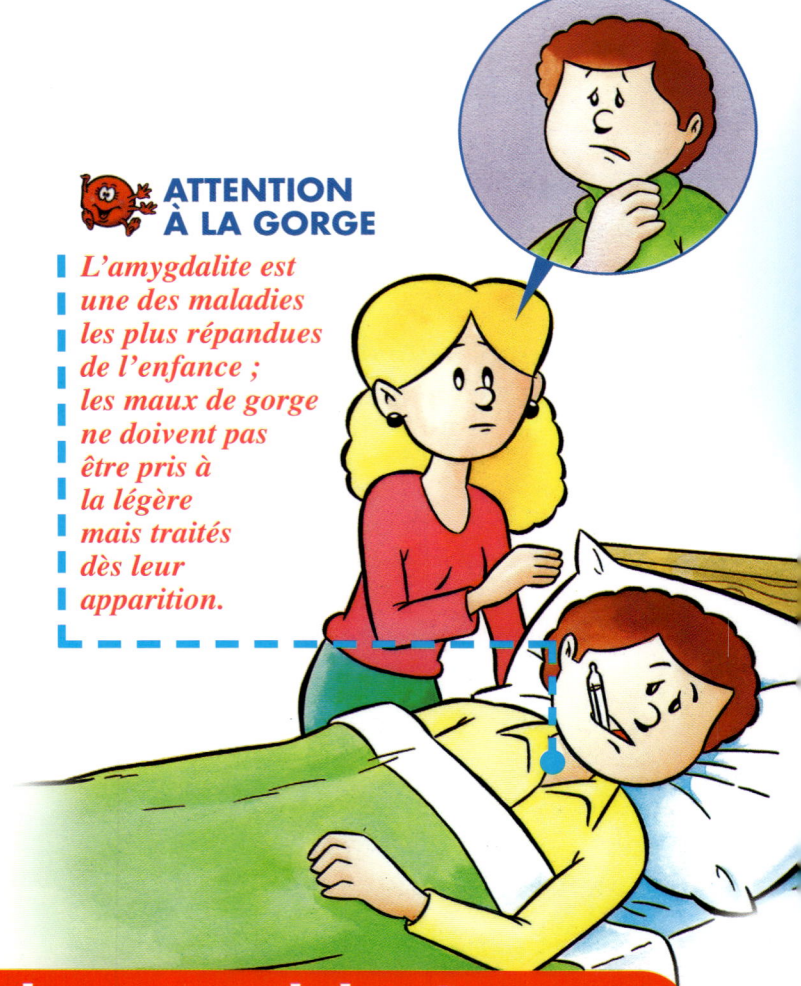

ATTENTION À LA GORGE

L'amygdalite est une des maladies les plus répandues de l'enfance ; les maux de gorge ne doivent pas être pris à la légère mais traités dès leur apparition.

Où se trouvent les amygdales ?

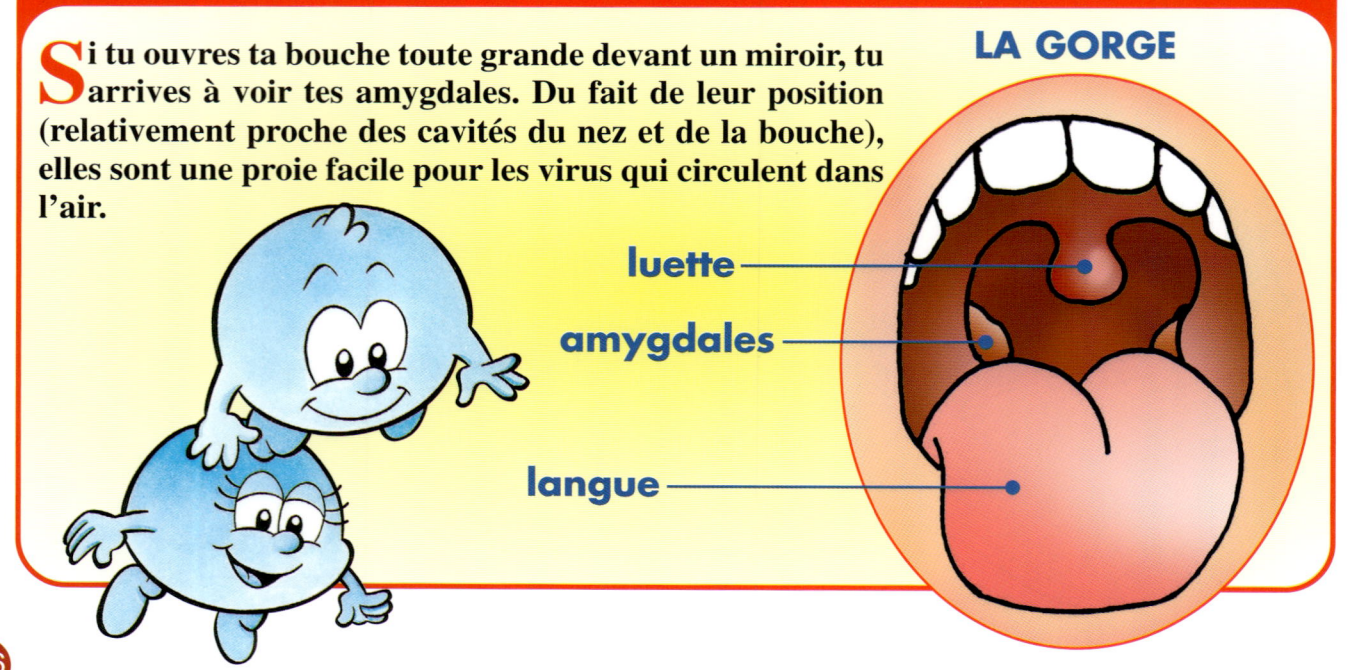

Si tu ouvres ta bouche toute grande devant un miroir, tu arrives à voir tes amygdales. Du fait de leur position (relativement proche des cavités du nez et de la bouche), elles sont une proie facile pour les virus qui circulent dans l'air.

LA GORGE

- luette
- amygdales
- langue

196

Les cordes vocales

Il s'agit de deux faisceaux de tissu fibreux recouverts d'une muqueuse ; elles sont actionnées par de petits muscles élastiques situés de part et d'autre de la glotte. Les cordes vocales produisent la voix grâce aux vibrations de l'air qui sort des poumons. Quand on respire dans des endroits très enfumés ou quand on force sur sa voix, les cordes vocales s'enflamment et on a la voix rauque. Il arrive même qu'on devienne temporairement aphone quand les cordes vocales ont perdu leur flexibilité.

Le froid

Au cours des journées particulièrement froides et surtout venteuses, il est recommandé de bien se couvrir avant de sortir. Il faut se protéger le cou avec une écharpe et essayer de respirer par le nez plutôt que par la bouche, afin d'éviter que la gorge ne se refroidisse et d'empêcher l'entrée des virus de la grippe ou de bactéries.

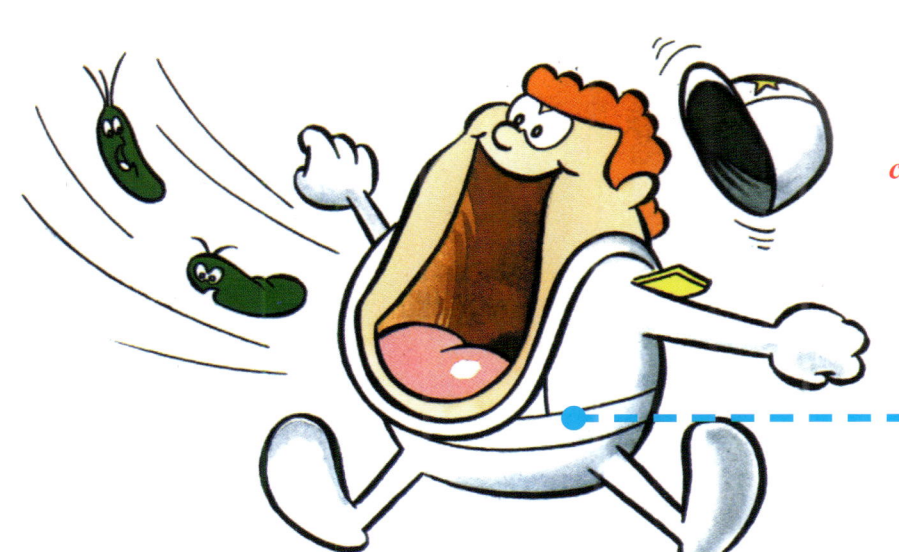

UNE BONNE DÉFENSE

Bien que les virus entrés par la bouche soient combattus par les globules blancs, situés sur le tissu lymphatique des amygdales, il arrive que cette défense ne suffise pas et que les amygdales s'infectent.

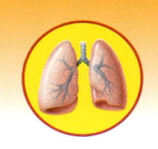

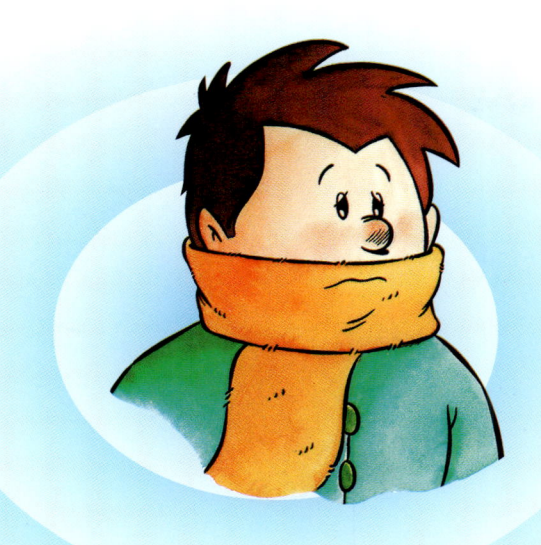

LES REINS

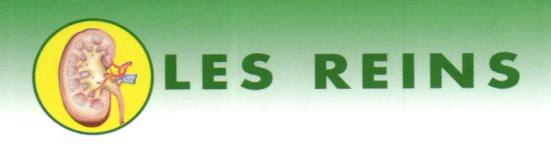

Comment c'est fait

Où se situent-ils ?

Au nombre de deux, les reins ont la forme de gros haricots et sont situés dans la partie postérieure de la cavité abdominale. Ils ont pour fonction le filtrage et la purification du sang. Les déchets, nocifs pour l'organisme, sont collectés pour former un liquide, l'urine ; celle-ci est transportée par l'intermédiaire de deux conduits, les uretères, jusqu'à la vessie où elle va être stockée. Cette urine sera ensuite expulsée par un canal unique, qui prend le nom d'urètre.

FILTRER LES LIQUIDES

Pour purifier les liquides, on utilise des matériaux fitrants qui ne laissent pas passer certaines substances. Le corps est doté d'un système analogue qui filtre les déchets transportés par le sang. Ces organes de filtrage sont essentiellement les reins.

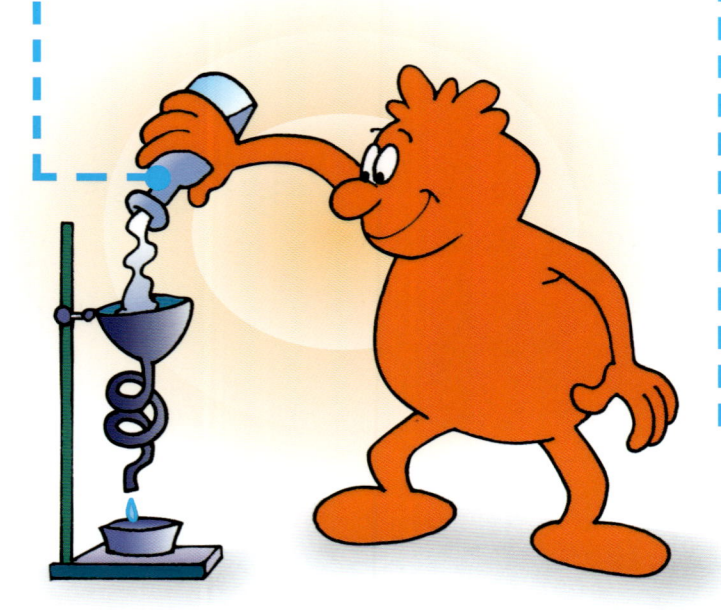

LA POSITION DES REINS

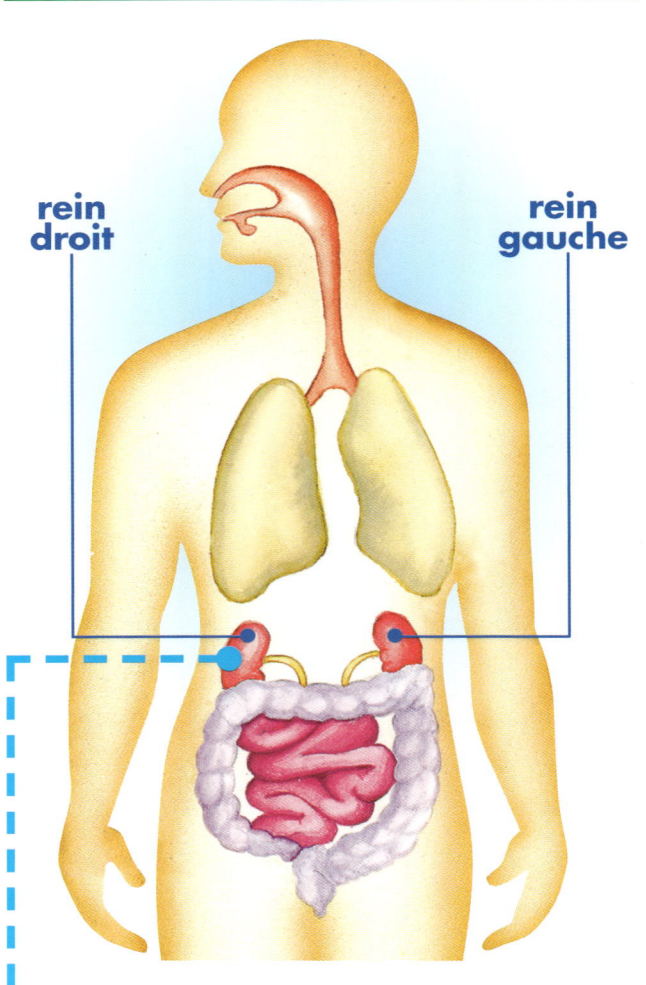

rein droit

rein gauche

DES ORGANES JUMEAUX

Comme tu as deux poumons, tu as aussi deux reins qui exercent la même fonction. Ils sont situés au fond de la cavité abdominale, derrière l'intestin.

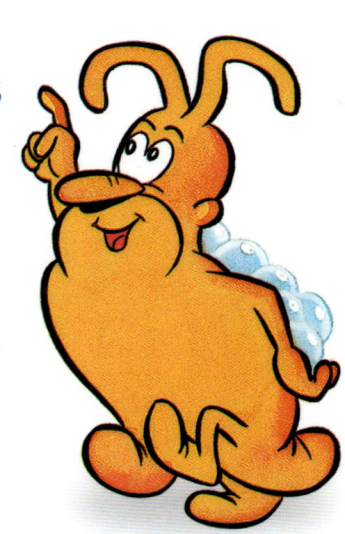

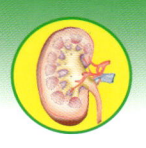

Leur structure

Les reins mesurent 10 à 12 cm de long. De couleur rouge foncé, ils sont situés de part et d'autre de la colonne vertébrale. Ils sont composés de :
- **Une membrane conjonctive** qui enveloppe, comme une housse, une couche de ==tissus adipeux== ayant une fonction de coussin protecteur. Sur chaque rein se trouve un petit organe, la glande surrénale, qui produit des hormones importantes.
- **Une zone corticale**, dont partent de nombreux conduits appelés urinifères.
- **Une zone centrale**, dite médullaire, où les conduits urinifères sont regroupés pour former les pyramides de Malpighi.
- **Le bassinet**, en forme d'entonnoir, où débouchent tous les conduits et où l'urine est collectée avant de quitter le rein.

L'EXTÉRIEUR DES REINS

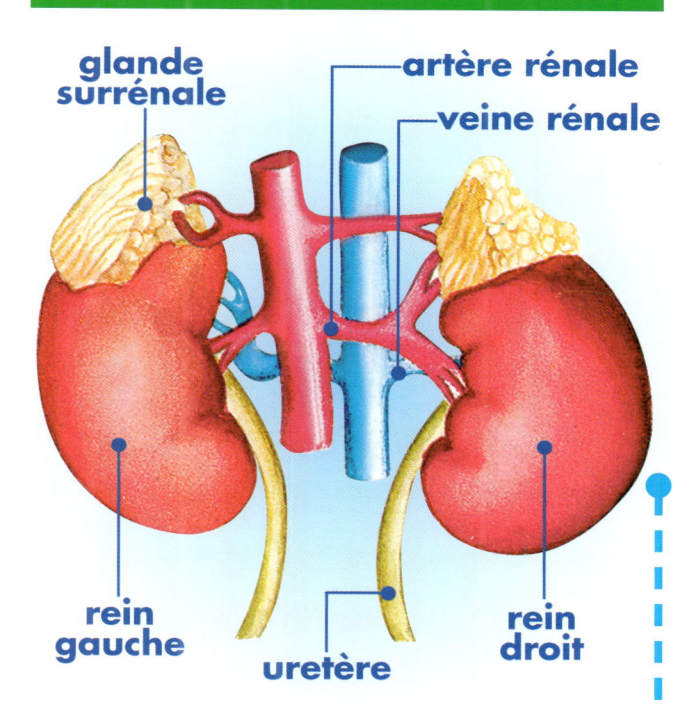

glande surrénale — artère rénale — veine rénale — rein gauche — uretère — rein droit

membrane conjonctive — bassinet — zone corticale — pyramide de Malpighi — artère rénale — veine rénale — uretère — calice rénal

LA GLANDE SURRÉNALE

Sur chaque rein se trouve une sorte de capuchon : il s'agit de la glande surrénale qui a pour fonction la production de plusieurs hormones importantes.

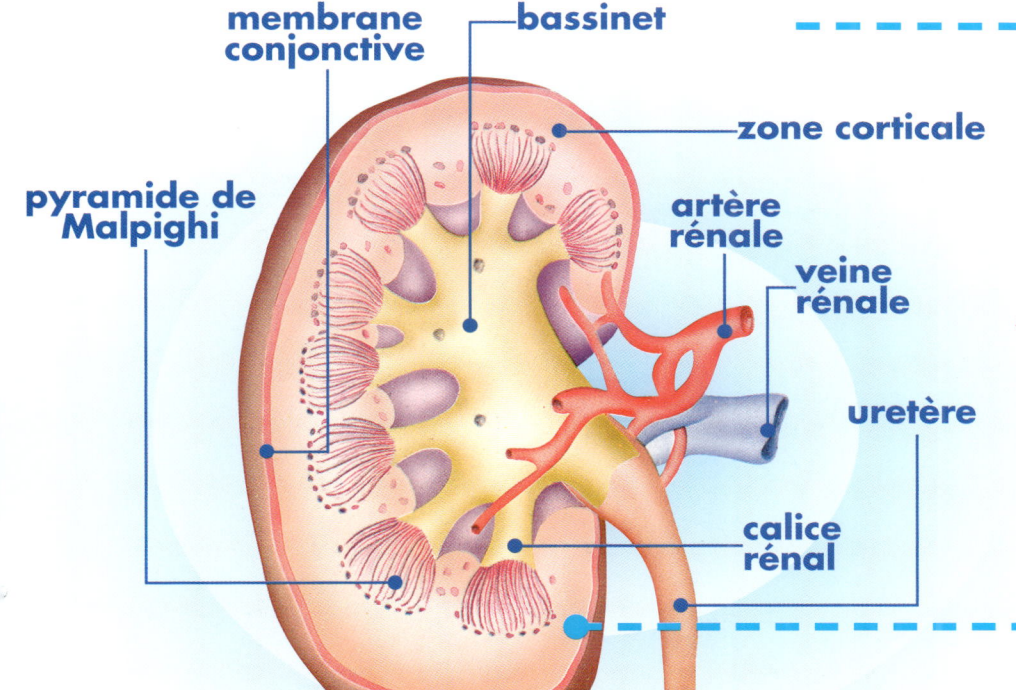

UN ORGANE ESSENTIEL

Le rein est relié à tout le reste de l'organisme. Par l'artère rénale, il reçoit le sang pour le filtrer et le purifier ; il le renvoie ensuite dans le système circulatoire par la veine rénale, et expulse, par ailleurs, les déchets à travers l'uretère.

LE NÉPHRON

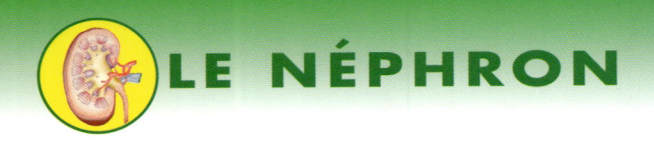

Comment c'est fait

L'unité de base du rein

Le rein est formé de la réunion de nombreux petits organes excréteurs appelés les néphrons. Chaque rein contient plus d'un million de ces unités de filtrage microscopiques où les déchets du sang passent dans les conduits rénaux. Chaque néphron est formé d'un glomérule, constitué d'un réseau de capillaires, et d'un tubule. Le glomérule est recouvert d'une capsule, dite de Bowmann, où est collectée l'urine primitive. Celle-ci est produite par le glomérule qui, dans les vaisseaux capillaires dont il est formé, libère le sang de l'eau en excès et des substances nocives qu'il charrie. Ensuite, filtré et nettoyé, le sang passe dans des veines toujours plus grandes, puis débouche dans la veine rénale qui le conduit jusqu'à la veine cave inférieure, qui va vers le cœur. Les néphrons produisent environ 180 litres d'urine primitive par jour, ce qui donne finalement à peu près 1,5 litre d'urine.

UN RENDEZ-VOUS IMPORTANT

Nos amis les globules rouges font la queue devant les néphrons pour se débarrasser des substances nocives qu'ils transportent. Ainsi, ils seront propres pour aller jusqu'au cœur. Tous ces déchets forment l'urine primitive.

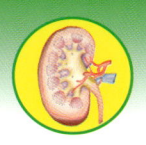

Les parties d'un néphron

Le néphron est un long tube (tubule) urinifère qui part de la zone corticale du rein et qui suit un parcours contourné le conduisant au centre de cet organe, à l'extrémité d'une pyramide de Malpighi. Il commence dans un glomérule enveloppé d'un élargissement du tube urinifère (la capsule de Bowmann), en forme de coupe, qui entoure un réseau fin de capillaires sanguins. Le tube continue ensuite son parcours jusqu'à la région centrale (médullaire) du rein ; il remonte, formant l'anse de Henle, puis retourne vers la région médullaire où il débouche, avec beaucoup d'autres, dans des tubes plus gros qui vont vers le bassinet.

- tube contourné distal
- tube contourné proximal
- vaisseaux capillaires
- glomérule rénal
- artère afférente
- vaisseau artériel
- vaisseau veineux
- tube collecteur
- anse de Henle

LES DÉCHETS

« Dégoûtant ! » Globine est très mécontente d'être souillée par des substances toxiques ! Son compagnon, Hémo, plus âgé, lui explique qu'il s'agit là d'un des inconvénients du métier de globule rouge, mais que le néphron est un moyen efficace de se nettoyer.

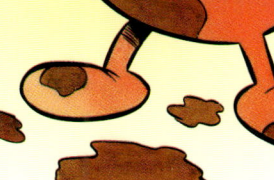

LES GLANDES SURRÉNALES

Comment c'est fait

Cortisone et adrénaline

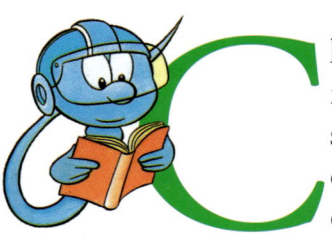

Chacun des deux reins porte une glande surrénale. Celle-ci est composée d'une zone externe, la substance corticale qui fabrique, entre autres, l'hormone appelée cortisone, et d'une zone interne, la substance médullaire qui produit notamment l'adrénaline. La cortisone régule le métabolisme des hydrates de carbone, des protéines et des graisses. Elle contribue aussi à maintenir l'équilibre de la quantité d'eau et de sels minéraux dans l'organisme. L'adrénaline, elle, est une hormone qui prépare l'organisme à affronter des situations périlleuses (elle accélère le rythme cardiaque, dilate les voies aériennes, etc.).

Deux fonctions distinctes

Les glandes surrénales, qui se trouvent sur le sommet des reins, forment une sorte de capuchon et remplissent une fonction double.
Elles sont d'abord productrices de deux hormones distinctes et très importantes : la cortisone et l'adrénaline. Elles jouent également un rôle protecteur : en effet, les glandes surrénales utilisent les substances qu'elles sécrètent pour protéger les reins, organes très fragiles.

substance corticale de la surrénale (produit la cortisone)

substance médullaire de la surrénale (produit l'adrénaline)

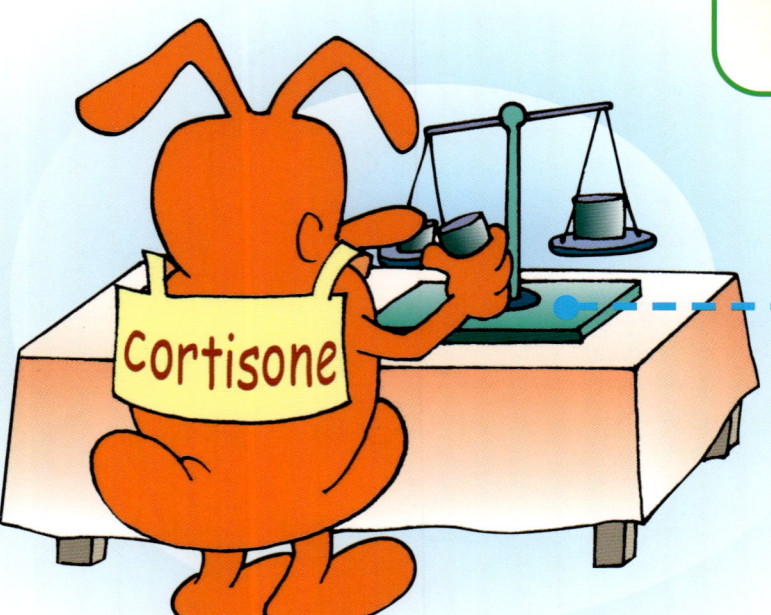

UNE VRAIE BALANCE DE PRÉCISION

Tout comme le fait Globus, la cortisone (une des productions des glandes surrénales) équilibre le niveau de l'eau de l'organisme pour n'en conserver que la quantité nécessaire.

L'anatomie du rein

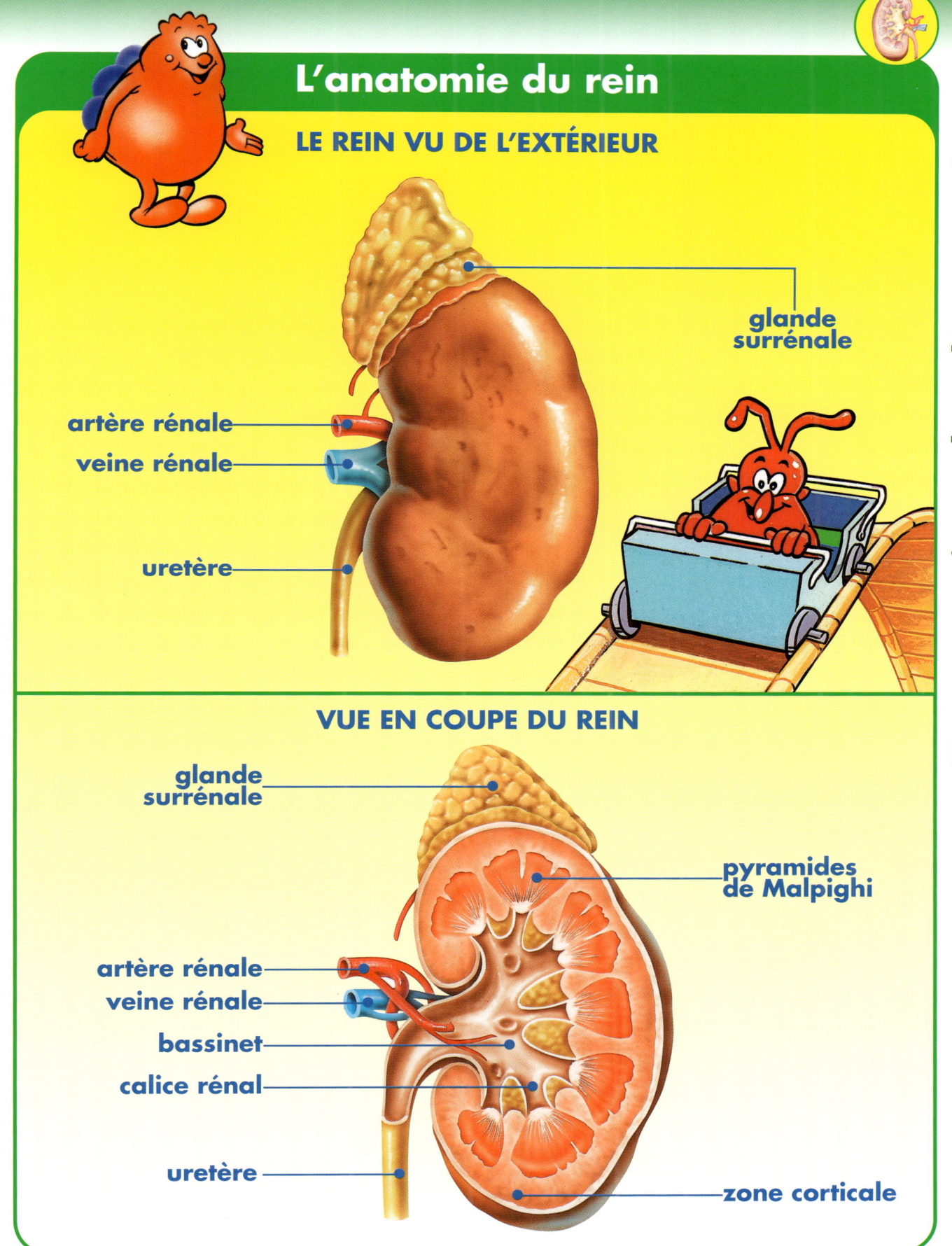

LE REIN VU DE L'EXTÉRIEUR

- glande surrénale
- artère rénale
- veine rénale
- uretère

VUE EN COUPE DU REIN

- glande surrénale
- pyramides de Malpighi
- artère rénale
- veine rénale
- bassinet
- calice rénal
- uretère
- zone corticale

Mon premier atlas d'anatomie

LES VOIES URINAIRES

Comment c'est fait

Les canalisations des reins

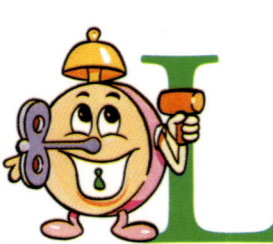

Les voies urinaires sont constituées des canaux et de la cavité qui permettent aux reins d'avoir un débouché sur l'extérieur. Les parois sont faites de trois couches : une muqueuse interne, une couche musculaire et une enveloppe externe. En partant des reins, on trouve d'abord les uretères, qui prennent naissance dans le bassinet des reins : ils s'incurvent vers l'avant puis débouchent dans la vessie. Ces deux canaux mesurent 25 à 30 cm de long ; les contractions des muscles de leurs parois font progresser l'urine vers la vessie.
Celle-ci est un organe creux, une sorte de poche dilatable située derrière le pubis, et destiné à recevoir l'urine que les uretères déversent continuellement. Sa capacité est théoriquement comprise entre 250 et 350 ml ; toutefois, sa grande élasticité lui permet de contenir, dans les situations extrêmes, jusqu'à deux litres d'urine.
L'urètre est le dernier canal des voies urinaires et il a pour fonction l'expulsion de l'urine vers l'extérieur. Sa forme et sa longueur varient en fonction du sexe. Chez la femme, il sert uniquement à rejeter l'urine et il appartient donc exclusivement aux voies urinaires. Chez l'homme, il participe aussi de l'appareil génital puisqu'il véhicule le liquide séminal.

BOUCHONS-NOUS LE NEZ !

L'urée, qui est expulsée avec l'urine, est fortement toxique pour les cellules de l'organisme ; elle contient en effet de l'ammoniac. C'est ce que se dit Hémo qui se bouche le nez pour ne pas en sentir l'odeur désagréable.

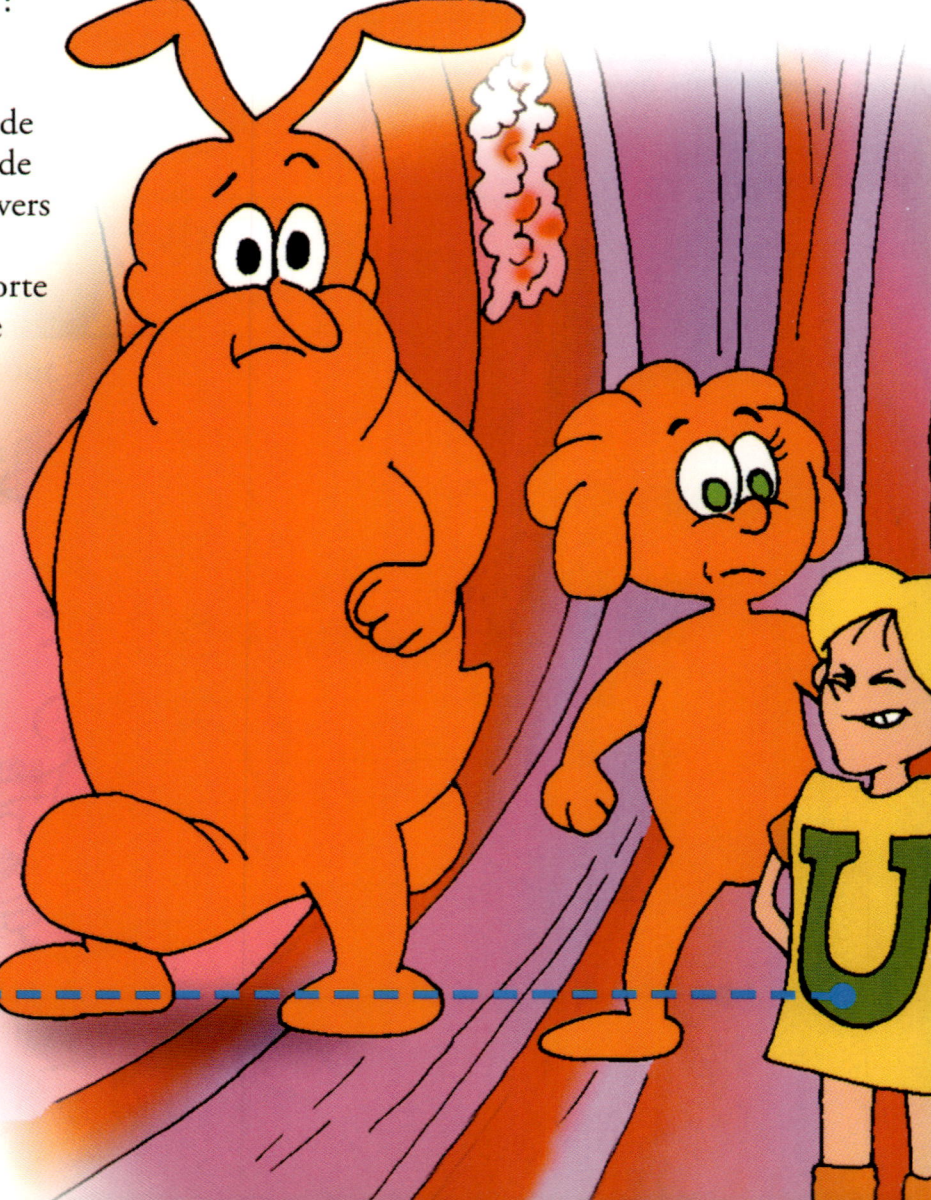

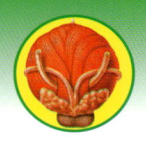

L'APPAREIL URINAIRE

UNE MACHINE À EXPULSER L'URINE

Formé des reins et des voies urinaires, l'appareil urinaire filtre le sang en retenant l'eau en excès et les matières nocives. Ce processus produit l'urine, qui descend par les uretères pour être collectée par la vessie ; elle est finalement rejetée à l'extérieur par l'urètre.

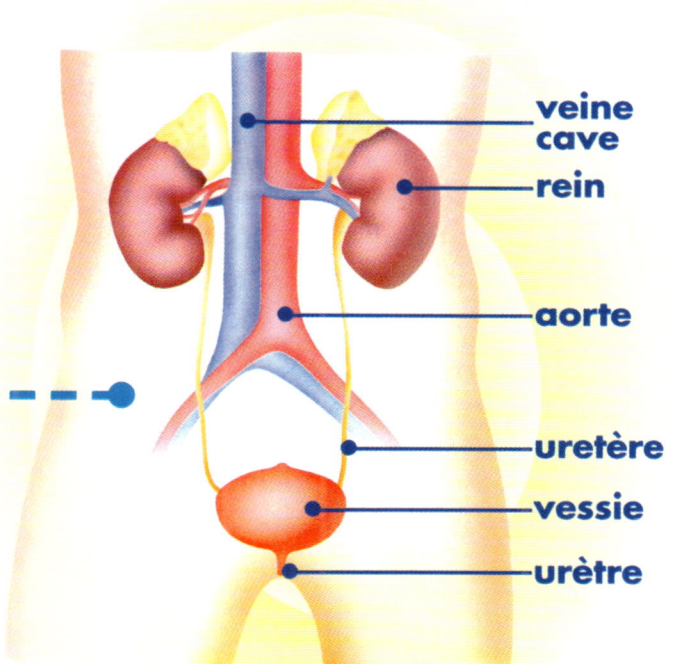

- veine cave
- rein
- aorte
- uretère
- vessie
- urètre

J'EXIGE UNE BOUÉE !

Le détestable Nabot a été piégé par les reins ! Il se retrouve dans la vessie où il tente de surnager. Mais il va être emporté par le flot de l'urine et expulsé de l'organisme.

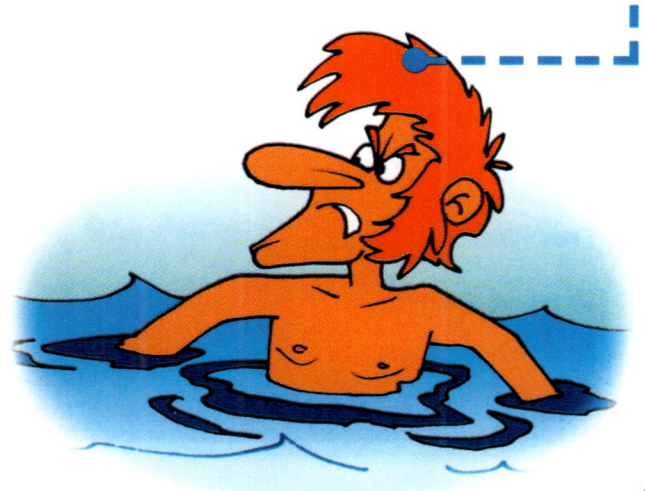

205

LA FORMATION DE L'URINE

Comment ça fonctionne

Le long travail de filtrage

Le mécanisme de la formation de l'urine est beaucoup plus complexe que tu ne le supposes. La première étape est le filtrage du sang qui le purifie des matières toxiques produites par le métabolisme des cellules, en particulier de toute trace, même minime, d'urée, substance qui provient de la digestion des protéines. En même temps que l'urée, une grande quantité d'eau et de sels minéraux passe des capillaires sanguins aux tubes urinifères. Ce liquide est collecté dans la capsule de Bowmann (membrane souple qui enveloppe le glomérule rénal) : ce qui peut encore être utilisé par l'organisme est alors réabsorbé dans la zone du tube urinifère située immédiatement sous l'anse de Henle. Au-delà, dans la dernière partie du tube, se forme ce que l'on appelle l'urine définitive, composée des substances toxiques pour l'organisme et d'une quantité d'eau suffisante pour les dissoudre. Il s'agit donc d'un produit de déchet, qui va être éliminé par la miction.

UN LONG PARCOURS

À l'intérieur de la capsule de Bowmann, nos amis les globules rouges se nettoient de toutes les saletés accumulées. Ensuite, après un parcours aussi complexe que des montagnes russes, ils sont sur le point de revenir dans les vaisseaux sanguins, libérés d'un poids inutile. En tout cas, ils ont l'air de bien s'amuser !

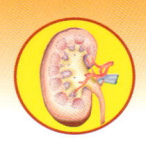

Le glomérule rénal

Ce schéma montre la coupe d'un glomérule rénal et de la capsule de Bowmann. Les déchets passent à travers les parois des capillaires du glomérule. Le liquide, ainsi filtré, arrive dans le tube proximal dans lequel les substances encore utilisables sont réabsorbées et retournent dans le flux sanguin. Les flèches montrent le sens du parcours.

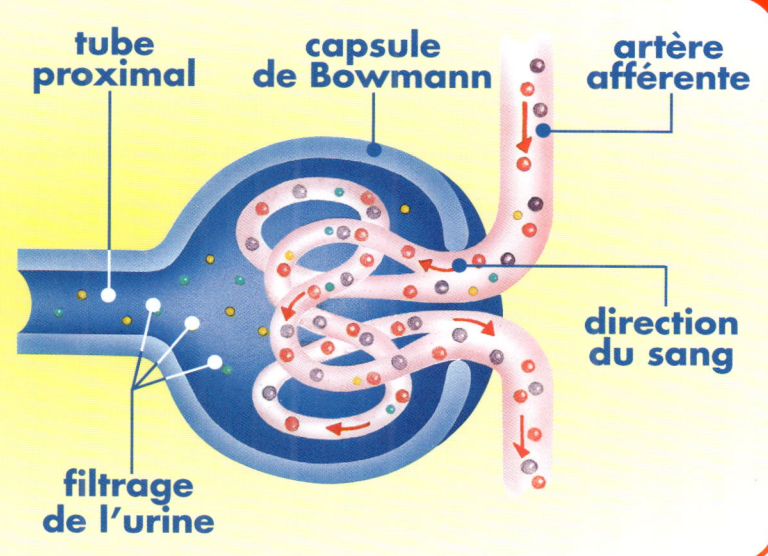

- tube proximal
- capsule de Bowmann
- artère afférente
- direction du sang
- filtrage de l'urine

UN DÉCHET TENACE

Presque arrivés à la fin du parcours, nos amis se sentent propres ; pourtant, une molécule tenace n'a pas encore lâché prise !

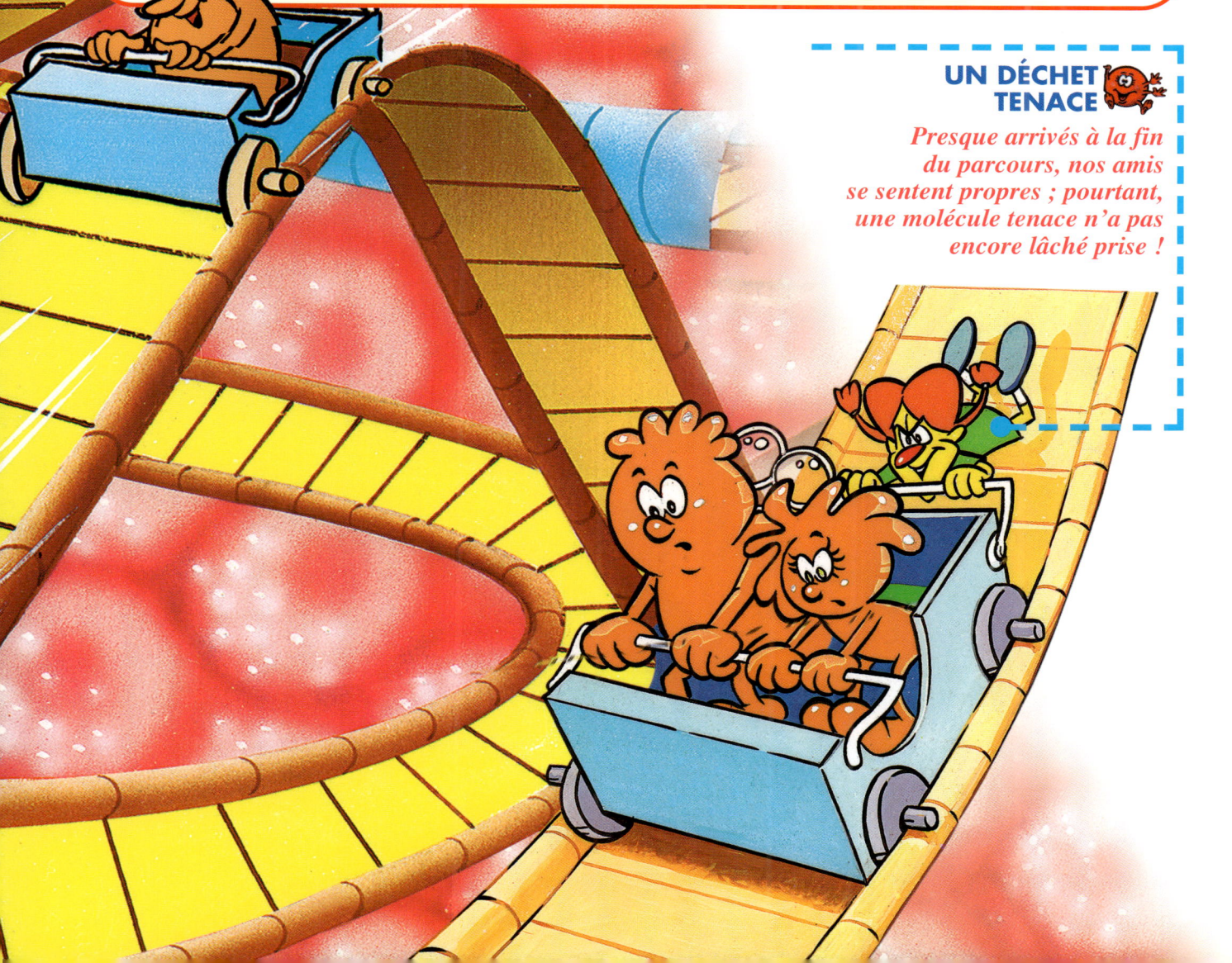

LA COMPOSITION DE L'URINE

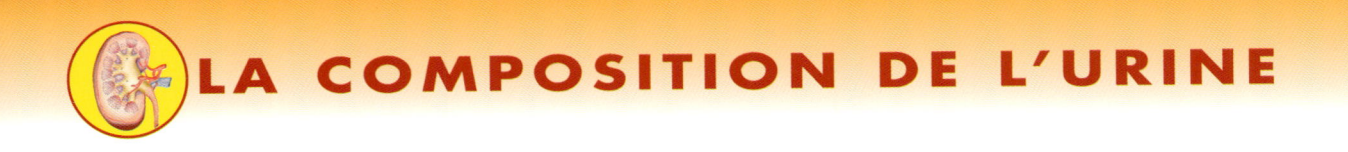

Comment ça fonctionne

Eau, sels et matières organiques

L'eau, qui constitue la plus grande partie de l'urine, contient de nombreux éléments dissous, notamment des sels, l'urée et une substance jaunâtre qui provient du foie. En 24 heures, les reins produisent environ 180 litres d'urine primitive, c'est-à-dire près de 1 litre en 10 minutes. 99% de ce liquide repasse dans le sang et il reste l'urine, dont le tableau ci-dessous indique la composition. Si l'urine contient aussi certaines substances, notamment de l'albumine, du glucose ou des graisses, on peut suspecter une maladie. C'est ainsi que l'albumine, protéine produite par le foie, apparaît dans l'urine quand les capillaires du glomérule effectuent mal le filtrage, et la présence de glucose révèle que celui-ci est contenu en excès dans le sang.

L'EXAMEN DE L'URINE

L'analyse chimique de l'urine peut être utile pour diagnostiquer diverses maladies. Dans certains cas, il faut effectuer une analyse plus poussée. La culture urinaire permet de diagnostiquer une infection urinaire.

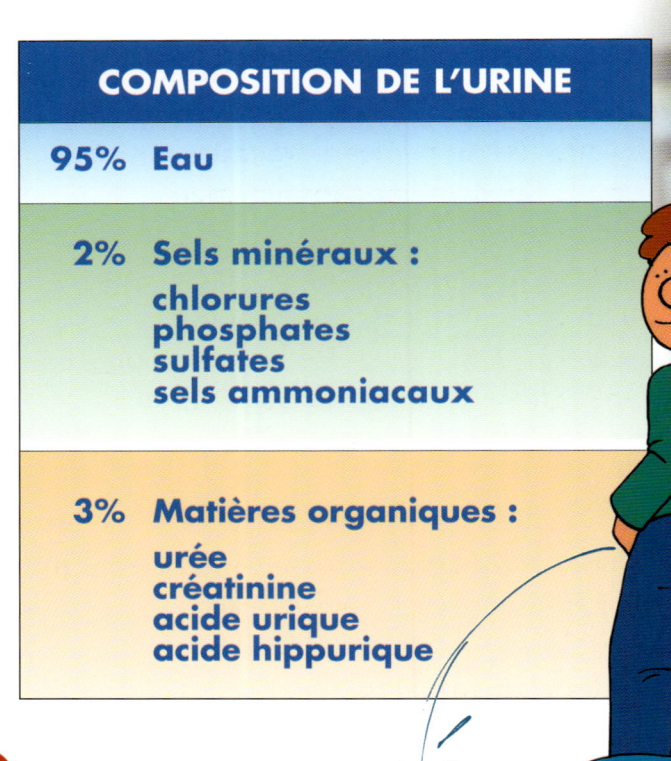

COMPOSITION DE L'URINE

95%	Eau
2%	Sels minéraux : chlorures, phosphates, sulfates, sels ammoniacaux
3%	Matières organiques : urée, créatinine, acide urique, acide hippurique

208

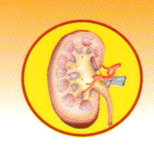

Hormones révélateurs

L'analyse de l'urine peut révéler également la présence d'hormones absorbées par le sujet ou produites par l'organisme sous certaines conditions. Dans le domaine du sport, elle permet de savoir si un athlète s'est dopé pour améliorer ses performances. C'est aussi l'analyse d'urine qui donne aux femmes la possibilité de savoir si elles sont enceintes : en effet, le placenta produit alors des hormones appelées gonadotropes chioniques humaines (HCG) qui apparaissent dans les urines quelques jours après la conception.

Les analyses d'urine

Les analyses d'urine sont effectuées dans les laboratoires médicaux. Elles permettent de contrôler l'éventuelle présence de substances qui ne devraient pas être filtrées par les glomérules, ou qui sont habituellement complètement réabsorbées dans le tubule du rein. Lorsque ces substances sont détectées dans l'urine, on en conclut que quelque chose ne va pas. L'analyse peut aussi porter sur ce qu'on appelle les « sédiments », c'est-à-dire la partie solide de l'urine que l'on obtient à l'aide d'un centrifugeur. L'examen au microscope peut détecter une quantité trop importante de globules rouges et blancs, qui sont en général rares dans l'urine. C'est le signe d'une maladie des reins ou des voies urinaires.

L'APPAREIL GÉNITAL FÉMININ

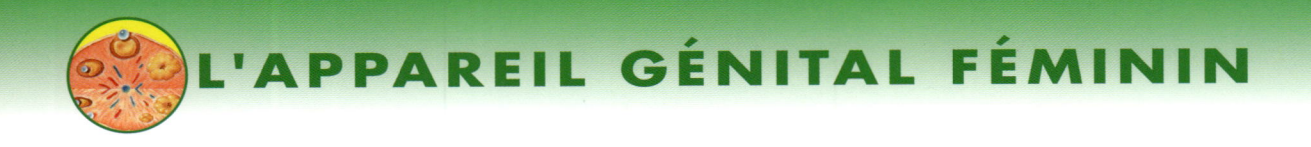

Les organes de la reproduction

L'appareil reproducteur féminin est constitué de divers organes, à la fois internes et externes. Ce sont les ovaires qui, par un processus appelé « ovogenèse », produisent les ovules, ou cellules œufs, susceptibles d'être fécondés par un spermatozoïde pour donner naissance à un embryon. Avec un diamètre d'environ 0,1 mm, l'ovule est plus gros que les autres cellules de l'organisme. En effet, il contient une grande quantité de matières nutritives, nécessaires à la première phase de développement du nouvel être. Celui-ci, pendant la période de neuf mois correspondant à la grossesse, est établi dans l'utérus, organe creux, en forme de poche, relié en bas au vagin par le canal du col utérin et aux deux trompes de Fallope dans sa partie supérieure. Chacune de ces trompes communique avec un ovaire,

L'APPAREIL REPRODUCTEUR DE LA FEMME

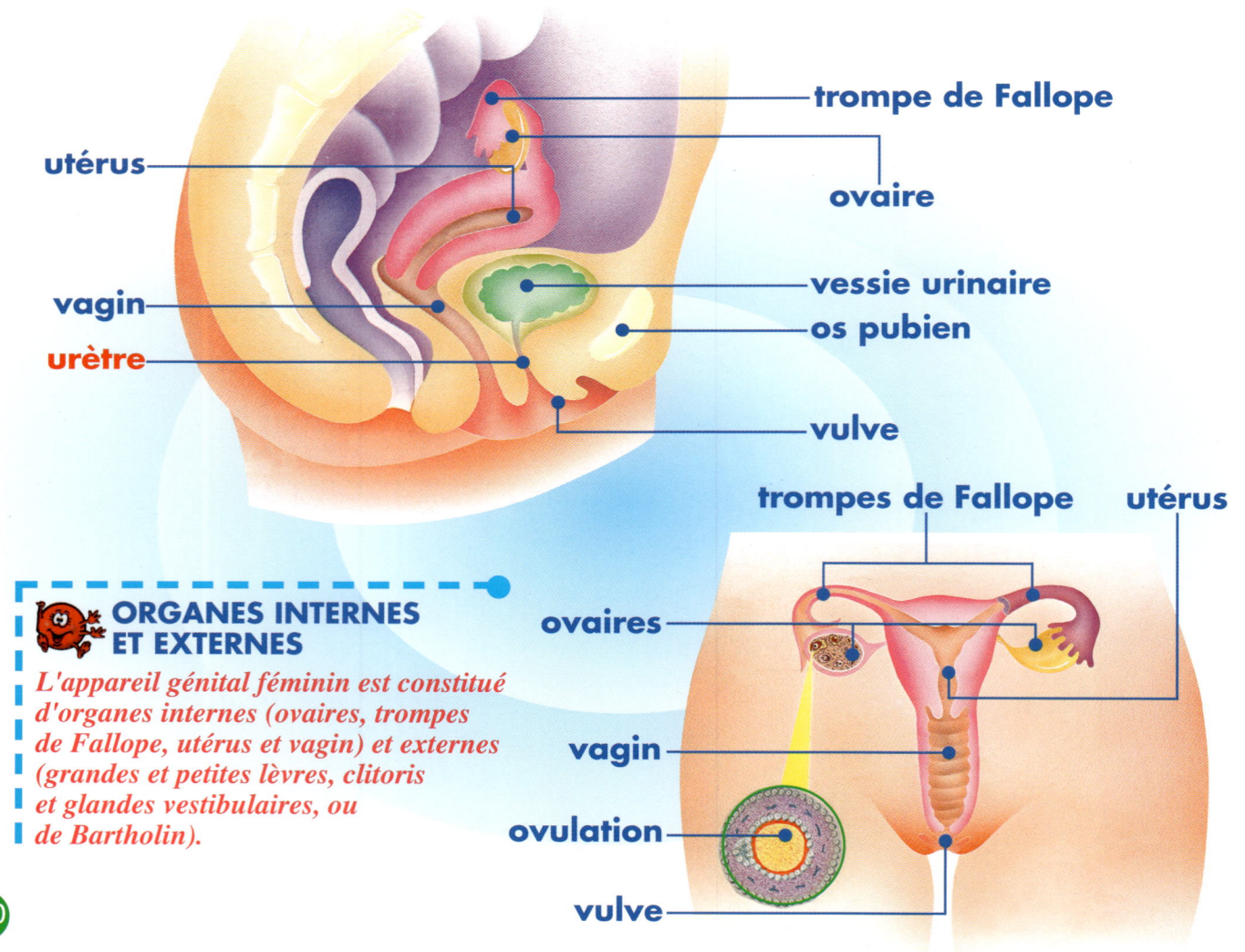

- utérus
- vagin
- urètre
- trompe de Fallope
- ovaire
- vessie urinaire
- os pubien
- vulve
- trompes de Fallope
- utérus
- ovaires
- vagin
- ovulation
- vulve

ORGANES INTERNES ET EXTERNES

L'appareil génital féminin est constitué d'organes internes (ovaires, trompes de Fallope, utérus et vagin) et externes (grandes et petites lèvres, clitoris et glandes vestibulaires, ou de Bartholin).

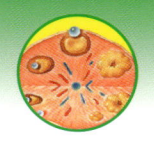

lieu de rencontre entre l'ovule et le spermatozoïde au moment de la fécondation. Le dernier organe interne est le vagin, qui s'étend depuis l'utérus jusqu'à la zone génitale externe qui, dans sa totalité, porte le nom de vulve.

CONTRÔLES PÉRIODIQUES
Au cours de la puberté, l'appareil génital est le théâtre de nombreux changements. C'est pourquoi il est conseillé de consulter régulièrement un médecin pour s'assurer que tout va bien.

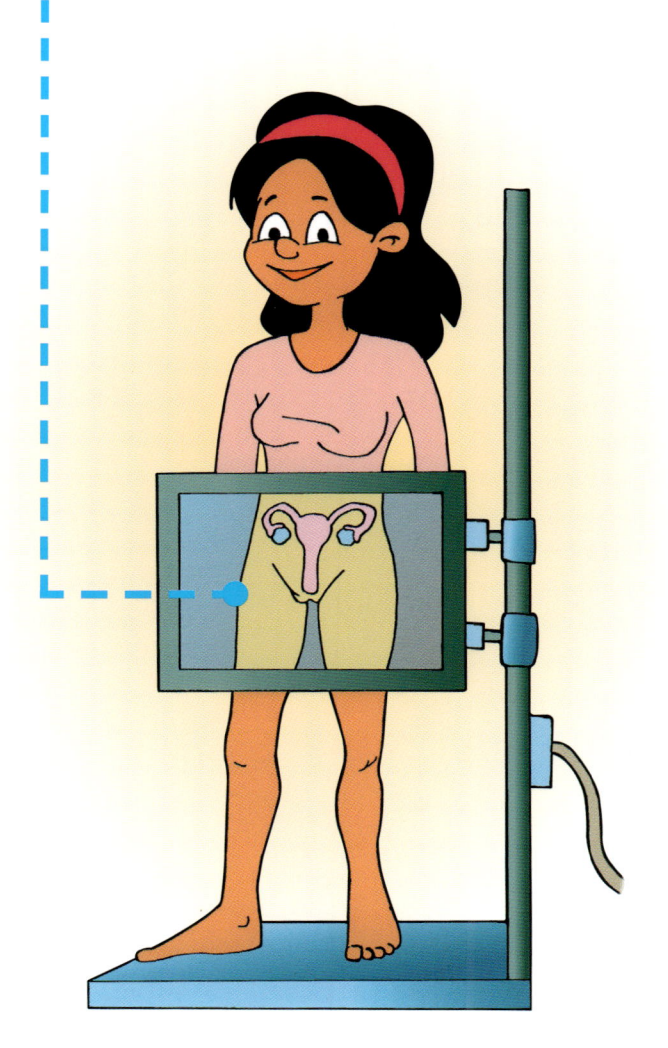

Les trompes de Fallope

Appelées aussi trompes utérines, il s'agit de conduits de 10 à 12 cm de long, reliant les ovaires à l'utérus. La partie terminale, en forme d'entonnoir et débouchant sur l'ovaire, se nomme l'infundibulum, et c'est la « porte d'entrée » de l'ovule. C'est là que celui-ci commence son parcours en direction de l'utérus, au cours duquel il peut être fécondé par un spermatozoïde.

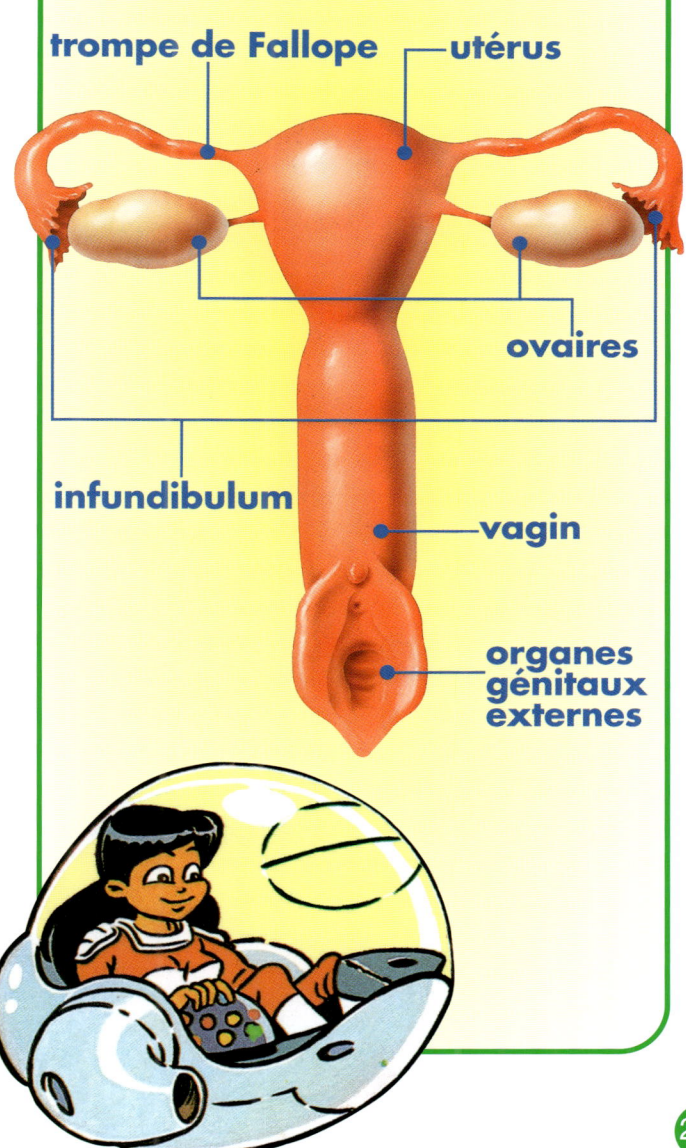

- trompe de Fallope
- utérus
- ovaires
- infundibulum
- vagin
- organes génitaux externes

L'APPAREIL GÉNITAL MASCULIN

Comment c'est fait

Essentiellement des organes externes

Les organes génitaux de l'homme sont en grande partie externes. Les deux testicules de forme ovoïde, qui produisent les spermatozoïdes, sont contenus dans un sac, le scrotum, au-dessous du pénis. Par l'intermédiaire d'un tube appelé « conduit déférent », ils sont reliés à l'urètre qui se prolonge à l'intérieur du pénis. C'est ce dernier organe qui dépose, à l'intérieur du vagin féminin, des spermatozoïdes qui nagent dans le liquide séminal, ou sperme, produit par les vésicules séminales, par la prostate et par les glandes de Cowper.

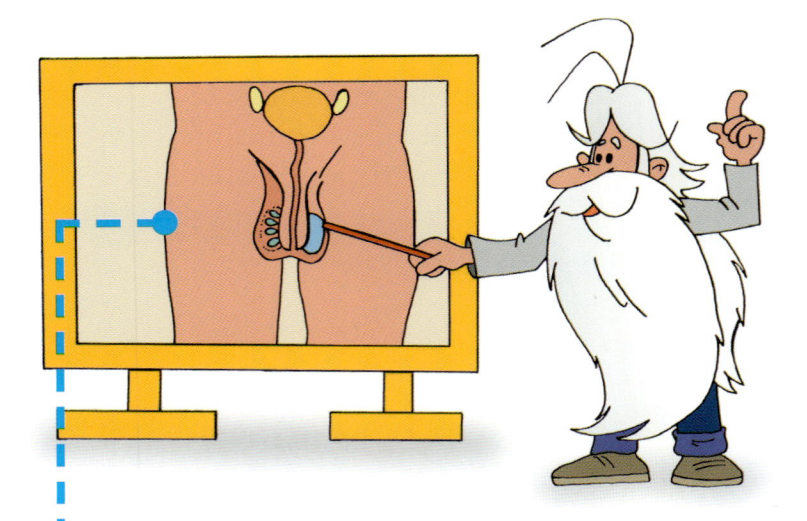

LA PRODUCTION DES SPERMATOZOÏDES

Sur ce tableau représentant les organes génitaux masculins externes, Maestro montre un testicule, l'organe qui produit les spermatozoïdes, c'est-à-dire les gamètes mâles.

L'APPAREIL GÉNITAL DE L'HOMME

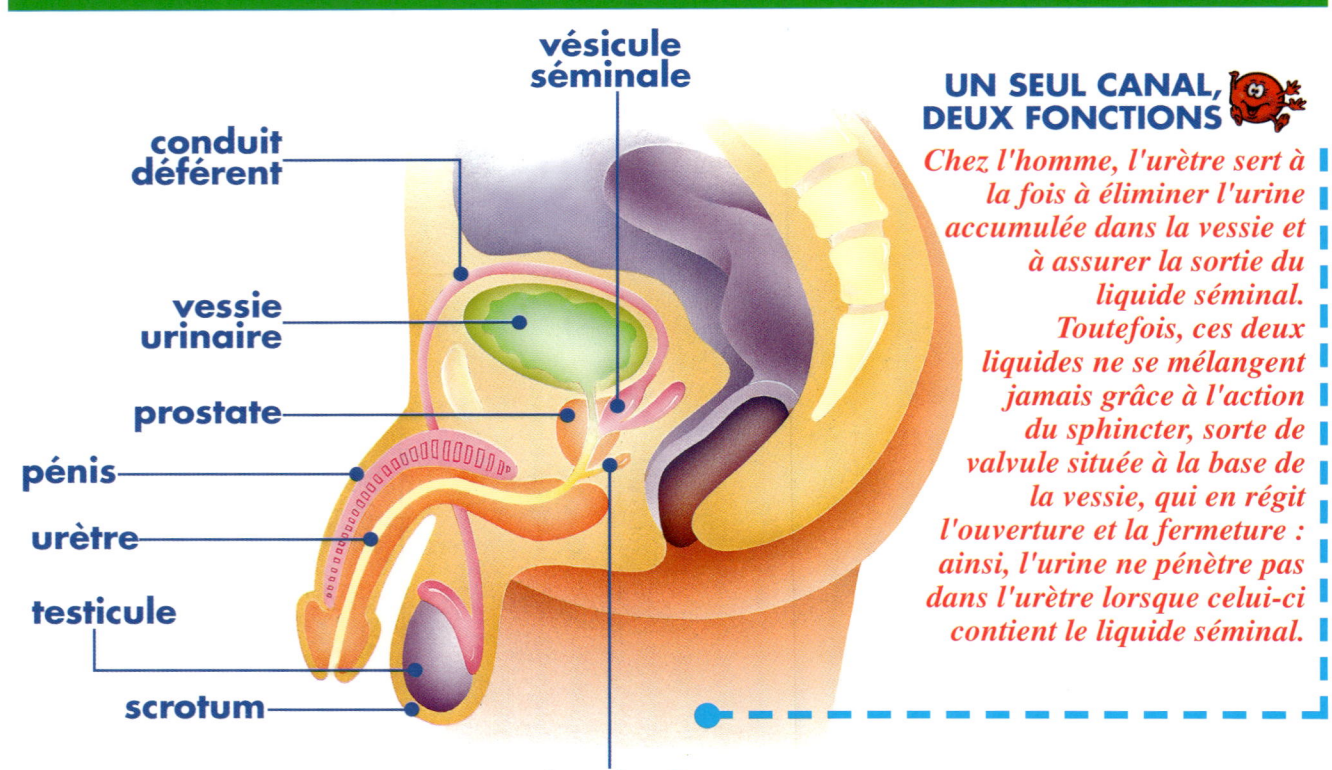

- vésicule séminale
- conduit déférent
- vessie urinaire
- prostate
- pénis
- urètre
- testicule
- scrotum
- glande de Cowper

UN SEUL CANAL, DEUX FONCTIONS

Chez l'homme, l'urètre sert à la fois à éliminer l'urine accumulée dans la vessie et à assurer la sortie du liquide séminal. Toutefois, ces deux liquides ne se mélangent jamais grâce à l'action du sphincter, sorte de valvule située à la base de la vessie, qui en régit l'ouverture et la fermeture : ainsi, l'urine ne pénètre pas dans l'urètre lorsque celui-ci contient le liquide séminal.

Les organes reproducteurs

LES ORGANES FÉMININS

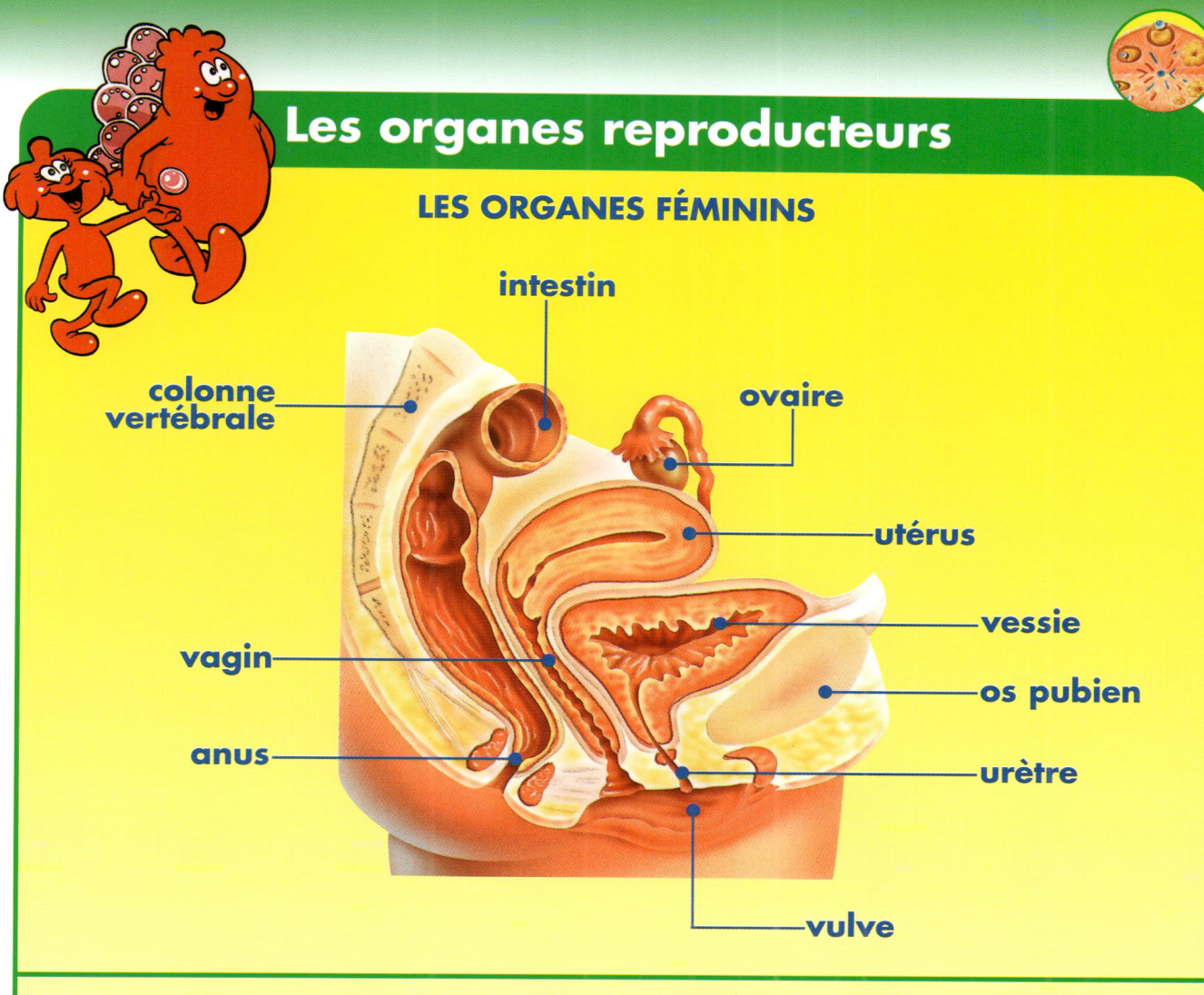

- intestin
- colonne vertébrale
- ovaire
- utérus
- vessie
- vagin
- os pubien
- anus
- urètre
- vulve

LES ORGANES MASCULINS

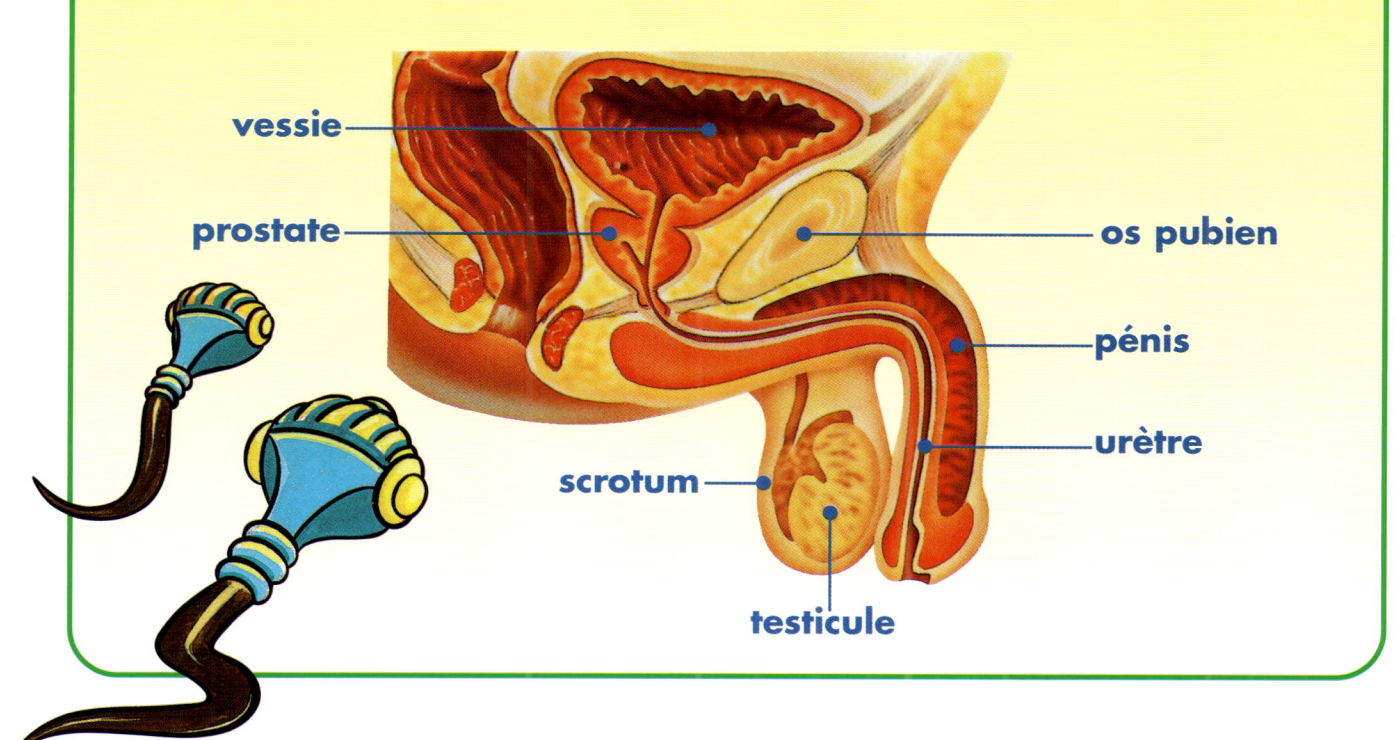

- vessie
- prostate
- os pubien
- pénis
- urètre
- scrotum
- testicule

Mon premier atlas d'anatomie

LES GLANDES GÉNITALES

Comment ça fonctionne

Les testicules et les ovaires

Les deux testicules sont les gonades, c'est-à-dire les glandes génitales mâles. De forme ovoïde et longs de 4 ou 5 cm, ils sont contenus dans une sorte de sac, appelé scrotum, situé à l'extérieur de la cavité abdominale, qui sert en particulier à réguler leur température. Ils produisent les hormones sexuelles et les spermatozoïdes. Les deux ovaires, ou gonades femelles, en forme d'amande, sont situés dans la zone inférieure de l'abdomen et sont longs de 2,5 à 5 cm. Dans l'ovaire, on distingue une zone externe, ou corticale, et une zone interne, ou médullaire. La première présente des cavités, les follicules, contenant les cellules sexuelles, les ovules, en cours de développement. La seconde est formée d'un tissu conjonctif riche en vaisseaux sanguins et en nerfs.

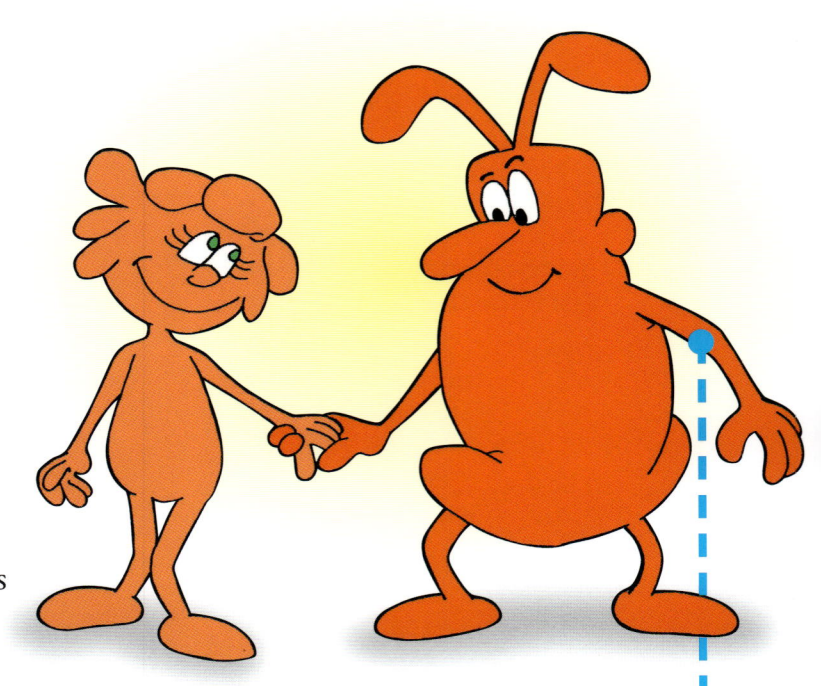

HORMONES MÂLES ET FEMELLES

Les hormones produites par les systèmes génitaux femelle et mâle sont à l'origine de l'attirance entre les sexes.

LES GONADES

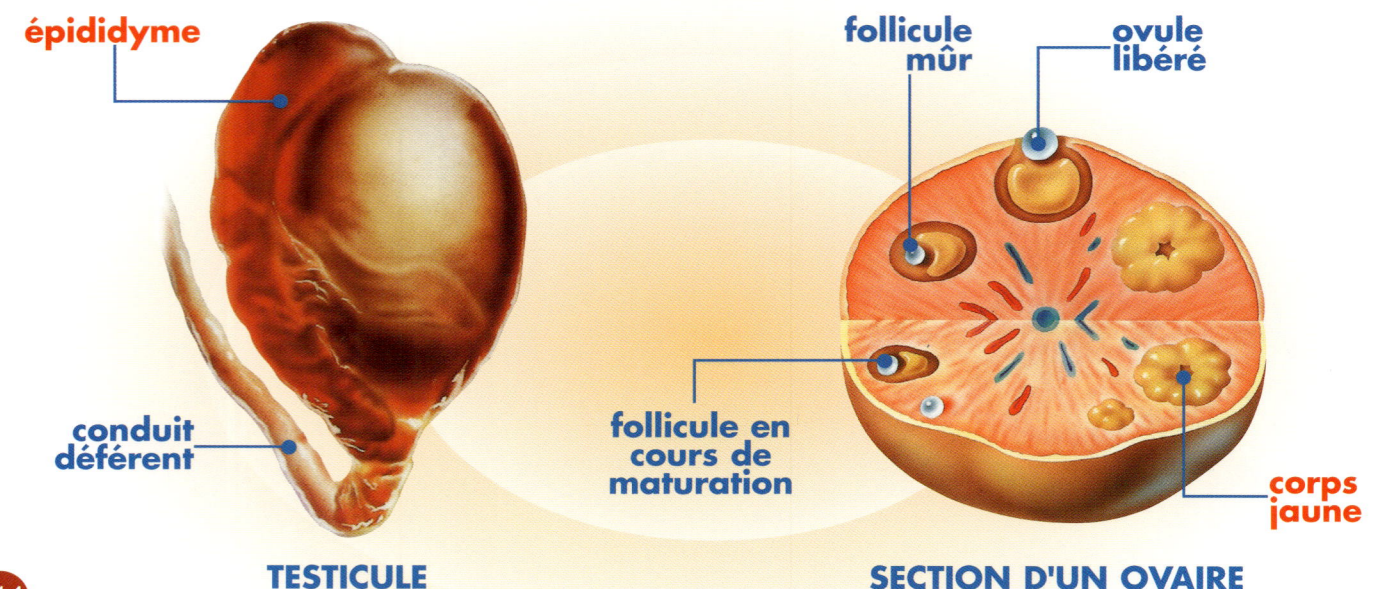

TESTICULE
- épididyme
- conduit déférent

SECTION D'UN OVAIRE
- follicule mûr
- ovule libéré
- follicule en cours de maturation
- corps jaune

214

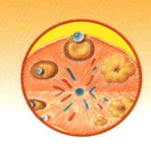

Spermatozoïdes en quantité !

Les spermatozoïdes ont été découverts en 1667 par Antonie Van Leeuwenhoek, l'inventeur du microscope. On a calculé que 120 millions d'entre eux arrivent chaque jour à maturité dans l'organisme mâle, et qu'un millilitre de sperme en contient environ 100 millions. Pour avoir une idée de leur extrême petitesse, imagine qu'il en faudrait 40, disposés en longueur, avec le flagelle (c'est-à-dire le prolongement en forme de queue qui leur donne leur mobilité), pour atteindre l'épaisseur d'une tête d'épingle. Ils sont extrêmement rapides puisqu'ils parcourent les presque 10 cm séparant l'utérus de la trompe de Fallope à la vitesse de 3 mm à la minute. Pas mal pour ces minuscules particules !

3 MM/MIN

Les hormones sexuelles

Les androgènes, dont la principale est la testostérone, sont des hormones qui déterminent les désirs sexuels, chez l'homme comme chez la femme. Dans le premier cas, ils sont essentiellement produits par les testicules et, dans une moindre mesure, par les glandes surrénales. Chez la femme, la testostérone et les autres androgènes sont produits en petite quantité par les ovaires, et aussi par les surrénales. En effet, le maintien de la libido (désirs sexuels) féminin n'exige qu'une petite quantité de cette hormone.

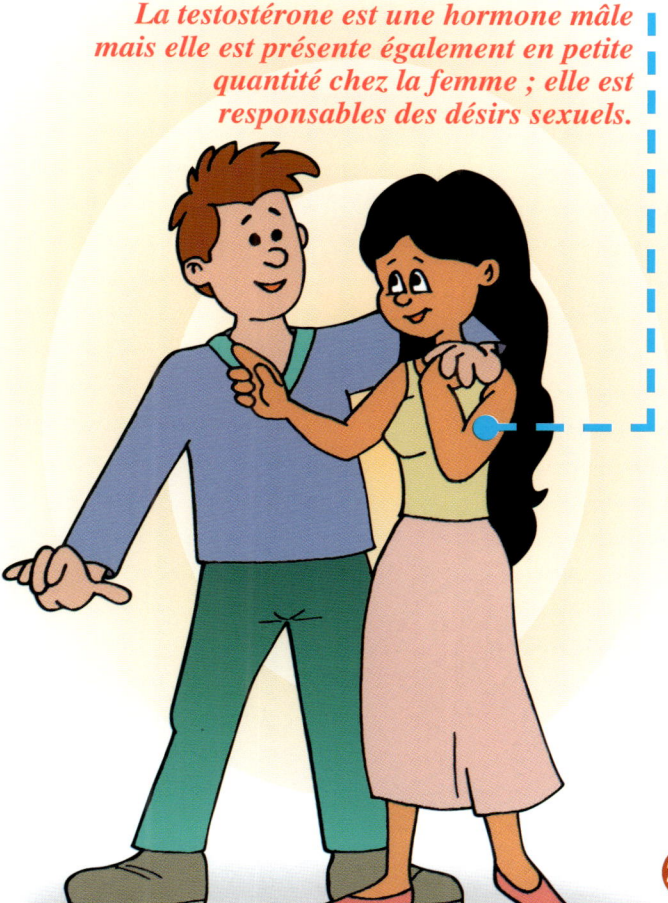

LA TESTOSTÉRONE

La testostérone est une hormone mâle mais elle est présente également en petite quantité chez la femme ; elle est responsables des désirs sexuels.

215

LES SPERMATOZOÏDES

Comment ça fonctionne

Des cellules minuscules

Les spermatozoïdes sont fabriqués au cours d'un processus, la spermatogenèse, qui se déroule dans les testicules. Ces derniers, chez l'adulte, contiennent un milliard de spermatogonies, ou cellules germinales immatures, et peuvent produire 120 millions de spermatozoïdes par jour, longs de 50 à 60 microns, comportant une tête, un cou, une pièce intermédiaire et une queue.

• La tête est la zone la plus grande puisqu'elle mesure entre 3 et 5 microns. Elle est coiffée par l'acrosome, organe riche en énergie et contenant des enzymes dont le spermatozoïde aura besoin pour pénétrer dans l'ovule féminin.

• Le cou est la petite zone située entre la tête et la pièce intermédiaire ; c'est là que commencent les fibrilles de la queue.

• La partie intermédiaire est longue de 6 microns et contient un filament central contractile, entouré des mitochondries, enroulées en spirale, qui fournissent l'énergie pour mouvoir la queue.

• La queue, ou flagelle, longue et souple, est formée d'un filament central de nature protéique, entouré d'une gaine protectrice. Le spermatozoïde peut se diriger vers l'ovule grâce aux mouvements en coup de fouet du flagelle.

UNE COURSE DE VITESSE

Après une longue course, les spermatozoïdes se présentent devant un ovule prêt pour la fécondation, dont les portes sont ouvertes. De nombreux concurrents se précipitent mais seul le premier pourra pénétrer. En réalité, de nombreux spermatozoïdes s'unissent pour ouvrir une brèche dans l'ovule, afin que l'un d'eux puisse entrer.

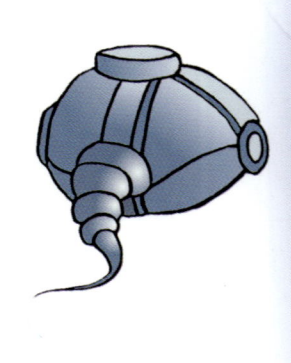

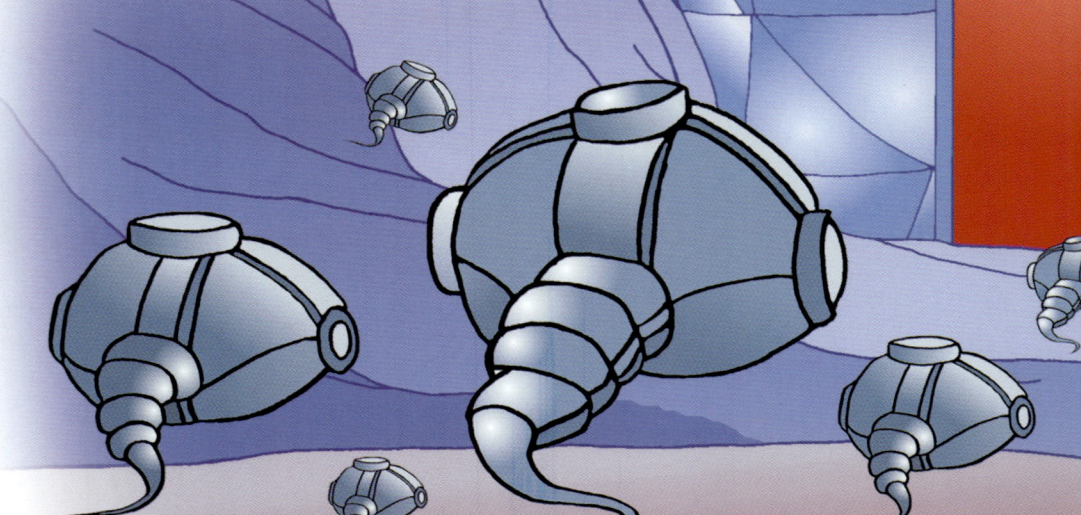

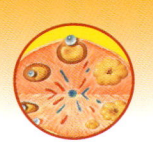

Anatomie d'un spermatozoïde

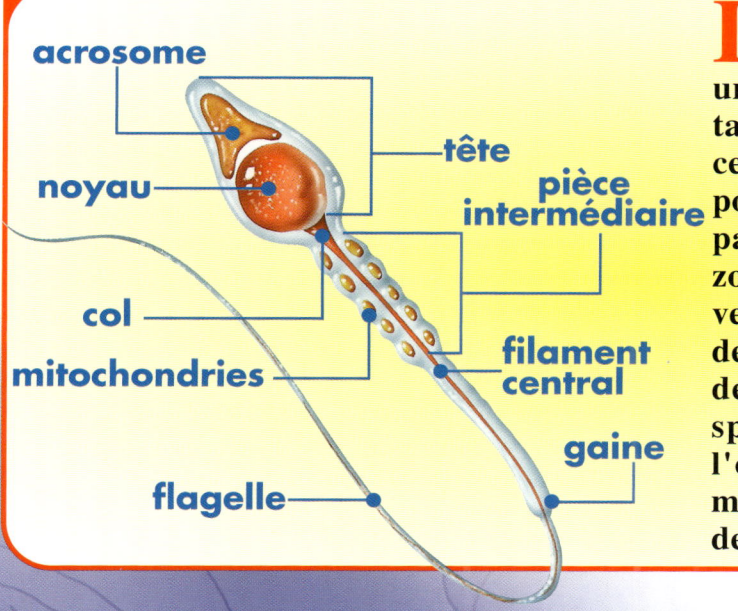

- acrosome
- noyau
- col
- mitochondries
- flagelle
- tête
- pièce intermédiaire
- filament central
- gaine

Le spermatozoïde est équipé pour « nager » dans le liquide séminal et, une fois introduit dans l'appareil génital féminin, pour atteindre l'ovule, grâce aux mouvements de son flagelle, et pour le féconder. Mais les choses ne sont pas si simples. Pour qu'un spermatozoïde féconde un ovule, afin qu'un nouvel être se forme, il est nécessaire que les deux éléments se rencontrent au cours de l'ovulation. Parmi les millions de spermatozoïdes qui se dirigent vers l'ovule, un seul pourra pénétrer la membrane de ce dernier pour le féconder.

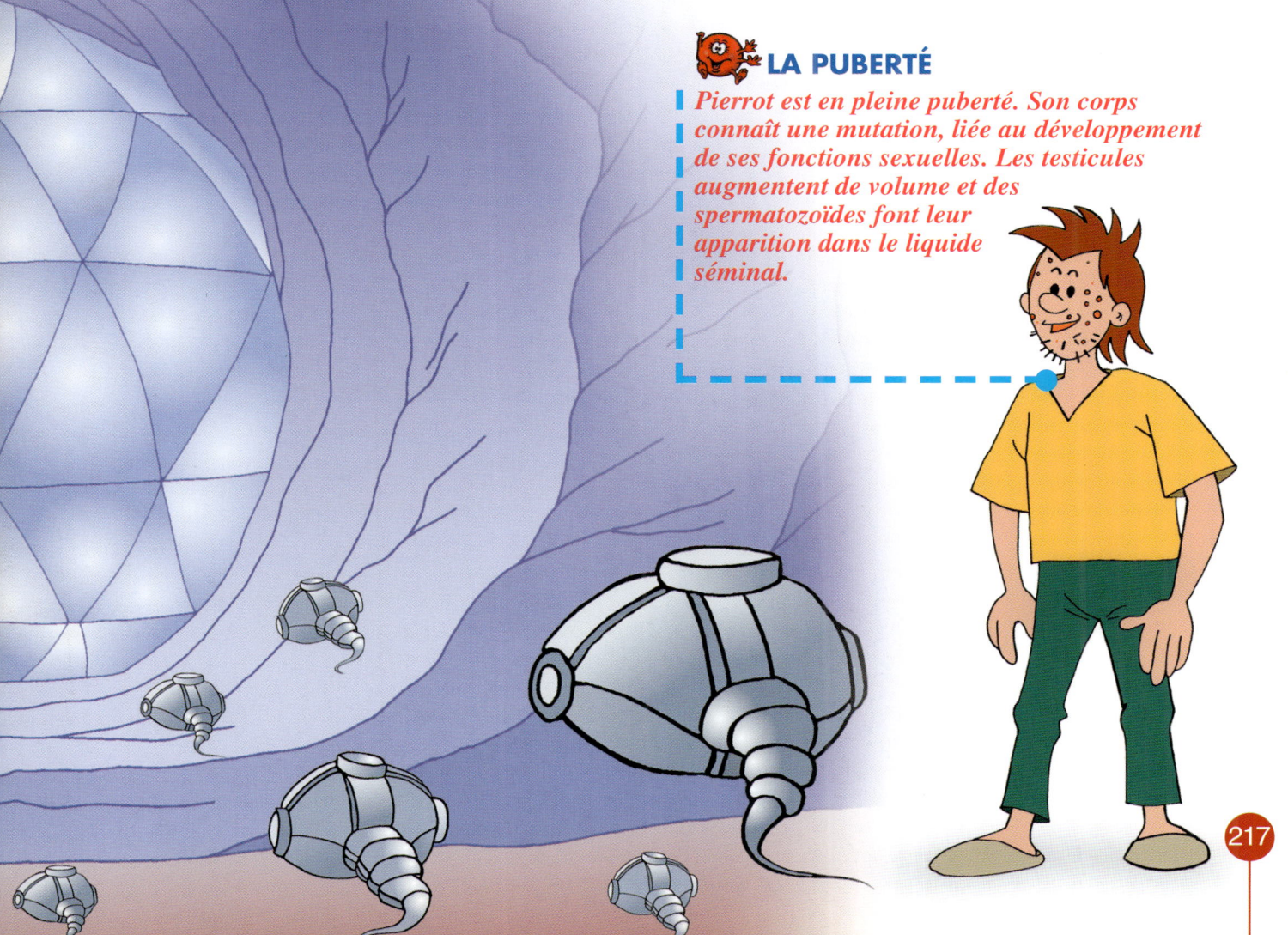

LA PUBERTÉ

Pierrot est en pleine puberté. Son corps connaît une mutation, liée au développement de ses fonctions sexuelles. Les testicules augmentent de volume et des spermatozoïdes font leur apparition dans le liquide séminal.

LE CYCLE MENSTRUEL

Comment ça fonctionne

La fertilité

Une fois par mois, lors de la phase de l'==ovulation==, un des ovaires libère un ovule. Le voyage vers l'utérus, dans la trompe de Fallope, dure deux à trois jours. Une hormone (la progestérone), sécrétée au cours de cette période, rend la couche interne de l'utérus spongieuse afin qu'elle puisse recevoir l'ovule fécondé. Mais au bout de quinze jours, s'il n'y a pas fécondation, la production de progestérone s'interrompt et la paroi de l'utérus desquame, provoquant la rupture de quelques vaisseaux sanguins. L'ovule est alors expulsé par le vagin, avec les restes de la ==muqueuse utérine== et une petite quantité de sang : c'est la menstruation, d'une durée de trois à cinq jours, qui est suivie d'un nouveau cycle.

UNE PÉRIODE DE 28 JOURS

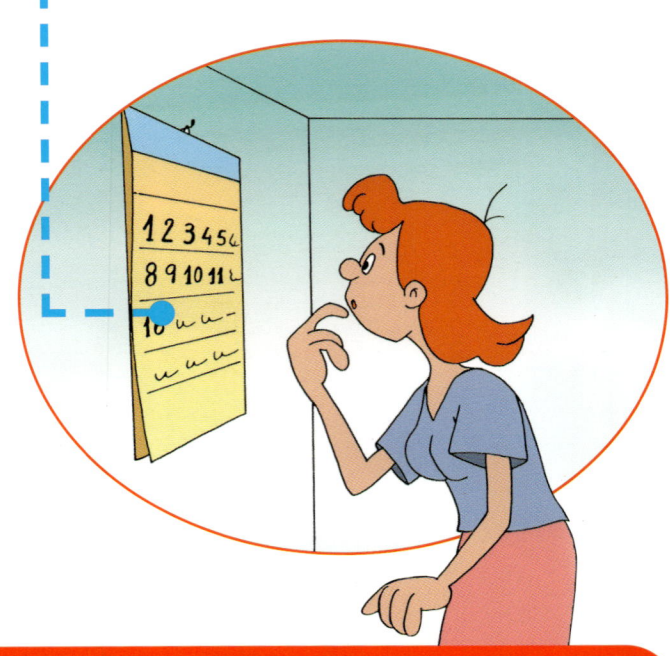

Chez la femme, la menstruation survient tous les 28 jours. Un retard peut être dû à une irrégularité du cycle ou à la fécondation de l'ovule : la personne est alors enceinte. C'est pourquoi Kira consulte le calendrier : elle veut savoir de combien de jours est le retard.

Un cycle régulier

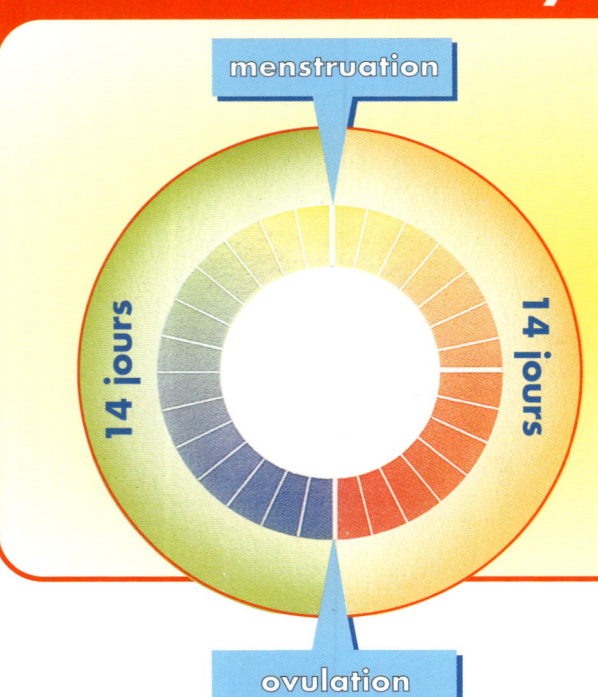

menstruation

14 jours — 14 jours

ovulation

Ce schéma illustre le cycle menstruel : après la menstruation, grâce aux hormones produites par l'hypophyse et par les ovaires, la muqueuse de l'utérus, après s'être amincie, commence à se régénérer et gagne en épaisseur pour favoriser l'implantation de l'ovule fécondé. Vers le 14e jour, l'ovulation intervient alors que la muqueuse continue à s'épaissir. Si la fécondation ne se produit pas, l'endomètre, c'est-à-dire la couche superficielle de la muqueuse utérine, se desquame, et la menstruation suivante commence.

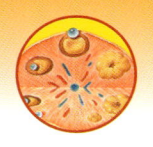

1 ovulation : un ovule est libéré par l'ovaire et entre dans la trompe de Fallope

2 l'ovule parcourt la trompe de Fallope et les parois de l'utérus deviennent spongieuses

3 menstruation : l'ovule non fécondé est expulsé avec les couches superficielles de la muqueuse utérine

Une petite hémorragie

À partir de la puberté (c'est-à-dire vers 12 ou 13 ans), les femmes ont une émission de sang par le vagin toutes les quatre semaines. C'est la menstruation, d'une durée de trois à cinq jours. Cet événement est parfois accompagné de petits troubles qui n'ont cependant rien d'anormal. Cette phase menstruelle est signe que l'organisme féminin est en parfaite condition, mais que la fécondation de l'ovule ne s'est pas produite. En effet, l'un des premiers signes de la grossesse est l'absence de menstruation.

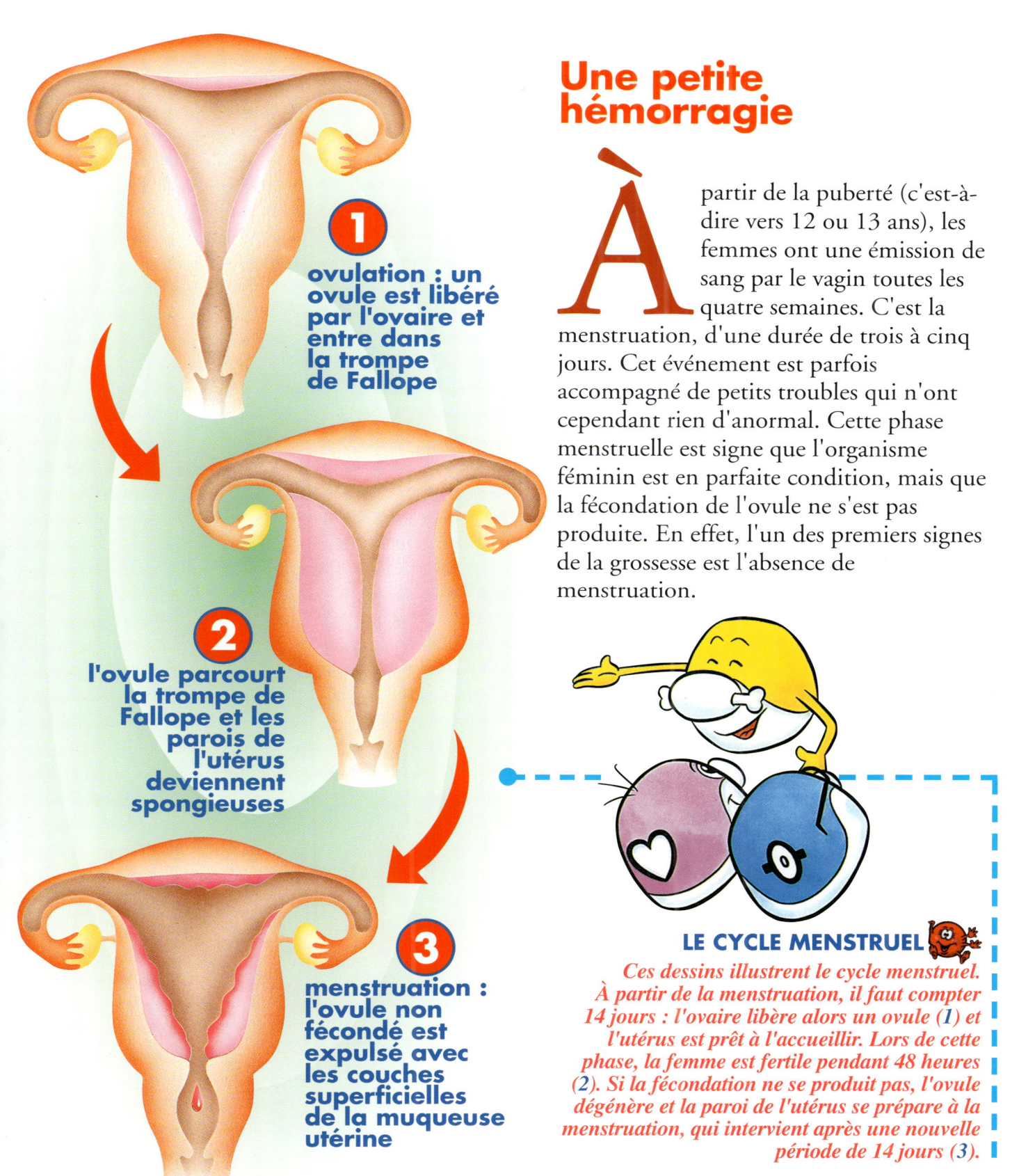

LE CYCLE MENSTRUEL

Ces dessins illustrent le cycle menstruel. À partir de la menstruation, il faut compter 14 jours : l'ovaire libère alors un ovule (1) et l'utérus est prêt à l'accueillir. Lors de cette phase, la femme est fertile pendant 48 heures (2). Si la fécondation ne se produit pas, l'ovule dégénère et la paroi de l'utérus se prépare à la menstruation, qui intervient après une nouvelle période de 14 jours (3).

UN SPERMATOZOÏDE UNIQUE

Comment c'est fait

Un sur des millions

Chez l'être humain, les spermatozoïdes pénètrent dans l'appareil reproductif féminin lors de l'acte sexuel d'une femme et d'un homme. Les spermatozoïdes passent par le pénis et arrivent dans le vagin. À partir de ce moment commence leur remontée à l'intérieur du corps féminin, grâce à leur flagelle. Sur plusieurs millions de spermatozoïdes introduits, seuls quelques centaines parviennent jusqu'à la partie supérieure des trompes de Fallope, où a lieu la fécondation. Les spermatozoïdes qui ne rencontrent pas l'ovule meurent au bout d'environ quarante-huit heures. En fait, un seul pourra pénétrer la membrane de la cellule féminine : aussitôt après, cette « membrane de fécondation » se ferme pour interdire toute nouvelle entrée. Seule la tête du spermatozoïde pénètre ; le flagelle est rejeté et se désintègre rapidement.

UN OBJECTIF UNIQUE

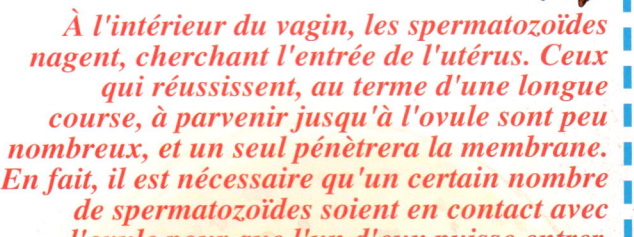

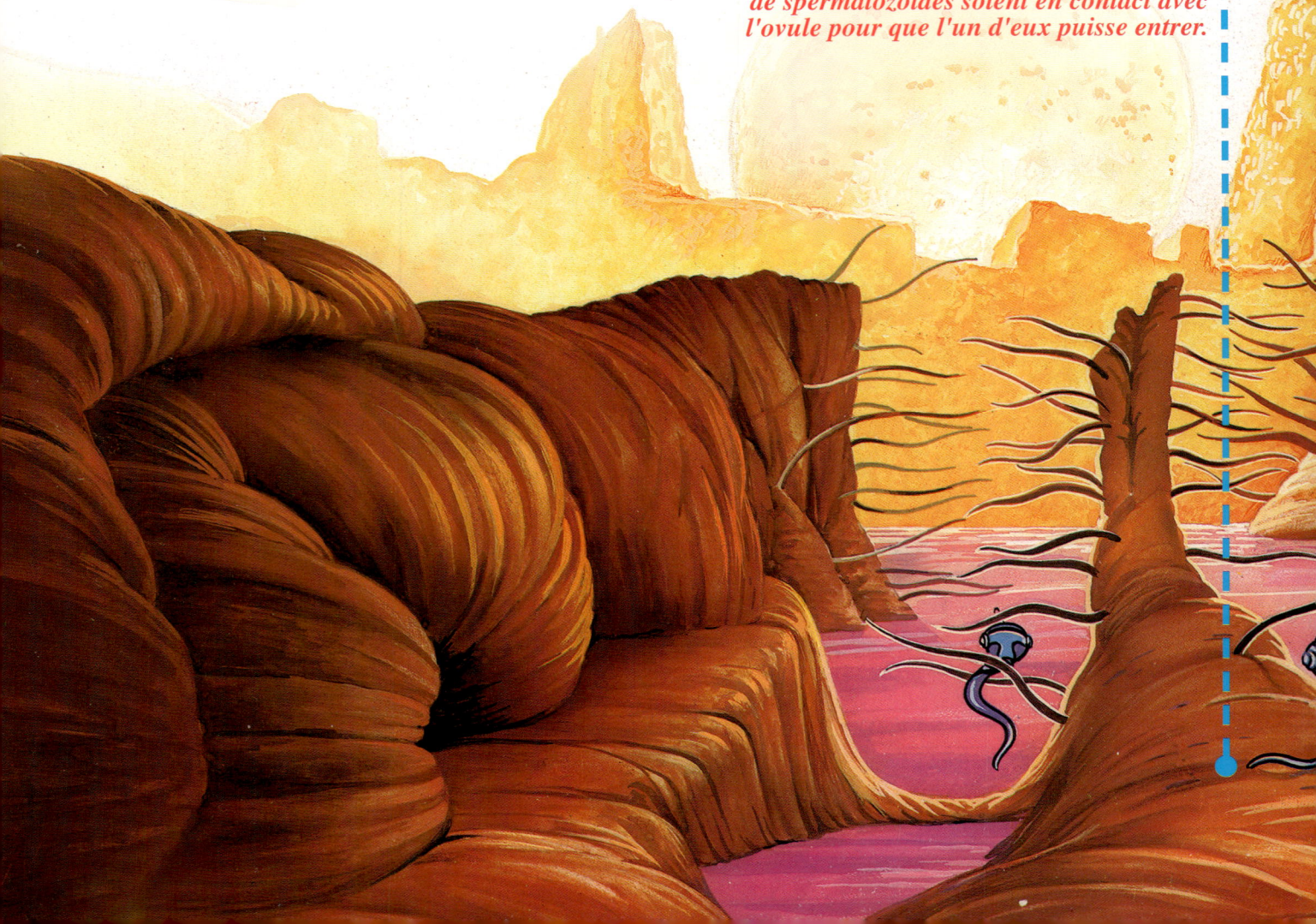

À l'intérieur du vagin, les spermatozoïdes nagent, cherchant l'entrée de l'utérus. Ceux qui réussissent, au terme d'une longue course, à parvenir jusqu'à l'ovule sont peu nombreux, et un seul pénètrera la membrane. En fait, il est nécessaire qu'un certain nombre de spermatozoïdes soient en contact avec l'ovule pour que l'un d'eux puisse entrer.

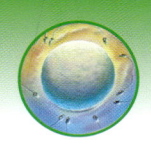

LA PÉNÉTRATION DE LA MEMBRANE DE L'OVULE

IL DEVIENT INUTILE

Le flagelle, c'est-à-dire la queue du spermatozoïde, n'est pas nécessaire à l'intérieur de l'ovule ; c'est pourquoi il tombe lorsque la tête pénètre la membrane. C'est à ce moment que se produit la fécondation et l'apparition d'un être nouveau.

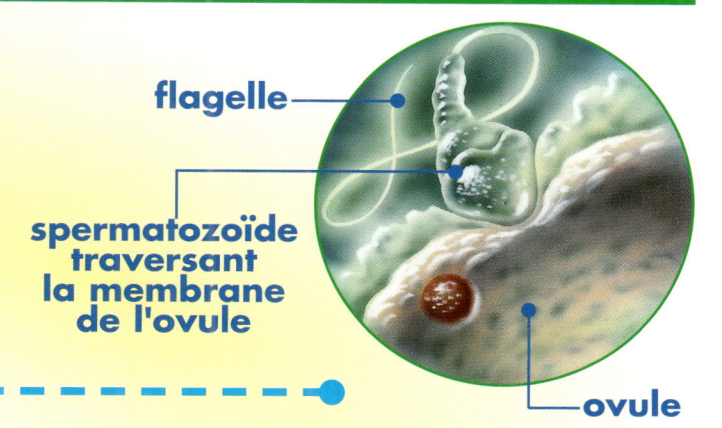

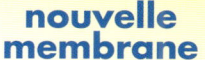

flagelle

spermatozoïde traversant la membrane de l'ovule

ovule

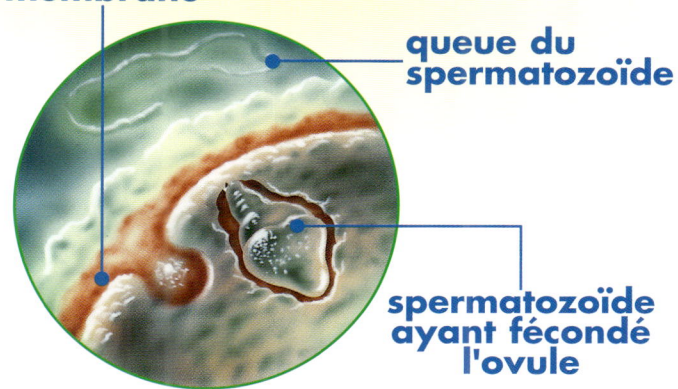

nouvelle membrane

queue du spermatozoïde

spermatozoïde ayant fécondé l'ovule

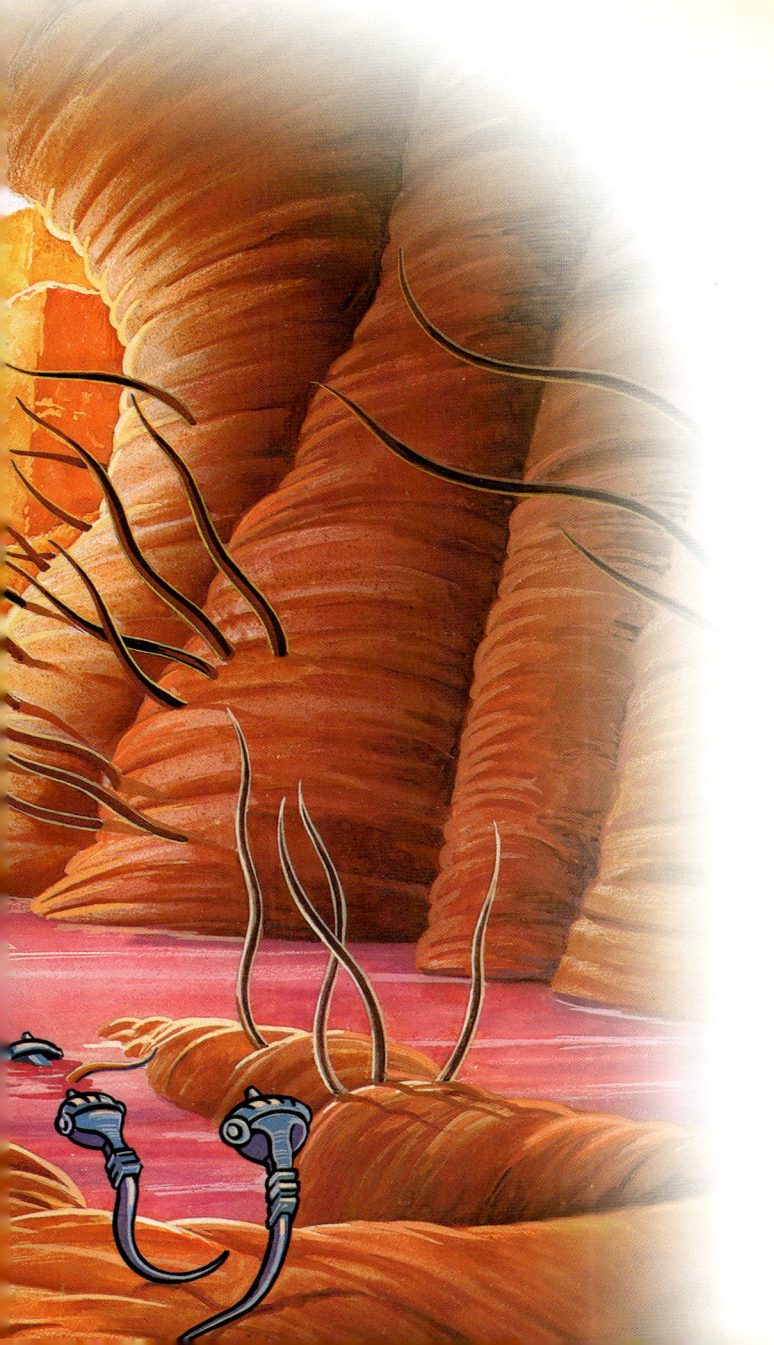

UN SPERMATOZOÏDE TRÈS SPÉCIAL

Sur des millions de spermatozoïdes, un seul parvient à pénétrer dans l'ovule, provoquant la fécondation.

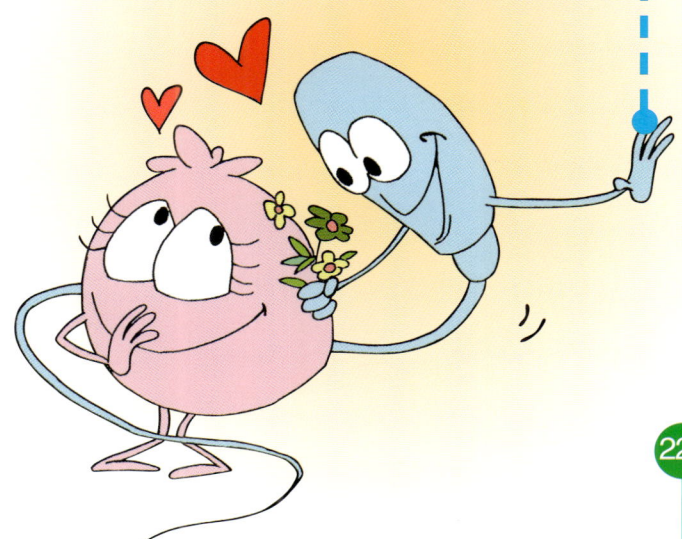

LES CHROMOSOMES

Comment c'est fait

Les responsables de l'hérédité génétique

Le noyau de chaque cellule contient une substance appelée chromatine, constituée de protéines et d'ADN, molécule contenant toutes les informations génétiques, c'est-à-dire les caractères héréditaires de l'individu. Lorsque la cellule commence son processus de division, la chromatine s'épaissit et se concentre sous la forme de bâtonnets, appelés chromosomes. Les segments d'ADN, qui déterminent les caractères, sont appelés gènes. Toutes les cellules des organismes d'une même espèce comportent le même nombre de chromosomes, qui diffère en revanche selon les espèces. Ainsi, la mouche possède 8 chromosomes et le lys 24. Les cellules de l'être humain ont toutes 46 chromosomes, à l'exception des cellules génitales, les gamètes (ovules et spermatozoïdes), qui ne contiennent que la moitié du patrimoine génétique, c'est-à-dire 23 chromosomes. Lorsque les gamètes s'unissent pour former un œuf fécondé, celui-ci additionne les chromosomes du père et ceux de la mère pour reconstituer le nombre exact.

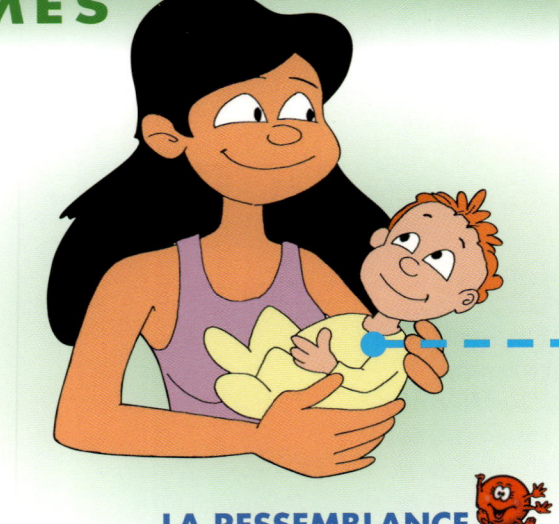

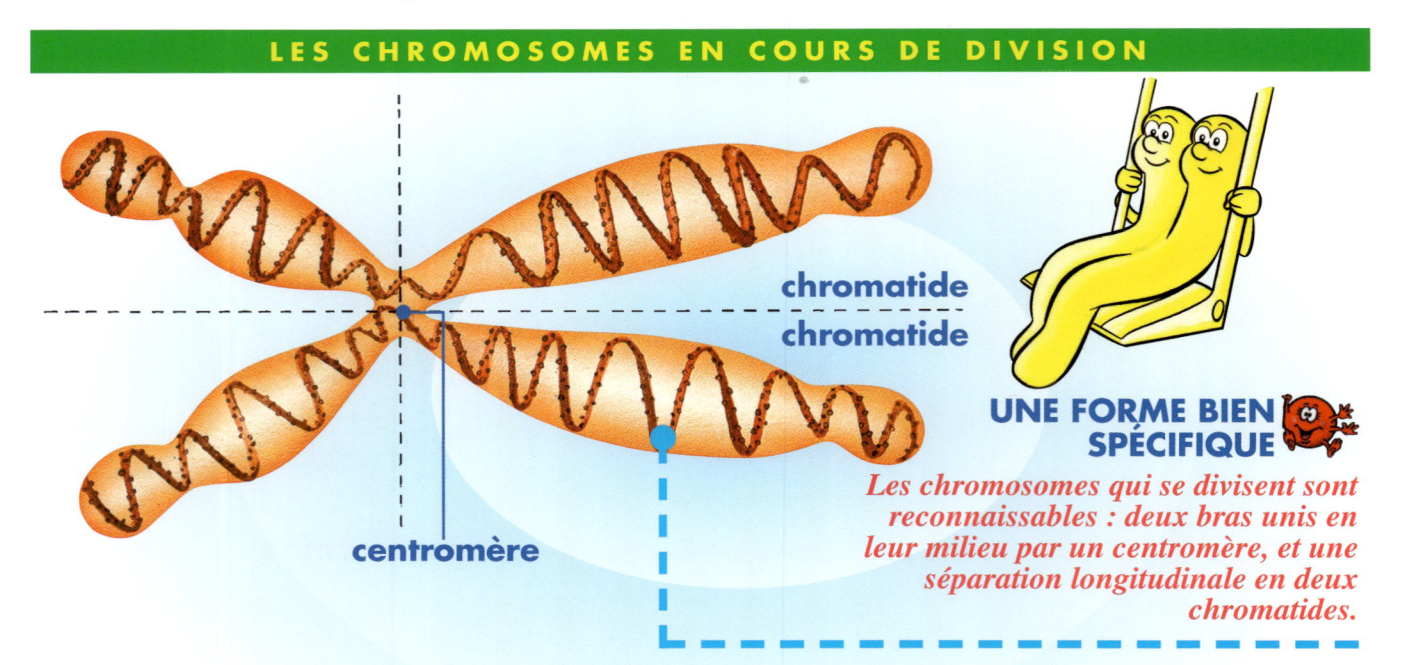

LA RESSEMBLANCE

« Oh, comme elle ressemble à sa maman ! » « Oui, mais elle a les cheveux de son papa ! » La ressemblance est liée au patrimoine génétique, constitué de l'union des chromosomes de la mère et du père.

LES CHROMOSOMES EN COURS DE DIVISION

chromatide
chromatide
centromère

UNE FORME BIEN SPÉCIFIQUE

Les chromosomes qui se divisent sont reconnaissables : deux bras unis en leur milieu par un centromère, et une séparation longitudinale en deux chromatides.

En route vers l'ovule

LA STRUCTURE D'UN SPERMATOZOÏDE

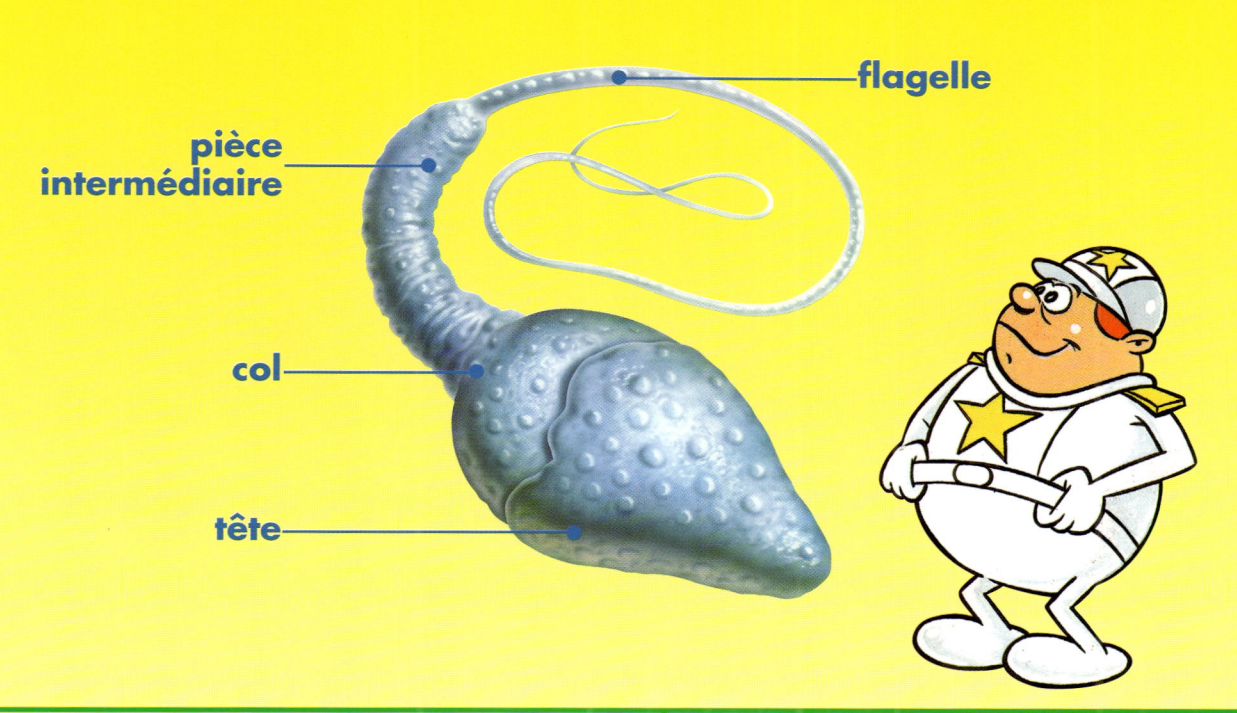

- flagelle
- pièce intermédiaire
- col
- tête

PARCOURS D'UN SPERMATOZOÏDE

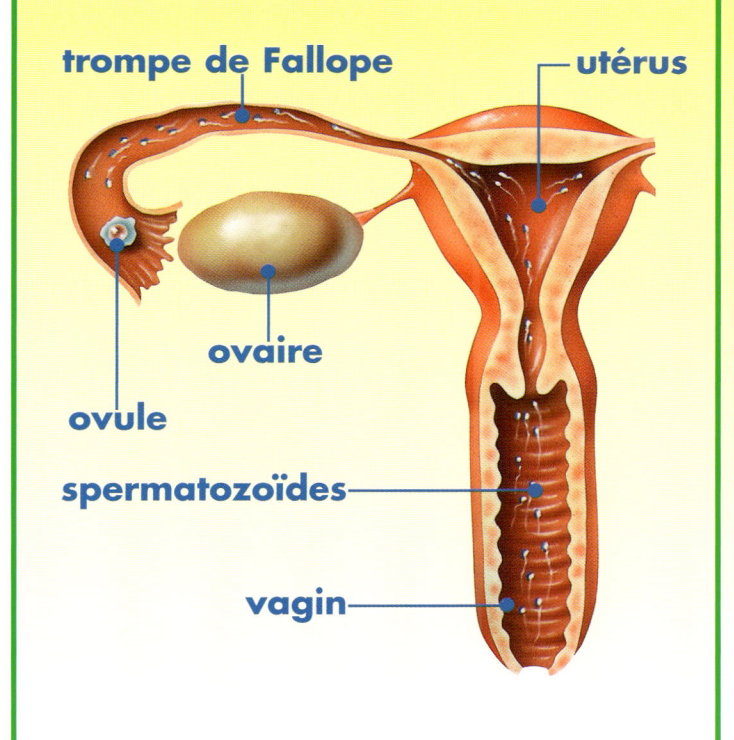

- trompe de Fallope
- utérus
- ovaire
- ovule
- spermatozoïdes
- vagin

SPERMATOZOÏDES AU MOMENT DE LA FÉCONDATION

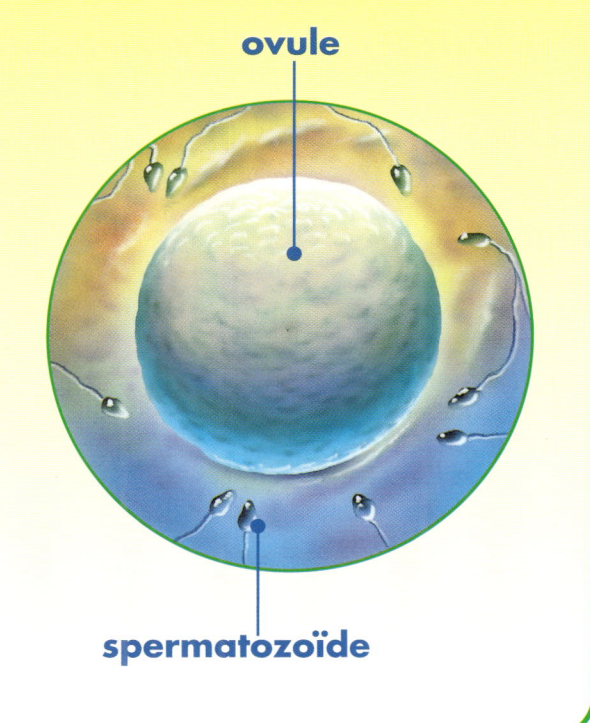

- ovule
- spermatozoïde

Mon premier atlas d'anatomie

LA VIE PRÉNATALE

Comment c'est fait

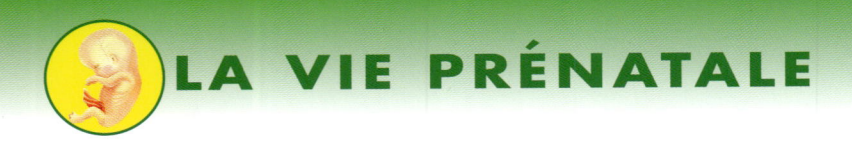

Neuf longs mois

Près de trente heures après la conception, c'est-à-dire la fusion entre la cellule œuf et le spermatozoïde, la nouvelle cellule ainsi formée, le zygote, se divise en deux. Vingt heures plus tard, il s'est déjà divisé en quatre et, en même temps, a avancé dans la trompe de Fallope. La division cellulaire se poursuit et, quelques jours plus tard, le futur enfant, désormais constitué d'un bon nombre de cellules, prend le nom de morula et arrive dans l'utérus sur la paroi duquel il va s'implanter afin de se nourrir. À partir de ce moment, il reste attaché à cette paroi par l'intermédiaire du placenta, qui commence à se former et qui lui permet d'absorber les substances nécessaires à son développement.

UNE ATTENTE HEUREUSE

Durant les neuf mois de la grossesse, la future maman se prépare à l'arrivée de son bébé. Elle peut rester active, en prenant certaines précautions. Toutefois, et surtout durant les dernières semaines, elle doit se reposer et se ménager.

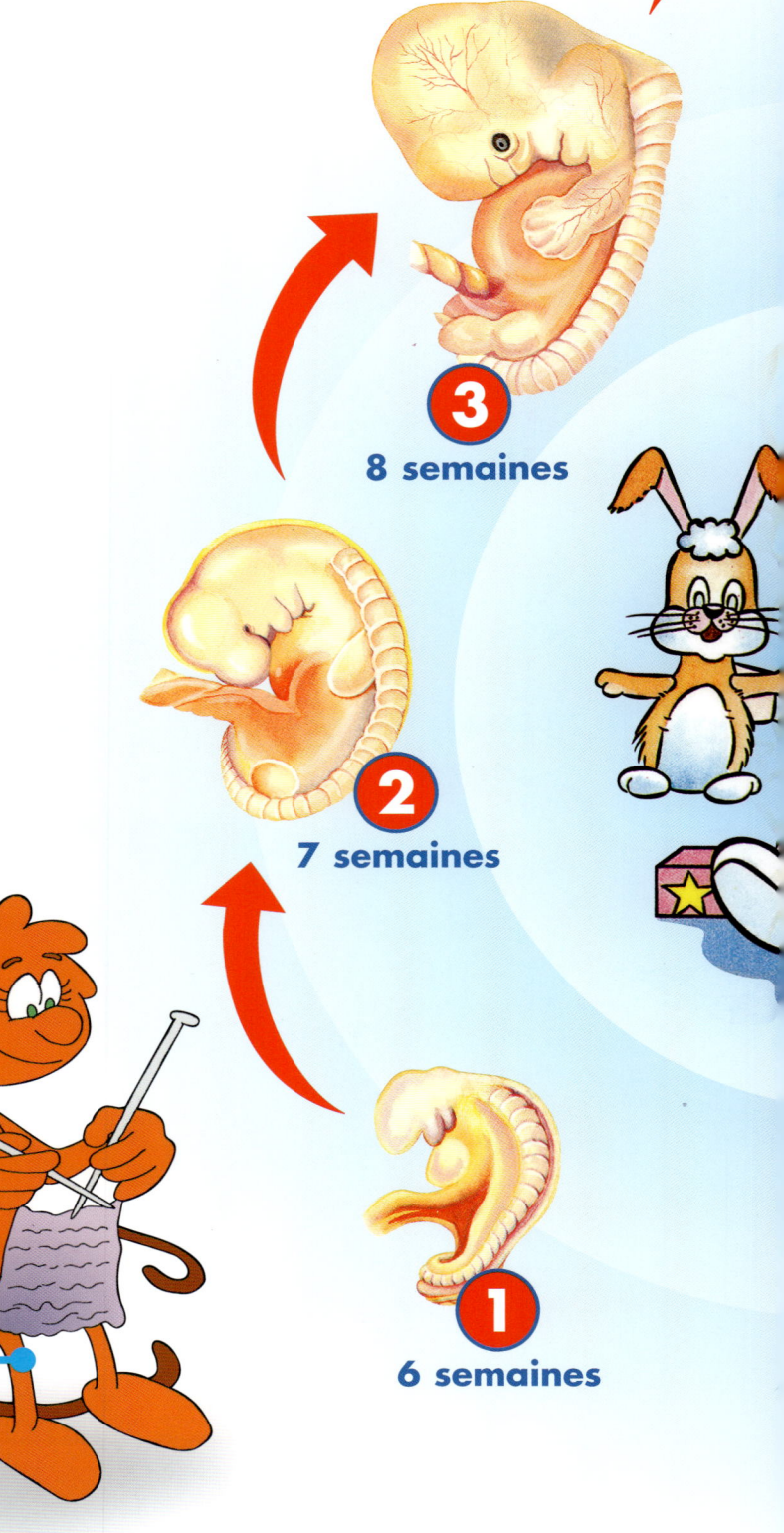

3 8 semaines

2 7 semaines

1 6 semaines

224

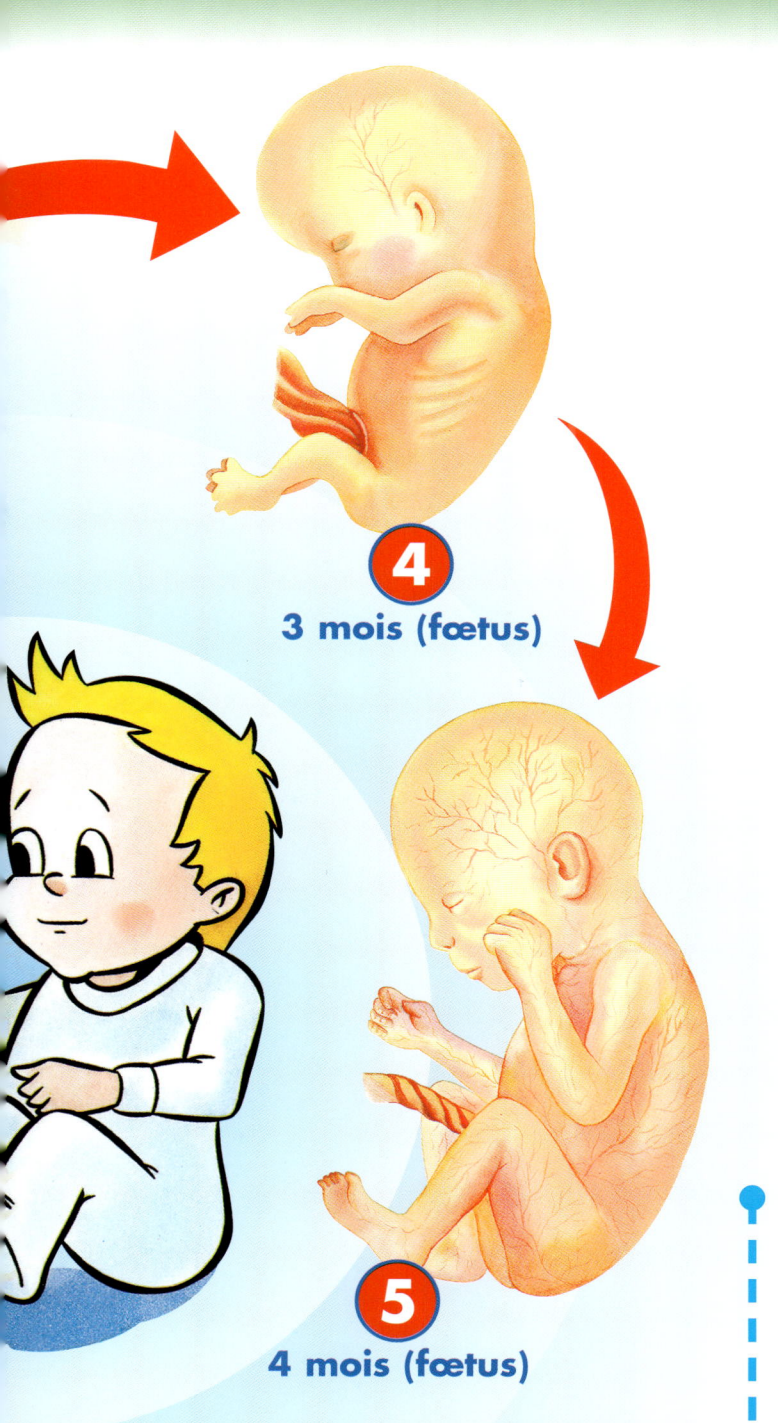

4 3 mois (fœtus)

5 4 mois (fœtus)

À PARTIR D'UNE SEULE CELLULE

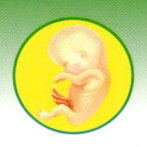

Le développement d'un embryon humain est étonnant quand on pense qu'une seule cellule, en se divisant, finit par former des organes nombreux et diversifiés. Après trois mois, il commence à prendre une apparence humaine. À quatre mois, le fœtus est déjà parfaitement constitué mais il lui reste encore à se développer.

Les deux premiers mois

Dès que la morula s'implante sur la paroi de l'utérus, elle se multiplie très rapidement. C'est le début de la phase embryonnaire : les différentes parties du nouvel organisme se différencient et prennent forme. En même temps, le placenta se développe lui aussi sur la paroi utérine. Quinze jours plus tard, l'embryon représente déjà une masse de cellules importante et continue à croître jour après jour.

• **6 semaines** L'embryon atteint près de 14 millimètres de long. La colonne vertébrale et le cerveau commencent à se former et le cœur se met à battre.

• **7 semaines** L'embryon commence à se développer en longueur. De petites protubérances apparaissent : elles donneront les mains et les pieds.

• **8 semaines** Le foie commence à fabriquer des globules rouges ; la tête se différencie du thorax et l'on commence à distinguer les yeux, le nez et les oreilles, mais aussi les orteils et les doigts. La phase embryonnaire est délicate : en effet, durant cette période, tout accident ou dysfonctionnement peut entraîner un développement anormal des organes qui sont encore à l'état d'ébauche. À la fin de la huitième semaine, l'embryon mesure 25 mm de long environ et il est déjà physiologiquement formé.

La première phase se termine avec le début du troisième mois, l'embryon prend alors le nom de fœtus.

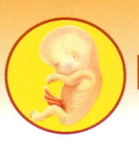

DE TROIS MOIS À LA NAISSANCE

Comment ça fonctionne

La croissance de l'enfant

Après deux mois de vie dans l'utérus maternel, l'embryon prend le nom de fœtus et continue à se développer rapidement.

• **3 mois** L'intestin est constitué ; à la fin du troisième mois, le fœtus pèse environ 100 g et mesure 11 cm ; il a déjà une forme humaine.

• **4 mois** Le fœtus est revêtu d'une peau rouge et transparente ; avec le placenta et le liquide amniotique, il occupe la totalité de l'utérus. Celui-ci commence alors à se dilater et la grossesse transforme peu à peu le corps de la mère : ses hanches s'élargissent et son ventre se gonfle.

• **5 mois** Le fœtus atteint 500 g pour 27 cm. Les cheveux, les cils et les sourcils apparaissent, mais les yeux demeurent fermés.

• **6 mois** Atteignant déjà environ 1 kg et mesurant 30 cm, le fœtus commence à avoir des sensations : il perçoit les battements du cœur de sa mère, les sons et la musique du monde ambiant et il alterne des phases de sommeil et de veille.

• **7 mois** Avec un poids de 1 750 g pour 38 cm, l'enfant est complètement formé, à l'exception des poumons. S'il naît à ce moment, il doit être placé dans un incubateur qui l'aidera à respirer jusqu'à ce qu'il puisse le faire par lui-même.

• **8 mois** Le fœtus est pratiquement prêt pour la naissance. Ses poumons sont parfaitement développés et il commence à sucer son pouce, ce qui le prépare à la tétée.

• **9 mois** Long de 51 cm et pesant environ 3 kg, le fœtus se met en position pour la naissance. À partir de la 36e semaine, il présente la tête à l'entrée de la filière génitale, qu'il devra traverser pour naître. En général, l'accouchement se produit vers la 38e semaine.

L'ALIMENTATION DU FŒTUS

Lorsqu'une femme attend un enfant, ses globules rouges se mobilisent car ils doivent contribuer au développement de l'enfant en formation. En effet, celui-ci, durant les neuf mois que va durer son séjour dans le ventre maternel, ne sera nourri que par l'intermédiaire du sang maternel. C'est ce qui explique que l'organisme de la femme enceinte se mette à produire un volume de sang supérieur à la normale.

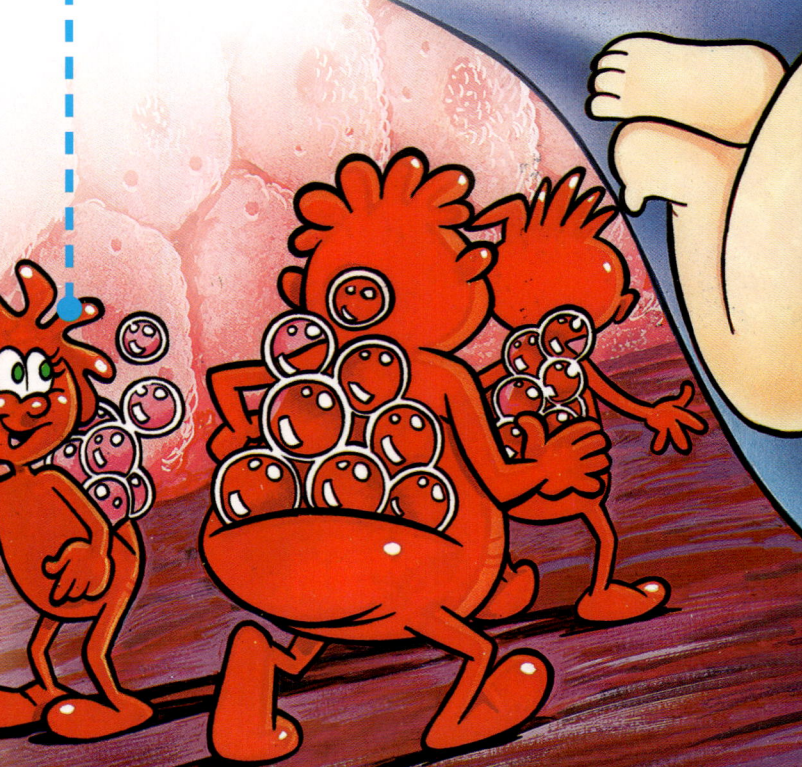

Le placenta

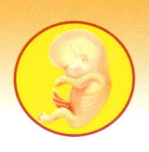

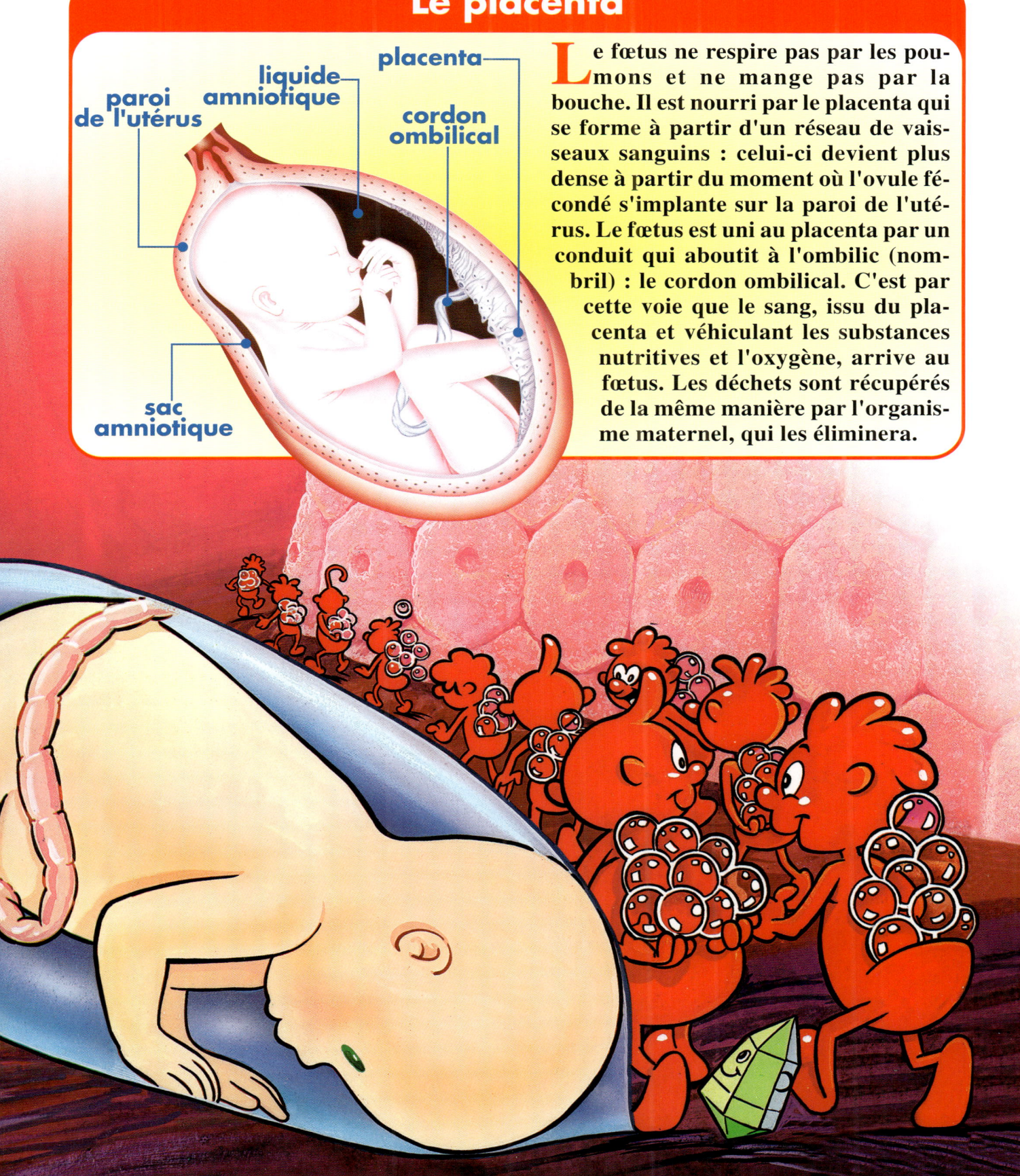

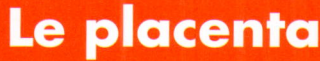

paroi de l'utérus — **liquide amniotique** — **placenta** — **cordon ombilical** — **sac amniotique**

Le fœtus ne respire pas par les poumons et ne mange pas par la bouche. Il est nourri par le placenta qui se forme à partir d'un réseau de vaisseaux sanguins : celui-ci devient plus dense à partir du moment où l'ovule fécondé s'implante sur la paroi de l'utérus. Le fœtus est uni au placenta par un conduit qui aboutit à l'ombilic (nombril) : le cordon ombilical. C'est par cette voie que le sang, issu du placenta et véhiculant les substances nutritives et l'oxygène, arrive au fœtus. Les déchets sont récupérés de la même manière par l'organisme maternel, qui les éliminera.

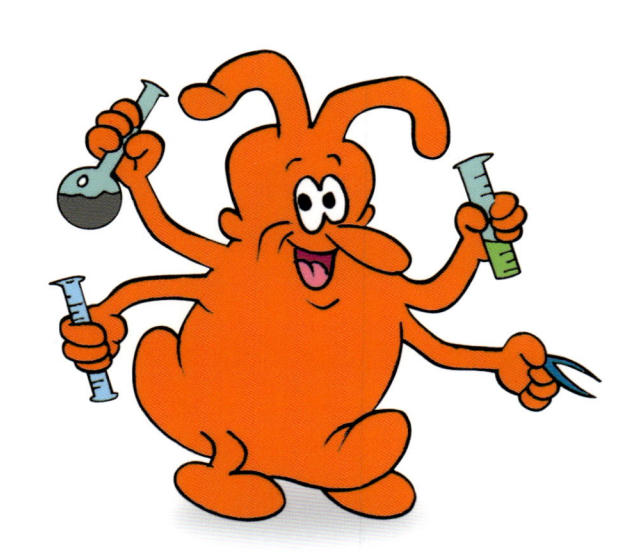

GLOSSAIRE

Alvéoles
Petites cavités formant la masse spongieuse du poumon et servant à accueillir l'air.

Amidon
Sucre qui se trouve notamment dans le pain, les pâtes, le riz et les pommes de terre.

Amygdale palatine
Organe pair de la partie postérieure de la bouche, ayant pour fonction la protection de la gorge contre les infections.

Artères
Ce sont de « petits tubes élastiques » qui véhiculent le sang du cœur à tous les capillaires du corps.

Artériosclérose
Maladie consistant dans le durcissement des parois des artères, causée le plus souvent par la présence de cholestérol dans le sang.

Articulation
Elle réunit deux os et permet le mouvement d'un os par rapport à un autre.

Asphyxie
Difficulté respiratoire provoquée par divers facteurs comme, par exemple, un obstacle mécanique ou la paralysie des muscles respiratoires (diaphragme).

Axone
Prolongement principal de la cellule nerveuse. Il a pour fonction de transmettre l'impulsion nerveuse du corps cellulaire à la périphérie. On l'appelle aussi cylindraxe.

Biconvexe
Qualifie une lentille dont les deux faces sont convexes, et qui présente donc une forme bombée.

Bol alimentaire
Pâte formée par les aliments mastiqués et imbibés de salive. Il représente la première étape du processus digestif.

Bulbe olfactif
Renflement situé sur la voûte de la cavité nasale et relié au cerveau par le nerf olfactif.

Cardiaque
Si tu rencontres cet adjectif à côté d'un nom, tu sauras que l'on est en train de parler du cœur.

Cavité
C'est l'espace vide à l'intérieur du corps ou d'un organe.

Cellule
C'est l'élément fondamental de tout organisme vivant.

Cellule endothéliale
Cellule formant l'endothélium, un tissu qui recouvre la surface interne des vaisseaux sanguins et du cœur.

Cellule épithéliale
Cellule appartenant à la couche de revêtement externe du corps (épiderme) ou à une couche de revêtement interne (muqueuse).

GLOSSAIRE

Dendrite
Ramification des neurones qui conduit les impulsions nerveuses jusqu'aux cellules.

Diaphragme
Muscle séparant la cavité thoracique, qui contient les poumons et le cœur, de la cavité abdominale, où se trouve l'appareil digestif.

Embryon
Première phase du développement d'un organisme animal.

Enzyme
Protéine spécifique qui accélère les réactions chimiques de l'organisme.

Épididyme
Conduit réunissant les tubules séminifères des testicules au conduit déférent.

Érythropoïèse
Mécanisme de production des globules rouges par les cellules spécialisées.

Flore bactérienne
Ensemble des bactéries inoffensives qui se trouvent dans diverses parties de l'intestin comme la peau, la bouche ou les intestins. Elles protègent ces zones contre les autres micro-organismes.

Follicule pileux
Minuscule cavité en forme de sac, située dans la peau et contenant la racine d'un poil.

Ganglions lymphatiques
Petits renflements situés sur le parcours des vaisseaux lymphatiques. Ils ont pour fonction de filtrer la lymphe en retenant les agents étrangers, et de l'enrichir de lymphocytes à maturité.

Gencive
Muqueuse qui recouvre les os des mâchoires et dans laquelle se trouvent les racines des dents.

Génétique
Relatif aux caractères contenus dans l'ADN.

Glande de Cowper
Série de glandes se trouvant à la base du pénis ; elles produisent une sécrétion dense et transparente qui s'ajoute au liquide séminal.

Glande surrénale
Glande endocrine placée au-dessus du rein ; outre la testostérone, les deux surrénales produisent diverses hormones, notamment l'adrénaline.

Globule blanc
Cellule du sang, aussi appelée leucocyte, dont la tâche consiste à défendre l'organisme contre les maladies.

GLOSSAIRE

Glomérule
Concentration de vaisseaux sanguins capillaires, revêtue d'un tissu épithélial.

Glotte
Partie médiane du larynx communiquant avec l'arrière-bouche où se trouvent les cordes vocales.

Glucose
Sucre fournissant l'énergie aux tissus des organismes animaux. Il est issu de la digestion des aliments.

Glycogène
Réserve énergétique présente dans l'organisme ; en cas de nécessité, elle est transformée en glucose.

Hormone
Substance sécrétée par les glandes du système endocrinien, qui a pour fonction le contrôle de divers processus internes.

Hypophyse
Glande à sécrétion interne située à la base du cerveau.

Leucocyte
Globule blanc, c'est-à-dire cellule chargée de protéger l'organisme contre les infections.

Liquide céphalo-rachidien
Liquide qui remplit l'espace compris entre l'arachnoïde et la pie-mère. Il a pour fonction de protéger et de nourrir les centres nerveux.

Lymphocyte
Petite cellule présente dans le sang et dans la lymphe, capable de repérer les invasions de virus et de bactéries et de s'activer pour les détruire.

Macrophage
Grosse cellule capable de manger, c'est-à-dire d'englober et de détruire des éléments étrangers à l'organisme (ce processus se nomme la phagocytose).

Mécanismes biochimiques
Processus chimiques se produisant dans les êtres vivants.

Membrane
Structure généralement mince qui recouvre ou délimite les organes.

Membrane cellulaire
Structure qui recouvre le corps cellulaire.

Micron
Unité de mesure correspondant à un millième de millimètre.

Milieux transparents
Ce terme désigne l'humeur vitrée (ou vitré), l'humeur aqueuse et le cristallin.

Mitochondrie
Structure présente dans la cellule et produisant l'énergie nécessaire à de nombreuses fonctions cellulaires.

GLOSSAIRE

Muqueuse intestinale
Couche de cellules revêtant la paroi interne de l'intestin.

Muqueuse utérine
Aussi appelée endomètre, elle revêt la cavité utérine.

Myofibrille
Filament souple se trouvant dans les cellules qui forment les muscles lisses comme les muscles striés.

Neurone
Cellule nerveuse représentant l'unité fondamentale du système nerveux.

Orbite
Cavité du crâne contenant le globe oculaire, qui sert à protéger l'œil.

Ovulation
Processus de libération de l'ovule, dans la trompe de Fallope, par l'ovaire. Elle intervient à la moitié du cycle menstruel.

Pannicule adipeux
Couche sous-cutanée, contenant beaucoup de matières grasses, qui empêche les déperditions de chaleur.

Paralysie
Perte de la capacité de mouvement d'un ou plusieurs muscles, causée par une lésion nerveuse ou musculaire.

Paroi
C'est ce qui sépare deux parties ou deux cavités d'une même organe.

Pérymisium
Revêtement de tissu conjonctif qui enveloppe chaque muscle et qui se prolonge pour former les tendons unissant les muscles aux os.

Phagocytose
Processus biologique par lequel certaines cellules, dites phagocytes, ingèrent et digèrent des corps étrangers.

Phalanges
Os des doigts des mains ou des pieds.

Pharynx
Conduit en forme d'entonnoir qui s'ouvre au fond de la cavité buccale, avec laquelle il communique. Il fait partie de l'appareil digestif et de l'appareil respiratoire.

Pigment
Substance présente dans les cellules et qui leur donne leur couleur.

Plaquette
Particule sanguine qui joue un rôle important dans le processus de coagulation.

Plasma
Partie liquide du sang formée d'eau à 90 %, dans laquelle les éléments corpusculaires se trouvent en suspension.

GLOSSAIRE

Plexus
Entrelacement d'éléments similaires, en particulier de veines, d'artères, de vaisseaux lymphatiques et de nerfs.

Polypeptide
Composé constitué de nombreux acides aminés. C'est l'unité de base des protéines.

Pression
C'est la force que le sang qui circule exerce sur les parois des artères et des veines.

Processus chimique
Ensemble des réactions chimiques qui transforment la nature des substances. C'est ainsi que les sucs gastriques déclenchent une série de processus chimiques sur les aliments, pour les transformer en substances simples, assimilables par l'organisme.

Propriocepteur
Récepteur se trouvant dans un organe interne et renseignant le cerveau sur l'état de celui-ci.

Protéines
Substances jouant un rôle fondamental au niveau de la structure et des fonctions des cellules.

Prostate
Glande spécifique à l'homme produisant le liquide séminal.

Pubis
Structure osseuse qui forme la partie antérieure de l'os iliaque du bassin avec l'ilion et l'ischion.

Rate
Organe situé dans la partie gauche de l'abdomen, qui a notamment pour fonction la régulation de la quantité et de la qualité des globules rouges.

Rayon ultraviolet
Composante du rayonnement électromagnétique invisible à l'œil humain, qui constitue la lumière.

Réaction immunitaire
Mécanisme de défense des organes de l'appareil immunitaire qui s'active contre l'invasion d'agents étrangers dans l'organisme.

Réflexe
Réponse musculaire involontaire à un stimulus direct ou indirect.

Réflexe locomoteur
Activité nerveuse qui stimule le mouvement des muscles squelettiques.

Région occipitale
Zone postérieure du cerveau, protégée par l'os occipital.

GLOSSAIRE

Rétine
Couche la plus interne de l'œil où se trouvent les cellules capables de capter les stimuli lumineux.

Sécréter
Émettre des substances déterminées. Les glandes lacrymales, par exemple, sécrètent les larmes.

Sous-clavière, veine
Grand vaisseau sanguin continuant la veine axillaire.

Spermatozoïde
Cellule germinale mâle, capable de féconder un ovule.

Sphincter
Faisceau musculaire disposé en anneau, à l'intérieur d'un orifice ou d'un conduit.

Sternum
Os plat, situé au centre de la poitrine et unissant les côtes.

Substances nutritives
Éléments contenus dans les aliments : ils permettent de nourrir l'organisme.

Tissu adipeux
Type de tissu conjonctif caractérisé par la présence de graisse.

Tissu conjonctif
Substance de base constituant les os, les muscles et les vaisseaux.

Tissu endothélial
Tissu revêtant l'intérieur du cœur et des vaisseaux sanguins et lymphatiques.

Trompe d'Eustache
Conduit très étroit qui relie le pharynx à l'oreille moyenne.

Urètre
Conduit mettant la vessie en communication avec l'extérieur.

Urée
Substance dérivant de la digestion des protéines, qui est éliminée avec l'urine.

Vie intra-utérine
Période durant laquelle le fœtus croît et se développe dans l'utérus maternel.

Visqueux
De consistance dense et gluante.

V lingual
Dessin en angle formé par les papilles caliciformes. Il est situé sur la langue, la pointe tournée vers le pharynx.

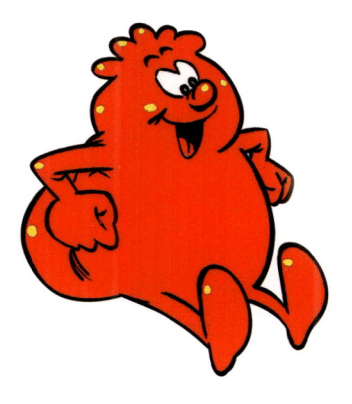

Imprimé en Espagne par Estella Gráficas
Achevé d'imprimer en août 2014
Dépot légal : septembre 2012 – Édition 02
ISBN : 978-2-01-227506-5
Loi n°49-956 du 16 juillet 1949 sur les publications destinées à la jeunesse.

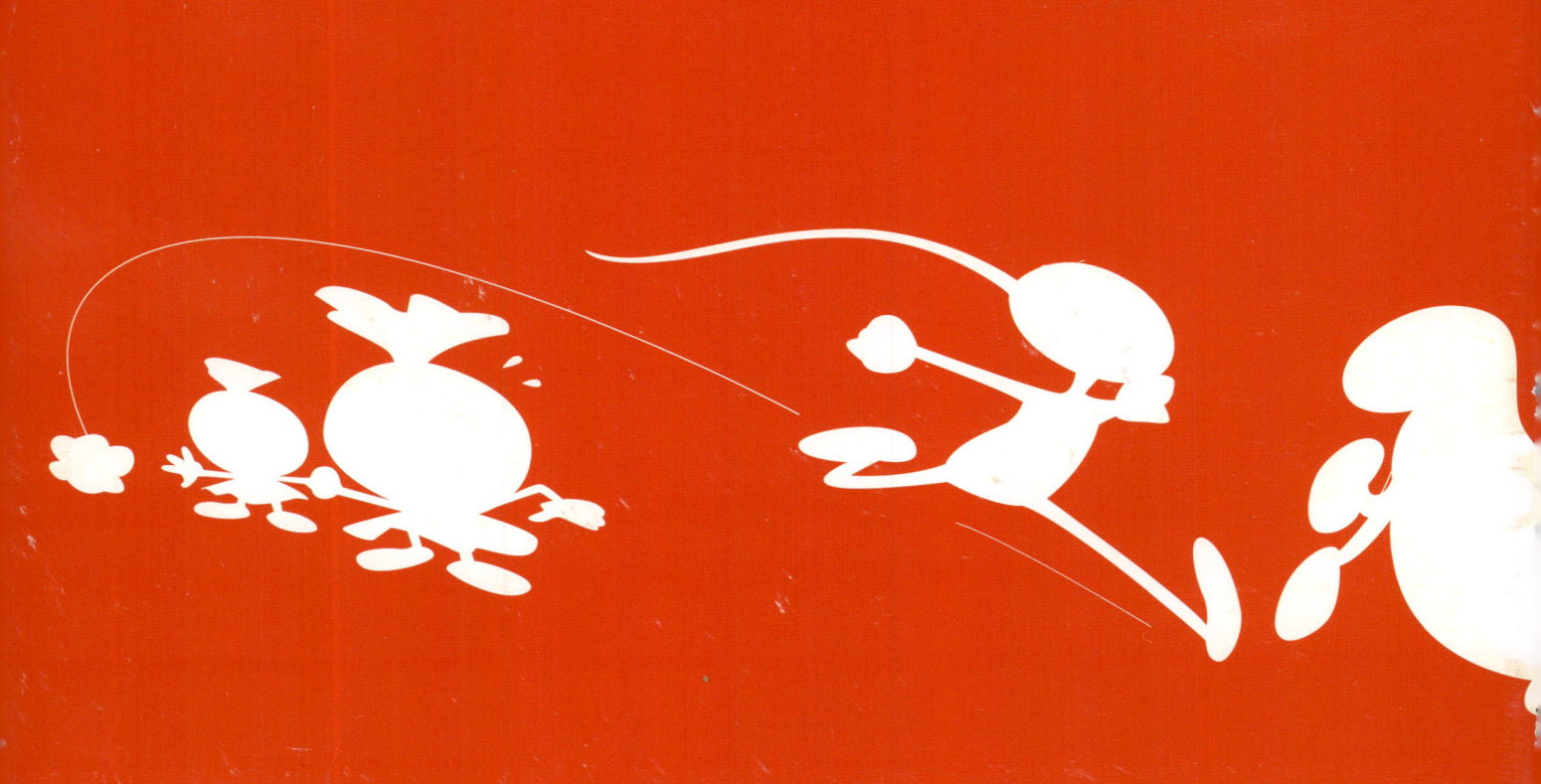